国家基本公共卫生服务技术规范

主 编 秦怀金 陈博文

U0391740

人民卫生出版社

图书在版编目（CIP）数据

国家基本公共卫生服务技术规范/秦怀金等主编.
—北京：人民卫生出版社，2012.11
ISBN 978-7-117-16147-3

Ⅰ.①国…　Ⅱ.①秦…　Ⅲ.①公共卫生-卫生服务-
技术规范-中国　Ⅳ.①R199.2-65

中国版本图书馆 CIP 数据核字（2012）第 145280 号

人卫智网	www.ipmph.com	医学教育、学术、考试、健康，购书智慧智能综合服务平台
人卫官网	www.pmph.com	人卫官方资讯发布平台

国家基本公共卫生服务技术规范

主　　编：秦怀金　陈博文
出版发行：人民卫生出版社（中继线 010-59780011）
地　　址：北京市朝阳区潘家园南里 19 号
邮　　编：100021
E - mail：pmph @ pmph.com
购书热线：010-59787592　010-59787584　010-65264830
印　　刷：三河市宏达印刷有限公司
经　　销：新华书店
开　　本：787×1092　1/16　印张：25.5
字　　数：636 千字
版　　次：2012 年 11 月第 1 版　2024 年 8 月第 1 版第 26 次印刷
标准书号：ISBN 978-7-117-16147-3
定　　价：60.00 元
打击盗版举报电话：010-59787491　E-mail：WQ @ pmph.com
质量问题联系电话：010-59787234　E-mail：zhiliang @ pmph.com

编写委员会

主　　　任　刘　谦

委　　　员　（按姓氏笔画排序）

于竞进　　王才有　　杨　青　　杨建立

肖东楼　　苏　志　　孟　群　　金生国

侯　岩　　郝　阳　　秦怀金　　聂春雷

梁万年　　蒋　健

办公室主任　秦怀金

副　主　任　秦　耕　　陈博文

成　　　员　（按姓氏笔画排序）

丁小燕　　刘利群　　李瑞莉　　肖　峰

周　巍　　政晓果　　胡同宇

编　者（按姓氏笔画排序）

王　庆　北京市西城区疾病预防控制中心

王　仲　北京协和医院

王丹华　北京协和医院

王光荣　上海市闸北区人力资源和社会保障局

王华庆　中国疾病预防控制中心免疫规划中心

王丽萍　中国疾病预防控制中心

王和天　北京市中医管理局医政处

王建辉　北京市东城区社区卫生服务管理中心

王临虹　中国疾病预防控制中心慢性非传染性疾病预防控制中心

王惠珊　中国疾病预防控制中心妇幼保健中心

毛群安　中国健康教育中心

卢　永　中国健康教育中心

卢　江　卫生部卫生监督中心

冯子健　中国疾病预防控制中心

朱丽萍　上海市第一妇婴保健院

华　苓　北京中医医院

华嘉增　上海市第一妇婴保健院

刘懿卿　辽宁省健康教育中心

汤学军　卫生部统计信息中心

许樟荣　中国人民解放军第306医院

纪立农　北京大学人民医院

严华国　国家中医药管理局医政司

李　芬　西安交通大学医学院第一附属医院

李　琦　河北省疾病预防控制中心

李丽娟　中国疾病预防控制中心妇幼保健中心

李英华　中国健康教育中心

李瑞莉　首都儿科研究所

杨文秀　天津市医学科学技术信息研究所

杨传华　山东省中医院

杨晓辉　北京中医药大学附属东方医院

肖　峰　首都儿科研究所

吴　疆　北京市疾病预防控制中心免疫规划中心

吴力群　北京中医药大学附属东方医院

吴倩岚　苏州市妇幼保健所

何　耀　中国人民解放军总医院老年医学研究所

何燕玲　上海市精神卫生中心

沙　悦　北京协和医院

沈剑峰　浙江省卫生信息中心

张坤海　天津市卫生监督所

张铁梅　卫生部北京医院老年医学研究所

张辉玲　天津市医学科学技术信息研究所

陈　刚　复旦大学公共卫生学院
陈占禄　北京中医药大学
陈伟伟　国家心血管病中心,中国医学科学院阜外心血管病医院
陈纪春　中国医学科学院阜外心血管病医院
邵玉芬　复旦大学公共卫生学院
范　琳　北京妇幼保健院
范启勇　上海市卫生局信息中心
金连梅　中国疾病预防控制中心
郑　军　北京中医医院
孟　群　卫生部统计信息中心
政晓果　首都儿科研究所
赵文华　中国疾病预防控制中心
胡建平　卫生部统计信息中心
施永兴　上海市中医药社区卫生服务研究中心
姚贵忠　北京大学第六医院
袁申元　北京市同仁医院
聂雪琼　中国健康教育中心
贾福军　广东省精神卫生研究所
顾东风　国家心血管病中心,中国医学科学院阜外心血管病医院
党爱民　中国医学科学院阜外心血管病医院
倪大新　中国疾病预防控制中心
衷敬柏　中国中医科学院西苑医院
郭　清　杭州师范大学
黄晓明　北京协和医院
常　春　北京大学医学部公共卫生学院
常淑玲　北京市西城区展览路社区卫生服务中心
喻永明　浙江万鼎信息技术有限公司
程玉兰　中国健康教育中心
童　心　卫生部统计信息中心
曾学军　北京协和医院
雷　杰　山东省疾病预防控制中心
滕红红　北京妇幼保健院
潘琢如　上海交通大学新华医院
戴金增　天津市卫生监督所
魏军平　中国中医科学院广安门医院

序

2009 年，中共中央、国务院印发《关于深化医药卫生体制改革的意见》，提出到 2020 年实现人人享有基本医疗卫生服务的目标，将促进基本公共卫生服务逐步均等化作为深化医药卫生体制改革重点工作，启动实施国家基本公共卫生服务项目，免费为城乡居民提供基本公共卫生服务。

实施国家基本公共卫生服务项目是新中国成立 60 多年来覆盖范围最大、受益人群最广的一项公共卫生干预策略，是政府以人为本、惠民利民的一项重大民生工程，是落实预防为主卫生工作方针的重大举措。项目立足于解决我国当前面临的主要公共卫生问题，提高全体居民的健康水平；立足于提高居民获得基本公共卫生服务的公平性和可及性，促进基本公共卫生服务均等化；立足于转变基层医疗卫生机构运行机制，推动机构可持续发展。项目遵循深化医改"保基本、强基层、建机制"基本原则，是公共卫生领域的一项新的、长期的、基础性的制度安排。

项目实施三年多来，在全国范围内取得了显著进展和成效，各项管理制度初步完善，经费保障机制基本建立，各项服务得到普遍开展。2011 年起，人均基本公共卫生服务经费由 15 元提高至 25 元，服务项目扩展至 10 类 41 项，项目的不断拓展和丰富，对基层医疗卫生机构医务人员服务能力提出了越来越高的要求。大力开展人员培训，尽快提高基层医疗卫生机构医务人员服务能力，成为当前国家基本公共卫生服务项目规范开展的重要保障。为此，卫生部委托中国社区卫生协会，组织一大批了解基层卫生情况、熟悉基层卫生工作的相关领域专家，编写了这本《国家基本公共卫生服务技术规范》，以期指导广大基层医务人员规范开展基本公共卫生服务，不断提高服务质量和服务水平，让更多的群众受益，真正发挥国家基本公共卫生服务在改善城乡居民健康中的作用。

"十二五"期间，人均基本公共卫生服务经费标准将由目前的 25 元逐步提高至 40 元以上，相信通过广大医务工作者尤其是基层医务人员的共同努力，国家基本公共卫生服务项目将不断深入开展，城乡居民将获得越来越多和越来越好的基本公共卫生服务。

卫生部部长：

2012 年 9 月 11 日

前　　言

　　实施国家基本公共卫生服务项目是促进基本公共卫生服务逐步均等化的重要内容,是我国公共卫生领域的一项长期制度安排。国家基本公共卫生服务项目主要由乡镇卫生院、村卫生室和社区卫生服务中心(站)等基层医疗卫生机构免费为居民提供,卫生部制定了《国家基本公共卫生服务规范》,对各项服务的对象、内容、流程、要求、考核指标等作出了规定。项目自 2009 年启动以来,在全国范围内得到了广泛开展。

　　为进一步推动国家基本公共卫生服务项目规范开展,提高基层医务人员提供基本公共卫生服务的能力和水平,卫生部妇幼保健与社区卫生司委托中国社区卫生协会,在《国家基本公共卫生服务规范》基础上,按照综合性、连续性、主动性的全科医学服务理念,组织公共卫生相关领域专家、基层卫生技术和管理人员等,编写了这本《国家基本公共卫生服务技术规范》(以下简称《技术规范》)。

　　《技术规范》与国家基本公共卫生服务项目相对应,包括 12 章,即:城乡居民健康档案管理、健康教育、预防接种、0～6 岁儿童健康管理、孕产妇健康管理、老年人健康管理、高血压患者健康管理、2 型糖尿病患者健康管理、重性精神疾病患者管理、传染病及突发公共卫生事件报告和处理、卫生监督协管服务技术规范和中医药技术规范。每项技术规范包括概述、流程图及说明、适宜技术三部分内容。在国家基本公共卫生服务项目中,中医服务融合在各项服务之中,为方便基层医务人员掌握,本书将每项服务中的有关中医药服务内容进行了整合,单独成章。

　　《技术规范》在编写过程中,注重科学性、有效性和实用性,坚持预防为主、防治结合,强调对服务对象积极开展疾病预防,对相关疾病做到早发现、早诊断、早治疗,对现患病人开展综合的健康管理。希望本书有助于提高广大基层医务人员开展国家基本公共卫生服务项目的能力,把各项服务切实落到实处,让居民获得更多规范和优质的基本公共卫生服务。

　　受水平所限,本书难免有不足之处,恳请广大读者和相关专家学者提出宝贵意见。鉴于国家基本公共卫生服务项目将随着经济社会发展、居民公共卫生服务需要变化和政府财政承受能力提高等因素调整,我们将根据情况适时对《技术规范》进行修订。

《国家基本公共卫生服务技术规范》编委会

2012 年 10 月

目　　录

第一章
城乡居民健康档案管理

第一节　概　　述

一、城乡居民健康档案的基本概念和基本内容

1. 基本概念

城乡居民健康档案是医疗卫生机构为城乡居民提供医疗卫生服务过程中的规范记录；是以居民个人健康为核心、贯穿整个生命过程、涵盖各种健康相关因素，满足居民自我保健和健康管理、健康决策需要的系统化信息资源。将人一生中面临的健康和疾病问题、针对性的卫生服务活动(或干预措施)以及所记录的相关信息有机地关联起来，使之系统化、条理化和结构化。

2. 基本内容

个人健康档案是指一个人从出生到死亡的整个过程中，其健康状况的发展变化情况以及所接受的各项卫生服务记录的总和。包括两部分内容：个人基本信息和主要卫生服务记录。其中"个人基本信息"反映了居民个人固有特征，贯穿整个生命过程，内容相对稳定、客观性强，主要包括人口学和社会经济学等基础信息以及基本健康信息；"主要卫生服务记录"是对个人一生中所发生卫生事件的详细记录，主要包括健康体检、重点人群健康管理记录和其他医疗卫生服务记录，记录内容涵盖儿童保健、妇女保健、疾病控制、疾病管理和医疗服务等五大业务领域。考虑到近期医改重点要求、财政承受能力及循序渐进原则，现阶段健康档案记录内容将以基本医疗、0～6岁儿童、孕产妇、老年人、慢性病患者健康管理和重性精神疾病患者管理等卫生服务信息为重点。

二、城乡居民健康档案的目的和意义

1. 提高自我保健能力

城乡居民健康档案是自我保健不可缺少的医学资料，居民可以通过身份安全认证、授权查阅自己的健康档案，系统、完整地了解自己不同生命阶段的健康状况和利用卫生服务资源的情况。居民通过一段时间内相关医学检查及接受卫生服务效果的数据比较，可发现自身健康状况的变化及疾病发展趋向等，提高自我预防保健意识和识别健康危险因素的能力，主动接受医疗卫生机构的健康咨询和指导，提高自我保健能力。

2. 开展循证个体医疗服务

城乡居民健康档案详细、连续地记录了个人的健康问题、所患疾病及相关的危险因素，是全科医师开展连续性服务的基础，是实现双向转诊的必备条件，也是评价居民个体健康水

平并针对个体进行医疗、预防、保健和康复的重要依据。从个体层面上讲,通过长期管理和照顾病人,医生有更多的机会及时发现、辨识病人现存的健康危险因素,评估其健康状况的动态变化,有助于恰当地诊断疾病,开展个体化的药物和非药物治疗,针对性地提供预防、保健、医疗服务,控制疾病的发生、发展。通过对居民健康档案静态、动态信息的综合评估,真正实现循证医疗。

3. 实现循证群体健康管理

城乡居民健康档案汇集了丰富的居民健康相关信息,通过定期汇总分析,可以动态监测社区居民患病情况,及时发现异动和监测动态趋势,掌握社区居民中健康问题的发生、发展规律和变化情况,辨识高危人群,了解病人的来源、疾病构成、年龄、职业、时间、地区的分布,以及疾病的严重程度等;可以动态监测相关危险因素(如生活行为方式)的变化,及时制定或调整群体预防保健项目,对个体或群体进行有针对性的健康教育;可以动态监测重点人群健康管理情况,及时采取措施,提高管理效果。持续积累、动态更新的健康档案有助于卫生服务提供者系统地掌握服务对象的健康状况,及时发现重要疾病或健康问题、筛选高危人群并实施有针对性的防治措施,从而达到预防为主和健康促进目的。基于知情选择的健康档案共享将使居民跨机构、跨地域的就医行为以及医疗保险转移逐步成为现实。

4. 提供科研教学资源

城乡居民健康档案为医学科研教学提供了重要的资料来源,对科研教学具有重要的利用价值。居民健康档案收集一个人从出生到死亡的整个过程中其健康状况的发展变化情况以及所接受的各项卫生服务记录,资料的全面性和连续性不但满足了基层卫生服务机构连续性医疗服务的需要,还可以为各种不同类型的课题研究提供良好素材。同时,居民健康档案以问题为中心的健康记录,反映居民生理、心理、社会方面的问题,具有连续性、逻辑性,是很好的教材,有利于培养学生的临床思维和全科医疗思维能力。

5. 满足健康决策需要

完整的健康档案能及时、有效地提供基于个案的各类卫生统计信息。卫生行政管理部门可以利用健康档案客观评价居民健康水平、医疗费用负担以及卫生服务工作的质量和效果,为区域卫生规划、卫生政策制定以及突发公共卫生事件的应急指挥提供科学决策依据。基层卫生机构通过健康档案信息的汇总分析,可以对本机构卫生服务工作(特别是基本公共卫生服务项目)进展情况做出总体评价,及时了解各相关科室工作效率,为绩效考核提供依据。

三、城乡居民健康档案的基本要求

1. 真实性

城乡居民健康档案是由各种原始资料组成的,这些原始资料应能真实地反映居民当时的健康状况,要如实地记载居民的病情变化、治疗经过、康复状况等详尽的资料。在记录时,对于某些不太明晰的情况,一定要通过调查,获取真实的结果,绝不能想当然地加以描述。已经记录在案的资料,绝不能出于某种需要而任意改动。城乡居民健康档案除了具有医学效力还具有法律效力,这就需要保证资料的真实可靠。

2. 科学性

城乡居民健康档案作为医学信息资料,应按照医学科学的通用规范进行记录。各种图表制作、文字描述、计量单位使用都要符合有关规定,做到准确无误。医疗卫生服务中经常使用的健康问题名称,要符合疾病分类的标准,健康问题的描述符合医学规范。

3. 完整性

城乡居民健康档案在记录方式上虽然比较简洁,但记录的内容必须完整。这种完整性一是体现在各种资料必须齐全,一份完整的健康档案应该包括个人基本信息和一个人从出生到死亡的整个过程中其健康状况的发展变化情况以及所接受的各项卫生服务记录;二是所记录的内容必须完整,如居民个人健康档案应包括病人的社会阶层亦称社会经济状况(主要与其家庭出身、受教育程度、收入等有关)、就医背景、病情变化、评价结果、处理计划等,并能从生物、心理、社会各个层面去记录。

4. 连续性

城乡居民健康档案以问题为导向的卫生服务记录方式及其使用的一些表格都充分体现了连续性这一基本特色,这是与传统的以疾病为导向的卫生服务记录方式的显著区别。以疾病为导向的卫生服务记录方式是以病人某次患病为一个完整资料保存下来的,对病人整个生命过程中的健康变化很难形成一个连续性的资料。而以问题为导向的记录方式是把居民的健康问题进行分类记录,每次患病的资料可以累加,从而保持了资料的连续性。而且通过随访表,可以把健康问题的动态变化记录下来。

5. 可用性

基层医疗卫生服务健康档案的使用频率很高,一份理想的健康档案不应成为一叠被隔离在柜子里、长期贮存起来的"死"资料,而是保管简便,查找方便,能充分体现其使用价值的"活"资料,这就需要我们对健康档案的设计要科学、合理,记录格式要简洁、明了,文句描述要条理清晰,善于使用关键词、关键句。电子健康档案管理信息系统的开发应用,更是为逐步实现各医疗卫生机构间数据互联互通,实现居民跨机构、跨地域就医行为的信息共享提供了条件。

第二节 健康档案建立与管理流程

一、确定建档对象

城乡居民健康档案坚持以基层卫生服务机构建档为主,其他医疗保健机构为辅。乡镇卫生院、村卫生室、社区卫生服务中心(站)基层卫生服务机构负责确定建档对象。针对辖区内常住人群及重点管理人群,按照自愿与引导相结合的原则进行建档。建档对象主要分为两类(图 1-1):

一类为到基层卫生服务机构就诊(或寻求健康咨询、指导等)的本辖区常住居民。辖区居民到乡镇卫生院、村卫生室、社区卫生服务中心(站)等基层卫生服务机构接受服务时,医务人员应主动宣传和耐心解释健康档案的作用,争取居民自愿建立健康档案。可以在就诊服务中即时建立健康档案,也可以采取预约的方式,在服务机构或居民家中建立。

另一类为基层卫生服务机构重点管理人群,包括 0～6 岁儿童、孕产妇、老年人、慢性病和重性精神疾病患者等。根据有关卫生服务政策要求,加大宣传和引导力度,并积极主动为其建立居民健康档案。可通过入户服务(访视或调查)、疾病筛查、健康体检、门诊接诊等方式,由基层卫生服务机构组织医务人员,在居民家中或工作现场分期、分批建立健康档案。

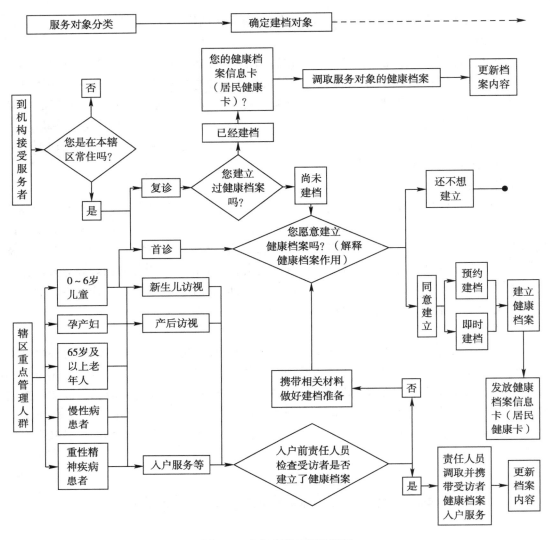

图 1-1 确定建档对象流程图

二、城乡居民健康档案管理

1. 纸质健康档案管理流程

纸质健康档案管理包括居民健康档案的建立、使用和维护。健康档案的建立要遵循自愿与引导相结合的原则，在维护和使用过程中要注意保护服务对象的个人隐私（图 1-2）。

1.1 居民健康档案的建立　居民健康档案建立应综合考虑各种信息的不同来源，包括居民到乡镇卫生院、村卫生室、社区卫生服务中心（站）等基层卫生服务机构接受服务，入户服务（调查）、疾病筛查、健康体检及医疗卫生服务过程中填写的健康档案相关记录表单。居民健康档案可以在服务中单独为 1 位居民建立，也可以在服务工作中批量建立。应通过与各项业务工作的充分结合，使居民健康档案信息获取变得简便、高效，信息能够及时更新。

居民健康档案建立过程包括填写个人基本信息表、健康体检表、各相关服务记录表、居民健康档案封面和发放居民健康档案信息卡。建立健康档案要遵循自愿与引导相结合的原

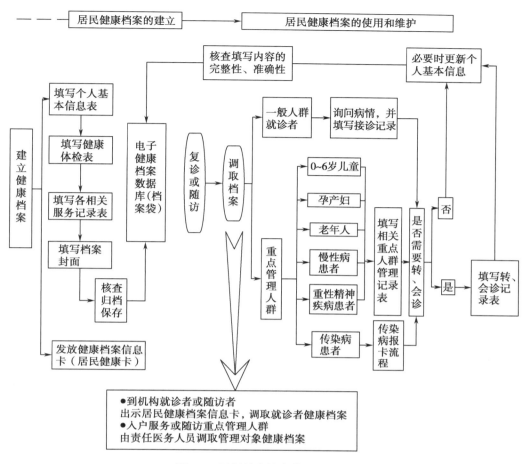

图 1-2　纸制健康档案管理流程图

则,在使用过程中要注意保护服务对象的个人隐私。各表单填写要严格按照《城乡居民健康档案管理服务规范(2011 年版)》的有关规定和填表说明进行填写。各类重点人群健康管理记录应参见各专项服务规范相关表单填写要求进行规范、准确填写。

1.1.1 个人基本信息:包括居民个人基础信息和基本健康信息。通过询问填写居民个人基础信息,包括姓名、性别、出生日期、是否双/多胞胎、出生地、出生时父母的职业等(反映家庭出身)、民族、身份证号、家庭住址、联系电话、工作单位、联系人姓名与电话以及是否为常住人口、血型、文化程度、从事职业、婚姻状况、医疗费用支付方式等。通过询问个人健康史,填写居民基本健康信息,包括过敏史及过敏物质、有害因素暴露史、慢性病既往史、手术史、外伤史、家族史、遗传病史、有无残疾等。农村地区居民在建立居民健康档案时还需根据实际情况选择填写生活环境等信息。

1.1.2 健康体检记录:包括一般健康检查、健康状况及其疾病用药情况、健康评价等信息。健康体检表应在居民首次建立健康档案时,或在老年人、高血压、2 型糖尿病和重性精神疾病患者等在接受年度健康检查时填写。中医体质辨识项由有条件的地区基层医疗卫生机构中医医务人员或经过培训的其他医务人员填写。

1.1.3 相关服务记录:包括重点人群健康管理记录和其他医疗卫生服务记录。重点人群健康管理记录包括国家基本公共卫生服务项目要求的 0～6 岁儿童、孕产妇、老年人、慢性病和重性精神疾病患者等各类重点人群的健康管理记录。其他医疗卫生服务记录包括上述记录之外的其他接诊、转诊、会诊等记录。相关服务记录表按照填表规范,以能够如实反映居民接受服务的全过程为目的、根据居民接受服务的具体情况填写。

1.1.4 居民健康档案封面:居民健康档案封面的居民个人信息内容应与居民个人信息表内容一致,封面上应填写完整的 17 位居民健康档案编码。

1.1.5 居民健康档案信息卡:应当根据居民信息如实填写,与健康档案对应项目的填写内容一致。

1.2 居民健康档案的更新和补充　接诊医生有权利合理使用,更有义务根据服务情况更新、补充居民健康档案内容,以保证居民健康档案的连续性和及时性。居民健康档案在使用过程中要注意保护服务对象的个人隐私。

已建档居民到乡镇卫生院、村卫生室、社区卫生服务中心(站)复诊时,应持居民健康档案信息卡,调取其健康档案。由接诊医生根据复诊情况,及时更新、补充相应记录内容。

入户开展医疗卫生服务时,服务人员应事先查阅服务对象的健康档案并携带相应表单,在服务过程中记录、补充相应内容。

对于需要转诊、会诊的服务对象,由接诊医生填写转诊、会诊记录。

按照国家有关专项服务规范要求记录相关内容,记录内容应齐全完整、真实准确、书写规范、基础内容无缺失。服务对象在健康体检、就诊、会诊时所做的各种化验及检查的报告单据,都应该粘贴留存归档。可以有序地粘贴在相应健康体检表、接诊记录表、会诊记录表的后面。双向转诊(转出)单存根与双向转诊(回转)单可另页粘贴,附在相应位置上与本人健康档案一并归档。

居民健康档案应完整、规范地记录居民健康问题及其处理过程,逐步体现从出生到死亡的整个生命过程、主要疾病和健康问题以及针对主要疾病和健康问题的卫生服务活动等,保证健康信息动态更新且连续,使医疗卫生服务有证可循。居民健康档案应如实地记载居民的病情变化、治疗经过、康复状况等信息。已经记录的信息,绝不能出于某种需要而任意改动,以保证居民健康档案的真实可靠。如改动,必须经特定的审批流程,并留下修改记录,以备核查。

1.3 健康档案的管理与使用

1.3.1 健康档案的管理分工:乡镇卫生院、村卫生室、社区卫生服务中心(站)负责首次建立居民健康档案、更新信息、保存档案。其他医疗卫生机构负责将相关医疗卫生服务信息及时汇总、更新至健康档案。各级卫生行政部门负责健康档案的监督与管理。

1.3.2 健康档案的保管和存放:在基层卫生服务机构,居民健康档案的存放和保管可根据其规模及人员编制情况而定,可以设立档案室/处,管理人员可以根据机构实际情况确定专职档案管理人员,也可由责任医务人员进行兼职管理,保证健康档案完整、安全。

档案保管设施设备要符合防盗、防晒、防高温、防火、防潮、防尘、防鼠、防虫等要求。档案应按编号顺序排放,每次使用完毕,要准确地放回原处,并定时进行整理,保持档案摆放的整齐有序。

居民健康档案所包含的资料较多,需要装在档案袋内,档案袋的设计要便于查找和提取。通常档案是横向摆放在档案室(柜)的搁架上,因此,档案袋正面右上角的顶边和右侧边可分别标上档案编号或印上不同的颜色标志,以便查找。中间部分应写上姓名、住址等。

个人健康档案的排列顺序一般为封面、个人基本信息、健康体检、重点人群健康管理记录、其他医疗卫生服务记录等。这些资料最好装成可随时增加页数的合订本,合订本的最后应留有空白页,供辅助检查资料的粘贴。

健康档案原则上应长期保存,对有些使用频率很高的档案,要及时更换或添加有关资料,并按分类进行装订,防止资料丢失。

1.3.3 健康档案的调用:在为居民建立健康档案同时,应为其填写和发放居民健康档案信息卡,嘱其在复诊或随访时使用。

当已建档居民复诊或随访时,应持居民健康档案信息卡,由基层医疗卫生机构医护人员(导诊人员)到健康档案室调取居民健康档案并转交给接诊医生或责任医生。

入户服务或随访重点管理人群时,在确定了入户服务或随访对象后,由入户服务的医护人员到健康档案室调取相应服务对象的居民健康档案,并于当日工作结束时交回健康档案室。

2. 电子健康档案业务流程及管理

电子健康档案管理包括电子健康档案的建立、使用及维护三个部分。电子健康档案管理依赖于电子健康档案管理信息系统,根据电子健康档案管理信息系统功能以及部署应用范围等情况,电子健康档案管理应用可分为初级、中级及高级三个不同层次的应用。

2.1 应用流程及说明

2.1.1 初级应用流程及说明:初级主要指使用基于局域网运行的电子健康档案管理信息系统,社区卫生服务机构内可利用计算机实现城乡居民健康档案相关的0～6岁儿童保健、孕产妇保健、老年人保健、慢性病患者管理、重性精神病患者管理、传染病患者管理等信息系统的互联互通,并提供相应的检索、查询、统计等功能,流程图详见图1-3。

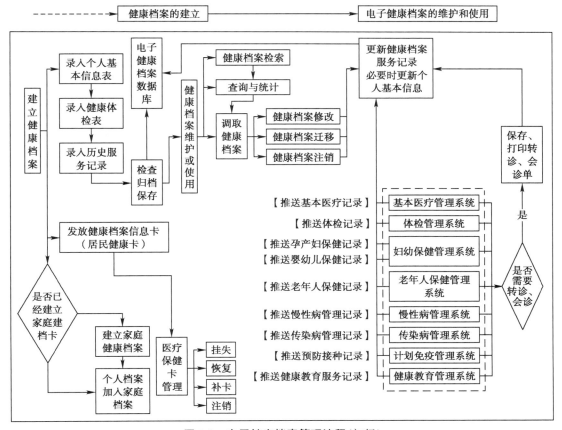

图 1-3　电子健康档案管理流程(初级)

在初级应用过程中,电子健康档案的建立流程主要包括录入个人基本信息表、录入健康体检表、录入历史服务记录等活动,信息系统检查校验通过,归档保存至电子健康档案库中。在此过程中,需发放居民健康卡,居民健康卡的管理包括挂失、恢复补卡、注销;在建立家庭健康卡后,应建立家庭健康档案及维护个人与家庭的关系。

健康档案的维护和使用流程,包括健康检索、查询与统计、调取健康档案等活动。其中调取健康档案活动又包括健康档案的修改、迁移、注销等子活动。最后通过更新健康档案服务记录活动更新保存至电子健康档案数据库。

在社区医疗服务机构内,除健康档案管理系统外信息系统(包括基本医疗管理系统、体检管理系统、妇幼保健管理系统、老年人保健管理系统、慢性病管理系统、传染病管理系统、计划免疫管理系统、健康教育管理系统等)产生的卫生服务记录通过更新健康档案服务记录活动推送给电子健康档案数据库。

在这些信息业务信息系统运行过程中,若发生需转诊、会诊的情况时,应登记保存转诊、会诊单,通过更新健康档案服务记录活动推送给电子健康档案数据库。转诊、会诊过程中,信息系统应打印转诊、会诊单,作为居民在相关医疗卫生机构间业务流转的凭证。

2.1.2 中、高级应用流程及说明:中高级应用是基于区域卫生信息平台实现居民电子健康档案信息的互联互通。

中级是指区域覆盖范围内社区医疗机构之间进行健康档案信息的互联互通,信息共享,如档案的迁移等业务,流程图详见图1-4。

高级是在区域覆盖范围内所有医疗机构(包括社区医疗机构、二三级医疗机构)、疾控、妇幼等其他公共卫生信息系统之间进行健康档案信息的互联互通,信息共享,流程图详见图1-5。

在中高级应用过程中,电子健康档案的建立流程主要包括录入个人基本信息表、录入健康体检表、录入历史服务记录、检查归档保存等活动,检查归档保存活动则通过区域卫生信息平台归档保存至区域电子健康档案库中。在此过程中,需发放居民健康卡,居民健康卡的管理包括挂失、恢复补卡、注销;在建立家庭健康卡后,应建立家庭健康档案及维护个人与家庭的关系。

健康档案的维护和使用流程,包括健康检索、查询与统计、调取健康档案等活动,信息的获取直接通过区域卫生信息平台访问区域电子健康档案库。其中调取健康档案活动又包括健康档案的修改、迁移、注销等子活动。最后通过更新健康档案服务记录活动及检查归档保存活动更新至区域电子健康档案数据库。

在社区医疗服务机构内除健康档案管理系统外信息系统(包括基本医疗管理系统、体检管理系统、妇幼保健管理系统、老年人保健管理系统、慢性病管理系统、传染病管理系统、计划免疫管理系统、健康教育管理系统等)产生的卫生服务记录通过区域卫生信息平台归档保存至区域电子健康档案库中。

在这些信息业务信息系统运行过程中,若发生需转诊、会诊的情况时,应由转诊、会诊管理系统登记保存转诊、会诊单,通过区域卫生信息平台完成转诊、会诊业务,实现转诊、会诊记录保存至区域电子健康档案库。

通过区域卫生信息平台,将融入其他社区医疗卫生机构、二三级医疗卫生机构、疾控、妇幼等业务机构的业务活动,实现区域范围内居民健康档案的互联互通及信息共享。

2.2 业务管理说明

2.2.1 电子健康档案的建立:建档人员依据服务对象既往的纸质健康档案记录或服务

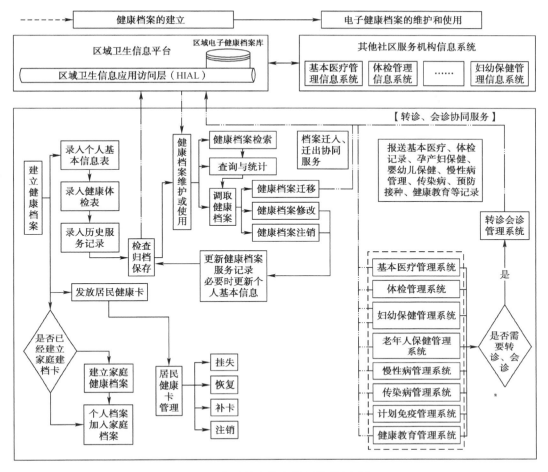

图 1-4　电子健康档案管理流程(中级)

过程中(包括诊疗、慢性病管理、健康体检、上门服务等)产生的口述或纸质记录信息,通过电子健康档案管理信息系统录入实现建档。信息录入完毕后,核查内容的完整性和准确性并保存,信息自动存入电子健康档案数据库,并保留录入人员的记录。健康档案的内容主要包括个人基本信息、健康体检信息、历史服务记录信息等。

电子健康档案建档时,要建立 17 位的居民健康档案编号,编码规则应符合《城乡居民健康档案服务规范(2011 年版)》及《城乡居民健康档案基本数据集(2011 年版)》标准的有关规定。

有条件的地区,电子健康档案管理信息系统可具备家庭健康档案记录的功能,并实现与家庭成员的个人电子健康档案的关联。

建立电子健康档案应同时发放居民健康卡(医疗保健卡),居民健康卡是使用和维护电子健康档案唯一电子介质,建议以身份证号码作为唯一标识符,以支持建档对象的可识别、可追踪。居民健康卡的维护管理包括挂失、恢复、补卡、注销等过程。

对于中高级管理应用,在建立电子健康档案时,可以唯一标识符通过检索业务服务信息系统,获取其中已有的健康档案相关信息,对电子健康档案进行补充录入。档案建立后,信息也可上传至业务服务信息系统,保证信息的互联互通。

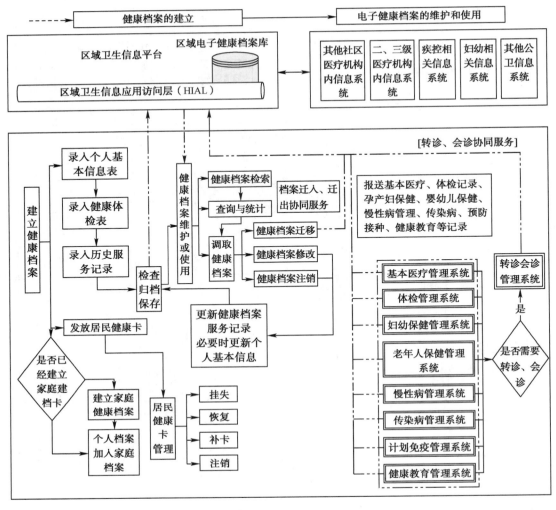

图 1-5　电子健康档案管理流程(高级)

2.2.2 检索与查询:社区卫生服务机构可通过刷卡调取电子健康档案,并对健康档案信息进行使用和维护。

电子健康档案管理信息系统可提供检索功能,通过居民的身份证件号、新农合卡号、社保卡号、就诊卡号、个人健康档案号、出生日期、姓名、所在社区等关键信息的单个或多个条件组合,查询所需健康档案信息。对于中高级管理应用,还可通过唯一标识符检索查询业务服务信息系统中的相关信息。

2.2.3 追加与修改:健康档案档案管理系统应对信息的追加与修改设置权限。

社区卫生服务机构在为居民提供服务过程中,根据不同的服务类型,追加相应的服务记录。根据健康问题或疾病的严重程度,判断是否需要转诊或会诊,如是,则增加转诊或会诊记录,从而对健康档案进行动态更新。对于追加的信息应保留录入人员的记录。对于中高级管理应用,除本机构可对所建健康档案进行记录追加外,区域内其他社区或其他类别医疗卫生服务机构也可通过区域卫生信息平台对健康档案进行记录追加。

对已经确定保存的记录信息,绝不能任意改动,以保证居民健康档案的真实可靠。如针对原信息错误(与事实不符)、原信息缺失等情况需改动时,必须经特定的审批流程,并留下修改记录,以备核查。对于中高级管理应用,仅保留对本机构所建健康档案的修改权限,绝不允许对区域内其他社区或其他类别医疗卫生服务机构的信息进行修改。

2.2.4迁移:当居民常用居住地发生改变时,应对健康档案进行迁移,包括迁入和迁出。对于初级管理应用,原辖区健康档案管理人员应根据工作实际情况打印或拷贝居民健康档案内容,由迁入辖区健康档案管理人员及时进行信息录入或导入。对于中高级管理应用,则应利用区域卫生信息平台对健康档案进行在线迁入和迁出,避免重复建档,保证健康档案的连续性。

2.2.5注销/删除:当居民死亡后,需登记死亡信息,注销个人健康档案。注销后该健康档案的内容将被打上标注,系统的检索对该份档案不再生效,同时该份档案纳入系统的死亡统计。确认建档后不能进行档案删除,只能注销,并应按照当地电子档案管理要求保存一定时间。对于中高级管理应用,不可对外部信息库中的健康档案进行注销。

第三节 城乡居民健康档案技术要求

一、城乡居民健康档案编码要求

规范健康档案,对于满足医疗保健、社区卫生服务管理相关统计信息、教学和科研等方面的需要,便于全科医生对健康档案的查找和应用十分重要。规范化是计算机信息化管理的基本要求,是健康档案交流、传递、评价、比较的必要条件,编制健康档案编码需要注意地区统一性,结合当地社区卫生服务工作开展情况,在一个地区内尽可能统一健康档案编码。

居民健康档案编码采用17位编码制,以国家统一的行政区划编码为基础,以村(居)委会为单位,编制居民健康档案唯一编码,居民健康档案封面应填写完整17位编码,而在填写健康档案的其他表格时,必须填写居民个人健康档案编号,但只需填写后8位编码(图1-6)。

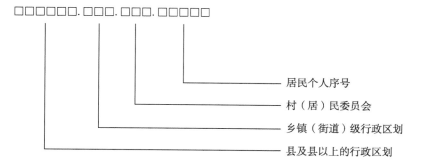

图1-6 居民健康档案编码结构

第一段为6位数字,表示县及县以上的行政区划,统一使用《中华人民共和国行政区划代码》(GB/T 2260—2007);

第二段为3位数字,表示乡镇(街道)级行政区划,按照国家标准《县以下行政区划代码编码规则》(GB/T 10114—2003)编制;

第三段为3位数字,表示村(居)民委员会等,具体划分为:001~099表示居委会,101~199表示村委会,901~999表示其他组织;

第四段为5位数字,表示居民个人序号,由建档机构根据建档顺序编制。

二、纸制居民健康档案的填写要求

居民健康档案一律用钢笔或圆珠笔填写，不得使用铅笔或红色笔。各表单填写要严格按照《城乡居民健康档案管理服务规范（2011 年版）》的有关规定和填表说明进行填写。各类重点人群健康管理记录应参见各专项服务规范相关表单填写要求进行规范、准确填写。

如果居民信息有所变动，可在原条目处修改，并注明修改时间。数字或代码一律用阿拉伯数字书写，如果数字填错，用双横线将整笔数码划去，并在原数码上方工整填写正确的数码，切勿在原数码上涂改。凡有备选答案的项目，应在该项目栏的"□"内填写与相应答案选项编号对应的数字，对于选择备选答案中"其他"或者是"异常"这一选项者，应在该选项留出的空白处用文字填写相应内容，并在项目栏的"□"内填写与"其他"或者是"异常"选项编号对应的数字。对各类表单中没有备选答案的项目用文字或数据在相应的横线上或方框内根据情况填写。

在为居民提供诊疗服务过程中，涉及疾病诊断名称时，疾病名称应遵循国际疾病分类 ICD-10 填写，涉及疾病中医诊断病名及辨证分型时，应遵循《中医病证分类与代码》（GB/T 15657—1995，TCD）。健康体检表的中医体质辨识内容应由基层医疗卫生机构的中医医务人员或经过培训的其他医务人员填写。填写后，要核查档案各项记录的完整性和准确性，保证居民健康档案能够如实反映居民的信息。居民健康档案的信息质量应满足真实、准确、规范的要求。

三、需遵循的有关信息标准与规范

1. 疾病和有关健康问题的国际疾病分类（ICD-10）

1.1 ICD-10 简介　　国际疾病分类（international classification for disease，ICD）是疾病分类的依据和规范，它直接关系到医疗、教学、科研和管理工作的标准化。

国际疾病分类第 10 版（ICD-10）的全名称为"疾病和有关健康问题的国际统计分类"，强调 ICD 系统是为疾病统计服务的目的和反映具体保健领域的内容。ICD-10 是一个概括死亡和疾病统计需要的核心，广泛用于疾病、死亡、保健问题的统计。世界卫生组织（WHO）用三卷书来出版第 10 次修订本的详细的四位数版本：第一卷包括类目录，第二卷包括所有有关的定义、标准、规则和说明，第三卷包括字母顺序索引。ICD-10 自 1993 年 1 月 1 日起开始生效。

1.2 ICD-10 基本结构和分类　　ICD-10 使用字母数字编码，即第一位是 1 个字母，第二、第三和第四位各用 1 个数字。每个字母都与特定的一章有关，只有字母 D 和 H 除外。字母 D 同时用于第二章肿瘤和第三章血液及造血器官疾病和涉及免疫机制的某些疾患，而字母 H 同时用于第七章眼和附器疾病及第八章耳和乳突疾病。第一、二、十九、二十章这四章在编码的第一个位置使用了 1 个以上的字母。26 个英文字母用了 25 个，U 字头留作将来补码和修改用，U00～U49 暂时用来分配给某些病因不明的新疾病，U50～U99 可用于研究，如为了一个特殊项目而检验一种替代的亚分类时。

ICD-10 共 21 章，内容见表 1-1。

表 1-1　ICD-10 章节内容

章节	名称	三位数类目编码
第一章	某传染病和寄生虫病	A00～B99
第二章	肿瘤	C00～D48
第三章	血液及造血器官疾病和涉及免疫机制的某些疾患	D50～D89
第四章	内分泌、营养和代谢疾病	E00～E90

续表

章节	名称	三位数类目编码
第五章	精神和行为障碍	F00～F99
第六章	神经系统疾病	G00～G99
第七章	眼和附器疾病	H00～H95
第八章	耳和乳突疾病	H60～H95
第九章	循环系统疾病	I00～I99
第十章	呼吸系统疾病	J00～J99
第十一章	消化系统疾病	K00～K93
第十二章	皮肤和皮下组织疾病	L00～L99
第十三章	肌肉骨骼系统和结缔组织疾病	M00～M99
第十四章	泌尿生殖系统疾病	N00～N99
第十五章	妊娠、分娩和产褥期	O00～O99
第十六章	起源于围生期的某些情况	P00～P96
第十七章	先天性畸形、变形和染色体异常	Q00～Q99
第十八章	症状、体征和临床与实验室异常所见,不可归类在他处者	R00～R99
第十九章	损伤、中毒和外因的某些其他后果	S00～T98
第二十章	疾病和死亡的外因	V01～Y98
第二十一章	影响健康状态和与保健机构接触的因素	Z00～Z99

基层医疗卫生机构建立和使用居民健康档案时,疾病名称应遵循 ICD-10 进行填写,可参照社区居民健康档案(试用)(北京大学医学出版社 2008 年版)或中国社区卫生协会网站 www.chs.org.cn。

2.《中医病证分类与代码》(TCD)

《中医病证分类与代码》是由国家中医药管理局制定,国家技术监督局批准,并于 1996 年 1 月 1 日起在全国实施的一项中医药行业的国家标准。是中医诊断名称和证候名称编码的依据,它是中医诊断规范化和标准化的基础工作。

2.1 分类原则

2.1.1 病名分类原则:《中医病证分类与代码》的病名分类沿用 2 级分类方法,即分为类目(类)、分类目(门)。在借用传统分类的基础上,结合目前临床实际,规定中医病名分类的类目(84 别),为内、外、妇、儿、眼、耳鼻喉、骨伤等 7 科病类。分类目即专科系统,以各科病类为准分列,如内科病类分列肺、心、脾、肝、肾、外感热病等专科系统病类;妇科病类分列经、带、胎、产等专科系统病类;眼科病类分列睑、眦、睛、瞳神等专科系统病类。

2.1.2 证候分类原则:《中医病证分类与代码》中医证候的分类,是按证候的内涵属性类别,分为 3 级。第 1 级为类目,系按中医辨证的不同系统进行归类,如病因证候辨证系统、脏腑经络证候辨证系统、阴阳气血津液痰证候辨证系统、六经证候辨证系统、卫气营血证候辨证系统以及其他证候辨证系统等 6 大类。第 2 级为分类目,是根据证候中的第 1 个证候属性进行归类,如风证类、心证类等。第 3 级为细类目,是根据该证候中的第 2 个证候属性进行归类,如风、寒的证类,心、血的证类等。

2.2 分类代码　中医病证分类代码是依据中医病和证的内涵特点,采用 6 位汉语拼音字母和阿拉伯数字混合编码。

2.2.1 病名分类编码方法:病名标识位、科别类目位,专科系统分类目位各占1位,病名序号占2位,尾码占1位,共6位码长。病名分类编码采用汉语拼音字母和阿拉伯数字符混合编码方式。第1病名标识位:以汉字"病"的拼音首字母"B"作为病名标识符。第2科别类目位:以科别名称的第一个汉字的拼音首字母为科别类目标识符。第3专科系统分类目:以其专科系统名称的第一个汉字拼音字母为专科系统分类目标识符。第4病名序号位:为在同一个科别类目和专科系统分类目的多种病名序号位,以保证每一病名有一个不重复的独立编码。第5、6病名尾码位:当一个病名需要进一步细分时,在这一尾码位进行标识,其标识符为阿拉伯数字。

2.2.2 证候分类编码方法:证候标识位、证候类目、证候分类目、证候细类目、证候序号、证候尾码各占1位,共6位码长。其中证候序号位,由1位数的数字组成,若在该证候细类目中证候超过9个时,以A代替10,以B代替11,余类推,进行续编。《中医病证分类与代码》中证候分类编码采用汉语拼音字母和阿拉伯数字符混合编码方式:第1证候标识位:以汉字证的拼音首字母"Z"为证候标识符。第2证候类目位:以该证候类目名称的第一个汉字的拼音首字母作为该证候类目的标识符。第3证候分类目位:以该证候的第一个内涵属性名称的第1个汉字的拼音首字母作为该证候分类目标识符。第4证候细类目位以该证候的2个内涵属性名称的第一个汉字的拼音首字母作为该证候的细类目标识符。第5证候序号位:在一个证候分类目中,相同证候属性的一组证候的顺序号位,即0~9数字符顺编,可继以A~Z字母符续编。第6证候尾码位:当一个证候需要进一步细分或几个证候意义相似时,在本尾码位进行标识,其标识符为阿拉伯数字。

城乡居民健康档案内容涉及疾病中医诊断病名及辨证分型时,应遵循《中医病证分类与代码》。详细分类与代码内容应遵照中华人民共和国国家标准GB/T 15657—1995《中医病证分类与代码》。

3. 其他业务规范

信息标准化的前提是业务规范化,业务规范化必须依托相关技术规范和管理制度的建立与约束。居民健康档案中的信息主要产生和来源于各类卫生服务机构的相关服务记录。为了抓好数据源头管理,保证科学、准确、完整、连续、动态地进行健康档案信息采集,消除信息孤岛,实现区域卫生协同,居民健康档案的建立和使用应严格遵照卫生服务记录表单规范和健康档案值域代码标准。

3.1 健康档案相关服务记录表单规范 卫生服务记录表单应按照医学科学的通用规范进行设计和记录使用,内容规范、标准统一的卫生服务记录表单,不仅能保证卫生服务中重要过程记录的科学性、完整性和连续性,为居民健康档案提供真实、有效的信息来源,实现全生命周期、跨机构、跨地域的卫生信息共享和提供连续服务;还能起到规范基层卫生服务提供者的具体卫生服务行为,为开展基层卫生服务工作的量化评估、绩效考核提供原始基础资料等重要作用。卫生服务记录表单不仅具有医学效力,还具有法律效力,是司法工作的重要参考依据。健康档案卫生服务记录表单及填表说明规范见附录一。

3.2 数据元值域代码标准 健康档案相关数据元值域代码是指健康档案相关记录表单中数据元值域的规范化定义。卫生信息基本数据元值域代码标准是规范和统一健康档案相关卫生服务记录数据的采集与利用、规范业务信息系统和数据库的设计开发、构筑不同卫生服务活动之间数据交换与共享的基础;是构建统一、集成、高效的健康档案数据模型和数据字典的基础。具体标准值域代码标准请参见卫生部网站统计信息专栏 www.moh.gov.cn 或中国标准出版社出版的 WS 365—2011《城乡居民健康档案基本数据集》。

四、接诊记录填写技术

1. SOAP 概念

接诊记录是每次病人就诊内容的详细资料记录,常采用 SOAP 的形式对就诊问题逐一进行描述。S 表示就诊者的主观资料,O 表示就诊者的客观资料,A 表示对健康问题的评估,P 表示对健康问题的处置计划。

就诊者主观资料是由就诊者或其就医时的陪伴者提供的主诉、症状、病人的主观感觉、疾病史、家族史和社会生活史等。卫生服务人员对以上情况的描述要求尽量贴近就诊者对问题的表述,避免将医疗者的看法加诸其中。

就诊者客观资料是卫生服务人员在诊疗过程中所观察到的病人的资料。包括体检所见、实验室检查结果、心理行为测量结果以及医生观察到的病人的态度、行为。

健康问题评估是接诊记录中的最重要的一部分。完整的评估应包括诊断、鉴别、问题的轻重程度及预后等。它不同于以往的以疾病为中心的诊断模式。问题可以是生理问题、心理问题、社会问题或未明确原因的症状和(或)主诉。

对于以上三个部分的内容不必逐条列项记录,可视具体情况、参照病历书写规范进行记录。

对健康问题的处理计划是针对问题而提出的,体现以病人为中心、预防为导向以及生物-心理-社会医学模式的全方位考虑,而不仅限于开出药物处方。计划内容一般应包括诊断计划、治疗计划、对就诊者的各项健康指导等。

2. SOAP 书写格式与记录的内容范例(表 1-2)

表 1-2 高血压首诊的 SOAP 格式接诊记录

S	头痛、头晕 1 月余 饮酒史 20 年,近 10 年来每天 2 餐饮(白)酒,每次 2 盅(约 2 两) 菜肴味咸 父亲 65 岁死于卒中
O	面红体胖,性格开朗 血压 180/110mmHg,心率 96 次/分 眼底动脉节段性变细缩窄,反光增强
A	根据病人主诉资料和体格检查结果,初步印象:原发性高血压(Ⅱ期) 结合其家族史和可能出现的并发症,应采取措施控制血压,并随访观察
P	诊断计划: 心电图检查、X 线胸片 血糖、血脂测定,肾功能检查 治疗计划: 口服降血压药物 低盐饮食,逐步控制食盐量至不超过 6g/d 低脂饮食,减少富含胆固醇食物,增食膳食纤维 控制饮酒

续表

P	控制体重,增加运动量 健康教育计划: 有关高血压知识介绍、影响高血压病情的危险因素介绍 生活方式和行为指导,介绍控制饮食的意义及方法 自我保健知识指导,教病人学会自我监测血压、让病人了解使用降压药物的注意事项 病人家属的教育

第四节　城乡居民健康档案的考核

一、考核方法

应建立定期自查和考核制度,制定考核办法和考核标准。可以按季度、年度对健康档案工作进展情况和工作质量进行总结和考核评价。按考核主体可以分为行政管理部门考核、机构考核和业务科室自查等不同层级的考核。

基层医疗卫生机构应定期统计汇总居民健康档案建立数、辖区常住居民人口数等基础数据。可以分别统计汇总数据,实现对不同管理人群(如老年人、儿童、孕产妇、不同慢性病患者等)的数据分析,对建档率进行动态分析和考评。同时通过抽查方式对健康档案质量进行考评,包括合格率(检查健康档案的真实性、完整性和规范性)和使用率(检查健康档案的更新情况,如体检资料、随访信息、新发现健康问题等是否及时记录)。抽查时应考虑不同管理人群、居住地域、不同服务类别(如门诊服务、慢性病管理、各类人群保健等)等因素,使所抽取的健康档案具有代表性,能够反映健康档案建立和使用的全貌。

电子健康档案的考核要遵循卫生部电子健康档案评测标准的要求,使用信息化手段,实现健康档案的考核内容。基层医疗卫生机构的各类相关统计数据可以通过电子健康档案管理信息系统产生。

二、考核指标

健康档案的考核指标包括健康档案建档率、电子健康档案建档率、健康档案合格率和健康档案使用率等。

(1)健康档案建档率=建档人数/辖区内常住居民数×100%。

(2)电子健康档案建档率=建档电子健康档案人数/辖区内常住居民数×100%。

(3)健康档案合格率=抽查填写合格的档案份数/抽查档案总份数×100%。

填写合格的标准包括没有空项、漏项及逻辑错误且填写内容符合规范要求。

(4)健康档案使用率=抽查档案中有动态记录的档案份数/抽查档案总份数×100%。

有动态记录的档案是指1年内有符合各项服务规范要求的相关服务记录的健康档案。

(孟　群　胡建平　汤学军　童　心　范启勇　沈剑峰　张辉玲　吴倩岚　喻永明)

第二章
健 康 教 育

第一节　概　　述

一、健康教育的重要性

　　健康教育是公共卫生的重要组成部分,是疾病防治不可或缺的有效手段,是促进基本公共卫生服务逐步均等化的重要内容。2006 年 2 月,《国务院关于发展城市社区卫生服务的指导意见》指出,"基层医疗卫生机构开展健康教育、预防、保健、康复、计划生育技术服务和一般常见病、多发病的诊疗服务"。2009 年 3 月,《中共中央 国务院关于深化医药卫生体制改革的意见》明确指出,"加强健康促进与教育。医疗卫生机构及机关、学校、社区、企业等要大力开展健康教育"。2011 年 3 月,《中华人民共和国国民经济和社会发展第十二个五年规划纲要》明确指出,"普及健康教育,实施国民健康行动计划,全面推广公共场所禁烟"。

　　健康教育是国家基本公共卫生服务项目之一,既是一项独立的服务内容,又是开展其他基本公共卫生服务项目的重要内容和方法,引领并贯穿于落实基本公共服务项目的全过程。面向社区居民开展健康教育是社区卫生服务职能的要求,是落实医药卫生体制改革的要求,是满足人民群众对健康需求的要求。国家基本公共卫生服务项目,主要通过乡镇卫生院、村卫生室和社区卫生服务中心(站)等城乡基层医疗卫生机构直接向辖区居民提供。基层医疗卫生机构开展健康教育对于提高社区居民健康素养、预防和控制疾病、提高社区居民健康知识和自我保健能力以及社区精神文明建设具有重要意义。

二、健康教育的对象

　　基层医疗卫生机构面向辖区全体居民开展健康教育,包括辖区内社区居民及辖区内机关、学校、企事业单位、服务行业的从业人员等,其重点人群是青少年、妇女、老年人、残疾人、0~6 岁儿童家长、农民工等。

三、健康教育的任务

　　1. 针对辖区居民的健康需求,开展各种形式的健康教育活动,向辖区居民普及医药卫生知识,提倡文明、健康、科学的生活方式,摒弃封建迷信和陈规陋习,提高居民的健康水平与文明素质。

　　2. 提高个体和群体对疾病预防和健康促进的责任感,促进个体和群体选择有益于健康的行为,并为社区居民提供具体的行为指导和示范,帮助居民提高自我保健能力。

3. 促进全社会关心社区卫生和居民健康,创建有益于健康的社区环境。倡导政府有关部门,制定促进健康的公共卫生政策,完善基本公共卫生服务,协调社会组织支持和参与社区健康促进工作。

4. 加强社区行动,发掘和整合社区资源,动员和组织社区居民参与社区规划及各项活动,增强社区居民解决健康问题的能力。

四、健康教育的内容

1. 宣传普及《中国公民健康素养——基本知识与技能(试行)》。配合有关部门开展公民健康素养促进行动。

2008 年 1 月,卫生部发布了《中国公民健康素养——基本知识与技能(试行)》,提出了中国公民必须掌握的 66 条基本知识与技能,包括 25 条基本知识和理念、34 条健康生活方式和行为、7 项基本技能。同时配套出版《健康 66 条——中国公民健康素养读本》。该读本是基层医疗卫生机构工作者面向公众开展健康教育的重要依据,相关内容可在卫生部网站和中国健康教育中心网站查阅。

2. 对青少年、妇女、老年人、残疾人、0~6 岁儿童家长、农民工等人群进行健康教育。

开展重点人群健康教育要有针对性,必须紧紧抓住目标人群的健康教育需求和特点。

青少年健康教育可参照教育部发布的《中小学健康教育指导纲要》,开展健康行为与生活方式、疾病预防、心理健康、生长发育与青春期保健、安全应急与避险等内容的健康教育服务。

妇幼健康教育可参照卫生部发布的《母婴健康素养——基本知识和技能(试行)》和中国疾病预防控制中心发布的《妇幼保健健康教育基本信息》,开展婚前保健、孕期保健、更年期保健、婴幼儿喂养、疫苗接种、婴幼儿生长发育等内容的健康教育服务。

老年人、残疾人健康教育主要内容包括疾病预防、自我保健、康复训练、心理健康、生命教育等。

农民工健康教育主要内容包括传染病预防、伤害预防、职业病防护、心理健康等内容。

3. 开展合理膳食、控制体重、适当运动、心理平衡、改善睡眠、限盐、控烟、限酒、控制药物依赖、戒毒等健康生活方式和可干预危险因素的健康教育。

生活方式与某些疾病,尤其是慢性非传染性疾病的发生密切相关。开展健康教育服务时,参照卫生部疾病预防控制局发布的《健康生活方式核心信息》、中国营养学会发布的《中国居民膳食指南》,向社区居民讲授健康生活方式的知识和技能,促进辖区居民形成健康行为生活方式,改变不健康的行为生活方式。

4. 开展高血压、糖尿病、冠心病、哮喘、乳腺癌和宫颈癌、结核病、肝炎、艾滋病、流感、手足口病和狂犬病、布鲁菌病等重点疾病健康教育。

基层医疗卫生机构开展健康教育服务,要结合我国国情和辖区实际情况,有重点的开展。根据卫生部疾病预防控制局发布的《中国高血压防治指南》《中国糖尿病防治指南》等,开展高血压/糖尿病的危害、危险因素、防治措施等内容的健康教育。根据卫生部疾病预防控制局发布的艾滋病、结核病、血吸虫病、肝炎等重大疾病的健康教育核心信息,开展重大疾病的传染源、传播途径、易感人群、危害、预防措施等内容的健康教育。对35岁以上妇女开展乳腺癌和宫颈癌健康教育。结合辖区常见病、地方病发病情况,有针对性地开展健康教育。

5. 开展食品安全、职业卫生、放射卫生、环境卫生、饮水卫生、计划生育、学校卫生等公共卫生问题健康教育。

针对公共卫生问题开展的健康教育,涉及健康相关各个方面,包括食品安全、环境卫生、职业卫生、计划生育、学校卫生等,内容非常广泛。实际工作中,开展相关内容的健康教育,必须要紧紧围绕辖区居民的健康教育需求,选择与之密切相关的内容,有针对性地进行宣传。例如:针对有毒有害作业人员开展健康教育时,可选择职业卫生中有关职业危害因素对机体危害、防护措施、《职业病防治法》等内容进行讲解。

6. 开展应对突发公共卫生事件应急处置、防灾减灾、家庭急救等健康教育。

针对家庭常见的不安全隐患、伤害类型、伤害原因、伤害处置、伤害预防及常见病紧急救治等,开展家庭急救教育,如火灾时的自救措施、皮肤烧烫伤紧急处理、拨打急救电话120等;结合突发公共卫生事件,讲授相关知识、应急处置、逃生自救技能等。

7. 宣传普及医疗卫生法律法规及相关政策。

面向公众宣传普及医疗卫生法律法规及相关政策,重点宣传医药卫生体制改革、基本医疗保障制度、国家基本公共卫生服务项目、基层医疗卫生机构职能等。

五、基本概念

1. 健康教育

健康教育是通过信息传播和行为干预,帮助个人和群体掌握卫生保健知识、树立健康观念,自觉采纳健康行为和生活方式的教育活动与过程。

2. 健康促进

健康促进指个人、家庭、社区和国家一起采取行动,鼓励人们采纳健康行为,增强人们改进和处理自身健康问题的能力。

健康促进的5个优先活动领域:①制定促进健康的公共政策;②创造健康支持环境;③增强社区应对健康问题的能力;④发展个人技能;⑤调整卫生服务方向。

3. 健康素养

健康素养是指个人获取、理解、处理基本健康信息和服务,并运用这些信息和服务做出有利于健康的决策,以维护和促进自身健康的能力。

4. 行为干预

在健康教育中,行为干预指运用传播、教育、指导、说服、鼓励、限制等方法和手段,帮助个体或群体改变不健康行为和生活习惯,自觉采纳健康行为,养成有利于健康的行为生活方式。

5. 生活方式

广义的生活方式包括人们日常生活中各方面的行为习惯,其本质是社会文化。从健康视角看,生活方式指人们日常生活中与健康相关的行为习惯。生活方式可以是有益于健康的,如合理膳食、适当运动等,也可以是不利于健康的,如吸烟、缺乏运动、高脂膳食、不吃早餐等。生活方式与某些疾病,尤其是慢性非传染性疾病的发生密切相关。

第二节　流程图及说明

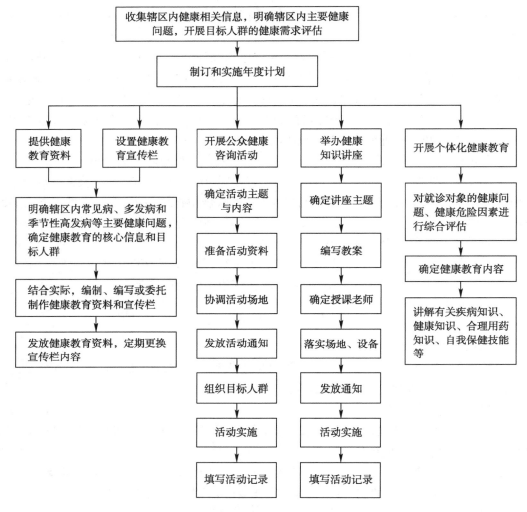

图 2-1　健康教育流程图

一、健康教育需求评估

　　健康教育需求评估,是指在面对人群健康问题时,通过系统收集各种与健康有关的资料,并对这些资料进行整理、分析,明确或推测与某种健康问题有关的行为和影响因素,以及健康教育资源可及性的过程。

　　健康教育需求评估主要由健康教育专业机构负责,或由基层医疗卫生机构在健康教育专业机构的帮助和指导下完成。基层医疗卫生机构在健康教育需求评估过程中需要承担的主要工作:一是在健康教育专业机构指导下,收集辖区居民健康相关信息;二是在健康教育专业机构指导下,对收集的健康相关信息进行整理、归纳、分析、评估;三是根据评估结果,明确辖区居民的主要健康问题、健康相关行为生活方式及影响因素、辖区内健康教育资源等,为制订和调整健康教育工作计划提供科学依据。

1. 目的

1.1 明确辖区居民主要健康问题、行为生活方式及影响因素,明确辖区内健康教育资源,为制订有针对性、合理的健康教育计划提供依据。

1.2 为健康教育效果评价提供基线资料。

2. 内容

2.1 评估辖区内主要健康问题

2.1.1 收集辖区居民的疾病谱、死因构成,明确辖区居民的常见病、多发病,如高血压病、糖尿病、卒中等。

2.1.2 明确辖区居民季节性高发病,如冬春季流感、老年人慢性阻塞性肺疾病、儿童手足口病、夏季食物中毒、痢疾等。

明确辖区内主要健康问题,是为了确定优先行动领域,即明确优先解决的健康问题。

2.2 评估辖区居民健康相关行为生活方式及影响因素

2.2.1 了解辖区居民健康相关行为生活方式现状,尤其是对健康有危害的行为生活方式,如吸烟、酗酒、身体活动不足、膳食不合理等。

2.2.2 了解辖区居民不健康行为生活方式的影响因素,如居民的健康知识知晓率、对健康的重视程度、健康技能、自我管理能力等。

明确辖区居民健康问题相关行为生活方式及其影响因素,是开展针对性健康知识传播和行为干预的基础,是获得良好健康教育效果的保证。

2.3 评估辖区内健康教育资源　明确辖区基本情况(政策、经济水平、风俗民情、社区文化、公共卫生设施、机关/企业/学校等单位构成分布情况)、居民特点(尤其是年龄、职业和文化构成)、开展健康教育的资源和条件等,为确定适宜本社区的健康教育形式提供依据。

3. 方法

3.1 收集资料　通过收集门诊记录、以往开展的社区诊断资料、地方卫生年鉴、地方卫生行政部门、疾病预防控制部门等发布的卫生统计数据等,获得居民患病率、发病率和死因构成等资料数据,明确影响辖区居民健康的主要疾病(如患病率前10位的疾病)和主要死因(如死因构成前10位的疾病)。

收集资料的方法可以节省时间和经费,但存在信息不够全面、针对性不足的缺点。

3.2 专项调查

3.2.1 问卷调查:通过开展问卷调查,可以了解社区居民的健康知识水平、健康行为持有率、不健康行为生活方式、希望获得的健康知识和途径等。

问卷调查方法可以较全面获得健康需求评估的内容,也可以通过定期调查,动态反映上述指标逐年变化趋势。调查问卷设计、样本量计算、抽样方法确定等环节因具有较高的专业性,可以寻求健康教育专业机构的帮助和指导。

3.2.2 访谈:针对某一健康问题或主题,请6～8名有代表性的社区居民进行个人访谈或小组讨论,听取社区居民对调查问题的理解、态度、观念、意愿等,听取社区居民对已经开展、正在开展或即将开展的健康教育工作的意见和建议,为更好开展健康教育工作提供参考。如听取居民对社区健康教育工作的意见和建议、不健康行为生活方式难以改变的原因等。

访谈是对问卷调查的有益补充,可以在日常工作中随时征询患者和社区居民的意见和建议。

二、制订健康教育年度计划

根据《国家基本公共卫生服务规范》中《健康教育服务规范》规定的服务内容和要求,在健康教育需求评估的基础上,制订出本辖区健康教育年度计划,并撰写出年度计划书。年度计划应具有操作性和实用性,明确年度工作目标、工作任务、时间安排等。

1. 撰写年度计划书

年度计划书通常应包括制订依据、计划开展的工作及重点工作、预期目标、时间安排、经费预算等部分。

1.1 制定依据　阐明计划制订的背景和意义,主要内容包括:社区基本情况(如人口数、人口构成、经济水平、社区文化等)、社区居民主要健康问题及影响因素(如患病率前 10 位的疾病、死亡构成前 10 位的疾病、不健康行为生活方式等)。

1.2 计划开展的工作及重点工作　针对《健康教育服务规范》规定的 5 项健康教育服务,即提供健康教育资料、设置健康教育宣传栏、开展公众健康咨询活动、举办健康知识讲座和开展个体化健康教育,分别制订年度计划。具体包括:本年度内开展此项健康教育服务的总次数、每次服务的主题、主要内容、目标人群、预计开展的时间、负责人等内容。

1.3 预期目标　制订预期目标,即到本年度结束时,辖区居民参加课堂总人次数、覆盖率、知识知晓率、正确态度持有率、健康行为形成率等预期达到的水平,其中最重要的效果评价指标是健康素养水平。由于行为生活方式、健康素养、健康状况的改变需要较长时间,因此,也可制订远期目标,如 3 年目标、5 年目标等。

1.4 时间安排　将 5 项健康教育服务的年度计划进行汇总,以时间进度表的形式,将全年的各项活动按照时间顺序排列出来。

1.5 经费预算　列出开展每次健康教育服务的各项开支,将各项开支汇总即为开展此次健康教育服务的预算,再把每次服务的预算汇总,即为年度总预算。

2. 注意事项

2.1 健康教育的内容应尽量覆盖《健康教育服务规范》要求的 7 项内容,且应策划针对本辖区内不同人群的重点内容,使健康教育服务更具针对性。

2.2 健康教育的形式及数量应达到《健康教育服务规范》的要求,且应掌握"形式为内容服务"的原则,根据每次健康教育服务的具体内容、目标人群文化水平和接受能力、健康教育资源等具体情况,确定适宜的一种或几种形式。

2.3 做计划时,应注意以下几点:一是时间安排不宜过满,应为临时性任务安排机动时间;二是不需要确定各项活动的具体日期,明确出时间段即可;三是要考虑节假日、农忙、气候等因素,合理安排时间。

2.4 可以根据本地特点,开展有地方特色、群众喜闻乐见的健康教育活动。

三、提供健康教育资料

健康教育资料包括印刷资料和音像资料两类,获得资料的主要来源:一是由基层医疗卫生机构自主编制;二是从健康教育专业机构、其他公共卫生机构或相关专业机构获得设计模板,进行编制;三是委托健康教育专业机构设计制作。

1. 自主编制健康教育资料

1.1 选定核心信息 围绕健康教育内容,结合辖区内主要健康问题、辖区居民健康教育需求、文化水平和接受能力等,选定核心信息。核心信息要科学、准确、通俗、易懂。

1.2 设计初稿 专业人员(基层医疗卫生专业人员、健康教育专业人员等)和设计人员(编辑、美编、摄影等)密切配合,根据核心信息所表达内容,设计恰当表现形式。插图应与内容密切相关,直观易懂,有助于社区居民更好理解宣传内容;宣传主题和核心信息要醒目、简洁,保证设计初稿在信息准确性、传播效果、艺术表现三个方面具有较高质量。

1.3 预试验 将初稿在目标人群中进行预试验,通过个人访谈或小组讨论,了解目标人群是否理解健康教育资料所传播的信息,是否喜欢健康教育资料的表现形式,收集评论意见和修改建议。

1.4 修改与定稿 根据预试验结果,对初稿进行修改。如果目标人群对初稿意见或建议较多、修改内容较多时,修改后样稿还需再次进行预试验,直至绝大多数目标人群能正确理解才能通过,最终形成定稿。

1.5 制作与生产 少量健康教育资料可自行制作完成;大量健康教育资料需要交付制作单位,进行批量生产。

2. 使用模板印制

2.1 获得模板的途径 从卫生部、中国健康教育中心、中国疾病预防控制中心,各省(自治区、直辖市)疾病预防控制机构、健康教育机构、妇幼保健机构、精神卫生机构及其他相关公共卫生专业机构网站的健康教育资料库,选取适宜的健康教育传播资料模板和核心信息。

2.2 改编模板 可以根据当地的语言和风俗习惯对获得的模板进行适当改编,使之更适合辖区居民。

3. 委托设计制作

在现有模板不符合实际需要,而本单位人力、技术又不能完成编制健康教育资料任务的情况下,可委托健康教育专业机构设计制作,保证健康教育资料符合工作需要。

4. 健康教育资料的发放和播放

4.1 发放途径与播放方式

4.1.1 印刷资料可放置在乡镇卫生院、村卫生室、社区卫生服务中心(站)的候诊区、诊室、咨询台等处,供前来就诊的患者及有需求的社区居民自行选取。

4.1.2 音像资料可在乡镇卫生院、社区卫生服务中心门诊候诊区、观察室、健康教育室等场所滚动播放。

4.1.3 向辖区内家庭、单位、学校、村(居)委会发放健康教育资料。

4.1.4 可结合公众健康咨询活动、健康知识讲座以及个体化健康教育,发放、播放健康教育资料。

4.2 要求

4.2.1 对于乡镇卫生院、村卫生室、社区卫生服务中心(站),每个机构每年提供不少于12种内容的印刷资料,并及时更新补充,保障使用。

4.2.2 对于乡镇卫生院、社区卫生服务中心,每个机构每年播放音像资料不少于6种。

4.3 效果评价 通过个人访谈或小组讨论,了解目标人群从健康教育资料获得信息的情况,包括信息获取、理解、记忆情况、信息对行为改变的影响情况、意见和建议等。每年至少开展2次针对印刷资料的效果评价,至少开展1次针对音像资料的效果评价。

5. 考核指标和方法

5.1 考核指标

5.1.1 发放健康教育印刷资料的种类:按照内容统计印刷资料的种类。主题相同而形式不同(折页、手册、传单等不同形式)的健康教育资料,只按一种统计;资料的内容应与《健康教育服务规范》要求的 7 项内容相一致,且针对辖区居民的健康教育需求。

5.1.2 发放健康教育印刷资料的数量:由于各基层医疗卫生机构服务人口数差异巨大,因此,考核时不能仅仅关注发放数量,更要重视居民的反馈和评价,应该以发放数量是否满足辖区居民需求为考核指标。

5.1.3 播放健康教育音像资料的种类:按照内容统计音像资料的种类。主题、内容相似者,只按一种统计;资料内容应对应《健康教育服务规范》要求的 7 项内容,且针对辖区居民的健康教育需求。

5.1.4 播放健康教育音像资料的时间:针对不同季节,播放相应季节高发病的健康教育音像资料;平时可播放辖区内常见病、多发病健康教育音像资料。

5.2 考核方法　现场观察;查阅存档资料(包括照片、实物等);访谈辖区居民。

四、设置健康教育宣传栏

宣传栏是设立在基层医疗卫生机构、街头、小区、单位等显眼处的相对固定的健康教育阵地。宣传栏内容的设计、制作要求,与前述健康教育资料制作基本相同。

1. 制作宣传栏硬件设施

1.1 因地制宜选择宣传栏种类　根据经济条件和环境布局,选择宣传栏的种类,如墙报、宣传橱窗、宣传展板、LED 屏幕等。

1.2 宣传栏的数量和规格

1.2.1 乡镇卫生院和社区卫生服务中心宣传栏不少于 2 个,村卫生室和社区卫生服务站宣传栏不少于 1 个。

1.2.2 每个宣传栏的面积不少于 $2m^2$,一般长 2m,宽 1m;宣传栏的中心距地面高度 1.5~1.6m,方便居民阅读。

1.3 宣传栏的位置　应设在居民经常走动或聚集的地方,如小区道路两侧、社区文体活动中心、基层医疗卫生机构候诊室、输液室或收费大厅的明显位置等。

2. 宣传栏的管理

2.1 专人负责　宣传栏应有专人负责管理,负责内容更换、资料存档、日常维护等工作。

2.2 定期更换内容　每 2 个月最少更换 1 次健康教育宣传栏内容。

2.3 资料存档　每期宣传内容都应照相存档,便于工作总结时自查和上级部门的工作检查。替换的宣传墙报、宣传橱窗、宣传展板可与相邻的基层医疗卫生机构交换使用,提高健康教育资料的使用效率和传播效果。

3. 效果评价

通过个人或小组访谈,了解社区居民对宣传栏内容的理解和掌握情况,听取社区居民对宣传栏的意见和建议。每年至少开展 1 次针对健康教育宣传栏的效果评价。

4. 考核指标和方法

4.1 考核指标

4.1.1 健康教育宣传栏设置情况:考核宣传栏的数量、大小、位置是否符合要求。

4.1.2 健康教育宣传栏内容更新情况：考核宣传栏的信息是否正确，是否有针对性；宣传栏是否定期更换等。

4.2 考核方法　现场观察；查阅存档资料（包括照片、实物等）；访谈辖区居民。

五、开展公众健康咨询活动

公众健康咨询活动，是针对辖区内主要健康问题和居民健康教育需求，结合各种健康主题日，面向公众或目标人群开展义诊、健康咨询活动等健康教育活动形式。

1. 确定活动主题及活动内容

1.1 确定活动主题　根据辖区主要健康问题、健康主题日的宣传主题、居民健康教育需求，确定活动主题。

1.2 确定活动内容

(1)确定活动口号。活动口号(有确定活动口号者除外)要响亮、朗朗上口，具有较好的倡导和动员效果，能够吸引居民参与；

(2)确定活动形式：义诊、咨询等；

(3)确定活动的时间、地点；

(4)确定目标人群；

(5)确定专家人数；

(6)确定发放健康教育资料种类与数量。

2. 准备活动资料

(1)活动的宣传横幅。

(2)展板、海报、宣传单等健康教育资料。

(3)签到表、效果评价问卷、资料发放登记表等文档资料。

(4)健康教育传播实物(如限盐勺)、小礼品等物品。

(5)如果有义诊和体检，需要准备相关的体检设备、仪器、试剂。

(6)如果现场播放音像资料，需要准备显示器、投影仪、DVD/VCD 播放机、音响、电源等设备。

(7)其他所需的设备、器材，如照相机、演示器材和模型。

3. 协调活动场地

与管理活动场地的单位联系，免费借用或租用场地；或通过街道办事处、乡政府、居委会、村委会协调活动场地。

4. 发布活动通知

4.1 及时发布通知　确定活动的时间、地点、主题、内容后，及时将活动信息发布给目标人群；至少在活动前一周将通知发布出去，使目标人群有充足时间调整工作和安排生活，最好在活动前一天再次进行提示。

4.2 采取多种途径发布

(1)通过社区健康教育工作网络下发活动通知，如下发到居委会、村委会、辖区内的学校、企事业单位等；

(2)在辖区人群集中的场所张贴活动通知，如基层医疗卫生机构宣传栏、社区宣传栏、活动中心、集贸市场等；

(3)电话通知目标人群；

(4)有有线广播的村委会(居委会),可以利用社区广播,在居民在家的时候播报活动通知;

(5)在门诊就诊者或咨询者中提前预约符合条件的目标人群,发放活动通知。

4.3 通知内容　应包括活动时间、地点、主题、主要内容、参加活动的专家、针对的目标人群。如果准备了健康教育资料(如健康手册)或实物(如限盐勺)也应在通知中写明。

5. 组织目标人群

根据目标人群的分布情况,通过特定的工作渠道、召集目标人群。如通过村委会(居委会)的计划生育专干或妇联干部召集孕产妇、0～6岁儿童家长、妇女;通过村医或社区医生召集糖尿病患者、高血压患者等;通过建筑工地、集贸市场管理人员、娱乐场所老板召集相关从业人员;通过学校管理人员召集学生等。

6. 组织实施咨询活动

6.1 准备工作

(1)提前做好活动场地的布置,如悬挂横幅、摆放桌椅、摆放展板、放置和调试音像设备等;

(2)联系义诊和咨询专家,组织目标人群签到。

6.2 活动现场

(1)按照计划开展咨询、义诊活动,并对咨询人数及主要内容进行简要记录;

(2)发放健康教育资料,对发放数量进行登记;

(3)讲解与展示健康教育资料和实物。

6.3 效果评价　通过个人或小组讨论,了解目标人群对活动的满意度、对健康教育资料理解和接受程度、对活动的意见和建议。每年至少开展1次针对公众健康咨询活动的效果评价。

7. 填写活动记录

(1)根据活动开展的实际情况,逐项填写《健康教育活动记录表》;

(2)活动资料收集、整理:收集、整理《健康教育活动记录表》、签到表,发放健康教育资料登记表、活动照片等;

(3)资料归档。

8. 考核指标和方法

8.1 考核指标

(1)开展健康教育咨询活动的次数;

(2)健康咨询服务活动的参加人数。

8.2 考核方法

(1)查阅存档资料:《健康教育活动记录表》、签到表、发放健康教育资料登记表、活动照片等;

(2)访谈辖区居民。

六、举办健康知识讲座

健康知识讲座是指授课老师运用语言和辅助教学用具,系统地向社区居民传授健康知识和技能的过程。

1. 确定讲座主题

1.1 依据 根据辖区主要健康问题、健康危险因素、居民健康教育需求,确定健康知识讲座的主题,每场讲座主题要与辖区居民的健康问题和健康需求相一致。

1.2 主题应具有针对性 针对所有居民,可以宣传普及《中国公民健康素养——基本知识与技能(试行)》,倡导健康生活方式;针对青少年人群可开展合理膳食、个人卫生、口腔卫生、近视防治等主题的讲座;针对老年人可开展高血压、糖尿病、冠心病等重点疾病防治主题讲座;针对农民工可开展职业防护、艾滋病防治等主题讲座;针对0～6岁儿童家长可开展儿童保健、预防接种等主题讲座。

2. 编写教案

2.1 查阅、收集资料 查阅有关文献资料,如到各级卫生行政机构,国家、省级健康教育专业机构、疾病预防控制机构、妇幼保健机构等专业机构网站,收集、整理健康相关知识,学习、借鉴健康传播技能和经验,做好技术储备。

2.2 编写教案 根据讲座主题,结合目标人群的主要健康问题和健康需求,对收集的资料进行筛选和组织,编写教案。教案可用文字稿、PPT等。

2.3 对教案的要求 传播内容应科学、准确、实用;力求科普化、通俗化、易于目标人群接受。

3. 确定授课老师

3.1 组建授课老师组 组建授课老师组,包括当地疾病预防与控制、健康教育、妇幼保健、临床医疗、社区卫生等方面的专业人员。

3.2 调动社区资源 积极发掘、调动辖区资源,发现可以承担健康教育讲座的其他专业人员(如退休教师),经过培训后承担授课工作,但现场解答提问的工作应由基层医疗卫生机构专业人员负责。

3.3 确定授课老师 根据不同的讲座主题,选择合适的授课老师。

3.4 建立良好沟通机制 讲座前,与授课老师沟通讲座主题、目标人群、内容、时间、地点等内容;讲座后,与授课老师沟通目标人群接受情况、讲座效果、优点和不足等,不断改进讲座的质量和效果。

4. 落实场地、设备

4.1 选择场地时要考虑的因素

4.1.1 容纳人数:一般规模的健康知识讲座人数50～100人,大型讲座可达300人以上,根据参加讲座的人数选择适合讲座的场地,既不能过于拥挤,也不宜过于空旷。人数多时,要有应急疏散措施和常见突发事件应对措施。

4.1.2 交通便利:选择交通便利、为大家熟知的场地会提高目标人群的参与积极性,街道办事处或村委会的活动礼堂都是很好的选择。

4.1.3 设备条件:如果讲座中需要播放音像资料,则要考虑所选场地是否有音响播放设备及相应设施。

4.2 健康教育资料和实物 根据实际需要,准备签到表、效果评价问卷、背景板、海报、宣传单、展板、宣传册等健康教育资料,用于现场的布置和向目标人群发放。有条件的情况下,可准备一些健康教育传播实物,如限盐勺、控油壶等。

5. 发放通知

5.1 及时发布通知 确定讲座的时间、地点、内容、授课老师后,应及时将讲座信息发布给目标人群;至少在讲座前一周将通知发布出去,使目标人群有充足时间调整工作和生活安排;最好在讲课前一天进行提示。

5.2 采取多种途径发布 取得街道办事处、村委会、业主委员会、物业公司等多方力量的支持,采取多种途径发布通知。例如:利用社区内的公告栏张贴活动海报;通过电话、广播、短信等形式发布讲座信息;利用业主论坛在网络发布讲座信息等。

5.3 通知内容 应包括讲座时间、地点、主题、主要内容、授课老师、主要目标人群。如果准备了健康教育资料(如健康手册)或实物(如限盐勺)也应在通知上写明。

6. 活动实施

6.1 准备工作

(1)提前做好场地布置,安排背景板、桌椅、健康教育资料等物品,准备黑板、投影仪、幕布、音响等设备;

(2)联系授课老师,安排听课者签到、领取资料、入座等。

6.2 讲座现场 为了使讲座更具吸引力,易于目标人群接受,应注意以下几点:

(1)授课老师应掌握一定的演讲技巧,语言生动,能通过比喻、举例、图片展示等多种方式讲解健康知识;

(2)建议有条件的老师采用多媒体教学,在讲座中恰当运用图片、漫画、视频、动画等元素;

(3)尽可能采用参与式教学方式,安排提问和互动环节,充分调动听课者的积极性。

(4)结合讲座主题,发放健康教育资料(如健康手册)或实物(如限盐勺)。

(5)注意控制讲座时间和节奏,一般而言,时间控制在1～2个小时为宜,时长较长的讲座中间应安排休息时间。

6.3 效果评价

(1)问卷调查:课堂前后发放问卷,了解听课者知识掌握情况;

(2)个人访谈和小组讨论:随机选择6～8名听课者,以个人访谈或小组讨论的形式,了解听课者对讲座内容的理解和掌握情况,对讲座的满意度、意见和建议等。

每年至少开展1次针对健康知识讲座的效果评价。

7. 填写活动记录

7.1 根据活动开展的实际情况,逐项填写《健康教育活动记录表》。

7.2 活动资料收集、整理与归档

(1)收集、整理《健康教育活动记录表》、签到表、发放健康教育资料登记表、活动照片等;

(2)资料归档。

8. 考核指标和方法

8.1 考核指标

(1)举办健康教育讲座的次数;

(2)健康教育讲座的参加人数。

8.2 考核方法

(1)查阅存档资料:《健康教育活动记录表》、签到表、发放健康教育资料登记表、活动照片等;

(2)访谈辖区居民。

七、开展个体化健康教育

个体化健康教育包括门诊健康教育和上门访视健康教育两种形式。服务对象包括门诊患者和不方便就诊的患者、重点人群等,后者如老年人、重症护理病人、高危孕产妇、新生儿等。

1. 个体化评估

1.1 门诊健康教育的个体化评估

(1)评估患者疾病严重程度、就医行为、不健康行为生活方式等情况,如相关高危行为(如吸烟、酗酒、不规律饮食等)、服药依从性等;

(2)评估患者的健康教育需求,找出患者健康知识和技能的不足之处;

(3)评估影响个体化健康教育效果的因素,如患者的文化程度、接受信息的能力等。

1.2 上门访视健康教育的个体化评估 针对老年人、重症护理病人、高危孕产妇、新生儿等重点人群的上门访视健康教育,其工作思路与门诊患者个体化评估相同,但需要注意结合各类重点人群的特点。例如:对高危孕妇的个体化评估,要了解其产前检查情况、妊娠期疾病、饮食和身体活动情况,以及孕期保健、分娩、新生儿护理等相关知识的掌握情况等。

2. 确定健康教育内容

在个体化评估基础上,综合考虑服务对象的年龄、性别、职业、文化程度、性格等生理、心理和社会特征,确定适宜的健康教育工作内容。

个体化健康教育内容主要包括:

(1)针对疾病或健康问题的指导,包括疾病的预防和治疗知识、合理用药知识、自我保健技能、康复技能等;

(2)针对行为生活方式的指导,如饮食指导、戒烟限酒指导、运动指导等。

(3)针对心理问题的指导,如常见心理问题及调适方法指导等。

3. 个体化健康教育的方法

3.1 解释 指从医学和心理学角度对患者及咨询者提供疾病防治相关知识和技能。通过解释,让患者或咨询者对所患疾病或所关心的健康问题,有比较清楚和详细的了解,增强患者或咨询者战胜疾病的信心和能力。首先要以病人能够听懂的方式解释问题;其次要考虑病人的受教育程度、心理承受能力和人格特点。

3.2 指导与建议 指为了使患者尽快康复,医务人员根据患者的个体情况,提出的合理用药、自我保健、改善不健康生活方式等方面的忠告。医务人员通常在提出建议的同时,也要向患者传授知识和技能,这样更有利于患者接受并且执行医务人员的建议。

3.3 健康教育处方 指医务人员向患者提供的、医嘱形式的健康教育文字资料。健康教育处方既包含患者所患疾病的防治知识和技能,也包含医务人员提出的建议。在社区门诊使用健康教育处方便于患者保存阅读,是指导患者进行自我保健和家庭护理的一种有效的非药物治疗手段。

健康教育处方常常涉及的内容有合理用药、合理膳食、戒烟限酒及适量运动等。合理用药主要针对用药剂量、时间、服用方法、不良反应处理等;合理膳食包括每日建议摄入的食物种类、数量、餐次、搭配等;适量运动内容包括运动量、运动频次、运动强度、运动时间、运动注意事项等。

4. 注意事项

(1)综合分析访视对象的健康问题、健康情况和依从性,确定回访时间和频次;

(2)注意建立良好的医患关系;

(3)注意形成耐心、细致的工作作风;

(4)分步骤开展服务,尽量做到细化、量化;

(5)重视对服务对象的激励和反馈。

第三节　健康教育适宜技术

一、健康教育资料的制作和使用

1. 简介

健康教育资料是指配合健康教育工作使用的印刷资料、音像资料及实物模型等。常用的印刷资料有折页、健康手册、健康教育处方、招贴画/海报、传单等,常用的音像资料有录像带、DVD 和录音带。

2. 制作要求

2.1 核心信息的制作要求

(1)紧密围绕卫生政策、辖区主要健康问题、居民健康教育需求、突发公共事件等主题;

(2)科学、准确,杜绝错误信息;

(3)通俗易懂,晦涩难懂的专业术语要有解释性说明或举例说明,帮助目标人群理解;

(4)行为指导具体、实用、可行;

(5)语言生动、有吸引力;

(6)适宜目标人群的文化和风俗习惯。

2.2 印刷资料的制作要求

(1)主题鲜明、突出,核心信息准确、规范;

(2)语言简练、通俗易懂、尽量避免使用专业术语;

(3)禁止使用歧视性语言、恐吓性语言或画面;

(4)插图是为了更直观、形象反映文字内容,必须与文字内容密切相关;

(5)文字不宜过多,字号大小合适,关键信息醒目、突出;

(6)色彩搭配合理、图文比例适当;

(7)大小适宜,便于携带、张贴、阅读和使用。

3. 特点和用途

3.1 折页　常用的折页有二折页和三折页,二折页尺寸一般为 210mm×285mm,三折页一般为 210mm×190mm,便于携带和保存,通常为彩色印刷、图文并茂、简单明了,字号一般要求不小于 9 号字。折页可以宣传知识、倡导理念,也可以具体指导某项技能。

折页可以放置在乡镇卫生院、村卫生室、社区卫生服务中心(站)的候诊区、诊室、咨询台,供居民自取;也可以在门诊咨询或入户访视时发给居民,并进行讲解或演示;还可以组织居民围绕折页的内容进行小组讨论、有奖问答。

3.2 健康手册(小册子)　健康手册(小册子)信息量大,内容系统完整,可读性强,适合居民系统地学习某一方面的知识、技能,如《高血压预防手册》《居民健康素养读本》等。健康手册(小册子)的使用范围与折页相同。

3.3 健康教育处方　主要配合各种疾病患者的药物处方使用,针对性的提供健康教育指导,如饮食指导、运动指导、用药指导、戒烟限酒指导、康复指导等。应该在医生的讲解和指导下使用,以提高医嘱的依从性和疾病控制效果。健康教育处方的内容要突出疾病特点,指导患者配合治疗、积极康复的行为。

3.4 招贴画/海报　适合使用招贴画/海报的场所比较广泛,如可以张贴在社区宣传栏、居民楼道、电梯,以及基层医疗卫生机构室内,与风俗习惯无冲突的招贴画/海报还可以发放到居民家庭,张贴在室内。

招贴画/海报尺寸通常为570mm×840mm,版式设计根据宣传主题、内容可灵活安排,通常要求醒目、突出、具有一定视觉冲击力,站在距离1m处,能看清张贴画/海报上的文字。

3.5 传单　传单设计、制作简单,成本较低,但不易被留存。传单主要由文字形成简单的信息。传单可被放置于基层医疗卫生机构,当居民来就诊时发放到他们手中;也可直接入户发放,或在开展义诊、举行大型健康讲座时发放。

3.6 录像带/DVD　属于音像资料,其特点是直观、生动,以声音和影像的形式传播健康知识、技能,指导人们的行为。

录像带/DVD可以在乡镇卫生院、社区卫生服务中心门诊候诊区、观察室、健康教育室等场所或宣传活动现场播放;可以发放至企事业单位、学校、社区等场所组织播放;针对不方便外出目标人群的健康问题,如母乳喂养、辅食添加,伤残康复等,还可以发放至目标人群家庭使用。

3.7 录音带　主要是通过声音传播健康信息,可以在乡镇卫生院、社区卫生服务中心的观察室、健康教育室等场所或宣传活动现场播放,播放环境应安静;可以发放至企事业单位、学校、社区等场所组织播放;还可以发放给目标人群家庭、个人使用,如胎教、心理辅导等。

4. 使用

4.1 面向个体的资料　一般来说,发放给个人或家庭中使用的健康教育处方、折页、健康手册、DVD等健康教育资料,应把资料的使用方法及注意事项告诉教育对象,包括:向教育对象强调学习和使用资料的重要性,引起对方重视;提示资料中的重点内容,引导教育对象加强学习和记忆;讲解具体的使用或操作方法,使教育对象能够遵照有关步骤自行操作。

4.2 面向群体或公众的资料　在组织健康教育专题讲座、小组讨论时,有时会用到挂图、幻灯、投影、模型等辅助资料,其主要使用技巧有:距离适中,使目标人群能够清楚看到文字和画面;解说时面向大家,身体站在一侧,避免挡住目标人群的视线;讲解时可以增加提问,加深目标人群的印象。

在使用电视机或LED机播放DVD等音像资料时,主要技巧有:应放在病人较多的区域,如候诊区、观察室、健康教育室;电视机放置的位置必须是在候诊的病人或居民在正常情况下能看到的地方,即在座位的前面,高度适宜、距离合适;将电视机吊在天花板、座椅侧面或背面,影响人们观看,都不符合要求。

二、问卷调查

1. 简介

问卷调查是社区健康需求评估与健康教育活动效果评价中常用的技术,是指运用调查问卷的手段收集社区人群相关资料的方法。通常来讲,问卷调查的组织者首先要明确调查目的,即通过调查要了解的健康问题,根据调查目的和目标人群的特征设计、选择适宜的调查问卷,然后采用抽样或者普查的方式确定调查对象,并通过询问、自填等方式让调查对象完成调查问卷的填写,最后收集、整理问卷的内容,并对调查的结果进行分析、总结。

问卷调查中的调查方案制订、问卷设计、样本量计算、抽样方法确定等问题具有较强的专业性,基层医疗卫生机构技术人员可寻求健康教育专业机构的帮助和指导,实际工作中,基层医疗卫生机构技术人员通常是以调查员、数据录入人员等身份参与到问卷调查的现场工作中。

2. 工作原则

(1)必须保护调查对象的隐私;

(2)目标人群要准确;

(3)应严格按照调查方案的设计,规范开展;

(4)应保证调查数据真实、可靠;

(5)尽量减少给调查对象造成的负担和麻烦。

3. 工作流程和注意事项

3.1 调查前协调工作　调查前应首先根据调查方案要求,做好调查前协调、准备工作。与调查点的街道办事处、乡政府、居委会、村委会联系沟通,请他们协助安排调查地点、组织联络调查对象,做好现场调查的准备。

3.2 现场调查人员分工　根据现场实际情况对调查人员进行分工,如现场调查组、问卷审核组、现场协调组等,并明确各组的任务分工。

3.3 调查资料准备工作　核对方案中涉及调查资料(如调查问卷、笔、小礼品等)的种类和数量,并认真清点各项资料是否准备齐全。

3.4 实施现场调查　调查员在实施现场调查时应首先进行自我介绍,介绍调查的目的、意义、问卷的填写方式。调查时应尽可能让调查对象本人填写,本人不能填写的由调查员询问、代为填写。避免调查对象互相交流、互相商量。采取询问调查时应注意提问不能够带有引导性。回收问卷时,调查员要检查问卷是否有错项、漏项,及时补充和订正。

3.5 调查资料的整理　现场调查结束后,及时核查调查表的数量和质量,最终的调查问卷数量不能达到方案设计的要求时,要及时补充调查。

三、小组讨论

1. 简介

小组讨论是一种常见的健康教育实用技术,可以用在健康教育需求评估和健康教育效果评价中。小组讨论通常是针对需要解决的问题,召集目标人群6～8人分为一组,就某一专题进行讨论,在讨论过程中,参与人员充分交流,表达自己的想法和建议。

针对健康教育需求评估,小组讨论往往围绕某个健康问题,通过与社区居民深入探讨,进一步发现和明确社区居民的健康需求。针对健康教育活动效果评价,小组讨论往往围绕社区居民对某种健康问题的理解、认知情况,以及相关健康生活方式和行为的持有情况等,评估健康教育干预措施的效果。

2. 工作流程和注意事项

2.1 确定讨论主题　要根据目标人群的特点和需要,选择适宜的讨论题目。例如组织孕妇小组时,可以在孕妇怀孕的不同月份,组织不同内容的讨论学习,在孕早期,可以讨论孕期营养,在孕晚期可以讨论母乳喂养等。

2.2 确定讨论时间、地点 选择适当的讨论时间和地点可以提高目标人群的参与积极性。确定时间时应充分考虑目标人群生活作息特点,尽量不影响目标人群的日常工作和生活。地点应方便目标人群参加,同时谈话不容易受到影响,如可以在基层医疗卫生机构内的会议室、健康教育室等。

2.3 准备讨论提纲 讨论提纲通常由一组开放式问题组成,问题的设计要紧密围绕讨论主题,在问题编排方面,要按照由浅入深的逻辑顺序排列,由容易的话题开始,引发人们思考和讨论,再讨论有一定深度的问题。

2.4 安排场地和座位 小组讨论的座位要排放成"U"形或"O"形,使参加者都能看到彼此,容易形成讨论的氛围,方便讨论进行。

2.5 小组讨论的组织实施 组织者首先介绍讨论题目,并且说明讨论目的,具体要求。组织者负责引导大家进行讨论,调动每个参与者的积极性,及时解答参与者提问;记录者负责做讨论记录,包括讨论时间、地点、参加人员、发言内容、现场环境、讨论气氛等;讨论时间可以根据讨论题目的大小、内容的多少确定,一般在 30 分钟左右。

2.6 小结 小组讨论结束后,访谈组织者对讨论主要结果进行归纳、总结、反馈,感谢参与者的配合,对参与者错误的观点和模糊的认识进行更正、澄清。

四、人际交流技巧

1. 简介

个体化健康教育需要运用人际交流技巧。人际交流也称为人际传播,是指人与人之间进行直接信息沟通的一种交流活动。这种交流主要是通过语言来完成,但也可以通过非语言的方式来进行,如动作、手势、表情、信号(包括文字和符号)等。

2. 种类和技巧

2.1 说话技巧 用听者熟悉、能懂的语言;口气和蔼亲切;讲话速度适中,避免过快和过慢;声音应该有高低起伏,不要平铺直叙;发音吐字要清晰,要让对方能够听清楚;讲话的语气要生动;适当重复重要的和不易被理解的话;在与对方交谈时说话要有停顿,避免长时间自己一个人说话;尽量避免使用专业词汇,用通俗语言代替专业术语;恰当地运用举例引证、示范与演示的技巧。

2.2 倾听技巧 尽可能地多听,专心地听,努力发现对方对某一问题的了解程度和看法;不轻易打断对方的讲话,耐心等待对方讲完;始终保持友好和礼貌,利用各种语言和非语言的方式表示在认真听,使对方感到轻松和受到尊重。如用目光注视对方的眼睛,用视线进行交流,或点头或做简单应答,鼓励对方说话;不急于表达自己的观点,不轻易地对对方的话做出评论;不应在听对方讲话时被其他事情干扰,如接电话、看文件、看表等;对敏感的问题,更要善于听出话外音,以捕捉真实的信息。

2.3 提问技巧 封闭型问题:把应回答的问题限制在有限的答案中,要求对方做出简短而准确的答复,如"你的孩子是否打过流感疫苗?"这类问题多是发问者为收集某些准确信息而提出的,要求回答者简单明确地回答"是"或"不是"、"有"或"没有"等。

开放型问题:与封闭型问题相反,所问的问题是没有限定的,回答也没有限制,提问者可以获取较多的信息,如"你对健康的重要性是怎么看的?""您认为怀孕期间应该注意哪些问题?"

试探型问题:这类问题是提问者对对方进行试探,以证实某种估测,如"你家离这里不远吧?""你是不是已经去咨询过?"在人际交流中有时常用此类问题打破僵局,开始双方的交流。

索究型问题:为了解对方存在某种认识、观点、现象、行为的原因而进一步的提问,也就是问一个"为什么",如"你为什么没有坚持你的运动计划呢?"

倾向型问题:也称诱导型问题,提问者在问题中表达了自己的倾向,给对方以暗示和诱导,如"你知道吃得咸对高血压不利吗?"要避免使用这种提问方式。

复合型问题:指一句话中包括了两个或两个以上的问题,如"你每天都抽烟喝酒吗?""你为什么不给孩子吃母乳和打预防针呢?"此类问题容易使回答者感到困惑而无从回答,结果哪个问题都答不清楚,提问者所收集的信息可能会被遗漏或不准确。

2.4 观察技巧 观察时要非常仔细,眼光要敏锐,善于捕捉到细微的变化,能够透过表面现象,发现深层的内心活动和被掩盖的事物,从而获得真实的信息。但细心的观察要建立在坦诚、信任的基础之上,而不能在对方讲话时不注意听,把视线转移到其他地方,更不能把细心的观察变成了窥视,那就不是正常的观察技巧了,交流的对方也必然会反感,不可能获得成功的交流。

2.5 反馈技巧 在听对方的陈述时,要集中注意力,并随时用表情、身体语言(体语)来表示自己对对方谈话的兴趣,如微笑、点头等,以支持对方把交流进行下去;恰当运用体语,如与同性别服务对象交流时可以适当将座位靠近,以表示亲近,拍拍对方肩膀表示鼓励等;支持对方的正确观点和行为要态度鲜明(积极性反馈);纠正对方错误观点和行为要和缓、婉转、耐心(消极性反馈);对有些敏感问题和难于回答的问题可以暂时回避,不做正面解答(模糊性反馈);对于知识性问题或决策性问题,不要给对方似是而非、含糊不清的回答;搞清对方问题的核心,不要答非所问;了解对方的意图,针对问题的实质,给予解答;对于不同的人提出同样的问题,回答可以因人而异,根据当事人的背景、性别、年龄、文化程度、宗教信仰、性格等情况,给予恰当的回答;反馈时要根据场景和问题的特点,选择适当的反馈方式,有时可以用语言反馈,有时需要用体语做反馈。

2.6 非语言传播技巧

动态体语:以点头表示肯定,以摇头表示否定;微笑、握手表示友好;用亲切的目光注视对方表示尊重。

静态体语:服饰整洁,仪表端庄。

类语言:改变声调节奏,合理运用笑声,可以起到调节气氛的效果。

时间语:准时或提前到达会场,可以给人以信赖感。

空间语:如安静整洁的环境,给人以安全和轻松感。与谈话者之间不要有大的障碍物,使双方置身于有利交流的空间位置和距离,有利于增进交流。

五、展示/演示/示范

1. 目的

开展健康教育讲座和个体化健康教育工作中,经常要向居民或患者展示/演示/示范健康教育资料、物品、图片等,帮助他们掌握规范的操作步骤,学习健康行为技能。

2. 工作流程和注意事项

2.1 准备

2.1.1 资料准备:为了能成功地进行规范操作的演示,需要首先列出演示过程清单,然后按照清单准备所需实物或模型,并根据演示程序将实物(模型)顺序摆放整齐,将相关仪器调试完毕。例如为小学生举办的口腔健康讲座,可以穿插示范正确的刷牙方法,需要准备牙齿模型、牙刷模型。有时,演示还需要一定的环境支持,例如教小学生正确洗手方法时,最好选择有洗手池的地方,并准备好肥皂(洗手液)、毛巾(纸巾)等物品。

2.1.2 场所准备:演示的目的是帮助培训对象掌握规范的操作步骤,因此,演示场所应该有足够的空间,方便目标人群围绕在组织者周围进行近距离观察。有条件时,可以把操作过程拍摄下来制作成录像带/DVD,在更大范围直接播放,这样可以节省实物的消耗,也避免了对演示场所的特殊要求。此外,有一些操作技能不方便现场演示,如垃圾处理、粪便处理,播放录像成为学习这些操作技能的有效方法。

2.2 演示 要按照操作规程,将每一步操作进行分解示范,同时讲解操作要领。操作过程也可以由其他有经验的人进行。在操作过程中,演示者应面对目标人群,便于他们观察操作步骤和细节,同时操作节奏应放慢,关键环节可以适当进行强调和重复,同时用语言强调相关步骤,便于学员学习和领会。操作演示结束后,应向目标人群提问,了解他们是否有不清楚的地方,并对提问做出回答。最后,还应对关键知识点和操作要点进行小结。

2.3 练习 准备足够的资料,让目标人群自己进行练习,这样更有利于他们掌握操作技术。如在孕妇妊娠后期,指导孕妇如何配合医生进行顺利分娩,采取何种体位、如何呼吸等,在医务人员示范后,再让孕妇练习,医务人员观察她们的行为是否正确,及时纠正,确保她们都能掌握相关技能,从而达到更好的培训、讲座效果。

(毛群安 李英华 常 春 刘懿卿 聂雪琼 程玉兰 卢 永)

第三章 预防接种

第一节 概　　述

一、目的意义

为适应扩大国家免疫规划需要,贯彻落实《疫苗流通和预防接种管理条例》,规范预防接种服务技术,提高预防接种服务能力和管理水平,根据卫生部《预防接种工作规范》等有关法规、规章,特制定本规范。

本规范未描述事宜应严格执行卫生部《预防接种工作规范》等相关要求。

二、基本概念

1. 常规接种

接种单位按照国家免疫规划疫苗的免疫程序和预防接种服务周期,为适龄儿童和目标人群提供的预防接种服务。

2. 群体性预防接种

在特定范围和时间内,针对可能受某种传染病威胁的特定人群,有组织地集中实施的预防接种活动。

3. 应急接种

在传染病流行开始或有流行趋势时,为控制疫情蔓延,对易感人群开展的预防接种活动。

4. 疑似预防接种异常反应

在预防接种后发生的怀疑与预防接种有关的反应或事件。

三、主要制定依据

《疫苗流通和预防接种管理条例》;

《预防接种工作规范》;

《疫苗储存和运输管理规范》;

《全国疑似预防接种异常反应监测方案》。

第二节 流 程 图

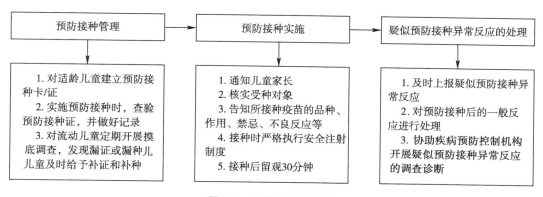

图 3-1 预防接种流程图

第三节 工作内容与要求

一、预防接种管理

1. 接种单位应当具备的条件

具有《医疗机构执业许可证》;具有经过县级卫生行政部门组织的预防接种专业培训并考核合格的执业医师、执业助理医师、护士或者乡村医生;具有符合《疫苗储存和运输管理规范》规定的冷藏、设备和冷链管理制度;接种单位接受所在地县级疾病预防控制机构、乡级防保组织的技术指导,按照卫生行政部门的有关规定和《预防接种工作规范》的要求,承担责任区域内的预防接种工作。

2. 预防接种服务形式和周期

2.1 定点接种

2.1.1 预防接种门诊:城镇接种单位应根据责任区的人口密度、服务人群以及服务半径等因素设立预防接种门诊,实行按日(周或旬)进行预防接种。有条件的农村地区可以在乡级卫生院设立预防接种门诊,以乡为单位实行按周(旬或月)集中进行预防接种。

2.1.2 村级接种单位:农村地区根据人口、交通情况以及服务半径等因素,设置覆盖 1 个或几个村级单位的固定接种单位,按月进行预防接种。

2.1.3 产科接种单位:设有产科接种单位的医疗机构承担新生儿出生时首针乙肝疫苗及卡介苗预防接种服务。

2.2 入户接种 边远山区、海岛、牧区等交通不便的地区,可采取入户方式进行预防接种,每年提供≥6 次预防接种服务。

2.3 临时接种 在开展群体性预防接种或应急接种活动时,或在流动人口等特定人群集聚地,可设立临时预防接种点,选择适宜时间,为目标人群提供预防接种服务。

3. 接种门诊建设标准

3.1 房屋配备 接种门诊专用房总使用面积与服务人口数量、服务周期相适应;预防接种门诊与普通门诊、注射室、病房、放射科分开,并保持一定距离;预防接种门诊要在醒目位置张贴公示材料。

3.2 接种人员　接种人员由经过县级卫生行政部门组织的预防接种专业培训并考核合格的执业医师、执业助理医师、护士或者乡村医生担任;接种人员的配置须与辖区内服务人口数量、服务周期相适应。

4. 资料管理

预防接种单位做好预防接种基本资料的收集、保存、上报工作。具备条件的接种单位可实施预防接种资料的信息化管理。

二、服务对象管理

1. 服务对象

辖区内 0～6 岁儿童和其他重点人群。

2. 服务内容

2.1 预防接种证、卡(簿)的管理

2.1.1 预防接种证、卡(簿)的建立:预防接种证、卡(簿)按照受种者的居住地实行属地化管理;儿童出生后 1 个月内,其监护人应当到儿童居住地的接种单位为其办理预防接种证;产科接种单位应告知新生儿监护人及时到居住地接种单位建立预防接种证、卡(簿),或直接为新生儿办理预防接种证;户籍在外地的适龄儿童暂住当地时间≥3 个月,由暂住地接种单位及时建立预防接种卡(簿)。

2.1.2 预防接种证、卡(簿)的使用管理:接种单位对适龄儿童实施预防接种时,应当查验预防接种证,并做好记录;预防接种证、卡(簿)由实施接种工作的人员填写或打印;儿童迁移时,迁入地接种单位应主动向儿童监护人索查儿童既往预防接种史证明;无预防接种证、卡或接种证明的要及时补建、补种;接种单位至少每半年对责任区内儿童的预防接种卡(簿)进行 1 次核查和整理。

2.2 流动儿童管理

2.2.1 流动儿童是指户籍在外县(市、区)或无户口,随父母或其他监护人在流入地暂时居住的≤6 周岁的儿童。

2.2.2 对流动儿童的预防接种实行现居住地管理,流动儿童与本地儿童享受同样的接种服务。

2.2.3 接种单位应主动掌握辖区内流动儿童的预防接种情况。

2.2.4 在暂住地居住≥3 个月的流动儿童,由现居住地接种单位负责预防接种并建立预防接种卡(簿),无预防接种证者需同时建立、补办预防接种证。在暂住地居住<3 个月的流动儿童,可由现居住地接种单位提供预防接种服务,并出具预防接种证明。

2.2.5 接种单位对主动搜索到的适龄流动儿童,应当及时登记,按规定建立预防接种卡(簿),实行卡(簿)的分类管理,无预防接种证者需补办,并及时接种或补种。

2.2.6 接种单位应做好本地外出儿童的管理,及时转卡登记,并做好外出儿童返回期间的预防接种工作。

2.2.7 开展儿童预防接种信息化管理的接种单位,可通过儿童预防接种个案信息管理系统,共享流动儿童预防接种信息。

三、预防接种实施

1. 预防接种前准备工作

1.1 确定受种对象　根据国家免疫规划疫苗的免疫程序、群体性预防接种方案等,确定受种对象。

1.2 通知儿童监护人　采取预约、通知单、电话、手机短信、网络、口头、广播通知等方式,通知儿童监护人,告知接种疫苗的种类、时间、地点和相关要求。

1.3 分发和领取疫苗　接种单位根据各种疫苗受种人数计算领取疫苗数量,做好疫苗领发登记。运输疫苗的冷藏箱(包),应根据环境温度、运输条件、使用条件放置适当数量的冰排。

1.4 准备接种器材

1.4.1 按受种对象人次数的1.1倍准备相应规格的注射器材。

1.4.2 自毁型注射器和一次性注射器随疫苗配发,领发时做好登记。使用前要检查包装是否完好并在有效期内使用。

1.4.3 接种单位备好喂服脊髓灰质炎疫苗的清洁小口杯、药匙。

1.4.4 准备药品、器械

准备75％乙醇、镊子、棉球杯、无菌干棉球或棉签、治疗盘、体温表、听诊器、压舌板、血压计、1∶1000肾上腺素、注射器毁型装置或安全盒、污物桶等。

2. 接种时的工作

2.1 接种人员穿戴工作衣、帽、口罩,双手要洗净

2.2 核实受种对象

2.2.1 接种工作人员应查验儿童预防接种证、卡(簿)或电子档案,核对受种者姓名、性别、出生日期及接种记录,确定本次受种对象、接种疫苗的品种。

2.2.2 接种工作人员发现原始记录中受种者姓名或出生日期有误,应及时更正。

2.2.3 对不符合本次接种的受种者,向儿童家长或其监护人做好解释工作。

2.2.4 对于因有接种禁忌而不能接种的受种者,接种人员应对受种者或其监护人提出医学建议,并在预防接种卡(簿)和预防接种证上记录。

2.3 预防接种前告知和健康状况询问

2.3.1 接种工作人员在实施接种前,应当告知受种者或其监护人所接种疫苗的品种、作用、禁忌、不良反应以及注意事项。告知可采取口头或文字方式。

2.3.2 接种人员在实施接种前,应询问受种者的健康状况以及是否有接种禁忌等情况,并如实记录告知和询问的情况。

2.3.3 受种者或其监护人自愿选择接种与第一类疫苗同品种的第二类疫苗时,接种单位应当告知费用承担、预防接种异常反应补偿方式等。

2.4 接种现场疫苗管理

2.4.1 接种前将疫苗从冷藏容器内取出,尽量减少开启冷藏容器的次数。

2.4.2 核对接种疫苗的品种,检查疫苗外观质量。

2.4.3 疫苗使用说明书规定严禁使用冻结的疫苗,冻结后一律不得使用。

2.5 接种操作

2.5.1 接种工作人员在接种操作前再次查验核对受种者姓名、预防接种证、接种凭证和

本次接种的疫苗品种,无误后予以接种。

2.5.2 皮肤消毒:确定接种部位。接种部位要避开瘢痕、炎症、硬结和皮肤病变处;用灭菌镊子夹取 75% 乙醇棉球或用无菌棉签蘸 75% 乙醇,由内向外螺旋式对接种部位皮肤进行消毒,涂擦直径≥5cm,待晾干后立即接种。接种时严格执行安全注射。

2.6 接种记录、观察与预约

2.6.1 接种后及时在预防接种证、卡(簿)记录所接种疫苗的年、月、日及批号等。使用儿童预防接种信息化管理地区,需将儿童预防接种相关资料录入信息系统。

2.6.2 告知儿童监护人,受种者在接种后留在接种现场观察 30 分钟。如出现疑似预防接种异常反应,及时报告和处理。

2.6.3 与儿童监护人预约下次接种疫苗的种类、时间和地点。

3. 接种后的工作

3.1 清理器材

3.2 处理剩余疫苗

3.2.1 废弃已开启疫苗瓶的疫苗。

3.2.2 冷藏容器内未开启的疫苗做好标记,放冰箱保存,于有效期内在下次接种时首先使用。

3.2.3 本次接种剩余的国家免疫规划疫苗应当向原疫苗分发单位报告,并说明理由。

3.3 清理核对接种通知单和信息系统记录[或预防接种卡(簿)],及时录入接种信息,确定需补种的人数和名单,下次接种前补发通知。

3.4 统计本次接种情况和下次接种的疫苗使用计划,并按规定上报。

4. 接种技术要求

4.1 皮内注射法 用注射器吸取 1 人份疫苗,排尽注射器内空气,皮肤常规消毒,待乙醇干后,左手绷紧注射部位皮肤,右手以平执式持注射器,示指固定针管,针头斜面向上,与皮肤呈 10°～15°角刺入皮内。再用左手拇指固定针栓,然后注入疫苗,使注射部位形成一个圆形隆起的皮丘,皮肤变白,毛孔变大,注射完毕,针管顺时针方向旋转 180°角后,迅速拔出针头。

4.2 皮下注射法 接种人员用相应规格注射器吸取 1 人份疫苗后,排尽注射器内空气,皮肤常规消毒,左手绷紧皮肤,右手以平执式持注射器,示指固定针栓,针头斜面向上,与皮肤成 30°～40°角,快速刺入皮下,进针长度约 1/2～2/3,松左手,固定针栓,回抽无血(若有回血,应更换注射部位,重新注射),缓慢推注疫苗,注射完毕后用消毒干棉球或干棉签轻压针刺处,快速拔出针头。

4.3 肌内注射法 用相应规格注射器吸取 1 人份疫苗,排尽注射器内空气,皮肤常规消毒,左手将三角肌绷紧,右手以执毛笔式持注射器,与皮肤呈 90°角,用前臂带动腕部的力量,将针头快速垂直刺入肌肉,进针长度约为针头的 2/3,放左手,回抽无血(若有回血,应更换注射部位,重新注射),固定针管,缓慢推注疫苗,注射完毕后用消毒干棉球或干棉签轻压针刺处,快速拔出针头,观察有无渗血或药液渗出,若有渗出,应将消毒干棉球或干棉签按压片刻。

4.4 口服法 用消毒药匙将脊髓灰质炎疫苗送入儿童口中(液体疫苗可直接滴入),用凉开水送服。小月龄儿童,喂服脊髓灰质炎疫苗时可将糖丸疫苗放在消毒的小药袋中,用手碾碎后,放入药匙内,加少许凉开水溶解成糊状服用,或将糖丸疫苗溶于约 5ml 凉开水中,使其完全溶化,口服咽下。如儿童服苗后吐出应先饮少量凉开水,休息片刻后再服。

四、疫苗管理

接种单位应按照《疫苗流通和预防接种管理条例》和《疫苗储存和运输管理规范》的有关规定,建立健全疫苗管理制度,安排专人负责做好疫苗的计划、分发和储运等管理工作。

1. 疫苗计划

接种单位根据国家免疫规划和本地区传染病预防控制工作的需要,制订本地区疫苗计划。

2. 疫苗的储存

疫苗应按品种、批号分类码放。在冷库和大容量冰箱存放疫苗时,底部应留有一定的空间。疫苗要摆放整齐,疫苗与箱壁、疫苗与疫苗之间应留有 1～2cm 的空隙。疫苗不应放置冰箱门内搁架上。

五、冷链管理

冷链是指为保障疫苗质量,疫苗从生产企业到接种单位,均在规定的温度条件下储存、运输和使用的全过程。

1. 冷链系统管理的基本要求

1.1 冷链设备应按计划购置和下发,建立健全领发手续,做到专物专用,不得存放其他物品。

1.2 冷链设备要有专门房屋安置,正确使用,定期保养,保证设备的良好状态。

1.3 接种单位应对疫苗储存设备进行维护。

1.4 制订冷链工作管理制度,建立健全冷链设备档案。

1.5 对储存疫苗的冷链设备进行温度记录,并保存 2 年备查。

1.6 对冷链设备、设施定期检查、维护和更新,确保其符合规定要求。

1.7 冷链设备的报废,严格按照国有资产管理的有关规定执行。

2. 常用冷链设备使用与维护

2.1 冰箱

2.1.1 冰箱应安装在干燥通风的房间内,摆放平整,避免震动。1 个房间安装数台冰箱时,应有空调装置或排气风扇。

2.1.2 冰箱的上部和散热面要分别留有 30cm、10cm 以上的空间,底部要配有 20cm 高的搁架。

2.1.3 经常保持冰箱的清洁。可用软布、洗涤剂擦洗内外壁及附件,清洁后用干布擦干。

2.1.4 冰箱蒸发器结霜厚度超过 4mm 时要及时除霜,除霜时不得使用锐器。

2.1.5 冰箱长期停止使用时,应将冰箱内外擦干净,每周开机数小时。

2.1.6 定期对冰箱进行全面保养。

2.2 冷藏箱和冷藏包

2.2.1 运送和储存疫苗时,冷藏箱或冷藏包内应按照要求放置冻制好的冰排。疫苗瓶不能直接与冰排接触,防止冻结。

2.2.2 运送和储存疫苗时,应在冷藏箱或冷藏包的底层垫上纱布或纸,以便吸水并预防疫苗破损。

2.2.3 每次使用冷藏箱或冷藏包后应清洗擦干后保存。

3. 冷链温度监测

接种单位应按以下要求对储存疫苗的温度进行监测和记录。

3.1 采用温度计对冰箱进行温度监测。每天上午和下午各进行1次温度记录。

3.2 冷藏设施设备温度超出疫苗储存要求时,应采取相应措施并记录。

六、疑似预防接种异常反应监测与处置

1. 疑似预防接种异常反应监测要求

接种单位发现疑似预防接种异常反应后应及时向上级疾病预防控制机构报告,对预防接种后的一般反应进行处理,并协助疾病预防控制机构做好疑似预防接种异常反应的调查诊断。

2. 常见的预防接种一般反应处置原则

预防接种一般反应分为全身反应和局部反应。

2.1 全身反应

2.1.1 临床表现:少数受种者接种灭活疫苗后24小时内可能出现发热,一般持续1~2天,很少超过3天;个别受种者在接种疫苗后2~4小时即有发热,6~12小时达高峰;接种减毒活疫苗后,出现发热的时间比接种灭活疫苗稍晚,如接种麻疹疫苗后6~10天可能会出现发热,个别受种者可伴有轻型麻疹样症状。

少数受种者接种疫苗后,除出现发热症状外,还可能出现头痛、头晕、乏力、全身不适等情况,一般持续1~2天。个别受种者可出现恶心、呕吐、腹泻等胃肠道症状,一般以接种当天多见,很少超过2~3天。

2.1.2 处置原则:受种者发热在≤37.5℃时,应加强观察,适当休息,多饮水,防止继发其他疾病;受种者发热超过>37.5℃或≤37.5℃并伴有其他全身症状、异常哭闹等情况,应及时到医院诊治。

2.2 局部反应

2.2.1 临床表现:少数受种者在进行皮下接种的疫苗后数小时至24小时或稍后,局部出现红肿,伴疼痛。红肿范围一般不大,仅有少数人红肿直径>30mm,一般在24~48小时逐步消退。接种卡介苗2周左右,局部可出现红肿浸润,随后化脓,形成小溃疡,大多在8~12周后结痂(卡疤),一般不需处理,但要注意局部清洁,防止继发感染。部分受种者接种含吸附剂的疫苗,会出现因注射部位吸附剂不易吸收,刺激结缔组织增生,而形成硬结。

2.2.2 处置原则:红肿直径和硬结<15mm的局部反应,一般不需任何处理。红肿直径和硬结在15~30mm的局部反应,可用干净的毛巾热敷,每日数次,每次10~15分钟。红肿和硬结直径≥30mm的局部反应,应及时到医院就诊。接种卡介苗出现的局部红肿,不能热敷。

(吴 疆 王华庆 王 庆)

第四章

0～6岁儿童健康管理

第一节　概　　述

国家基本公共卫生服务规范作为卫生部文件已在全国各地执行。0～6岁儿童健康管理和预防接种也是基本卫生服务的内容之一。由于文件本身的限制,服务规范中的服务内容不能展开说明,这会使得对文件的理解不能完全到位,继而使得文件的执行也无法得到有效的保证。目前全国儿童保健服务工作开展的不平衡,中东部地区儿童保健服务内容较多,西部及贫困地区工作基础相对薄弱,建立在目前工作基础上的理解,会对文件的要求有歧义,因此本章节将对服务规范所涉及的服务内容、服务要求等做具体说明,即针对规范中的服务内容设计儿童保健服务的工作流程、规定儿童保健随访时的检查要点、建议或规定转诊的指征及确定在儿童保健服务过程中必须掌握的适宜技术。通过本章节的内容以求为基层保健工作者实现党和国家的惠民政策,理解卫生部的工作要求,完成好自己的工作任务提供帮助。

第二节　流程图及说明

一、0～6岁儿童健康管理随访流程图

按时间、地点,询问、检查项目、分类、指导、预防接种的顺序,对13次健康服务的程序、要点进行说明。

二、0～6岁儿童健康检查要点流程表

根据0～6岁儿童健康管理随访流程,将其中主要检查点汇集成表(表4-1),便于记忆,供基层保健人员参考。

三、0～6岁儿童健康管理随访说明

1. 新生儿初访

1.1时间和地点　出院后1周内,家庭访视。

1.2询问和观察　先与家长沟通,建立良好关系。观察家居环境:温度、湿度、通风、装饰等状况。

家族史:询问家庭有无出生缺陷、遗传代谢病及传染病等。

围生期情况:母亲分娩的年龄、孕期健康状况、孕周数、分娩方式、有无产伤、有无窒息等情况。

新生儿一般情况:出生时体重和身长、吃奶、睡眠、大小便、黄疸、脐带等及是否已接种乙肝疫苗和卡介苗。

新生儿筛查:在已开展新生儿疾病筛查的地区,询问在出生时是否采新生儿足跟血进行苯丙酮尿症、先天性甲状腺功能减退症和其他遗传代谢病的筛查以及听力筛查。若没有,督促家长尽快带孩子到出生医院或妇幼保健机构接受筛查。

1.3 体格检查及处理

1.3.1 一般状况:面色、精神、吃奶、四肢活动等。有必要时测量体温、呼吸次数、心率。

若面色不好、嗜睡、不吃奶、少哭少动,建议转诊。

若体温超过 37.5℃ 或低于 35.5℃,建议转诊。

呼吸频率超过 60 次/分或出现呼吸困难、胸凹陷,立即转诊。

1.3.2 皮肤:检查有无胎记和色素异常,有无黄疸、发绀、苍白、皮疹、包块、硬肿、红肿等,腋下、颈部、腹股沟部、臀部等皮肤皱褶处有无潮红或糜烂。

若出现累及四肢的黄疸,或黄疸退而复现者,立即转诊。

若有硬肿、脓疱,立即转诊。

若有皮疹、皮肤皱褶处潮红或糜烂,给予针对性指导。

若咖啡牛奶斑数量超过 6 个,大小超过 0.5cm,建议转诊。

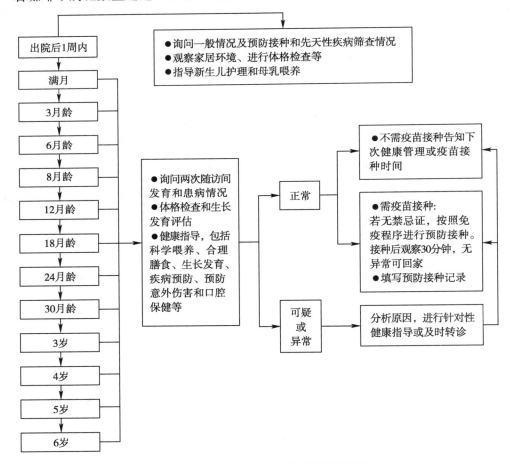

图 4-1   0～6 岁儿童健康管理随访流程图

表4-1 0～6岁儿童健康检查要点流程表

体格检查与评估		出院7天内	满月	3个月	6个月	8个月	12个月	18个月	24个月	30个月	36个月	48个月	60个月	72个月
	皮肤	是否有胎记、色素异常、黄疸、苍白、皮疹、湿疹、增大淋巴结					面色是否红润，每年一次血常规检查								
	四肢	检查上下肢活动是否良好且对称													
	头部	检查头围，囟门及颅缝		12个月内要测量头围。佝偻病的乒乓头可在5～6个月出现，方颅在7～8个月多见。囟门多在1.5岁内闭合							观察步态是否正常				
	口腔	是否有唇腭裂、高腭弓、诞生牙和新生牙、口腔炎症和鹅口疮			查口腔炎症、出牙数、进行口腔卫生教育				查口腔炎症、出牙数、龋齿数，进行口腔卫生教育						
	眼睛	是否流泪、分泌物、充血			是否流泪、有分泌物				是否有分泌物、发炎、斜视				视力筛查		
	听觉	新生儿听力筛查及复查					6、12、24、36个月各做一次听力筛查								
	胸部	畸形、心音异常及心脏杂音					畸形、佝偻病体征（肋骨串珠、肋软骨沟、鸡胸、漏斗胸等）、心音异常及心脏杂音								
	脐部	脐带是否脱落、是否有感染、脐疝		是否有脐疝（若伴随其他症状，可转诊）											
	腹部					是否有肝脾肿大、包块									
	外生殖器及肛门					畸形、小阴唇粘连、阴囊水肿、隐睾、腹股沟疝等即转诊									
	手及足部	检查手指、足趾数目，是否有赘肉；畸形足					是否有活动性佝偻病征（手镯征、"O"形及"X"形腿）								
	脊柱	是否有脊膜膨出							是否有脊柱侧弯						
	体格发育评估	——					体格发育评估为"下"者，进行干预或转诊								
	大运动发育评估			抬头	翻身、坐	坐好	站	走、上楼梯	上楼梯	跑	双脚跳				

45

1.3.3 头部:检查囟门的大小、张力、颅缝情况,观察有无血肿。

若囟门隆起、张力高或明显凹陷,建议转诊。

若有头颅血肿,告知家长注意观察,如果血肿增大及时转诊。

1.3.4 眼睛:观察外观、睑裂大小、瞳孔颜色有无异常;检查新生儿是否有目光接触,眼球是否随移动的物体移动;检查结膜有无充血及分泌物。

如果发现新生儿出生后1~2天不睁眼睛,一定洗净双手,试图分开眼睑,观察是否有结膜充血、角膜是否清澈透明,若发现角膜不透明、瞳孔发白则需立即转诊眼科治疗。

若是早产儿,建议定期到医院做眼底检查。

眼睛分泌物过多,建议转诊。

1.3.5 耳部:检查外耳有无畸形、外耳道有无异常分泌物及湿疹。

1.3.6 鼻:观察外观有无异常,双侧鼻孔是否通气良好。

1.3.7 口腔:有无异常的情况(如唇腭裂、诞生牙),有无口炎或鹅口疮。

如发现有诞生牙,应检查是否松动。发现松动,应及时转诊拔除;不松动,应做好牙齿清洁护理。

若有唇腭裂等口腔畸形,建议转诊。

若发现口炎或鹅口疮等口腔炎症,给予针对性指导,并建议转诊治疗。

1.3.8 颈部:有无异常包块及斜颈。

若发现颈部有包块,建议转诊。

1.3.9 胸部:观察有无胸廓畸形,如先天性漏斗胸。做心肺听诊,确定心率是否在正常范围,有无心音异常及心脏杂音;肺部呼吸音有无异常。

若发现胸廓畸形,建议转诊。

若发现心率异常、心脏杂音、呼吸音异常,建议转诊。

1.3.10 腹部:做腹部触诊,有无肝脾肿大、腹胀等。检查脐部脐带脱落情况,脐窝内或结痂下有无异常,有无脐疝或肉芽。

当脐部污染、脐部有少许分泌物或少许渗血时,用75%酒精擦净,保持局部清洁干燥,不需包扎。若脓性分泌物较多或有肉芽时,应转诊。

若出生后即不能自然排便,且腹胀严重,常伴有呕吐,应立即转诊。

若有肝或(和)脾肿大,无法解释和处理的腹胀,建议转诊。

1.3.11 外生殖器及肛门:检查有无畸形,外阴颜色是否正常。检查男孩是否有阴囊水肿、隐睾;检查女孩是否有阴唇粘连。

若外生殖器、肛门畸形,外阴颜色异常,建议转诊。

1.3.12 脊柱:有无脑脊膜膨出。若脊柱畸形立即转诊。

1.3.13 四肢:检查肌张力和四肢活动及对称性;检查锁骨有无骨折;检查四肢有无畸形,观察有无不正常手指(足趾)及赘肉;检查畸形足——外翻、内翻、马蹄足。

若发现新生儿四肢畸形,建议转诊。

若双下肢/双上肢活动不对称或肌无力,建议转诊。

1.4 指导

1.4.1 喂养指导

(1)了解新生儿的喂养情况,鼓励和指导母亲坚持母乳喂养。喂养的时间和次数以婴儿需要为准,一般一昼夜不应少于8次。每次哺喂应保证一侧乳房乳汁被吸空后再换另一侧乳房,保证婴儿吸到富含脂肪的后奶。亲自观察一次母亲哺乳的全过程,注意哺喂姿势、吸吮部位,及时进行指导并解决喂养中的问题。

(2)告诉母亲喂奶前须洗手,常洗澡,勤更衣。若发现母亲乳头异常(乳头凹陷、平坦、皲裂等),给予妥善处理。不要给婴儿吸吮橡皮奶头,不鼓励给婴儿使用安慰奶嘴。

(3)根据婴儿体重增加和小便次数客观地判断其哺乳量是否充足。应耐心传授促进乳汁分泌的方法。帮助母亲减少因"奶水不足"而带来的焦虑,分析母乳不足的原因。告知母亲不要轻易添加其他奶类,鼓励母亲尽量以母乳喂养婴儿。正常状况下,提醒母亲不能给婴儿喂糖水、蜂蜜水、草药等液体。确实无法以母乳喂养者,可使用婴儿配方奶。

(4)为预防维生素 D 缺乏性佝偻病,新生儿出院后即可开始口服维生素 D,每日 400～500 国际单位。若每日进食奶类中的钙量未达到 300mg,可加服钙至 300mg。早产儿生后即加服维生素 D,每日 800～1000IU,3 个月后改为 400～500IU。

1.4.2 护理指导

(1)保持室内合适的温湿度,空气新鲜。每日开窗通风,避免吹过堂风。冬季预防煤气中毒,夏季预防中暑。

(2)注意保持新生儿皮肤清洁,勤洗澡,勤更衣。大便后用温水洗臀部,新生儿的外阴部要保持清洁,可将男孩的阴茎包皮上推用清水冲洗。脐带未脱落时,洗澡不要弄湿脐带,可用 75% 的酒精擦拭其根部,预防脐部感染。如发现臀红或颈部、腋下、腹股沟部皮肤潮红时,帮助家长分析、寻找导致上述情况的原因指导用鞣酸软膏涂抹患处,保持皮肤干燥。

(3)不给新生儿挤奶头,擦口腔,擦马牙,以防感染。

(4)新生儿期尽量减少亲友探望,避免交叉感染。母亲或家人患感冒时,接触新生儿时要戴口罩和洗手。

(5)指导母亲做好各项护理,对洗澡、换尿布以及如何正确包裹新生儿等进行示教。

(6)告诉家长婴儿抚触的好处和重要性,进行婴儿抚触的指导。

(7)提醒家长不要随意给新生儿用药(包括西药、中草药、中成药),用药要在医生的指导下进行。

1.4.3 针对性指导

(1)卡介苗接种反应:卡介苗接种后 2 周左右,局部可出现红肿,若随后有化脓,或形成小溃疡,不需处理,一般在 8～12 周后可自行结痂,但要注意局部清洁,防止继发感染。

(2)溢奶:新生儿溢奶多数由新生儿特殊的胃肠道所致,频繁者多伴有不当的喂养方式。如喂奶过多过快,奶嘴孔过大,喂完奶后过多翻动新生儿等。在喂奶后竖抱婴儿轻轻拍背就可以减轻或避免。溢奶时要及时清理,不要让溢出物流到耳道里,避免耳部感染的发生。

(3)打嗝:由于新生儿神经系统发育不完善,腹部皮下脂肪少,遇有不当刺激主要为冷刺激时,易出现打嗝(膈肌痉挛)。随着婴儿月龄的增长,神经系统发育完善,打嗝现象会逐渐减少。为避免打嗝,在给婴儿更衣、换尿布时,注意保暖,特别对那些有脐疝的婴儿更应重点指导。

(4)鼻塞:在出现呼吸道感染时,有鼻子不通气的症状,应就医治疗相关疾病。若是由于鼻痂导致通气不畅,应注意室温并调节湿度在合适范围,尤其是冬季室内湿度不宜低于 40%。

(5)黄疸:一般在出生后 3 天左右出现,皮肤黏膜发黄。如果吃奶好,精神好,无异常表现,10 天左右会自然消退,不需要特殊处理。母乳喂养的新生儿可出现母乳性黄疸,多在 40

天左右消退。如出现黄疸进行性加重,累及四肢,或退而复现,或黄疸伴有其他症状时,可能为病理性黄疸,建议转诊。

(6)臀部糜烂:平时注意保持臀部清洁,大便后注意清洗,可涂护臀霜。一旦发现臀红,及时处理。

(7)湿疹:人工喂养的新生儿更易患湿疹。避免用香皂洗脸、洗澡,洗澡时水温不宜过热。一般有少许湿疹,不影响婴儿吃、睡等日常生活时,不需要处理,否则,应及时就诊。

(8)头颅血肿:头颅血肿常需数周才可吸收,部分较大血肿机化后在局部形成硬块持续数年,一般不需特殊处理。切不可在血肿处揉搓或针刺抽血,以避免继发感染。

1.4.4 其他

(1)告知家长,在新生儿28~30天时,带孩子去乡镇卫生院或社区卫生服务中心随访检查。

(2)填写健康档案。对给出转诊建议的婴儿要在两周内电话随访,询问家长是否到上级医院就诊,并记录就诊结果(登记在新生儿访视记录表的转诊栏空白处)。

2. 满月随访(带 * 为非必查项目)

2.1 时间和地点　出生后28~30天,乡镇卫生院或社区卫生服务中心。

2.2 询问和观察　先与家长沟通,建立良好关系。

了解新生儿期一般情况:吃奶、睡眠、大小便等。

若喂养困难,吃奶少,体重增长不满意,建议转诊。

若呕吐频繁,持续性加重,或腹泻,应立即转诊。

2.3 体格检查及处理

2.3.1 一般状况:面色、精神、四肢活动等。必要时测量体温、呼吸次数、心跳。

若面色不好、嗜睡、不吃奶、少哭少动,建议转诊。

若体温超过37.5℃或低于35.5℃,建议转诊。

若呼吸频率超过60次/分或出现呼吸困难、胸凹陷者,立即转诊。

2.3.2 皮肤:有无黄疸、发绀、苍白、皮疹、包块、硬肿、红肿等,腋下、颈部、腹股沟部、臀部等皮肤皱褶处有无潮红或糜烂。

若黄疸持续时间过长(≥14天),或退而复现,或黄疸累及四肢者,建议转诊。

若有硬肿、脓疱,立即转诊。

若有湿疹、皮肤皱褶处潮红或糜烂,给予针对性指导。

2.3.3 头部:检查头围、囟门大小及张力,观察血肿消退情况。

若囟门隆起、张力高或明显凹陷,建议转诊。

2.3.4 眼睛:检查眼睑皮肤颜色,睑裂大小,有无睑下垂。检查新生儿是否有目光接触,眼球是否随移动的物体移动;检查结膜有无充血及分泌物。

若是早产儿,建议定期到医院做眼底检查并询问检查结果。

若有睑下垂、眼睛分泌物过多,建议转诊。

若出现单眼流泪现象可以在眼科医生的指导下在家中治疗,必要时转诊。

若始终不能引导出目光接触和眼球运动,建议转诊。

2.3.5 口腔:有无口腔异常情况,有无口炎或鹅口疮。

若首次发现唇腭裂口腔畸形,建议转诊并指导喂养。

若发现口炎或鹅口疮等口腔炎症,给予针对性指导,并建议转诊治疗。

2.3.6 耳部和听力:外耳有无畸形、外耳道有无异常分泌物。

若首次发现外耳畸形或发现后未曾到医院就诊,建议转诊。

未做听力筛查者,此次要查看是否对摇铃声或击掌声作出反应,建议尽快带孩子到出生医院或妇幼保健机构进行听力筛查。

2.3.7 颈部:是否有异常包块、斜颈。

2.3.8 胸部:观察有无胸廓畸形,如漏斗胸。做心肺听诊,确定心率是否在正常范围,有无心音异常及心脏杂音;肺部呼吸音有无异常。

若胸廓畸形第一次发现或发现后未曾到医院就诊,建议转诊。

当有心率异常、闻及心脏杂音、呼吸音异常,建议转诊。

2.3.9 腹部:做腹部触诊,有无肝脾大、腹胀等。检查脐部脐带脱落情况,脐窝内或结痂下有无异常,有无脐疝或肉芽。

当脐部污染、脐部有少许分泌物或少许渗血时,用75%酒精擦净,保持局部清洁干燥,不需包扎。若脓性分泌物较多或有肉芽时,应转诊。

单纯脐疝,一般可自愈。脐疝自行愈合的重要条件是不让腹腔内压力增高。应避免患儿过于哭闹和便秘。若排便不畅,腹胀严重,伴有呕吐,应立即转诊。

有肝或(和)脾大,建议转诊。

2.3.10 外生殖器:检查男孩是否有阴囊水肿、隐睾;检查女孩是否有阴唇粘连。

2.3.11 * 髋关节:髋关节脱位可疑体征是,两侧臀皱纹和大腿皮纹不对称,腹股沟纹深而位高,患肢较短。双侧脱位者,会阴部增宽。怀疑髋关节脱位,以 Ortolani-Barlow 手法检查。让患儿仰卧并屈髋屈膝至 90°,检查者将拇指放在患儿大腿内侧,示指和中指放在大转子处,将两侧大腿逐渐外展、外旋。如有脱位,可感到弹响或跳动声,髋部才能外展、外旋至 90°。如将大腿内收、内旋,拇指向外推,股骨头可再脱位,再次有弹响或跳动声,称为 Ortolani 试验(弹进弹出试验)阳性,适用于新生儿的检查。

若检查阳性,建议转诊。

2.3.12 四肢:检查肌张力和四肢活动及对称性;检查四肢有无畸形,观察有无不正常手指(足趾)及赘肉;检查畸形足——外翻、内翻、马蹄足。

若新生儿四肢畸形,建议转诊。

若双下肢/双上肢活动不对称或肌无力,建议转诊。

2.4 体格测量和发育评估

2.4.1 测量体重、身长、头围。对体格发育进行评估。

若体重增长低于 600g,要寻找原因,进行喂养指导,两周后随访。

2.4.2 其他发育评估:

视力:眼球追随水平运动物体可以到中线。

听力:听到声音后有反应,对较大的声音产生惊跳。

行为:俯卧位时双腿屈曲、头能抬起,但瞬时落下、转头。

社交:能够自发的微笑。

发现发育障碍的孩子要教给家长如何给予相应的刺激。个别项目未通过,应在 2 月龄时追访,其方式可以是电话或预约到乡镇卫生院或社区卫生服务中心。

检查原始反射:觅食反射、拥抱反射等均应存在。

若觅食反射或(和)拥抱反射为阴性,提示严重病理状况,建议转诊。

2.5 预防接种　要求见第三章"预防接种"。

2.6 常规指导

(1)鼓励母亲以母乳喂养婴儿。纯母乳喂养的儿童遵循WHO的建议。不具备母乳喂养条件者,尽量使用婴儿配方奶或维生素AD强化奶。

(2)询问婴儿家长,是否已开始口服维生素D,每日400～500国际单位。钙元素每日从乳类中的摄入量达到300mg,不足部分可以补充钙剂。

(3)注意婴儿皮肤护理,大便后用温水冲洗臀部,保持外阴部清洁。勤洗澡,勤更衣。如发现臀红或颈部、腋下、腹股沟部皮肤潮红时,指导家长用鞣酸软膏,保持皮肤干燥。

(4)指导家长促进婴儿能力的发展。运动方面,为锻炼头颈部的肌肉,可将孩子竖抱或俯卧位练习抬头;视听方面,在孩子觉醒时利用各种方式进行视、听刺激,以促进其视听能力的发展;社交方面,家长应学会辨别孩子的不同哭声,以便更好地理解他们,对婴儿需求的理解和反应将有助于提高其智能发育。

(5)告诉家长抚触婴儿的重要性,必要时进行指导。

(6)鼓励家长自孩子满月起,经常带孩子到户外活动。夏季应避免阳光直射,冬季注意保暖;晒太阳时间可以逐渐增加,从5～10分钟开始到2个小时。

2.7 其他　告知家长下次随访时间为婴儿满3个月时。填写儿童健康检查记录表,对给出转诊建议的婴儿要在2周内电话随访,询问家长是否到上级医院就诊,并记录在"其他"栏内。

3. 3个月随访(带 * 为非必查项目)

3.1 时间和地点　出生后3个月(从婴儿满3个月后的一周内),乡镇卫生院或社区卫生服务中心。

3.2 询问和观察

(1)先与家长沟通,建立良好关系。

(2)询问上次随访到这次随访之间的情况:一般状态、喂养情况、有无患病、户外活动等。尤其是有无夜惊、多汗、烦躁等可疑佝偻病的表现。

3.3 体格检查及处理

3.3.1 一般情况:面色、精神、四肢活动等。必要时测量体温、呼吸和心率。

3.3.2 皮肤:是否有皮疹、湿疹、增大的体表淋巴结、卡介苗接种反应等。

3.3.3 头部:检查囟门情况,有无佝偻病体征如乒乓颅和枕秃等。

3.3.4 眼睛:检查有无睑下垂和眼球震颤,是否有目光接触和有意识的注视,眼球是否随移动的物体移动;检查结膜有无充血及分泌物。

若有睑下垂、眼球震颤和眼睛分泌物过多,建议转诊。

若出现单眼流泪现象可以在眼科医生的指导下在家中治疗,必要时转诊。

若始终不能引导出目光接触和眼球运动,建议转诊。

若结膜充血、或角膜不透明则需立即转诊眼科治疗。

3.3.5 口腔:观察有无口腔异常情况,可以教给家长为孩子清洗口腔的方法。

若发现口炎或鹅口疮等口腔炎症,给予针对性指导,并建议转诊治疗。

3.3.6 耳部:耳道有无异常分泌物,有无外耳湿疹。若有,对症治疗。

3.3.7 颈部:是否有异常包块和斜颈。

3.3.8 胸部:做心、肺听诊,确定心率是否在正常范围,有无心音异常及心脏杂音;肺部呼吸音有无异常。检查是否有鸡胸、漏斗胸等佝偻病体征。

3.3.9 腹部：做腹部触诊，有无肝脾肿大、腹胀和异常包块等。

3.3.10 外生殖器：检查男孩是否阴囊水肿或不对称，有无睾丸下降不全；检查女孩是否阴唇粘连。

3.3.11 * 髋关节：髋关节脱位可疑体征是两侧臀皱纹和大腿皮纹不对称，腹股沟纹深而位高，患肢较短。双侧脱位者会阴部增宽。怀疑髋关节脱位，做双髋外展试验：婴儿仰卧，检查者扶持婴儿两侧膝部，将双侧髋、膝关节均屈曲 90°，再作双髋外展外旋动作，呈蛙式位，如一侧或双侧大腿不能平落于床面即为阳性，说明髋关节外展受限。先天性髋关节脱位患儿，此试验阳性。

若检查阳性，建议转诊。

3.3.12 四肢：检查肌张力和四肢活动及对称性。

若双下肢/双上肢活动不对称或肌无力，建议转诊。

3.4 体格测量和发育评估

3.4.1 测量体重、身长和头围，对体格发育进行评估。

对低体重或连续两次随访体重不增加或增加不满意的婴儿，要分析原因，提出干预办法，适时转诊。

3.4.2 运动发育评估：见附图 1-6 儿童生长发育监测图。正常发育应处于月龄相对的运动发育内容箭头所示位置内。

运动发育落后者，转诊。

3.4.3 * 其他发育评估：

听力：对突然的响声会有惊讶反射。听力筛查未通过者应及时转诊到儿童听力诊断指定医疗机构。

社交：自发地发声和微笑，并容易被逗笑。

初次发现发育评估落后的孩子要教给家长如何给予相应的刺激。应在 4 月龄时追访，其方式可以是电话或预约到乡镇卫生院/社区卫生服务中心。

3.4.4 * 原始反射：觅食反射、拥抱反射、握持反射等仍存在，但开始逐渐减弱。

3.4.5 常规指导

(1)继续坚持母乳喂养。人工喂养时要注意防止过度喂养导致婴儿肥胖。继续合理添加维生素 D 和钙剂。

(2)注意婴儿皮肤护理，大便后用温水冲洗臀部，保持外阴部清洁。勤洗澡，勤更衣。如发现臀红或颈部、腋下、腹股沟部皮肤潮红时，指导家长用鞣酸软膏，保持皮肤干燥。

(3)提醒家长不要随便给小婴儿用药(包括西药、中草药、中成药等)，患病要在医生的指导下治疗。

(4)鼓励带孩子到户外活动，呼吸新鲜空气，接受日光浴。在气候适宜的季节最好每日不少于两个小时。

(5)注意与婴儿的交流，多与婴儿说笑，逗引其发音。使婴儿感受多种声音和语调，促进婴儿对语言的感知能力。

(6)防止婴儿意外伤害。婴儿会翻身后，单独睡时床上要加上栅栏。带孩子乘车时特别注意保护婴儿的头部，防止撞击。防止热水或食物烫伤等。

3.4.6 有针对性的指导

（1）腹股沟疝气和脐疝：对有疝气的孩子应注意护理，尽量避免孩子哭闹。便秘、咳嗽时治疗要及时，避免因腹压增高而使疝气加重。如有嵌顿，及时转诊。

（2）发热：若婴儿发热，给予物理降温；如发热不退同时伴有其他异常表现，应及时到医院就诊。

（3）哭闹：指导家长学会识别婴儿哭闹的原因，满足其生理需要；对病理原因引起的哭闹及时就医。

3.4.7 其他

（1）告知家长，婴儿满 6 个月时到乡镇卫生院或社区卫生服务机构接受体检和保健指导。

（2）填写健康检查记录表。对给出转诊建议的婴儿要在两周内电话随访，询问家长是否到上级医院就诊，并记录在"其他"栏内。

3.4.8 预防接种　见第三章"预防接种"。

4. 6 个月随访（带 * 为非必查项目）

4.1 时间和地点　出生后 6 个月（婴儿满 6 个月后的一周内），乡镇卫生院或社区卫生服务中心。

4.2 询问和观察　先与家长沟通，建立良好关系。

询问上次随访到这次随访之间的情况：一般状态、喂养情况、有无患病、户外活动等。尤其是有无夜惊、多汗、烦躁等可疑佝偻病的表现。

4.3 体格检查及处理

4.3.1 一般情况：面色、精神、四肢活动等。

4.3.2 皮肤：是否有皮疹、湿疹、增大的体表淋巴结等。

4.3.3 头部：检查囟门，是否有乒乓颅或枕秃。

4.3.4 眼睛：6 个月的婴儿可以看到较远的目标，眼球有良好的水平和垂直追随运动，有有意识的注视，认识妈妈的脸。检查有无眼球震颤，结膜有无充血及分泌物。

若有眼球震颤和眼睛分泌物过多，建议转诊。

若出现单眼流泪现象可以在眼科医生的指导下在家中治疗，必要时转诊。

如对光亮无反应，瞪眼凝视但视而不见，动作迟钝，歪头视物等，应立即转诊。

4.3.5 耳部：耳道有无异常分泌物，有无外耳湿疹。

4.3.6 口腔：检查牙齿萌出数目。

检查记录牙齿萌出时间和数目。

教育家长关注小儿口腔卫生。

4.3.7 胸部：是否有串珠肋、鸡胸或漏斗胸等。有无心律、心音异常及心脏杂音，肺部呼吸音有无异常。

对有胸廓检查异常的婴儿要综合考虑是否存在佝偻病，根据条件进行相应的辅助检查 * 或转诊。

4.3.8 腹部：做腹部触诊，有无肝脾肿大、腹胀等。

4.3.9 外生殖器：检查男婴是否有阴囊水肿或不对称、有无睾丸下降不全；检查女婴是否有阴唇粘连。

4.3.10 * 髋关节：双髋外展试验：婴儿仰卧，检查者扶持婴儿两侧膝部，将双侧髋、膝关节均屈曲 90°，再作双髋外展外旋动作，呈蛙式位，如一侧或双侧大腿不能平落于床面即为阳性,说明髋关节外展受限。先天性髋关节脱位患儿,此试验阳性。

若检查阳性,建议转诊。

4.3.11 四肢:检查肌张力和四肢活动及对称性。

若双下肢/双上肢活动不对称或肌无力,转诊。

4.3.12 血常规检查:6～8个月间任选一个月做血常规检查。

对轻度贫血患儿的家长进行有针对性的喂养指导及/或对孩子进行药物治疗,一个月后复查,恢复正常者,继续服药4～6周。复查仍未改善者,建议转诊。

建议中重度以上贫血患儿转诊。

4.4 体格测量和发育评估

4.4.1 测量体重、身长和头围,对体格发育进行评估。

对低体重、发育迟缓的儿童,要分析原因,对家长进行针对性的健康指导。

连续两次随访体重仍然没有改善,建议转诊。

4.4.2 运动发育评估:见附图1-6儿童生长发育监测图。正常发育应处于月龄相对的运动发育内容箭头所示位置内。

落后者,转诊。

4.4.3 * 其他发育评估:

视力:建立稳定的辐辏。

听力:随声源转动眼睛,对变化的音调有反应,会注意发声的玩具。

语言:能发出咿呀声,更像语言。

社交:对自己的名字有反应,能对着镜子微笑。

运动:翻身灵活;在家长手的支托下可以坐着,在抱着站立时,会弹跳。能将玩具由一只手转移到另一只手。

若不能在扶立的情况下进行双下肢上下跳动,建议转诊。

7个月时仍不出现换手与捏、敲动作,应转诊。

对上次发育评估落后的孩子以上次的标准进行评估,若仍落后,建议转诊。

4.4.4 * 原始反射:拥抱反射、握持反射、非对称性紧张性颈反射等基本消失。

若原始反射仍然存在,提示存在脑部损害,建议转诊。

4.4.5 对该月龄儿童,尤其是对听力高危儿童使用听性行为观察法进行1次听力筛查。

不通过者建议去专科医院进行听力学评估。

4.5 常规指导

(1)继续母乳喂养,同时添加辅食。进行喂养指导,合理补充维生素D和钙剂。

(2)注意婴儿皮肤护理,勤洗澡,勤更衣。要保持外阴部清洁,大便后用温水洗臀部,指导家长每天清洗男婴的外生殖器,可轻轻将阴茎包皮上推同时用清水冲洗。

(3)提醒家长不要随便给婴儿用药(包括西药、中草药、中成药),患病要在医生的指导下治疗。

(4)鼓励带孩子到户外活动,呼吸新鲜空气,接受日光浴。在气候适宜的季节最好每日不少于两个小时。

(5)提醒家长注意防止意外伤害,如防止婴儿从高处跌落、烫伤等。使用婴儿专用汽车坐椅。

(6)教给家长良好口腔卫生的概念:清洁的纱布裹着手指清洁牙龈及牙齿,预防由夜奶引起的龋齿。

(7)鼓励家长与婴儿谈话及玩耍来刺激体格和智力发展。可逐渐撤掉支撑,让婴儿练习独自坐。开始练习爬行运动,父母可给婴儿一定的力量,帮助学会向前爬行。训练手眼协调的能力。有意识的训练婴儿发音。扩大交往范围,多给婴儿接触人的机会。

4.6 有针对性的指导

防寒冷损伤:当户外温度较低时,带婴儿去户外要戴上手套、穿上袜子,注意保暖。

防痱子:夏天时避免在烈日下活动,多喂白开水,洗温水澡,保持皮肤清洁干燥。

4.7 其他　告知家长,婴儿满 8 个月时,带婴儿到社区卫生服务机构接受婴儿保健。提醒家长下次预防接种的时间。

填写健康检查记录表。对给出转诊建议的婴儿要在两周内电话随访,询问家长是否到上级医院就诊,并记录在"其他"栏内。

4.8 预防接种　见第三章"预防接种"。

5. 8 个月随访(带 * 为非必查项目)

5.1 时间和地点　出生后 8 个月(婴儿满 8 个月后的一周内),乡镇卫生院或社区卫生服务中心。

5.2 询问和观察

(1)先与家长沟通,建立良好关系。

(2)询问上次随访到这次随访之间的情况:一般状态、喂养情况、有无患病、户外活动等。尤其是有无夜惊、多汗、烦躁等可疑佝偻病的表现。

5.3 体格检查及处理

5.3.1 一般情况:面色、精神、四肢活动等。

5.3.2 皮肤:是否有皮疹、湿疹、增大的体表淋巴结等。

5.3.3 头部:检查囟门,是否有方颅或枕秃。

5.3.4 眼睛:8 个月的婴儿可以看到较远的目标,眼球有良好的追随运动,有意识的注视,认识妈妈的脸。看到喜欢的东西会表现出快乐的表情。检查有无斜视、眼球震颤,结膜有无充血、溢泪及分泌物。

若有眼球震颤和眼睛分泌物过多,建议转诊。

若出现流泪现象可以在眼科医生的指导下在家中治疗,必要时转诊。

如对光亮无反应,瞪眼凝视但视而不见,动作迟钝,歪头视物等,应立即转诊。

如果发现婴儿存在斜视,应注意观察斜视是否加重并建议咨询专业眼科医生,必要时转诊。

5.3.5 耳部:耳道有无异常分泌物,有无外耳湿疹。

5.3.6 口腔:检查牙齿萌出的数目。

检查记录牙齿萌出时间和数目。

如有龋齿,记录几颗,并应及时转诊。

指导家长开始为孩子刷牙。

5.3.7 胸部:是否有鸡胸、串珠肋等。有无心律、心音异常及心脏杂音,肺部呼吸音有无异常。

对有鸡胸或串珠肋的婴儿要综合考虑是否存在佝偻病,根据条件进行相应的辅助检查 * 或转诊。

5.3.8 腹部:做腹部触诊,有无肝脾肿大、腹胀等。

5.3.9 外生殖器:检查男孩是否有阴囊水肿或不对称、有无睾丸下降不全;检查女孩是否有阴唇粘连。

5.3.10 四肢:检查肌张力和四肢活动及对称性。

若双下肢/双上肢活动不对称或肌无力,转诊。

5.3.11 * 髋关节:再次进行外展试验。

5.3.12 血常规检查:

若之前未进行过血常规检查,此次随访做血常规检查。

若为缺铁性贫血,对轻度患者的家长进行有针对性指导及(或)对孩子进行药物治疗,一个月后复查,恢复正常者,继续服药 4～6 周;连续 3 次复查仍未改善者,建议转诊。

建议中重度以上贫血患儿转诊。

5.4 体格测量和发育评估

5.4.1 测量体重、身长和头围,对体格发育进行评估。

对低体重、消瘦、发育迟缓者,要分析原因,对家长进行针对性健康指导。

连续两次随访仍然没有改善,建议转诊。

5.4.2 运动发育评估:见附图 1-6 儿童生长发育监测图。正常发育应处于月龄相对的运动发育内容箭头所示位置内。

落后者,转诊。

5.4.3 * 其他发育评估:

视力:应有稳定的辐辏。

听力:能转头寻找不同方向的声源。知道是对其说话并注意聆听。

语言:能重复单一的声音(如 ma-ma,da-da)。

社交:能听懂、理解单一的口头命令,如"来这里"、"给我"、"再见"等。

运动:能坐稳,会爬行,会用拇指和示指拈起小圆球,能从被遮盖的玩具上揭去覆盖物。

若不能从侧卧位到仰卧位(即翻身),应转诊。

若孩子仍不能坐稳和左右转身,应转诊。

对上次发育评估落后的孩子再次进行评估,若仍落后,建议转诊。

5.4.4 * 原始反射:拥抱反射、握持反射、非对称性紧张性颈反射等若仍未消失,提示脑部损害,建议转诊。

5.5 常规指导

(1)继续母乳喂养,喂奶的次数可以减少,即使已经不再母乳喂养,也要持续给婴儿食用婴儿配方奶或牛奶。可以给予小块的软固体食物,如碎菜、肉末、饼干等,锻炼婴儿的咀嚼能力。继续合理补充维生素 D 和钙剂。

(2)注意婴儿皮肤护理,勤洗澡,勤更衣。要保持外阴部清洁,大便后用温水洗臀部,每天要将男孩的阴茎包皮上推用清水冲洗。

(3)提醒家长不要随便给婴儿用药(包括西药、中草药、中成药),患病要在医生的指导下治疗。

(4)鼓励带孩子到户外活动,呼吸新鲜空气,接受日光浴。在气候适宜的季节最好每日不少于两个小时。

(5)指导家长对孩子进行动作和语言训练:练习爬行,从俯爬到手膝爬;在家长看护下让婴儿练习捏取小东西;父母要引导婴儿用语言和动作来回答提问或表达要求,培养婴儿理解语言的能力。

(6)提醒家长注意防止意外伤害,如防止婴儿从高处跌落,不要让婴儿摸索电插座、绳索、化学品、塑料袋,要注意防止孩子独自接近注满水的浴缸和水桶等。

(7)教给家长良好口腔卫生的概念:饭后或进食甜食、水果后,让孩子喝几口水清洁口腔。用干净软布为孩子清洁牙龈及牙齿或用手指、牙刷给孩子刷牙,预防由夜奶引起的龋齿。

5.6 有针对性的指导　若本次的发育评估没有通过,要教给家长如何给予相应的刺激,告知并要求家长一个月后再带着孩子到乡镇卫生院或社区卫生服务机构进行评估。

5.7 其他　下次随访要家长带婴儿到乡镇卫生院或社区卫生服务机构接受婴儿保健,时间为婴儿满 12 个月。提醒家长下次预防接种的时间。

填写健康检查记录表。对给出转诊建议的婴儿要在两周内电话随访,询问家长是否到上级医院就诊,并记录在"其他"栏内。

5.8 预防接种　见第三章"预防接种"。

6. 12 个月随访(带 * 为非必查项目)

6.1 时间和地点　出生后 12 个月(婴儿满 12 个月后的一周内),乡镇卫生院或社区卫生服务中心。

6.2 询问和观察　先与家长沟通,建立良好关系。

询问上次随访到这次随访之间的情况:一般状态、喂养情况、有无患病、户外活动等。

询问或检查预防接种证,12 月龄内应该完成国家免疫规划疫苗的基础免疫剂次,包括 1 剂卡介苗、3 剂脊髓灰质炎疫苗、3 剂白百破疫苗、3 剂乙肝疫苗、2 剂 A 群流脑疫苗、1 剂麻风/麻疹疫苗、1 剂乙脑减毒活疫苗。

6.3 体格检查及处理

6.3.1 一般情况:面色、精神、四肢活动,站立与行走等。

6.3.2 皮肤:是否有皮疹、湿疹、增大的淋巴结等。

6.3.3 头部:检查囟门,是否有方颅或枕秃。

6.3.4 眼睛:1 岁的幼儿眼睛已经基本发育完好,具备基本功能,能够认人、识物等。看到喜欢的东西会表现出快乐的表情。喜欢观察周围环境。在这个阶段需要将重点从先天性疾患转移到发育阶段和其他疾病的发现上。检查有无斜视,结膜是否充血,有否分泌物,畏光、流泪等。

若有结膜充血、分泌物过多,建议转诊。

若看电视及图画时距离过近、歪头视物等,应立即转诊。

若幼儿存在斜视,应注意观察斜视是否加重并咨询专业眼科医生,必要时转诊。

6.3.5 耳部:耳道有无异常分泌物,有无外耳湿疹。

若有异常分泌物,对症治疗。无法处理者转诊。

6.3.6 口腔:检查牙齿数目和是否有龋齿及龋齿的数目。

如发现龋齿,应记录并转诊治疗。

若孩子还没有出牙,也应转诊做必要的检查。

指导家长为孩子刷牙。

6.3.7 胸部:有无胸廓畸形(肋串珠、鸡胸或漏斗胸)。心、肺听诊:有无心音异常及心脏杂音,肺部呼吸音有无异常。

6.3.8 腹部:做腹部触诊,有无肝脾肿大、腹胀等。

6.3.9 外生殖器:检查男孩是否有阴囊水肿或不对称、睾丸下降不全;检查女孩是否有阴唇粘连。

若阴囊水肿仍然存在或睾丸下降不全,建议转诊。

6.3.10 如果上次随访时未做过血红蛋白检查,这次要补查。

6.4 体格测量和发育评估

6.4.1 测量体重、身长,对体格发育进行评估。

对低体重、发育迟缓或消瘦的婴儿进行干预指导。

连续两次随访仍然没有改善,建议转诊。

6.4.2 运动发育评估:见附图 1-6 儿童生长发育监测图。正常发育应处于月龄相对的运动发育内容箭头所示位置内。

落后者,转诊。

6.4.3＊其他发育评估:

视力:注意眼位的变化。

若有斜视,应转诊。

听力:能听懂并理解常用词的含义。

语言:有意识叫"爸爸"和"妈妈"。

行为:用拇指和示指端拈起小东西;能按要求把"奶瓶、苹果等"递给妈妈。

对上次发育评估落后的孩子再次进行评估,若仍落后,建议转诊。

本次发现发育评估落后的孩子要教给家长如何给予相应的刺激。

6.4.4 使用听性行为观察法对该月龄儿童,尤其是对听力高危儿童进行 1 次听力筛查。

未通过者,转诊。

6.5 常规指导

(1)继续母乳喂养,喂奶的次数减少。已经不再母乳喂养,也要持续给婴儿食用婴儿配方奶或牛奶,但饮食应逐渐过渡到以饭菜为主、奶为辅。不再使用奶瓶,使用杯子喝水。

(2)婴儿的外阴部要保持清洁。每天要将男孩的阴茎包皮上推用清水冲洗。至少每两天要洗澡一次。

(3)提醒家长不要随便给婴儿用药(包括西药、中草药、中成药),患病要在医生的指导下治疗。结合婴儿饮食与室外活动,指导家长正确补充维生素 D 和钙剂。

(4)鼓励在天气晴朗时带孩子到户外活动。

(5)提醒家长注意防止婴儿受到意外伤害。如防止婴儿从高处跌落,不要让婴儿接触电插座、绳索、化学品、塑料袋,要注意防止孩子独自接近注满水的浴缸和水桶等。

(6)教给家长良好口腔卫生的概念,用软布为孩子清洁牙齿。

(7)要帮助孩子养成饭前便后和活动后洗手的习惯。

(8)对孩子进行体检时要注意是否有异常的外伤和青紫。

若怀疑婴儿受到虐待,应引起注意,必要时报警。

6.6 其他　下次随访要家长带幼儿到乡镇卫生院或社区卫生服务机构接受婴儿保健,时间为婴儿满 18 个月时。提醒家长下次预防接种的时间。

填写健康检查记录表。对给出转诊建议的婴儿要在两周内电话随访,询问家长是否到上级医院就诊,并记录在"其他"栏内。

6.7 预防接种　见第三章"预防接种"。

如果未在12月龄内完成国家免疫规划疫苗和相应的剂次接种,应按《预防接种工作规范》要求予以补种。

7. 18个月随访(带 * 为非必查项目)

7.1 时间和地点　出生后18个月(幼儿满18个月后的两周内),乡镇卫生院或社区卫生服务中心。

7.2 询问和观察　先与家长沟通,建立良好关系。

询问上次随访到这次随访之间的情况:一般情况、饮食情况、患病情况、牙齿护理、户外活动等。

7.3 体格检查及处理

7.3.1 一般情况:面色、精神、四肢活动等。

7.3.2 头部:囟门是否基本闭合。

7.3.3 眼睛:1岁半的幼儿眼睛已经发育完好,能够认人、识物,可以看到较远的目标,喜欢观察周围环境。部分可以学会使用儿童视力表,视力可以达到0.3～0.5。检查有无斜视,结膜是否充血,有否分泌物,畏光、流泪等。

若有结膜充血、分泌物过多,建议转诊。

如看电视及图画时距离过近、歪头视物等,应立即转诊。

如果发现幼儿存在斜视,应注意观察斜视是否加重并咨询专业眼科医生,必要时转诊。

7.3.4 耳部:耳道有无异常分泌物,有无外耳湿疹。

若有异常分泌物,对症治疗。无法处理者转诊。

7.3.5 口腔:检查牙齿的数目和龋齿及龋齿数目。

记录牙齿萌出情况。包括萌出数量和牙位。

如发现有龋齿,应转诊。

指导并询问家长是否已为孩子刷牙。

7.3.6 胸部:是否有胸廓畸形。心、肺听诊:有无心音异常及心脏杂音,肺部呼吸音有无异常。

7.3.7 腹部:做腹部触诊,有无肝脾肿大等。

7.3.8 步态是否正常,有无跛行。

有跛行,转诊。

7.3.9 血常规检查。

7.4 体格测量和发育评估

7.4.1 测量体重、身长,对体格发育进行评估。

对低体重、发育迟缓或消瘦的婴儿进行干预指导。

连续两次随访仍然没有改善,建议转诊。

7.4.2 运动发育评估:见附图1-6儿童生长发育监测图。正常发育应处于月龄相对的运动发育内容箭头所示位置内。

落后者,转诊。

7.4.3 * 其他发育评估:

听力:能遵从简单的命令,理解简单的问题。

语言:每个月都会多说几个生字。

社交:开始指示身体的部位,尝试与他人交往。

行为:能生硬地跑步,单手扶持下步行上楼。能够叠起 3 个小方块,自发地涂鸦,模仿垂直画线。

若不能爬上台阶,不能独立走稳,建议转诊。

若不会叠 2～3 块积木,建议转诊。

对上次发育评估落后的孩子再次进行评估,若仍落后,建议转诊。

初次发现发育评估落后的孩子要教给家长如何给予相应的刺激。

7.5 常规指导

(1)持续给幼儿食用配方奶或牛奶。允许幼儿用匙自己吃饭。注意喂养和饮食习惯,建立均衡饮食的概念。

(2)注意保持皮肤清洁,大便后用温水洗臀部,外阴部要保持清洁。至少每两天要洗一次澡,有条件者,每天洗澡。

(3)对幼儿的行为给予注意,如有消极和抗拒行为应找出原因。

(4)提醒家长注意防止幼儿受到意外伤害。如避免在街道上乱跑,告诉孩子注意车辆。不能单独让孩子自己留在家里或汽车里。

(5)教给家长良好口腔卫生的概念:用软布或手指刷给孩子清洁牙龈及牙齿。

(6)开始对幼儿进行大小便的训练。

(7)要帮助孩子养成饭前便后和活动后洗手的习惯。

(8)指导家长关注儿童心理健康,对孩子不要溺爱。

7.6 其他　下次随访要家长带幼儿到乡镇卫生院或社区卫生服务机构接受幼儿保健,时间为幼儿满 24 个月时。提醒家长下次预防接种的时间。

填写健康检查记录表。对给出转诊建议的婴儿要在两周内电话随访,询问家长是否到上级医院就诊,并记录在"其他"栏内。

7.7 预防接种　见第三章"预防接种"。

8. 24 个月随访(带 * 为非必查项目)

8.1 时间和地点　出生后 24 个月(从婴儿满 24 个月后的两周内),乡镇卫生院或社区卫生服务中心。

8.2 询问和观察　先与家长沟通,建立良好关系。

询问上次随访到这次随访之间的情况:饮食情况、是否患病、行为情况、牙齿护理、户外活动等。

询问预防接种情况或检查预防接种证:询问是否已接种白百破加强疫苗(第四剂)和麻疹疫苗复种(第二剂)。

8.3 体格检查及处理

8.3.1 一般情况:面色、精神、四肢活动等。

8.3.2 眼睛:2 岁的幼儿眼睛已经发育完好,具备基本功能,能够认人、识物等。有良好的立体视觉和色觉。可以看到较远的目标,喜欢观察周围环境。部分可以学会使用儿童视力表,视力可以达到 0.5～0.7。检查有无斜视,结膜是否充血,有否分泌物,畏光、流泪等。

若有结膜充血、分泌物过多,建议转诊。

若患儿经常揉眼睛,有畏光、流泪等症状,及时转诊。

如看电视及图画时距离过近、歪头视物等,应立即转诊。

如果发现幼儿存在斜视,应注意观察斜视是否加重并咨询专业眼科医生,必要时转诊。

8.3.3 耳部:耳道有无异常分泌物。

8.3.4 口腔:检查牙齿萌出的数目。检查有无龋齿和龋齿数目和萌出牙位。

发现龋齿,应转诊。

询问家长是否为孩子刷牙,有无影响口腔发育的不良喂养习惯。

8.3.5 胸部:是否有胸廓畸形。心、肺听诊:有无心音异常及心脏杂音,肺部呼吸音有无异常。

8.3.6 腹部:做腹部触诊,有无肝脾肿大等。

8.3.7 步态是否正常,有无跛行。

有跛行,转诊。

8.4 体格测量和发育评估

8.4.1 测量体重、身长,对体格发育进行评估。

对低体重、发育迟缓或消瘦的,需分析原因,对家长进行针对性健康指导和干预。

连续两次随访体重仍然没有改善,建议转诊。

8.4.2 运动发育评估:见附图1-6儿童生长发育监测图。正常发育应处于月龄相对的运动发育内容箭头所示位置内。

落后者,转诊。

8.4.3 * 其他发育评估:

语言:能用言语表达自己的需要。

社交:知道自己的性别、名字、年龄和地址,识别主要颜色(红、黄、蓝)。

运动:跑步平稳,可步行上下楼梯,开门,能往如沙发、桌子等家具上爬,左右单足站立,双脚跳跃。会叠起6个小方块,潦草地画圆圈,独立地翻书页。可自己穿上简单的衣服。

若不能双足并跳,建议转诊。

若仍不会叠6~7块积木,不会翻书,应转诊。

8.5 使用听性行为观察法对该月龄儿童,尤其是听力高危儿童进行1次听力筛查。

未通过者,转诊。

8.6 常规指导

(1)发现发育评估落后的孩子要教给家长如何给予相应的刺激。

(2)对孩子体格发育状况做出评价,指导体格锻炼。

(3)询问家长孩子是否有挑食、偏食现象,建立均衡饮食的概念,防止儿童营养不良及营养过剩。

(4)注意言语发育的问题。

(5)提醒家长注意防止幼儿的意外伤害,游戏场地和交通安全,宠物咬伤等。

(6)提醒家长注意幼儿的口腔卫生,在家长的帮助下,幼儿可以用软的牙刷清洁牙齿。

(7)指导家长注意儿童心理健康,对孩子不要溺爱。

8.7 其他 下次随访要家长带幼儿到乡镇卫生院或社区卫生服务机构接受保健,时间为幼儿满30个月。提醒家长下次预防接种的时间。

填写健康检查记录表。对给出转诊建议的幼儿要在两周内电话随访,询问家长是否到上级医院就诊,并记录在"其他"栏内。

8.8 预防接种　见第三章"预防接种"。

9. 30个月随访

9.1 时间和地点　出生后30个月(幼儿满30个月后的两周内),乡镇卫生院或社区卫生服务中心。

9.2 询问和观察　先与家长沟通,建立良好关系。

询问上次随访到这次随访之间的情况:饮食情况、是否患病、行为情况、牙齿护理、户外活动等。

9.3 体格检查及处理

9.3.1 一般情况:面色、精神、活动情况。

9.3.2 眼睛:2岁半的幼儿眼睛已经发育完好,具备基本功能,能够认人、识物等。有良好的立体视觉和色觉。可以看到较远的目标,喜欢观察周围环境。部分可以学会使用儿童视力表,视力可以达到0.5～0.7。检查有无斜视,结膜是否充血,有否分泌物,畏光、流泪等。

若有结膜充血、分泌物过多,建议转诊。

若出现患儿经常揉眼睛,有畏光、流泪等症状,及时转诊。

如看电视及图画时距离过近、歪头视物等,建议转诊。

如果发现幼儿存在斜视,应及时转诊。

9.3.3 耳部:耳道有无异常分泌物。

9.3.4 口腔:检查20颗乳牙是否全部萌出,有无龋齿。

如不足20颗应观察。

检查是否有龋齿,如有龋齿应转诊治疗。

询问家长是否为孩子刷牙,有无影响口腔发育的不良喂养习惯。

9.3.5 胸部:是否有胸廓畸形。心、肺听诊:有无心音异常及心脏杂音,肺部呼吸音有无异常。

9.3.6 腹部:做腹部触诊,有无肝脾肿大等。

9.3.7 步态是否正常,有无跛行。

有跛行,转诊。

9.3.8 做血常规检查

9.4 体格测量

9.4.1 测量体重、身长(身高)。

对低体重、发育迟缓或消瘦的,需分析原因,对家长进行针对性健康指导和干预。

连续两次随访体重仍然没有改善,建议转诊。

9.4.2 运动发育评估:见附图1-6儿童生长发育监测图。正常发育是否处于月龄相对的运动发育内容箭头所示位置内。

落后者,转诊。

9.5 常规指导

(1)发现发育评估落后的孩子要教给家长如何给予相应的刺激。

(2)对孩子体格发育状况做出评价,指导体格锻炼的方法。

(3)询问家长孩子是否有挑食、偏食现象,建立均衡饮食的概念。防止儿童营养不良或营养过剩。

（4）注意言语发育的问题。

（5）提醒家长注意防止幼儿受到意外伤害,注意游戏场地和交通的安全,防止被宠物咬伤等。

（6）提醒家长注意幼儿的口腔卫生,在家长的帮助下,幼儿可以用软的牙刷清洁牙齿。

（7）指导家长注意幼儿心理健康,对孩子不要溺爱。

9.6 其他　告诉家长下次随访需要家长带幼儿到乡镇卫生院或社区卫生服务机构,时间为孩子满3周岁时。如果已上幼儿园,随访时间由幼儿园安排。提醒家长下次预防接种的时间。

填写健康检查记录表。对给出转诊建议的婴儿要在两周内电话随访,询问家长是否到上级医院就诊,并记录在"其他"栏内。

9.7 预防接种　见第三章"预防接种"。

10. 36 个月随访

10.1 时间和地点　出生后36个月（幼儿满36个月后的两周内）,乡镇卫生院或社区卫生服务中心。

10.2 询问和观察　先与家长沟通,建立良好关系。

询问上次随访到这次随访之间的情况:饮食情况、过敏情况、是否患病、行为情况、牙齿护理等。

10.3 体格检查及处理

10.3.1 一般状况:观察面色、精神、营养状况。

10.3.2 眼睛:3岁的幼儿眼睛已经发育完好,具备基本功能,能够认人、识物等。有良好的立体视觉和色觉。可以看到较远的目标,喜欢观察周围环境。部分可以学会使用儿童视力表,视力可以达到0.7～0.9。有些孩子可以学会标准视力表检查。检查有无斜视,结膜是否充血,有否分泌物,畏光、流泪等。

若有结膜充血、分泌物过多,建议转诊。

若患儿经常揉眼睛,有畏光、流泪等症状,及时转诊。

如看电视及图画时距离过近、歪头视物等,应立即转诊。

如果发现幼儿斜视,应及时转诊。

基层医生需告知孩子家长要到医院去建立孩子的眼睛和视觉档案,要时刻关注孩子的视觉发育。

10.3.3 耳部:耳道有无异常分泌物。

10.3.4 口腔:检查牙齿萌出的数量、龋齿数目和牙位。

20颗应全部萌出,如不足20颗应转诊,做必要的检查。

检查是否有龋齿,如有龋齿应记录龋齿数目和牙位,并转诊治疗。

指导家长教孩子自己刷牙。刷牙时开始使用牙膏,每次牙膏用量为绿豆大小。

对能够配合的儿童,开始应用局部用氟的方法帮助预防龋齿。每年两次。

10.3.5 心肺:听诊:有无心音异常及心脏杂音,肺部呼吸音有无异常。

10.3.6 肝脾:触诊,有无肝脾肿大等。

10.3.7 * 为肥胖儿童量一次血压(使用儿童袖带)。

10.3.8 步态:有无跛行。由现在开始,内八字脚及扁平足减少。

10.3.9 做血常规检查。

10.4 体格测量和发育评估

10.4.1 测量体重、身高。

对低体重、发育迟缓或消瘦的,需分析原因,对家长进行针对性健康指导和干预。

连续两次随访体重仍然没有改善,建议转诊。

10.4.2 运动发育评估:见附图1-6儿童生长发育监测图。应处于月龄相对的运动发育内容箭头所示位置内。

落后者,转诊。

10.4.3 其他发育评估:

行为:交替脚步上楼梯,会骑三轮车,会临摹圆圈,开始会扣上和解开扣子。

社交:知道自己的性别、名字、年龄和地址,识别主要颜色(红、黄、蓝)。

10.4.4 听力:应用听性行为观察法对该月龄儿童,尤其是听力高危儿童进行一次听力筛查,若未通过则转诊。

10.5 指导

(1)对孩子体格发育状况做出评价,指导体格锻炼的方法。

(2)询问家长孩子是否有挑食、偏食现象,建立均衡饮食的概念。防止儿童营养不良或营养过剩。建立良好和健康的饮食习惯。

(3)提醒家长注意防止幼儿受到意外伤害,注意游戏场地和交通的安全,防止被宠物咬伤等。

(4)提醒家长注意幼儿的口腔卫生,鼓励和帮助小儿培养睡前刷牙的习惯。

(5)进行大小便的训练。白天的时候能控制小便,不再尿裤子。

10.6 其他　告诉家长下次随访需要家长带幼儿到乡镇卫生院或社区卫生服务机构,时间为孩子满48个月时。如果已上幼儿园,随访时间由幼儿园安排。提醒家长下次预防接种的时间。

填写健康检查记录表。对给出转诊建议的婴儿要在两周内电话随访,询问家长是否到上级医院就诊,并记录在"其他"栏内。

10.7 预防接种　见第三章"预防接种"。

11. 48个月随访

11.1 时间和地点　出生后48个月(幼儿满48个月后的两周内),乡镇卫生院或社区卫生服务中心或幼儿园。

11.2 询问和观察　先与家长沟通,建立良好关系。

问一年来儿童发育中家长有无育儿困惑,便于体检中有针对性检查和进行相应的健康教育。

11.3 体格检查及处理

11.3.1 一般状况:观察精神、活动、反应与营养状况。

11.3.2 眼睛:4岁的幼儿眼睛已经发育完好,具备基本功能,能够认人、识物等。有良好的立体视觉和色觉。可以看到较远的目标,喜欢观察周围环境。孩子可以学会标准视力表检查,视力可以达到0.7～0.9。检查有无斜视,结膜是否充血,有否分泌物、畏光、流泪等。

若有结膜充血、分泌物过多,建议转诊。

若患儿经常揉眼睛,有畏光、流泪等症状,及时转诊。

若视力不足0.7,应转诊。

如看电视及图画时距离过近、歪头视物等,应立即转诊。

如果发现幼儿斜视,应及时转诊。

基层医生需告知家长要到医院去建立孩子的眼睛和视觉档案,要时刻关注孩子的视觉发育。

11.3.3 耳部:耳道有无异常分泌物。

11.3.4 口腔:检查是否有龋齿。如有龋齿及时转诊治疗。

指导家长教孩子自己刷牙。刷牙时开始使用牙膏,每次牙膏用量为绿豆大小。

对能够配合的儿童,开始应用局部用氟的方法帮助预防龋齿。每年两次。

11.3.5 心肺:听诊:有无心音异常及心脏杂音,肺部呼吸音有无异常。

11.3.6 肝脾:触诊,有无肝脾肿大等。

11.3.7 * 为肥胖儿童量一次血压(使用儿童袖带)。

11.3.8 步态:有无跛行。

11.3.9 做血常规检查。

11.4 体格测量和发育评估

测量体重、身高,做体格发育评估。

对低体重、发育迟缓或消瘦的,需分析原因,对家长进行针对性健康指导和干预。

若一年内儿童的身高、体重始终处于中位数减 2 个标准差以下,转诊。

11.5 指导

(1)询问家长孩子是否有挑食、偏食现象,建立均衡饮食的概念。防止儿童营养不良或营养过剩。建立良好和健康的饮食习惯。

(2)提醒家长注意防止幼儿受到意外伤害,注意游戏场地和交通的安全,防止被宠物咬伤等。

(3)提醒家长注意幼儿的口腔卫生,强调睡前刷牙,有条件者鼓励在餐后刷牙。

11.6 其他 告诉家长下次随访需要家长带幼儿到乡镇卫生院或社区卫生服务机构,时间为孩子满 5 周岁时。如果已上幼儿园,随访时间由幼儿园安排。提醒家长下次预防接种的时间。

填写健康检查记录表。对给出转诊建议的婴儿要在两周内电话随访,询问家长是否到上级医院就诊,并记录在"其他"栏内。

11.7 预防接种 见第三章"预防接种"。

12. 60 个月随访

12.1 时间和地点 出生后 60 个月(幼儿满 60 个月后的两周内),乡镇卫生院或社区卫生服务中心或幼儿园。

12.2 询问和观察 先与家长沟通,建立良好关系。

询问一年来儿童发育中家长有无育儿困惑,便于体检中有针对性检查和进行相应的健康教育。

12.3 体格检查及处理

12.3.1 一般状况:观察精神、活动、反应与营养状况。

12.3.2 眼睛:5 岁的儿童眼睛已经完全发育成熟,眼球各方向运动良好,辐辏、立体视觉和色觉均已发育完成,视力可以达到 0.8~1.0。检查有无斜视,结膜是否充血,有否分泌物、畏光、流泪等。

若有结膜充血、分泌物过多,建议转诊。

若患儿经常揉眼睛,有畏光、流泪等症状,及时转诊。

若视力不足 0.8,应转诊。

如果发现孩子经常揉眼睛,眯眼看东西,看电视时经常往前凑,看书写字时离书本比较近等,应该尽早转诊。

如果发现幼儿斜视,应及时转诊。

基层医生需告知孩子家长要到医院去建立孩子的眼睛和视觉档案,关注孩子的视觉发育。

12.3.3 耳部:耳道有无异常分泌物。

12.3.4 口腔:检查是否有龋齿。如发现龋齿及时转诊治疗。

指导家长教孩子自己刷牙。并开始使用牙膏,每次牙膏用量为绿豆大小。

对能够配合的儿童,采用局部用氟的方法帮助预防龋齿。每年两次。

12.3.5 心肺:听诊:有无心音异常及心脏杂音,肺部呼吸音有无异常。

12.3.6 肝脾:触诊,有无肝脾肿大等。

12.3.7 * 为肥胖儿童量一次血压(使用儿童袖带)。

12.3.8 步态:有无跛行。

12.3.9 做血常规检查。

12.4 体格测量和发育评估　测量身高、体重。做体格发育评估。

对低体重、发育迟缓或消瘦的,需分析原因,对家长进行针对性健康指导和干预。

若一年内儿童的身高、体重始终处于中位数减 2 个标准差以下,转诊。

12.5 指导

(1)对孩子体格发育状况做出评价,指导体格锻炼的方法。

(2)询问家长孩子是否有挑食、偏食现象,建立均衡饮食的概念。防止儿童营养不良或营养过剩。建立良好和健康的饮食习惯。

(3)提醒家长注意防止幼儿受到意外伤害,注意游戏场地和交通的安全,防止被宠物咬伤等。

(4)提醒家长注意幼儿的口腔卫生,强调睡前刷牙,有条件者鼓励在餐后刷牙。

12.6 其他　填写健康检查记录表。对给出转诊建议的婴儿要在两周内电话随访,询问家长是否到上级医院就诊,并记录在"其他"栏内。

12.7 预防接种　见第三章"预防接种"。

13. 72 个月随访

13.1 时间和地点　出生后 72 个月(幼儿满 72 个月后的两周内),乡镇卫生院或社区卫生服务中心或幼儿园。

13.2 询问和观察　先与家长沟通,建立良好关系。

询问一年来儿童发育中家长有无育儿困惑,便于体检中有针对性检查和进行相应的健康教育。

13.3 体格检查及处理

13.3.1 一般状况:观察精神、活动、反应与营养状况。

13.3.2 眼睛:6 岁的儿童眼睛已经完全发育成熟,眼球各方向运动良好,辐辏、立体视觉和色觉均已发育完成,视力可以达到 0.8～1.0。检查有无斜视,结膜是否充血,有否分泌物,畏光、流泪等。

若有结膜充血、分泌物过多,建议转诊。

若患儿经常揉眼睛,有畏光、流泪等症状,及时转诊。

若视力不足 0.8,应转诊。

如果发现孩子经常揉眼睛,眯眼看东西,看电视时经常往前凑,看书写字时离书本比较近等,应该尽早转诊。

如果发现幼儿斜视,应及时转诊。

基层医生需告知孩子家长要到医院去建立孩子的眼睛和视觉档案,关注孩子的视觉发育。

13.3.3 耳部:耳道有无异常分泌物。

13.3.4 口腔:检查有无龋齿。

检查是否有龋齿。如发现龋齿及时转诊治疗。

*询问孩子是否学会自己刷牙。低氟地区的孩子,建议使用含氟牙膏。刷牙时每次牙膏用量为绿豆大小。

*对能够配合的儿童,采用局部用氟的方法帮助预防龋齿。每年两次。

*检查第一恒磨牙是否完全萌出,并记录。如果完全萌出,并发现窝沟较深,应建议做窝沟封闭。

13.3.5 心肺:听诊,有无心音异常及心脏杂音,肺部呼吸音有无异常。

13.3.6 肝脾:触诊,有无肝脾肿大等。

13.3.7 *为肥胖儿童量一次血压(使用儿童袖带)。

13.3.8 做血常规检查

13.4 体格测量和发育评估 测量身高、体重。做体格发育评估。

对低体重、发育迟缓或消瘦的,需分析原因,对家长进行针对性健康指导和干预。

若一年内儿童的身高、体重始终处于中位数减 2 个标准差以下,转诊。

13.5 指导

(1)对孩子体格发育状况做出评价,指导体格锻炼的方法。

(2)询问家长孩子是否有挑食、偏食现象,建立均衡饮食的概念。防止儿童营养不良或营养过剩。建立良好和健康的饮食习惯。

(3)提醒家长注意防止幼儿受到意外伤害,注意游戏场地和交通的安全,防止被宠物咬伤等。

(4)提醒家长注意幼儿的口腔卫生,强调在餐后和睡前刷牙。每天不超过 2 次。

13.6 其他 填写健康检查记录表。对给出转诊建议的婴儿要在两周内电话随访,询问家长是否到上级医院就诊,并记录在"其他"栏内。

13.7 预防接种 见第三章"预防接种"。

第三节　儿童健康管理适宜技术

一、体重、身长(身高)、头围检查及绘制生长曲线

1. 体重

每次测量时应除去鞋帽并减去衣服的重量,测得结果与前次比较,结果悬殊时当即进行

复查核实。体重计应为落地式的 50kg 杠杆秤,灵敏度最多不得超过 50g,测量结果取小数点后两位。

2. 身长(身高)

3 岁以下儿童测量身长应采用卧式身长测量仪;2 岁以上若能配合测量身高则可使用立式测量仪。3 岁以上采取立式测量仪测量身高,测量时应做到三贴(两肩胛间、臀部、双足跟),测量结果取小数点后一位。

3. 头围

儿童取坐位、立位或仰卧位,测量者位于儿童右侧或前方,用左手拇指将软尺零点固定于头部右侧眉弓上缘处,经枕骨粗隆及左侧眉弓上缘回至零点。使软尺紧贴头皮。儿童头围记录以厘米为单位,测量结果取小数点后 1 位。

绘制生长曲线:每次健康管理时都应测量婴幼儿身长或身高、体重,并记录在生长曲线图上。若孩子的身高体重在均值减两个标准差以下,为营养不良,应引起注意;若身高体重曲线水平虽较低,但与平均曲线平行,可继续观察,若 3 个月曲线一直没有上升,应转诊。

二、母乳喂养

1. 喂养方式定义

(1)母乳喂养:指婴儿只吃母乳,不加任何其他食品,但允许在有医学指征的情况下,加喂药物、维生素和矿物质。

(2)混合喂养:指婴儿在喂母乳同时,喂其他乳类及乳制品。

(3)人工喂养:指无母乳,完全喂其他乳类和代乳品。

2. 新生儿期母乳喂养指导

(1)首先了解母婴出院后母乳喂养情况,指导母亲喂养的时间和次数以婴儿需要为准,一昼夜不应少于 8 次。

(2)亲自观察一次母亲哺乳的全过程,注意纠正其错误和不适宜的姿势。母亲的喂哺姿势可有斜抱式、卧式、抱球式,无论用何种姿势,都应该让婴儿的头和身体呈一条直线,婴儿身体贴近母亲,婴儿头和颈得到支撑,婴儿贴近乳房、鼻子对着乳头。当婴儿口张大含住乳头和乳晕,下唇应朝外突出、下颌接触乳房。

(3)根据婴儿的体重增长和小便次数客观地、及时地帮助母亲判断哺乳量是否充分,及时了解母亲对哺乳的疑虑,热情鼓励,减少焦虑。若具备以下两点,则表示哺乳充足:①体重每周增长 150g 及以上,或满月增长 600g 及以上;②每日排尿 6～8 次以上,尿液呈无色或淡黄色,且无味。当母亲感到奶水不足时,应耐心传授促进乳汁分泌的方法,告知家长:要让婴儿勤吸吮,每次应吸空一侧乳房后,再吸另一侧,这样可以保证婴儿吸到富含脂肪的后奶,利于体重增长。

(4)指导母亲常洗澡、勤更衣,喂奶前须洗手。不要给婴儿吸吮橡皮奶头,也不给婴儿使用安慰奶嘴。

(5)及时发现母亲乳头异常(乳头凹陷、平坦、皲裂等),并给予妥善处理。

(6)帮助母亲分析母乳不足的原因,不要轻易添加其他奶类。

(7)指导哺乳期母亲的营养和睡眠,并嘱其丈夫和家庭成员关心和支持母乳喂养,不要让母亲过度劳累、紧张和心情不畅,以保证乳汁分泌充足。

(8)教育哺乳期的母亲勿穿化纤类的内衣和胸罩,并要勤换洗。

(9)母亲和家人在饮食上的注意事项:

要讲究营养均衡,可以适当多喝些汤。

应注意进食富含 B 族维生素和维生素 C 的食物。

宜多吃些鱼、瘦肉、鸡蛋、核桃、蔬菜、水果等食品,忌过荤饮食。

要多喝水、牛奶、果汁,不宜喝含咖啡因的饮料。

不宜吃辛辣及燥热性食物。

要戒烟、戒酒。

如果母亲患病需要服用药物,一定要在医生指导下使用。

3. 婴儿期母乳喂养指导

(1)婴儿 6 个月内应纯母乳喂养。婴儿满月后转入健康随访管理。为估计婴儿哺乳量是否充足,每次婴儿体检时均需询问母亲是否有乳房胀满或阵阵下奶感等,包括哺乳后睡眠时间长短、大小便次数、体重增长情况。还要了解婴儿精神状况。

(2)及时发现和帮助母亲解决喂养过程所遇到的问题和困难。

(3)在合理食物转换的情况下,母乳喂养可坚持到儿童 2 岁及 2 岁以上。

三、早产儿护理

基层医生应增加对早产儿和低出生体重儿的访视次数,并要给予特殊指导。

1. 喂养指导

必须强调母乳喂养。对吸吮力弱的婴儿,可将母亲的乳汁挤出来,用滴管或早产儿特殊奶瓶喂养,根据婴儿需要逐步增加奶量。一旦吸吮能力增强,应该开始婴儿直接哺乳。对用滴管喂养的早产儿,在每次喂养前,母亲可将小手指洗净后放入婴儿口中,刺激和促进吸吮反射的建立,以便主动吸吮乳头。如不能母乳喂养或母乳不足时,应在医生指导下添加早产儿特殊配方奶。每次喂奶之后,应抱起婴儿拍背,排出吞咽下的气体,以免呕吐导致窒息。通过观察尿便情况和体重增长,判断喂养是否足够。

在医生指导下补充维生素 D、钙剂和铁剂。

2. 保温指导

(1)监测体温:每 6 小时测一次,做好记录(每日体温正常波动应在 36～37℃之间)。

(2)保持室温在 24～26℃,湿度 50%。在换尿布时,注意先将尿布加温(用暖水袋)。

(3)冬季室温较低的情况下,可将热水袋或装热水的密封瓶放在两床被之间进行保暖(不能直接接触婴儿皮肤),以婴儿手足温和即为适宜。

(4)无上述条件者,采用袋鼠式保暖法保暖。即将早产儿放入成人怀中,直接贴紧成人皮肤。

(5)体重≥2000g 的婴儿,脐带脱落后每日可洗澡,室温最好在 28℃左右,盆浴水温应按体温调在 38～40℃为宜。所有的浴巾、衣物应预热后使用,出浴后应先将婴儿头部擦干。

3. 护理指导

(1)观察早产儿吃奶、精神、面色、呼吸、哭声、皮肤(注意有无黄疸和硬肿)及大小便性质和次数,并嘱家长如发现异常应及时与基层医生联系或到医院检查。若需吸氧或静脉输液须随时监测,并应转诊至上级医院。

(2)每次换尿布或做其他护理时,动作要轻柔迅速,以免婴儿受凉。

(3)注意更换婴儿的体位,定时翻身。吃奶后应将婴儿头部侧向右边或侧卧,以免呕吐导致窒息。

（4）注意观察脐部情况，有无感染或脐疝，指导脐部护理。

（5）新生儿满两周及28天时各测一次体重，测体重时要注意保暖。早产儿一般满月增重在900g左右，对满月体重增长不足750g者应分析原因，进行指导，必要时转诊。

四、婴儿食物转换

婴儿由纯乳类的液体食物向固体食物转换的过程称为食物转换。6个月后的婴儿仅从母乳中无法获得生长发育所需的足够营养物质，同时婴儿的发育逐渐完善，其胃肠道的消化能力也在逐步提高，具备了进行食物转换的条件。婴儿食物转换的过程是自液体食物演变为泥糊状食物，最终引入固体食物阶段。

食物引入原则：在婴儿180ml/次奶量的基础上开始添加非乳类食物。由一种到多种、由少量到多量、由稀到稠、由细到粗。由不易产生过敏的谷类食物开始到动物性食物的引入，见表4-2。

6月龄：一般先加入易于吸收、不易产生过敏的谷类食物，最好为强化铁的米粉，米粉可用奶液调配。其次引入的食物是泥状的根茎类蔬菜、水果。

7~9月龄：可添加动物性食物，如肉类、蛋类、鱼类和豆制品。呈泥、末状。

10~12月龄：所提供的食物其制作的精细化程度降低。例如食物形态可呈碎块状。

表4-2　婴儿食物引入时间及种类

	6个月	7~9个月	10~12个月
粮食类	含铁米粉	粥、烂面、饼干、馒头片、熟土豆	稠粥、软饭、面条、带馅食品
蔬菜、水果类	菜泥、果泥	碎菜、碎果	碎菜、碎果
动物类、豆类	—	鱼、肉泥、肝泥、豆腐、蛋黄	全蛋、碎肉、碎鱼、豆制品

注意事项：

（1）食物的添加不应影响原有乳类的摄入量。

（2）婴儿接受一种新食物一般需尝试8~10次，约3~5日。待婴儿愿意接受并且大便正常后，食物量方可逐渐增多。如婴儿拒绝接受，或接受后大便异常（指腹泻而非正常大便中有食物渣滓），应暂时停止食物。待大便恢复正常后继续。

（3）菜泥中无需加盐、油；水果泥不加糖或水。

（4）7~9月龄的食物呈末状，要清淡、无盐、少糖。可在进食稠粥或面条后饮奶。

（5）10~12月龄的食物呈碎状、丁块状、指状。

五、家庭伤害的预防

1. 预防坠地事故

让婴幼儿单独睡在婴儿床上。如果和母亲一起睡，要注意让婴幼儿单独睡在一个被子里，防止母亲熟睡时压到造成窒息；当婴幼儿一个人躺在床上时，一定要有床栏。住楼房的家庭，窗户应该安装护栏。

2. 预防烫伤

给婴幼儿洗澡时，先在盆里加入凉水，后放热水。注意不要碰倒装了热水的容器。使用热水袋给新生儿取暖时,要将塞子塞紧,并用毛巾或厚布包裹起来,不要让新生儿的皮肤接触到热水袋。小儿会爬会走后,要注意将热的水、汤、粥等放在远离儿童的地方,饭菜晾凉后再喂,不能放在桌边,特别是不能放在有桌布的桌子上,以免被儿童碰翻。夏天蚊香应放在离婴幼儿较远的地方。预防一氧化碳中毒:房间内使用煤油炉、煤气炉、煤炉、炭盆取暖时,要注意通风。

3. 预防窒息

不要让婴幼儿玩过小的玩具,注意玩具上是否会有容易脱落的细小零件。应注意玩具上标示的适用年龄,凡带尖、有棱角、容易坏的玩具和塑料袋都不适合 1 岁以内的婴儿玩。经常检查婴幼儿的周围是否有遗落的纽扣、硬币、棋子等物品。不要给婴幼儿吃整个的坚果,如瓜子、花生和豆类,以防造成气管异物和窒息。

4. 预防药物中毒和危险物品伤害

不要把可能会对孩子造成伤害的物品,如药物、洗涤用品、杀虫剂、刀剪等利器、火柴等易燃品,放在婴幼儿能接触到的地方,以防误食误伤或中毒。过敏性体质的儿童慎用毛绒玩具。

5. 预防溺水

习惯用浴缸的家庭,要及时将浴缸里的水放干,浴室门关好,以防婴幼儿掉进装满水的浴缸。在部分地区,如果家庭中有水缸或水井,一定要加盖;如果屋外有水沟、池塘等,要装栅栏,若实在无法安装,一定要照看好儿童,以免落水。

6. 预防交通伤害

乘坐小型汽车时,要给婴幼儿准备专用汽车坐椅。任何时候都不能将婴幼儿单独留在汽车里。

7. 预防咬伤

饲养宠物的家庭不能让猫、狗等宠物单独与婴幼儿在一起。消灭老鼠,防止被其咬伤及传染疾病。

8. 预防其他伤害

经常检查婴儿的手指和脚趾是否被手套或被子上的丝线缠绕,以免因血流不通造成组织坏死。经常给婴儿修剪指甲。把指甲尖修圆,以免抓破皮肤。照看孩子的人也不能留长指甲,防止伤害到婴幼儿。

电风扇要选有扇页保护的,防止婴幼儿把手指伸进去。电源插座应该有一定高度,电源插孔要用专用绝缘片保护好。

严禁婴幼儿拿小匙或筷子等长形物体玩,特别要小心不能将这些物件含在嘴里,防止跌倒时受伤。

对儿童进行体格检查时,要注意看儿童身上是否有异常的青紫、外伤等情况,特别是女童。如发现儿童有受到虐待的可能,一定要追问,必要时报警处理。

(陈博文　滕红红　王惠珊　王丹华　肖　峰)

第五章
孕产妇健康管理

第一节 概 述

妇女是人类的母亲,承担着孕育下一代的神圣使命。妊娠和分娩虽然都是生理过程,但是由于它的特殊使命,很容易受诸多因素的影响,具有一定的脆弱性,因此需要加以呵护和关爱,才能维护母亲和胎儿两方面的健康,使妊娠得以正常进行,分娩能顺利、平安,产褥期正常康复,婴儿健康成长。

社区是为孕产妇提供基本医疗保健服务的重要场所,社区卫生服务机构为孕产妇提供基本保健服务的内容包括:孕12周前随访建册及对正常孕妇孕中晚期四次产前随访服务,还要开展产后家庭访视工作和正常产妇的产后健康随访。在各个阶段进行保健指导,提高孕产妇自我保健能力和通过检查评估做到疾病的早发现、早诊断和早治疗。基层卫生服务机构为孕产妇服务的各项工作都应按照国家有关《孕产妇保健工作规范》及《社区孕产妇健康管理适宜技术规范》的要求进行,掌握辖区内孕产妇保健基本情况,及时发现有问题的孕产妇并及时落实转诊。由社区医生负责孕产妇的健康评估工作,与社区防(妇)保人员共同讨论该孕产妇的分类,填写有关记录,做好保健指导,两周内落实转院及转诊后的随访等;将每次随访服务的信息及检查结果准确、完整地记录在《孕产妇保健登记本》、《孕产妇保健手册》和《孕产妇健康档案》上,并定期做好信息统计和上报工作。

第二节 流程图及说明

一、孕产妇系统保健全程流程图

社区是为孕产妇提供基本医疗保健服务的重要场所,为促使基层卫生服务机构开展孕产妇系统保健工作特制孕产妇系统保健全程流程图(图5-1)。

全图分为两行,上面一行,显示孕产妇从孕早期开始到产褥期结束的全过程;下面一行,显示社区卫生服务机构或上级医院提供的服务,颜色变化代表不同阶段,上下对应,提示各个阶段需要接受服务的场所和内容。对于每位妇女而言,都能接受从孕早期开始的孕产期全程保健服务。"→"表示各阶段发现异常问题者都须随时转至上级医院。

"﹡":24周后转至有助产资质的卫生服务机构产前检查和住院分娩。

二、孕产妇健康管理服务流程图

为了使社区卫生服务机构提供规范的孕产期保健服务,特制订孕产妇健康管理服务流

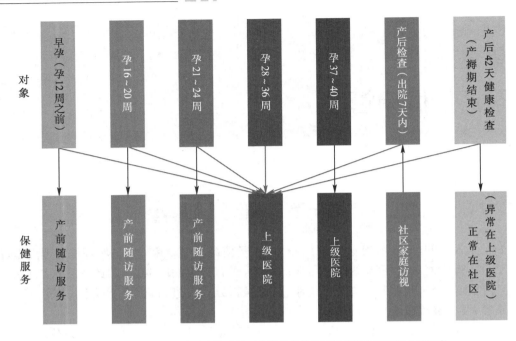

发现问题的对象转诊　　＊有助产资质的卫生服务机构接受产前检查和住院分娩服务

图 5-1　孕产妇系统保健全程流程图

程图(图 5-2)。此图设计包括四个方面:提供孕产妇健康管理服务的各阶段、各阶段应检查内容、评估分类及保健指导等。

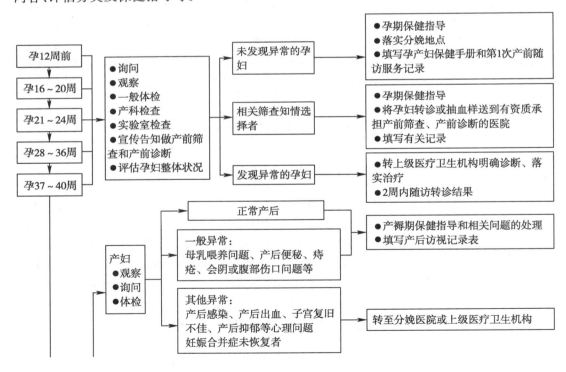

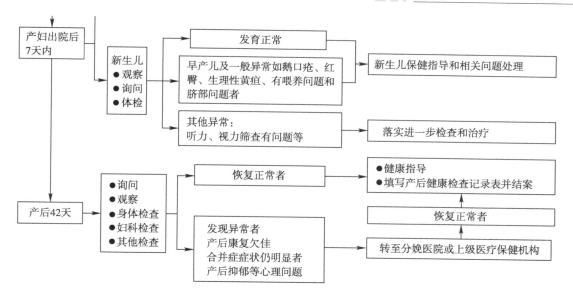

图 5-2　孕产妇健康管理服务流程图

第三节　孕产妇健康管理适宜技术

一、第一次产前随访服务的适宜技术

从妊娠开始到 12 周末为孕早期,这是胎儿各器官发育成形的重要时期。

1. 早孕诊断技术

1.1 根据停经史,核对孕周,推算预产期　平素月经周期规律的育龄妇女,月经过期一周以上应警惕妊娠。停经可能是最早期的重要症状,但不一定就是妊娠,需要确定。

通过询问末次月经(即最后一次月经的开始日期)准确日期,来计算孕周和预产期。

孕周为末次月经日期至检查之日的实际周数,如 7 周加 5 天写为孕 7^{+5} 周。

孕周的计算方法,首先计算月差和日差,再根据孕周推算表转化成孕周。

月差:从检查当日的月数中减去末次月经的月数即可,如果检查当日的月数小于末次月经的月数,那么可在检查之日月数上先加 12 再减去末次月经的月数。

日差:从检查当日的日数中减去末次月经的日数即可。

预产期的计算方法:末次月经日期,月份数减去 3 或加上 9,日期数加上 7;例如:末次月经是 2006 年 7 月 1 日,月份数减 3 等于 4,日期数加 7 等于 8,孕妇的预产期是 2007 年 4 月 8 日。

如果孕妇无法确定末次月经或平素月经周期不规律,则可通过妇科检查子宫大小,有条件的可通过 B 超检查胚胎的大小来确定孕周及预产期。

1.2 妇科检查　早孕征象为:宫颈呈紫蓝色而柔软,子宫随妊娠月份的增加而增大变软,其前后径增加明显而呈球形。妊娠 6~7 周双合诊检查子宫峡部极软,感觉子宫颈似与宫体分离,称为黑格征,是妊娠早期特有的变化。至妊娠 8 周后表现为全子宫变软。约 12 周越出盆腔,耻骨联合上方可触及。

1.3 尿妊娠试验　妊娠后 7~9 天可用放射免疫法测定孕妇血 β-hCG(人绒毛膜促性腺

激素)诊断早孕。临床上多用早早孕诊断试纸法检测孕妇尿液,若为阳性,在白色显示区上下呈现两条红色线,表明受检者尿中含 hCG,可诊断早期妊娠。阴性结果应在一周后复测。

1.4 B超检查(有条件和必要时进行)　宫腔内可见到妊娠环、孕囊、胚芽或胎心搏动。对于末次月经记不清或平时周期不准者可比较准确地确定胎龄,也可发现异位妊娠。如为双胎,可通过绒毛膜性判断单卵或双卵双胎,以利于以后双胎并发症的诊断及处理。

2. 第一次产前随访

孕妇在12周末前到社区卫生服务机构进行早孕登记建册时,医生通过仔细询问病史和认真细致的观察、检查,对早孕孕妇进行评估。

2.1 询问

2.1.1 本人基本情况

2.1.1.1 现病史、既往史:包括高血压、心、肝、肾、肺病、性病、糖尿病、精神及神经性疾病等。外伤及手术史。过敏史。

2.1.1.2 月经情况:初潮、周期、经量、末次月经等。

2.1.1.3 妇产科病史

生育史:有无流产、早产、难产、死胎、死产史及既往分娩情况;有无产后出血与感染史;有无出生缺陷和先天疾病儿生育史等。

生殖道手术史:有、无。

2.1.1.4 本次妊娠情况:早孕反应情况、有无发热及服药史;有无阴道出血、心悸、下肢水肿等症状;现在是否患有高血压,心、肝、肾、肺病,糖尿病、传染病等。

2.1.2 夫妇双方家族史和遗传史。

2.1.3 不良因素暴露史:生活和工作环境中,有无接触不安全因素或有毒有害物质,如放射线、高温、铅、汞、苯、农药等以及有无患病和服用药物。预防接种史。

2.2 观察　注意观察体态和步态、面色是否苍白、巩膜有无黄染等,关注孕妇的发育及营养状况(好、中、差)、精神状态(饱满、委靡)以及心理是否有焦虑和抑郁等。

2.3 一般体检　包括测量身高和体重、测量血压、检查甲状腺、乳腺,心肺听诊,妇科检查。妇科检查注意黑格征和子宫大小与孕周是否相符,有必要时做宫颈细胞学检查。

2.4 实验室检查　包括血常规、尿常规、血型、肝功能、肾功能、乙型肝炎检查,有条件的地区建议进行血糖、阴道分泌物、梅毒血清学试验、HIV 抗体检测等实验室检查。半年内孕前检查时做过的实验室检查结果有效,不需重复检查。

2.5 必要时做心理量表测定　对询问和观察中发现有心境不佳、有明显焦虑或抑郁症状者可用焦虑自评量表或抑郁自评量表进行测定(附表 1-8-1)。

3. 评估分类的依据

通过以上观察和检查对早孕孕妇的健康状况进行评估分类,分为未发现问题(正常)、发现问题和发现危急征象三类。分类的依据是通过孕早期常见疾病的表现特征和危急征象来确定。现将孕早期常见的产科并发症和合并症的表现特征和危急征象介绍如下作为分类时的参考。

3.1 妊娠剧吐　约半数妇女在妊娠 6 周前后可出现头晕、乏力、嗜睡、食欲减退、偏食、厌恶油腻、恶心、呕吐等,这些为早孕反应,多数在妊娠 12 周左右自行消失,是生理反应。如出现频繁恶心、呕吐,发生体液失衡、代谢障碍、酸中毒、电解质紊乱、肝肾功能衰竭等综合征称妊娠剧吐,如不及时处理会造成孕妇死亡、胎儿畸形,务必重视。

3.1.1 表现特征

恶心呕吐频繁,滴水不进,呕吐物中可带黄绿色胆汁,或咖啡色出血物;

尿量明显减少;

消瘦明显,体重下降;

尿常规中尿酮体阳性。

3.1.2 危急征象

面色苍白,消瘦明显,眼窝凹陷,口唇干燥;

体温升高至 38℃以上,脉搏增快至 120 次/分钟以上,血压下降;

呈现昏睡状态,意识模糊,谵妄甚至昏迷;

巩膜皮肤黄染,化验血胆红素、转氨酶升高;

尿中出现蛋白和管型,血肌酐、尿素氮升高;

出血倾向增加,如可能发生角膜下出血,视网膜出血;

电解质紊乱,低钾,酸中毒。

3.2 流产　流产是指妊娠 28 周之前、胎儿体重不足 1000g 而终止妊娠者。根据流产发生的时间,又分为早期流产与晚期流产,发生在 12 周前为早期流产,流产又分为先兆流产、难免流产、不全流产和完全流产等几种。症状是停经、阴道出血、腹痛。早期流产大多是先出血后腹痛,晚期流产症状与早产相似。

流产是人类生殖的自然淘汰,早期流产 80％以上为胚胎发育异常所致,约占受精卵的 75％,其中仅 15％左右因有流产症状而被临床所认识,其余则表现为功能性子宫出血、月经延期等。

3.2.1 表现特征

3.2.1.1 先兆流产的早期症状是少量流血和轻微的、阵发性下腹痛。保胎之前应先做 B 超除外宫外孕。目前的观点不主张使用激素药物保胎,可以指导休息、安慰、解除精神上的紧张,如症状无好转,需转上级医院做 B 超检查,了解孕囊和胚胎的情况,决定进一步处理意见。

3.2.1.2 难免流产、不全流产和完全流产的主要症状有:阴道流血大于月经量、腰背部酸痛和腹部阵发性疼痛,不全流产和完全流产的可诉有肉样物排出。特别是不全流产的出血量较多,凡是出现以上症状者均需转院。

3.2.1.3 习惯性流产是指自然流产连续发生 3 次及以上者。

3.2.2 危急征象:出血多于月经量,出现面色苍白、四肢厥冷、血压下降、脉搏细数等休克症状者,紧急转上级机构。

3.3 宫外孕　宫外孕是受精卵着床于子宫腔以外的妊娠,包括输卵管妊娠、腹腔妊娠、卵巢妊娠、阔韧带妊娠等。其中输卵管妊娠占 90％以上。与异位妊娠含义稍有差异。异位妊娠是受精卵着床于子宫体腔以外,还包括宫颈妊娠。是妇产科常见急腹症,近年来发生率逐渐增加,如不及时诊断处理,有导致孕妇死亡的危险。因此,一直被视为具有高度危险的早期妊娠并发症。

3.3.1 表现特征:停经、阴道流血、腹痛、晕厥、休克是输卵管妊娠的典型临床表现,但由于妊娠的部位不同,发生的病理变化略有不同。

3.3.1.1 停经:除输卵管间质部位妊娠停经时间较长外,都有 6～8 周停经史。约有 20％～30％妇女无明显停经史。明显少于月经量时要考虑为不规则出血。

3.3.1.2 腹痛:往往是就诊的主要症状。胚胎在输卵管内逐渐增大,输卵管膨胀表现为一侧下腹部隐痛或酸胀感。当发生输卵管妊娠流产或破裂时,患者突感一侧下腹部撕裂样剧痛,持续性或阵发性,常伴恶心、呕吐;血液积聚在直肠子宫陷凹,出现肛门坠胀、里急后重感(为此症状病人有可能先去就诊肠道科);如内出血多,刺激膈肌引起肩胛部放射性疼痛。

3.3.1.3 阴道流血:在短暂停经后出现不规则流血,量少,略红或深褐色,或点滴状,胚胎死亡或流产后出血类似月经量,可能混有蜕膜管型或蜕膜碎片排出。

3.3.1.4 晕厥与休克:输卵管妊娠破裂,腹腔内急性出血引起剧烈腹痛,失血导致病人晕厥、休克,出血越多、越快,症状也越迅速、越严重,可导致死亡。

3.3.2 危急征象:病人出现休克状态,面色苍白,四肢厥冷,脉搏细数,血压下降,腹部膨隆,移动性浊音阳性,腹腔穿刺抽出不凝血。

3.4 合并重要脏器疾病及其他 高血压,心、肝、肾、肺病及糖尿病等内分泌疾病,严重贫血,精神神经性疾病,传染性疾病都会有能否胜任妊娠、是否会传给胎儿或影响胎儿的生长发育等问题,因此在询问病史时若发现孕妇现患或曾患以上疾病;或在检查中发现血红蛋白<110g/L,尿常规有异常,肝肾功能异常,乙型肝炎、梅毒血清学、HIV 筛查阳性都应予以重视。直系亲属有高血压、糖尿病、遗传性疾病或传染病史亦有可能影响孕妇和子代的健康,也需重视(详见附表 1-7-3 初筛分类表)。

孕早期的危急征象及其提示的疾病见表 5-1。

表 5-1 孕早期的危急征象及其提示的疾病

危急征象	提示疾病
阵发性腹痛、阴道流血、腰背酸痛	早期流产
急腹痛、急性失血症状、昏厥、休克	宫外孕
酸中毒症状、尿酮体阳性	妊娠剧吐

4. 分类处理

4.1 未发现问题的孕妇

4.1.1 孕早期保健指导:包括避免致畸因素、预防疾病、卫生、营养、心理保健和丈夫、家庭参与等。

4.1.2 告知 16～20 周 21-三体综合征筛查及≥35 岁者羊水染色体检查意义。

4.1.3 预约第二次产前随访服务时间(16～20 周)。

4.1.4 建立《孕产妇保健手册》、《孕产妇健康档案》和《社区孕产妇保健服务登记本》。

4.1.4.1《孕产妇保健手册》:《孕产妇保健手册》的使用是孕产期保健服务中的一项重要措施,孕妇可以通过自我观察、自我记录,及时发现问题,提高自我保健的能力。

手册建立后由孕妇保管,社区医生要指导孕妇认真阅读并按照各期的保健要求操作和填写,社区和上级医疗保健机构也要重视手册的使用,并将每次健康检查的结果简要地记录在"孕产期保健服务记录"的相关项内,有利于孕妇和医生之间的沟通,也有利于各级医疗机构之间的信息沟通。

手册的使用不但能为孕产期健康保驾护航,还能为家庭留下一份珍贵的纪念。同时,手册使用结束后,裁下"孕产期保健服务记录"交回社区卫生服务机构,是统计、分析孕产期系统保健服务信息的原始资料。

4.1.4.2《孕产妇健康档案》：在为孕妇建立孕产妇保健手册的同时，社区卫生服务机构还需要为孕妇建立健康档案（见附录一）。内容包括本人的基本情况、五次产前随访服务、产后家庭访视和产后健康检查的记录，早孕建册时填写附录一附表 1-7-1，附表 1-7-2 和附表1-7-3。

4.1.4.3《社区孕产妇保健服务登记本》：各社区卫生服务机构都要设立《社区孕产妇保健服务登记本》（简称登记本），为每一位孕妇建册的同时，要在登记本上进行登记，登记本的表式见表5-2。

表5-2　社区孕产妇保健服务登记本（表式）

手册编号	建册日期	姓名	户口		现居住地址及电话	配偶姓名及电话	年龄（实足）	孕/产次	预产期	评估分类 1. 正常；2. 一般异常；3. 重点问题			
			本市	非本市						建册孕周	16周	21周	28周	37周

转院									分娩				围产儿			产后访视						产后 42 天检查		备注
第一次			第二次			第三次			日期	孕周	分娩医院	分娩方式	评分	体重	结局	出院日期	日期	评估分类	喂养			日期	评估分类	
日期	医院	原因	日期	医院	原因	日期	医院	原因											产妇	新生儿	纯母乳	混合	人工			

登记本按照预产期分页，登记时填写在相应月份中。

登记本除建册登记时填写基本信息之外，在以后的孕产妇健康管理中，包括孕期保健服务、转院和随访、产后家庭访视以及健康产后检查都必须及时登记在相关项内。该登记本除了信息登记以外，还可以起到健康管理的指导作用：社区医生可以通过翻阅登记本了解孕产妇的各个时期健康管理的落实情况，如发现未能按时接受产前随访服务、转院未落实、未接受产后访视或产后健康检查的孕产妇，都可以及时联系并督促落实。

4.2 发现问题的孕妇　包括有遗传性疾病，年龄≥35 岁或<18 岁，生育过畸形儿，原因不明的两次以上自然流产史，以往死胎、死产、新生儿死亡史遗传病家族史，骨骼发育异常尤其是骨盆狭窄或畸形，早孕反应严重出现尿酮体阳性者，有异常情况如出血和腹痛，服用致畸药物史，血红蛋白<110g/L，乙型肝炎、梅毒血清学、HIV 检测阳性，肝肾功能异常，BMI 异常，生殖道异常或手术史，妊娠期合并内分泌疾病、精神神经疾病、传染性疾病等情况者。

4.2.1 除了一般早孕指导外，注重针对问题加强个性化指导。

4.2.2 转上级医院，经上级医院的早孕门诊、专科门诊等相关门诊明确诊断，有合并症、并发症者留在上级医院进行健康管理；对不适宜生育者及时终止妊娠。排除疾病或经过治疗已治愈者,转回社区卫生服务机构继续健康管理。

4.3 出现危急征象的孕妇　出现阴道大出血、妊娠剧吐、急腹痛等危急征象的孕妇须紧急转诊至上级医疗机构。做好转诊前准备(紧急处理、联络落实上级医疗保健机构)、转诊时的安全保障工作和转诊后 2 周内的随访等。

5. 孕早期保健指导

怀孕的最初 12 周末内,孕妇会出现恶心、呕吐或全身不适等现象,子宫逐渐增大,子宫内的新生命从单细胞的受精卵发育成具有人形的胚胎。6 周时形成脑、脊柱及中枢神经系统;8 周时面部已能辨认五官;9 周后至分娩称为胎儿,12 周时所有内脏器官形成,四肢长出。环境中的不良因素会影响胚胎的正常发育,影响器官的分化和致畸,特别在孕 6～8 周时,最为敏感。因此必须注意:

5.1 避免环境中不良因素对胚胎的影响

5.1.1 环境因素

5.1.1.1 生物学因素:如引起感染的各种病原体;

5.1.1.2 化学因素:如各种药物、环境中各种有毒物质(铅、苯、汞及农药等);

5.1.1.3 物理因素:各种射线、噪声、振动、高温、极低温、微波等。

5.1.2 为避免接触以上不良因素,在孕早期要注意做到:

5.1.2.1 不到拥挤的公共场所,避免感染疾病;

5.1.2.2 不接触猫狗,不吃未经煮熟的鱼、肉、虾、蟹等;

5.1.2.3 避免接触放射线及有毒有害物质;

5.1.2.4 妇女怀孕后,原则上不必要的药物应少服或不服;

5.1.2.5 如果患病确实需要用药治疗,应遵医嘱认真服药,不要延误治疗;

5.1.2.6 不抽烟、不喝酒;

5.1.2.7 不要洗桑拿或长时间浸泡热水澡。

5.2 卫生保健

5.2.1 注意个人卫生。孕妇的新陈代谢旺盛,特别容易出汗,因此必须勤洗澡、勤换衣。

5.2.2 洗澡应采用淋浴,不宜盆浴。孕妇的阴道分泌物增多,应每日用清水清洗外阴,并换内裤。保持外阴干燥。

5.2.3 注意口腔卫生与保健,早晚应刷牙,进食后应漱口,防止牙周病。定期口腔检查与适时的口腔治疗。

5.2.4 注意休息,避免重体力劳动及剧烈活动。怀孕的前 3 个月避免性生活,预防流产。

6. 孕早期营养指导

6.1 孕早期膳食营养需求的特点　孕早期主要是胚胎发育阶段,所需营养几乎与妊娠前没多少差别或略微增加,最重要的是合理膳食。

孕早期膳食营养特点是:全面营养、合理调配、避免营养不良或缺乏,避免孕妇体重增长过快,以及避免营养素摄入过量对胚胎发生、发育的不良影响。

叶酸是预防胎儿发生神经管畸形、先天性心脏病、唇腭裂等疾病的重要维生素,孕期需要量是非孕期的一倍以上,所以在孕期尤其是孕早期应多吃富含叶酸的动植物食物,如动物肝、绿叶蔬菜、谷物、花生、豆类等。孕前 3 个月、孕早期 3 个月口服叶酸 0.4～0.8mg/d,并有预防流产的作用。

6.2 孕早期膳食营养原则　孕早期饮食安排应当注重优质蛋白质食物,富含无机盐、维生素食物以及易于消化吸收的谷物食物的摄入。

6.2.1 不喝或少喝含酒精饮料:长期饮酒或饮用含酒精饮料会影响母体健康和胚胎发育。烧酒中乙醇含量较高,而啤酒、果酒、黄酒中虽乙醇含量较低,但都不宜经常饮用。对于不含酒精的软饮料如汽水、茶及咖啡因型可乐尽量少饮用。避免食用带色素和防腐剂的食品。

6.2.2 食物清淡爽口、烹调多样化:根据孕妇的不同情况和嗜好,选择不同的原料和烹饪方法。对于呕吐严重、有脱水的孕妇要选择含水分多的食品,如各种水果、西瓜、新鲜蔬菜,这些食品不仅含有大量的水分,而且有丰富的维生素和钙、磷、钾等无机盐。有的孕妇会有酸味、辣味和其他味道的嗜好,烹调食物时可选用少量香辛料,如姜、辣椒等,使食物有一定的刺激味,增加食欲。柠檬汁、醋拌凉菜、酸奶等酸味食品能引起食欲,备受孕妇喜爱。冷食也是孕早期的理想食品,因冷食比热食气味小,并有抑制胃黏膜病态性兴奋效果,所以对许多食品可晾凉后吃,冷饮也可少量摄入。

6.2.3 摄入容易消化的食物:烤面包、馒头、蛋糕、饼干、大米或小米稀饭等食物容易消化,在胃内滞留时间短。食用这类食物可减少呕吐的发生。

6.2.4 少量多餐:由于早孕反应可能会出现食欲减退、食欲异常和厌油腻等。因此,每日要少量多餐。进餐时间不必严格规定。吃饭时要细嚼慢咽,饭后可躺下休息。进餐时少喝汤类,而在两餐之间喝水或汤。早晨起床前吃少量食品对减轻恶心、呕吐也有帮助。

6.3 孕早期膳食构成(每日摄入食物量)

主粮(稻米、面)	200～250g
杂粮(小米、玉米、燕麦、豆类)	25～50g
蛋类(鸡蛋、鸭蛋、松花蛋)	50g
牛奶	250g
动物类食品(畜禽类及内脏、水产品)	150～200g
蔬菜(其中绿叶或绿色蔬菜占 2/3)	200～400g
水果	50～100g
植物油	20g

孕早期一日食谱举例

早餐　豆浆 200ml(一杯),白糖 5g(少许),鸡蛋 50g(一只)
　　　油条 50g(一两),烧饼 50g(一两)

早点　柑橘 100g(二两)

中餐　米饭:大米 100g(二两)
　　　青椒炒肉:青椒 100g(二两),瘦猪肉 50g(一两)

午点　牛奶 220ml(一杯),面包 50g(一两)

晚餐　米饭:大米 100g(二两)
　　　炒菠菜:菠菜 100g(二两)
　　　腐竹烧肉:腐竹 50g(一两),瘦猪肉 30g(少许)
　　　凉拌黄瓜:黄瓜 200g(四两)
　　　紫菜虾皮汤:虾皮 10g(少许),紫菜 10g(少许)

全日烹调油 20g、食盐 5g 及调味品适量。

7. 孕早期心理保健指导

7.1 孕早期的心理特点

7.1.1 正常怀孕后,妇女首先感受到的是一种将为人母的喜悦,有一种自豪和骄傲感。妊娠进一步体现了女人的价值,显示出女性的特殊贡献。

7.1.2 强烈的母爱从受孕成功起就开始产生,会出现从未有过的兴奋情绪和将要做母亲的复杂心理。

7.1.3 有的孕妇在这一时期可能出现另外一些心理变化,如变得娇宠和霸道,在家中无意识地以自我为中心等。也有的深感难以负荷当母亲的责任而感到惶惑和紧张。如果是非正常怀孕(如未婚先孕等),更会感到无比的惊慌和害怕,顾虑到社会道德的不容和谴责,而背上沉重的心理负担。

7.2 孕早期常见的心理问题 孕早期常见的心理问题大致有以下三种:

7.2.1 过分担心:担心自己的身体能否胜任孕育胎儿的任务、胎儿是否正常,会不会生一个畸形儿?会不会生一个女孩子(丈夫想要男孩子)?怎样抚养好这个小生命,使他聪明又健壮?他会像谁?丈夫会不会因为自己生孩子以后体型变化了而不满?没有母乳怎么办?

7.2.2 妊娠反应而致的焦虑:早孕期会表现为乏力、恶心、呕吐等妊娠反应,孕妇随之常会伴有焦虑、不安、懊悔、埋怨等情绪。

7.2.3 紧张不安:有些孕妇对将来的生活茫然无知,为住房、经济、照料婴儿等问题而担心,因吃过药、打过针,怕影响胎儿而导致心理上的高度紧张。

7.3 心理问题的表现形式 上述这些心理问题会使有的孕妇情绪不稳定,依赖性强,原本很自信、很有主见的人,突然变得脆弱敏感,经常处于矛盾、烦恼、抑郁、恐怖、焦虑和将信将疑之中;有的孕妇易激动,易流泪;有的孕妇寡言少语,常会因一点小事儿对丈夫发脾气。

7.4 心理保健指导要点 通过神情观察和深入细致的交谈可以了解孕妇心理状态,如果严重焦虑和抑郁症状者可使用焦虑或抑郁自评量表(见附表1-8-1)测试。

对于孕早期妇女的心理指导主要是让孕妇加强自身修养,学会自我心理调节,善于控制和缓解不健康的情绪,保持稳定、乐观、愉快的心境。指导要点包括以下方面:

7.4.1 自我鼓励:经常用警句、名言告诫自己,让自己保持好心情。

7.4.2 转移情绪:感觉担心、紧张、抑郁或烦闷时,去做一件高兴或喜欢的事:如浇花、钓鱼、听音乐、欣赏画册、阅读感兴趣的书刊等,也可去林荫大道、江边、田野散步,自然景观会消除孕妇紧张不安的情绪。

7.4.3 释放烦恼:可把自己的烦恼向密友倾诉,或通过写信、写日记来进行宣泄。这种做法,可非常有效地调整孕妇的情绪。

7.4.4 广交好友:广交情绪积极乐观的朋友,充分享受与他们在一起的快乐,让他们的良好情绪感染孕妇。

7.4.5 改变形象:换一个发型,买一件新衣服,装点一下房间,都会给孕妇带来一种新鲜感从而改变沮丧的心情。

7.4.6 减轻妊娠呕吐:妊娠呕吐反应会使孕妇产生烦恼、厌恶、沮丧等消极情绪,因此采取积极措施,如早晨可先吃一些饼干或点心,半小时后再起床;少量多餐,多吃清淡可口的蔬菜水果,少吃油腻甜食等,减轻孕吐症状,亦能调整情绪。

8. 丈夫参与和家庭社会支持

8.1 孕育一个健康的宝宝,准爸爸的参与很重要

8.1.1 准爸爸正经历从男孩到丈夫再到父亲的变化,应逐步体会到肩上的责任重大;由

于担心准妈妈和胎儿的健康,准爸爸的情绪波动也会比较大,要学会自我调节。

8.1.2 准妈妈在怀孕过程中对身体的变化可能会感到不安,时常发些小脾气,准爸爸的胸怀应该更宽广,更耐心、细致地呵护关怀,尤其是心理上的安慰;更细心地创造一个适合准妈妈居住的生活环境,尽量避免环境中的有毒有害物质。同时,还要细致了解准妈妈的需要,尽量满足她,当个好后勤。

8.1.3 全面学习孕育知识,为准妈妈和未来的宝宝当好咨询师。

8.1.4 自觉地远离烟和酒。

8.1.5 尽可能多抽出时间陪同孕妇,交流思想与情感。

8.1.6 共同承担家务,减轻孕妇的家务劳累。

8.1.7 共同进餐,关心孕妇的膳食营养;共同参与适当的保健运动(如散步)等,增进感情交流。

8.1.8 采用其他方式满足双方的性需求。

8.2 家庭与社会支持

8.2.1 营造良好家庭氛围,促进孕妇心理健康。

8.2.2 注意早孕妇女的饮食需求,保证合理平衡的膳食营养。

8.2.3 社区医护人员在服务中给予相应的关心与支持。尤其是在孕妇第一次接受保健服务时要给予热情的关心问候、充分的解释沟通和支持帮助。

二、第二、三次产前随访服务的适宜技术

孕 13~27 周末称孕中期。社区卫生服务机构承担孕中期的两次产前随访服务,提供孕中期的基本保健并及早发现问题。提供服务的时间分别在孕 16~20 周和孕 21~24 周。

孕 13 周以后,胎儿逐渐长大,母体为适应胎儿的生长发育需要和为分娩做好准备,各个系统和器官均发生一系列的变化。开展定期的、有连贯性的孕期保健服务对保护孕妇的身心健康和胎儿的生长发育具有重要的意义。

1. 产前随访服务的适宜技术

1.1 询问与观察　询问孕妇的健康状况和心理状态,有无异常感觉或出现特殊情况。

注意观察体态和步态、面色是否苍白、巩膜有无黄染等,注意孕妇的营养状况(好、中、差)、精神状态(饱满、委靡)以及心理是否有焦虑和抑郁。

1.2 一般体检

1.2.1 检查:测量血压、体重,测量宫高、听胎心。

1.2.2 体重:自妊娠 13 周起平均每周增加 350g,如一周内体重增加≥500g 者,应引起重视。

1.2.3 血压:孕妇正常血压<140/90mmHg。如血压≥140/90mmHg 或与基础血压相比升高值≥30/15mmHg 者应予以重视。

1.2.4 膝反射和下肢有无水肿。

1.2.5 产科检查:

1.2.5.1 观察腹部的大小、形状是否与孕期相符合,是否有水肿及手术瘢痕等。

1.2.5.2 测量宫高:用软尺沿腹部皮肤测量自耻骨联合上缘至子宫底的高度(以厘米计)。腹部过大或增长过快,要注意有无羊水过多或多胎。

1.2.5.3 触诊:孕中期主要通过检查宫底高度来了解胎儿的发育情况。

1.2.5.4 听诊:使用木质的胎心听筒或 Doppler 胎心仪。

胎心音从胎背与母体腹壁最接近的部位传出最为清晰。在孕中期时,胎儿还小,一般取左下腹或右下腹听到胎心音。正常的胎心率为 120～160 次/分钟。

1.2.5.5 绘妊娠图:妊娠图是将产前检查时有关孕妇的宫高及腹围的情况记录在同一张图中,然后把每次检查的结果连成曲线。《孕产妇保健手册》中有妊娠图。如果低于或高于设定的警戒区,则提示有异常情况。如增长曲线持平,警惕胎儿生长受限、羊水少;增长曲线过快,警惕羊水过多、多胎、巨大儿等。出现异常情况时要进一步经过 B 超检查等协助确诊。

1.3 实验室检查

1.3.1 尿蛋白:每次化验尿常规,必要时做 24 小时尿蛋白定量。

1.3.2 有条件的需对所有孕妇进行 21-三体综合征筛查,可以在知情选择后抽血样送至有资质的定点医院进行检查。

1.3.3 按照《中华人民共和国母婴保健法实施办法》规定,凡有以下情况之一的孕妇,应转诊到有资质的医疗机构进行产前检查:

高龄孕妇(≥35 岁);

羊水过多或过少者;

胎儿发育异常者;

孕早期接触过可能导致胎儿先天缺陷的物质者;

有遗传病家族史或者曾经分娩过先天性严重缺陷儿者;

曾经有两次以上不明原因的流产、死胎或者新生儿死亡者。

1.4 心理量表测定(必要时)　对询问和观察中发现有心境不佳、有明显焦虑或抑郁症状者可用焦虑自评量表或抑郁自评量表进行测定(见附表 1-8-1)。

2. 评估分类的依据

通过以上观察和检查进行评估和分类,分为未发现问题(正常)、有一般异常情况和有重点问题三类。分类的依据是通过发现产科并发症和合并症的表现特征和危急征象来确定。现将孕中晚期常见的产科并发症和合并症的表现特征和危急征象介绍如下作为分类时的参考。

2.1 产科常见并发症

2.1.1 妊娠期高血压疾病:妊娠期高血压疾病是妊娠期特有的疾病。包括妊娠期高血压、子痫前期、子痫、慢性高血压并发子痫前期以及妊娠合并慢性高血压。其中妊娠期高血压、子痫前期、子痫以往统称为妊娠高血压综合征。

该病属于全身性疾病,各系统均可有病理性改变,极易发生多种脏器的损害,如脑血管意外、心力衰竭、急性肾衰竭、HELLP 综合征(溶血、肝酶升高、血小板减少综合征)、弥散性血管内凝血、胎儿生长受限等。

妊娠期高血压疾病是孕期最常见的并发症,多发生在 20 周后。临床上以高血压和蛋白尿为主要症状。病情是从轻到重呈阶段性发展的,如果发展到严重阶段,可出现头痛、眼花、视物不清、上腹部疼痛,甚至抽搐和昏迷,对母婴的危害极大,是孕产妇死亡的四大主要原因之一。

2.1.1.1 表现特征

妊娠期高血压:血压≥140/90mmHg,尿蛋白(-),产后 12 周恢复。

子痫前期：轻度：血压≥140/90mmHg，尿蛋白≥300mg/24h 或（＋）；重度：血压≥160/110mmHg，尿蛋白≥2g/24h 或（＋＋），或伴血小板下降，转氨酶升高，伴有上腹痛、头痛、眼花、胸闷、视物不清等症状。

子痫：子痫前期孕妇抽搐不能用其他原因解释。

慢性高血压合并子痫前期：20 周前无蛋白尿，20 周后尿蛋白≥300mg/24h 或 20 周前突然出现尿蛋白，血压进一步升高，或血小板下降<100×10⁹/L。

妊娠合并慢性高血压：孕前或 20 周前出现血压高，舒张压≥90mmHg，妊娠期无明显加重，或 20 周后首次诊断高血压并持续至产后 12 周以后。

2.1.1.2 危急征象

血压≥160/110mmHg，头痛、眼花、胸闷、视物不清；

尿蛋白≥5g/24h 血小板下降，转氨酶升高；

无原因的恶心，右上腹疼痛；

夜间不能平卧；

无原因的咳嗽甚至抽搐和昏迷等。

孕妇因抽搐可出现窒息、自伤、骨折。也可继发严重并发症如心、肾功能衰竭、肺水肿、脑疝、脑血管意外、吸入性肺炎、胎盘早剥、胎儿窘迫、死胎等。

2.1.2 晚期流产：流产发生于 13 周至 28 周之前称晚期流产。晚期流产症状与早产相似。

2.1.2.1 表现特征

妊娠 28 周以前，有腰骶部、下腹疼痛，下腹坠胀；

有少量血性分泌物或伴少量阴道出血；

腹部触诊有阵发性宫缩，不规则，宫缩间歇时腹部松软；

胎心和胎位清楚。

2.1.2.2 危急征象：规律性腹痛或伴阴道大出血。

2.1.3 急性羊水过多：正常妊娠时羊水量随孕周增加而增加，足月羊水量为 800～1000ml。凡妊娠任何时间羊水量超过 2000ml，称为羊水过多。数日内羊水量急剧增加，称急性羊水过多。多发生在孕 20～24 周。注意排除：胎儿畸形、多胎妊娠、妊娠期糖尿病、母儿血型不合、孕妇严重贫血等。

2.1.3.1 表现特征：因羊水急剧增多，子宫迅速增大，可出现水肿、尿少、呼吸困难、发绀、不能平卧、腹壁张力大而感到疼痛；

宫高增长过快，扪不清胎儿，听不清胎心等；

B 超羊水指数≥20cm。

2.1.3.2 危急征象：子宫增长过快伴呼吸困难、发绀、水肿、不能平卧等情况。

2.2 孕期常见合并症

2.2.1 贫血：妊娠期贫血是指妊娠妇女外周血的血红蛋白（Hb）<110g/L，血细胞比容<0.3。

但是我国一直沿用的标准是 Hb<100g/L，红细胞<3.5×10¹²/L；Hb<80g/L 诊断为中度贫血，Hb<60g/L 诊断为重度贫血。

贫血影响组织供氧，严重的将导致胎儿生长不良，甚至引起早产和死胎，严重贫血可引起心肌缺血，引起贫血性心脏病；可降低机体的抵抗力，使妊娠期、分娩期、产褥期感染的机会增加。

妊娠期贫血以缺铁性贫血为多见,病因是母体铁的储存不足和需要量增加。营养不良或吸收不好均易发生贫血。此外妊娠前即有贫血,如钩虫病,肝、肾疾病及营养不良等,均可使贫血加重。

表现特征:

轻度贫血的临床表现可无特殊症状,或仅有疲倦、乏力等;

中重度贫血则可有面色苍白、水肿、乏力、头晕、耳鸣、心悸、气短、食欲减退、腹胀、腹泻等。

2.2.2 妊娠合并心脏病:心脏病患者妊娠后,由于心脏负担加重,心功能进一步减退,无论在妊娠期、分娩期或产褥期,随时都有可能发生心力衰竭,严重威胁母儿安全,甚至危及生命。妊娠合并心脏病是孕产妇死亡的四大主要原因之一。

其种类有风湿性心脏病、先天性心脏病、围生期心脏病、心肌炎、子痫前期心衰和妊娠合并心律失常。

心脏病对母儿的影响很大:母体心脏代偿功能Ⅰ级、Ⅱ级,既往无心力衰竭史,也无其他并发症者,多能耐受妊娠;Ⅲ、Ⅳ级不宜妊娠。心功能Ⅲ级者,妊娠后心力衰竭的可能性为80%,孕产妇死亡为5%;心功能Ⅳ级者,孕产妇死亡率可高达25%。由于孕妇心脏病长期慢性缺氧,可影响胎儿发育及引起早产、胎儿生长受限、死胎、死产;患先天性心脏病的孕妇其子女发生先天性心脏病的可能性也较一般为高。

2.2.2.1 表现特征:心脏病的临床表现按心脏功能代偿情况分为四级,即:

Ⅰ级:一般体力活动无不适感觉,而且不受限制。

Ⅱ级:一般体力活动略受限制。参加日常体力活动时,出现疲劳、心悸、气急等症状,休息时舒适如常。

Ⅲ级:一般体力活动显著受限。休息时虽无症状,但轻微活动即感疲劳、心悸、气急或有轻度心力衰竭的现象。

Ⅳ级:不能做任何体力劳动,卧床休息仍感心悸、气急、呼吸困难,有明显心力衰竭现象。

对过去曾有心力衰竭的患者,即使目前尚能代偿,因心衰有再发生的可能,故应按照Ⅲ级考虑。

2.2.2.2 危急征象:以下症状提示早期心衰或心力衰竭:

轻微活动后,即感心慌、气短,休息时心率超过110次/分,或夜间因胸闷、呼吸困难而憋醒,需稍坐片刻或呼吸新鲜空气后始能入睡。

气急、发绀、端坐呼吸、咳嗽而且痰中带血、肺底部有持续性啰音、颈静脉怒张、肝脾肿大等症状和体征时。

2.2.3 妊娠合并慢性肾炎:慢性肾炎伴肾功能不全、血压高的患者一般不宜妊娠。妊娠合并慢性肾炎的患者多数在妊娠前有急、慢性肾炎史。在妊娠 20 周前即有颜面水肿、夜尿或高血压、蛋白尿的症状。

由于妊娠必将加重肾脏负担,容易并发妊娠期高血压疾病,对母儿都非常不利。孕妇会因为妊娠而引起肾功能不全,甚至肾功能衰竭;胎儿生长发育受限发生率较高,死胎及早产发生率高。

2.2.3.1 表现特征:在孕早期孕妇即出现水肿,颜面水肿尤甚;伴贫血;有夜尿、尿频主诉;尿液检查出现尿蛋白,红、白细胞及管型。

按照临床表现严重程度分为三型：Ⅰ型仅出现蛋白尿；Ⅱ型有蛋白尿和高血压,病情较重；Ⅲ型同时有蛋白尿、高血压和氮质潴留,病情严重。

2.2.3.2 危急征象:蛋白尿、高血压、管型尿、肾功能异常提示病情严重。

2.2.4 妊娠合并肝炎:乙肝是我国最常见的传染病,妊娠期的发生率是非妊娠期的6倍,妊娠合并肝炎是我国孕产妇死亡的主要原因之一。肝炎对母儿均产生不良影响。

对孕产妇的影响有:妊娠早期发生肝炎,可出现消化道症状,使早孕反应加重；孕晚期妊娠期高血压疾病的发生率升高,加重肝损害；产后出血的发病率增加。

对胎儿和新生儿的影响有流产、早产、死胎、死产和新生儿死亡等。新生儿可以通过母婴垂直传播被感染,尤其是乙型肝炎危害最大。

2.2.4.1 表现特征:妊娠早期,孕妇出现不能用妊娠反应或其他原因解释的消化系统症状,如恶心、呕吐、腹胀、肝区痛、乏力、畏寒、发热等；肝功能异常。

2.2.4.2 危急征象:出现消化道症状或黄疸。

2.2.5 妊娠合并糖尿病:妊娠合并糖尿病系指原有糖尿病者(DM)妊娠,以及怀孕后首次发生或发现的妊娠期糖尿病(GDM)。尤其是近年来GDM发生率呈上升趋势,据目前有关资料统计其发生率占3%～8%左右。

妊娠合并糖尿病对母儿健康的影响:

妊娠合并糖尿病者往往因机体代谢紊乱所致高血糖,孕妇容易并发流产、妊娠期高血压疾病、羊水过多、胎膜早破、早产、难产、产后出血、产褥期感染等。胎儿容易发生先天畸形、巨大儿、胎儿窘迫和围生儿死亡。

2.2.5.1 表现特征:妊娠各个阶段都可以发生糖尿病,例如怀孕前已经患有糖尿病,可从无症状到有症状,病情加重。高危因素:

多饮、多食、多尿；

孕早期空腹尿糖反复阳性；

糖尿病家族史,尤其是母系家族史；

过去史中有不明原因的反复流产、死胎、死产、畸形儿、巨大儿及足月新生儿呼吸窘迫综合征(RDS)分娩史；

本次妊娠胎儿偏大,羊水过多；

年龄>30岁；

肥胖者；

皮肤感染及反复阴道假丝酵母菌感染且难以治愈者。

2.2.5.2 危急征象:酮症酸中毒和昏迷。

2.2.6 妊娠合并甲状腺功能亢进症:甲状腺功能亢进症(简称甲亢)是指体内甲状腺素过高,引起机体的神经、循环、消化等系统兴奋性增高和代谢紊乱的内分泌疾病。甲亢多见于生育年龄妇女,妊娠合并甲亢发病率约为0.1%～0.2%,近年来发病率呈上升趋势。

妊娠合并甲亢者大部分于孕前已得到明确诊断与恰当的治疗。亦有部分患者于妊娠期首次发病,若未经过早期合理诊治,则对母婴健康影响较大:例如胎儿较易发生流产、早产、胎儿生长受限、先天性甲亢或抗甲状腺药物导致胎儿甲状腺功能减退症(简称甲减)、胎儿畸形、胎位异常、围生儿死亡等；孕妇亦常发生心动过速、妊娠期高血压疾病、心衰、子宫收缩乏力、产后感染、甲亢病情加重甚至发生甲状腺危象。

2.2.6.1 表现特征:孕前有甲亢以及甲减等甲状腺疾病,并有以下症状:

心悸、休息时心率大于 100 次/分、怕热、易出汗、大便次数增多且呈溏薄状；食欲亢进而体重不增或下降；

甲状腺肿大、突眼、震颤。

实验室检查提示甲状腺功能异常。

2.2.6.2 危急征象：高热、心动过速、烦躁不安、恶心厌食等甲状腺危象。

2.2.7 妊娠合并系统性红斑狼疮：系统性红斑狼疮（SLE）是一种自身免疫性疾病，好发于生育年龄妇女，孕妇发病率占 0.2‰ 左右，约 1/3 患者孕期病情加重。

SLE 主要由于患者本身的组织和细胞被自身抗体所破坏，形成复合物，沉积于器官及血管，造成多器官损害，并可致胎盘绒毛组织缺血缺氧，可引起习惯性流产、胎死宫内、胎儿生长受限、早产、胎儿宫内窘迫、新生儿窒息、新生儿先天性完全心脏传导阻滞等；孕妇易发生贫血、妊娠期高血压疾病、狼疮性肾炎，甚至肺栓塞、脑栓塞等，严重威胁母儿生命。

孕前有 SLE 病史并有以下症状：

有习惯性流产、胎死宫内、胎儿生长受限、早产、胎儿围生期缺氧等不良生育史；

不明原因的发热、乏力、食欲减退、体重减轻以及周身不适；

关节疼痛并具对称性；

伴有贫血、溶血、血小板减少、血清中有狼疮抗凝物；

面部红斑，日晒后加重；

可有心理障碍，较难与人相处等精神神经症状；

可有大量蛋白尿提示肾脏病变；

妊娠期高血压疾病出现较早；

本次妊娠胎儿生长受限。

3. 分类处理

3.1 未发现异常孕妇的处理

3.1.1 孕期保健指导：重点进行孕期的个人卫生、心理、运动和营养指导，预防出生缺陷的产前筛查和产前诊断的宣传告知。此外，在每次产前随访时都需进行营养和心理保健指导，并提倡丈夫、家庭参与。

3.1.2 预约转诊：有条件的知情同意后预约孕 16～20 周唐氏综合征（21-三体综合征）筛查；预约孕 21～24 周去上级指定医院进行 B 超六种大畸形筛查（开放性脊柱裂、严重的脑膨出、无脑儿、单腔心、胸腹壁缺损并内脏外翻、致死性软骨发育不全）；孕 24～28 周去上级医院进行糖尿病筛查。

3.1.3 预约第三次产前检查时间：告知 24 周后转上级医院产前检查。

3.1.4 记录：医生进行询问、观察和检查后，将结果详细、完整地记录在附表 1-7-4 上，同时，在《社区孕产妇保健服务登记本》和《孕产妇保健手册》的相关项目内做记录。

3.2 需要作产前筛查、产前诊断的孕妇的处理　根据当地情况，抽血样送到或将孕妇转到有资质承担产前筛查或产前诊断的医疗机构进行唐氏综合征（21-三体综合征）筛查或羊水染色体检查及 B 超大畸形筛查等产前诊断。

3.3 发现有问题的孕妇的处理　发现体重和宫高增长过快；腹痛、阴道出血；日常体力活动即出现疲劳、心悸、气短；上腹痛、肝功能异常；高血压、水肿、蛋白尿；心悸、多食、消瘦、畏热多汗的孕妇都需转至上级医院产科及相关专科门诊诊治，针对问题进行处理；转出后一定要 2 周内随访落实诊治情况，同时加强指导。

明确有产科并发症和各种合并症者留在上级医院门诊/住院监测管理、治疗，排除异常或已控制者转回社区继续随访管理。不宜继续妊娠者，适时终止妊娠。

社区卫生服务机构对这些有问题对象在随访中可以有针对性的进行以下指导：

3.3.1 子痫前期轻度

3.3.1.1 按时做产前检查，严密随访病情；

3.3.1.2 侧卧位休息，每天 10～12 小时；

3.3.1.3 高蛋白、低盐饮食，但不严格限盐；

3.3.1.4 如果血压进一步升高，水肿和蛋白尿加重，则需及早住院治疗。

3.3.1.5 一旦出现血压≥160/110mmHg，头痛、眼花、胸闷、视物不清，尿蛋白≥5g/24h，血小板下降，转氨酶升高，无原因的恶心、右上腹疼痛，夜间不能平卧，无原因的咳嗽甚至抽搐和昏迷等危急症状，需急诊转院。

3.3.2 晚期流产

3.3.2.1 左侧卧位休息。

3.3.2.2 必要时给予保胎药物，如：利托君 10mg 每 2～6 小时口服（≤12 片/日，心脏基础疾病，未控制的糖尿病、甲亢、青光眼患者慎用）

3.3.2.3 症状不缓解者或伴阴道出血多者立即落实转院。

3.3.3 急性羊水过多

3.3.3.1 按时做产前检查，严密随访病情。

3.3.3.2 注意排除：胎儿畸形、多胎妊娠、妊娠期糖尿病、母儿血型不合、孕妇严重贫血等情况。

3.3.3.3 子宫增长过快伴呼吸困难、发绀、水肿、不能平卧等情况紧急转诊。

3.3.4 贫血

3.3.4.1 孕期应多食含铁量高，富有蛋白质和维生素的食物。改变不良饮食习惯，纠正偏食。

3.3.4.2 饭前服用多糖铁复合物（力蜚能）150mg 每日一次，或硫酸亚铁 0.3g，每日 3 次。不适应口服铁剂者可用静脉注射铁剂，如右旋糖酐铁和山梨醇铁 50～100mg。

3.3.4.3 中重度贫血应当及时转院。

3.3.5 妊娠合并心脏病

3.3.5.1 定期产前检查，妊娠 20 周前每 2 周一次，20 周后尤其 32 周后每周一次。严密观察心功能及各种症状，预防心衰。

3.3.5.2 避免体力劳动和情绪激动，保证足够睡眠时间、充分休息。补充高蛋白、高维生素、低盐低脂肪饮食，避免体重增加过多，口服维生素 C、维生素 B、铁剂及促进造血药物防止贫血。

3.3.5.3 积极预防、治疗各种影响心功能的疾病，如感染、妊娠高血压疾病等。

3.3.5.4 出现静息心率≥110 次/分，胸闷、气短甚至不能平卧，肺底湿啰音者应当紧急转院。

3.3.5.5 告知心功能良好者预产期前 2 周住院待产。

3.3.6 妊娠合并慢性肾炎

3.3.6.1 指导孕妇，不要紧张忧虑，要很好的注意休养。

3.3.6.2 左侧卧位，积极防治妊娠期高血压疾病。

3.3.6.3 按时产前检查,孕晚期每周一次。孕32周前每2周查肾功能、尿常规,32周后每周查一次肾功能、尿常规。

3.3.6.4 血压≥160/110mmHg、先兆子痫和肾功能受损者紧急转诊。

3.3.7 妊娠合并肝炎

3.3.7.1 发现后要马上转院。

3.3.7.2 加强营养,饮食要富含蛋白质、糖和维生素(C、K)、低脂肪饮食。

3.3.7.3 除注意饮食、饮水卫生外,重点防止通过血液和体液的传播,加强消毒隔离,防止医源性传播。

3.3.7.4 积极保肝治疗,可服用垂盆草冲剂、葡醛内酯等。

3.3.7.5 出现消化道症状或者黄疸者需急诊转院。

3.3.8 妊娠合并糖尿病

3.3.8.1 按照医嘱认真进行饮食疗法和适当运动,必要时胰岛素治疗(妊娠期糖尿病80%左右经饮食疗法及运动有效)。有效控制血糖,可以减少并发症的发生,保护母婴健康。

3.3.8.2 高危孕妇按时产前检查,孕晚期每周一次,及时了解孕妇糖尿病病情,血糖监测情况,有无并发症等。有微血管病变的孕妇定期进行肾功能、眼底检查。

3.3.8.3 在孕晚期采用胎动计数的方法加强自我监测,以便及早发现胎儿异常。

3.3.8.4 出现并发症如妊娠期高血压疾病、胎儿生长受限、羊水过多等情况转院。出现酮症酸中毒、胎动减少、严重并发症的紧急转诊。

3.3.9 妊娠合并甲状腺功能亢进症

3.3.9.1 注意休息,避免体力劳动。

3.3.9.2 按时产前检查,孕晚期每周一次。注意孕妇病情变化及胎儿生长情况,及时发现并发症如妊娠期高血压疾病和胎儿生长受限。

3.3.9.3 出现高热、心动过速、烦躁不安、恶心厌食等甲状腺危象的紧急转诊。

4. 孕中期保健指导

孕中期(13~27周末)是孕妇感到比较轻松的时期,此时早孕反应已过,食欲增进;由于胎儿的生长发育,腹部渐隆起腰部变粗;孕16周时,在腹部可听到胎心音;20周左右时,孕妇可感觉到胎动。由于体型的变化还不十分明显,体力的负担还不太重,孕妇的情绪趋于稳定。

保健指导的内容主要包括:

4.1 生活中要注意的问题

4.1.1 衣着要质地柔软、式样简单、尺寸宽松,勿紧束裤腰,勿穿化纤内裤,穿坡跟鞋或2~3cm高的低跟鞋。

4.1.2 尽量少化妆。一方面,脂粉及口红所含的铅与过氧化脂质结合后,对细胞内黑色素沉着有加剧作用,不但影响妇女美观,而且铅可能会对胎儿神经系统造成危害;另一方面,去医院接受产前检查时化妆会影响医务人员对疾病症状的观察和识别。

4.1.3 孕妇应当避免染发和烫发。因为染发剂和烫发剂中含有的化学物质会对人体产生过敏反应,尤其是孕妇皮肤敏感,会给孕妇和胎儿带来危害。

4.1.4 要注意个人卫生。经常洗头、洗澡、勤换衣服、保持皮肤清洁,每天清洗外阴。

4.1.5 早晚刷牙,预防龋齿。由于怀孕使机体抵抗力降低,机体组织对细菌及其代谢产物的刺激变得敏感,对损伤组织的修复功能减弱。一旦出现口腔疾病会发展很快,牙齿清洁显得更为重要。

4.1.6 不要束胸,佩戴的乳罩要宽大合适。

4.1.7 保证每天 8～9 小时的睡眠时间,多采用左侧卧位。

4.2 孕妇运动　国内外许多运动医学专家认为,正常健康的孕妇在怀孕期间可以安全地进行适当的体育锻炼和孕妇体操。运动可调整孕妇情绪,使其精力充沛,同时还可缓解因孕期姿势失去平衡而致的身体不适,而且,通过锻炼可以强健肌肉与伸展骨盆关节等,为自然分娩奠定良好的基础。

4.2.1 孕期运动原则

4.2.1.1 孕期运动的目的不是减肥,主要是维护和促进健康,提高肌肉、关节的强度与柔韧性,为顺利分娩作好准备,不能盲目过度运动;

4.2.1.2 维持体液平衡很重要,应在锻炼前后 40 分钟各饮一杯水;

4.2.1.3 在锻炼的头 5 分钟,先做热身的准备运动,以使血液循环逐渐增加;

4.2.1.4 伸展运动不要过于猛烈,以免拉伤韧带;

4.2.1.5 对于多数孕妇来说,低冲击力的锻炼(散步、游泳、骑车)比猛烈的跳动、踢球、打球要安全和适宜;

4.2.1.6 孕前不爱运动的妇女,到孕中期可以循序渐进地运动;

4.2.1.7 孕晚期需要减缓活动;

4.2.1.8 运动时要戴上合体的孕妇乳罩以提供舒适稳妥的支托。

4.2.2 孕妇体操:孕妇体操可从怀孕 3 个月左右开始,每天坚持做,运动量以不感到疲劳为宜。体操的基本动作是:

提肛运动:保持均匀呼吸,收缩会阴、肛门肌肉,5～10 秒钟后再放松。早、中、晚各做 15～20 次,可增加肌肉弹性。

脚部运动:脚掌着地,脚趾上翘;脚尖抵地,脚面绷直,脚跟抬起,早、中、晚各做 15～20 次。

盘腿坐运动:盘腿两手下按膝部。早、中、晚各做 3 分钟,可松弛腰关节,伸展骨盆的肌肉。

扭动骨盆:腿向外翻倒,两腿轮换。膝盖并拢,左右翻倒。早、晚各做 5～10 次,加强骨盆关节和腰部肌肉的柔软度。

猫背运动:低头,眼睛看腹部,腰背向上拱起;抬头,腰背伸直,放平。早、晚各做 5～10 次,松弛骨盆和腰部关节,使产道出口肌肉柔软,并强健下腹部肌肉。

做操前一般不宜进食,先排空大小便。在空气流通良好的房间做操,放一些轻松的音乐,穿上宽松舒适的衣服,地上铺毯子。

孕妇最好在医生指导下进行相关运动。有先兆流产、早产史、多胎、羊水过多、前置胎盘、严重内科合并症等孕妇不宜做体操。

4.3 用胎动计数进行自我监护　孕妇自我监护是观察胎儿在子宫内安危情况的重要手段。数胎动则是较常用的监护方法。数胎动可以从孕 28 周起进行,每天早、中、晚固定时间测 3 次,每次 1 小时。孕妇在安静的状态下,取卧位或坐位,注意力集中,双手置于腹部,以纽扣为标记,胎动一次放一粒纽扣在盒子中,如连续动几下也算一次。

1 小时完毕后,盒子中的纽扣数即为 1 小时胎动数。将早、中、晚 3 次胎动数相加,再乘以 4,即为 12 小时的胎动数,正常值应为 30 次或 30 次以上。如果少于 20 次,说明胎儿在子宫内可能有异常;如果少于 10 次,则提示胎儿在子宫内明显缺氧。如无法做到每日数 3 次,则可以每晚数 1 次,每小时应有 3～4 次。如胎动次数减少或消失或过分剧烈,都应立即到医院就诊,因为胎动对缺氧的反应比胎心敏感。

4.4 母乳喂养指导

4.4.1 介绍母乳喂养的好处

母乳含有婴儿所需要的全部营养物质,容易消化吸收,有利于婴儿生长发育;

母乳含有抗体,可以增强婴儿的抗病能力;

母乳喂养促使子宫收缩,有利于产后恢复;

母乳清洁无菌,温度适宜,经济方便;

母乳喂养可增进母子感情;

利于母亲健康:预防出血和失铁;尽早恢复体型;保护卵巢;减少癌症发生。

4.4.2 树立母乳喂养的信心,做好母乳喂养的准备,坚持做到纯母乳喂养至 6 个月。

4.4.3 掌握母乳喂养技能:见第四章"0～6 岁儿童健康管理"。

5. 孕中期营养指导

5.1 孕中期的膳食营养需求特点　孕中期妊娠反应逐渐减轻并消失,孕妇的食欲增加,胎儿的生长速度加快。因此,该时期需要增加各营养素摄入量,尽量满足胎儿迅速生长以及母体营养素贮存的需要,避免营养不良或缺乏对胎儿生长发育和母体健康的影响。

5.1.1 增加热能。

5.1.2 摄入足量的蛋白质。

5.1.3 保证适宜的脂肪供给。

5.1.4 增加维生素的摄入量,多吃含无机盐和微量元素丰富的食物。

5.2 孕中期饮食安排原则

5.2.1 增加主粮摄入:米面等主粮是热能的主要来源。孕中期胎儿迅速生长以及母体组织的生长需要大量的热能。这均需要由摄入主粮予以满足。为保证孕妇摄入足够的热能和避免维生素 B_1 摄入不足,孕中期必须保证足量的主粮摄入。

5.2.2 增加动物性食品:动物性食品所提供的优质蛋白质是胎儿生长和孕妇组织增长的物质基础。豆类以及豆制品所提供的蛋白质质量与动物性食品相仿,但动物性食品提供的蛋白质应占总蛋白质量的 1/3～1/2 以上。

5.2.3 适当食用动物内脏:它们不仅含有丰富的优质蛋白质,而且还含有某些维生素和无机盐,如血红素铁、维生素 B_2、叶酸、维生素 B_{12},维生素 A 等,这些物质正好弥补其他食品所含不足,内脏中以肝脏为最佳。孕中期,孕妇对血红素铁、维生素 B_2、叶酸、维生素 A 等营养素需要量明显增加,为此建议孕中期妇女至少每周选食一定量的动物内脏一次到两次。

5.2.4 增加植物油的摄入:脂类尤其是必需脂肪酸是细胞膜及中枢神经系统髓鞘化构成的物质基础。孕中期胎儿机体和大脑发育速度快速,对脂类及必需脂肪酸的需要量增加,必须及时补充。孕中期妇女还可选择摄入花生仁、核桃仁、葵花子仁、芝麻等油脂含量较高的食物。

5.2.5 少量多餐:孕中期孕妇食欲大增,每餐摄食量可有所增加。但随着妊娠进展,子宫进入腹腔可能挤压胃部,孕妇每餐后易出现胃部饱胀感。对此孕妇适当减少每餐的进食量,做到以舒适为度,同时增加餐次,如每日 4～5 餐。

5.2.6 预防贫血:孕中期血容量增加很快,容易发生妊娠期贫血。多吃含铁食物,如黑色食物(黑木耳、动物血、肝脏等),同时补充维生素 C 有利于铁的吸收。

5.3 孕中期营养素供给量

热能	10.4MJ(2300kcal)
钙	1200mg
铁	25mg
锌	16.5mg
蛋白质	85g
维生素 E	14mg
维生素 B_1	1.5mg
维生素 B_2	1.7mg
叶酸	600μg
维生素 B_6	1.9mg
维生素 B_{12}	2.6μg
烟酸	15mg
维生素 C	130mg
视黄醇当量	900μg
维生素 D	10μg

5.4 孕中期膳食构成(每日摄入食物量)

主粮(稻米、面)	300～400g
蛋类(鸡蛋、鸭蛋、松花蛋)	50～100g(1～2 只)
牛奶	250g
畜禽鱼肉	100～150g
动物内脏	50g(至少每周一次)
豆类及豆制品	50～100g
新鲜蔬菜(绿叶蔬菜为主)	300～400g
时令水果	100～200g
植物油	25g

一日膳食举例:

早餐　牛奶 220ml(一杯),鸡蛋 50g(一只),白糖 5g(少许)
　　　豆沙包:面粉 100g(二两),豆沙 25g(半两)
早点　红枣莲子花生汤:红枣 20g,莲子 10g,花生 10g
中餐　米饭:大米 150g(三两)
　　　红烧素鸡:素鸡 100g(二两)
　　　青菜猪血蘑菇汤:小白菜 100g(二两)、猪血 50g(一两)、蘑菇 25g(半两)
午点　梨 100g(二两),葵花子 20g(少量)
晚餐　米饭:大米 150g(三两)
　　　清蒸鸡腿:鸡腿 100g(二两)
　　　豆干虾皮炒韭菜:豆干 50g(一两),虾皮 10g(少许),韭菜 150g(三两)
　　　炒莴苣叶:莴苣叶 150g(三两)
全日烹调油 20g、食盐 5g 及调味品适量。

6. 孕中期心理保健指导

6.1 孕中期的心理特点　进入孕中期,孕妇早孕反应消失,食欲增加,睡眠良好。腹部虽然已明显增大,但孕妇的自我感觉较为舒适,精神、情绪较为稳定。胎动的出现使孕妇感到兴奋和激动。

6.2 孕中期常见心理的问题

6.2.1 依赖性增强。把自己放在被照顾的地位,常误认为少活动、多养息才有利于自己和胎儿的健康平安,就连一般工作及家务活都不敢做。

6.2.2 移情现象。孕妇会将自己的情感关怀全部倾注到腹中的新生命上。虽然她仍然依赖丈夫,甚至比以前更依赖,但她只是希望从丈夫那里得到所需要的情感关怀,却会忽略对丈夫的情感关怀。

6.2.3 接受常规的唐氏综合征(21-三体综合征)筛查、糖尿病筛查和B超胎儿重要畸形筛查后,往往会对检查结果焦虑不安。

6.3 心理问题的表现特征　孕妇常显示出一种以自我为中心的倾向,依赖成性,处处要求家人和丈夫的照顾。出现焦虑情绪时,担心的焦点往往集中在胎儿上,表现为烦躁、紧张和恐惧、疑虑,严重时不仅影响正常的生活秩序,还会导致食欲下降、失眠等。

6.4 心理保健指导

6.4.1 指导孕妇通过生活、工作和休息的适当调整,保证良好的心理状态。健康的孕妇仍然能正常上班,可以从事一般家务劳动,不要过分依赖,这样对于改善心理状态也有益。

6.4.2 指导孕妇按时到医院接受产前检查,通过与医生的交流,了解自身和胎儿的情况,有利于调整焦虑情绪。

6.4.3 通过胎教,建立与胎儿的亲密关系:胎儿已经具备许多感知觉的能力,所以通过说话、抚摸、冥想等方式与胎儿做接触,有利于对孩子的认同与接受,并且也有助于孩子出生后的亲子互动。

6.4.4 让自己美丽、快乐:外表的装扮常与人的内心互相起作用,孕妇可选择合适的衣服,打扮自己,有利于提高情绪,充满魅力。

6.4.5 用各种自己喜爱的方式让自己快乐:经常找一些有趣的事情来做很重要,如听音乐、阅读、逛街购物、散步游玩,或是与好友一起聚聚聊天都可以。

7. 丈夫参与和家庭社会支持

7.1 丈夫的参与

7.1.1 开导妻子:对丈夫来说,如果您的妻子孕后易发脾气,爱和自己吵架,丈夫则不能拉开架式和妻子吵。先克制自己,然后劝妻子克制。丈夫要多给妻子摆事实,讲道理,疏通妻子心中的郁闷。对于发怒的害处,尤其对胎儿的害处,丈夫要多加提醒,每一位妻子都会爱护腹中的胎儿而放弃发火。

当孕妇感到内心十分焦虑紧张时,爱心丈夫要"洗耳恭听"她的喋喋不休的宣泄,不要表现出不耐烦的样子。这样,也可使孕妇的情绪得到抚慰和安定。发怒是由强烈的刺激引起的一种紧张情绪。丈夫要尽量避免让妻子受到这种强烈刺激,多创造缓解孕妇紧张情绪的外环境,引导妻子学会自我放松和自我平衡。同时,丈夫要多开动脑筋,丰富妻子的业余生活,提高妻子的处世能力。

7.1.2 照顾妻子:丈夫要对妻子多方面地体贴和照料。既要在精神上给予安慰,又要在物质上多下工夫。丈夫要多为妻子准备一些适口、清淡、易于消化的食物。丈夫还要尽量说些风趣的话,讲些幽默的故事和笑话,使妻子心情开朗。丈夫在这个时候可不能计较妻子的"无名之火",千万不能和妻子一般计较。要多陪妻子散步,让她多呼吸点新鲜空气,这样对胎儿大有益处。丈夫的一片爱心,是妻子消除烦躁心理的一剂良药。

7.1.3 体贴妻子:妊娠前期和后期,夫妻同房易引起流产、早产或阴道感染。妇女在妊娠期对性的要求多半不高,因而节制房事的主要责任在丈夫身上。孕中期也不适合太频繁的性生活,所以丈夫多以克制为本,宽大为怀,积极为妻子创造一个安静、舒适的环境,尊重妻子的意思,帮助妻子顺利度过十月怀胎期。

7.1.4 帮助妻子:包揽家中的重体力工作,如弯腰提重物、高处取东西、打扫门窗等。还要帮助准妈妈系鞋带。当妻子由于妊娠而心情忧郁时,做丈夫的此时可别被妻子的情绪所感染,相反要多体谅和理解妻子。妻子情绪上的变化,很大程度是由生理上的变化引起的。对情绪低落的妻子,丈夫要尽量表现出宽宏和温馨,引导妻子控制自己的情绪,转移妻子对烦恼事情上的注意力。尽量多陪妻子做一些开心的事,和妻子一起读有关书籍,欣赏音乐,和妻子到户外重温一下恋爱时的梦,这样既可以增进夫妻之间的感情,也会使妻子心里充满爱意和甜蜜,妻子的这种情感会随时传递给腹内的胎儿,使胎儿在一片爱心中茁壮成长。

7.1.5 督导妻子:做好与优生相关的其他服务,如定期陪伴妻子去医院进行产前检查,一起参加孕妇学校的产前培训,了解分娩的相关知识;给妻子准备搭配合理的、有营养的饭菜;积极参与胎教,每天定时与宝宝沟通;每天睡前,给准妈妈做一些放松的按摩,像揉揉后背、揉揉肩,按摩一下腿和脚,不要在意手法是否专业,只要让准妈妈感觉舒适就好。

7.2 家庭与社会参与

7.2.1 营造良好的家庭环境,让孕妇心情愉快。

7.2.2 注意膳食营养,满足孕妇的特殊需求。

7.2.3 医护人员在服务中要热情周到,尊重孕妇的个体需求,要反复耐心地向孕妇及其家属讲解各项检查的结果,以减轻孕妇及家属的焦虑程度。

7.2.4 职业场所的人员、社区及其他各方面与孕妇相关人员应注意对孕妇表示尊重、关心、照顾和帮助。

三、第四、五次产前随访服务的适宜技术

孕28～40周末称孕晚期。提供服务的时间分别为孕28～36周、37～40周。孕晚期胎儿生长迅速,孕妇腹部增大迅速,孕妇各系统出现的一系列变化一旦超出生理范畴或有合并症孕妇不能适应妊娠变化,则孕妇和胎儿会出现病理情况危及健康甚至生命。定期对孕妇及胎儿的监护和保健服务,能够及早发现异常情况的孕妇,通过加强管理,及时诊治,对减少并发症、合并症的发生,保护母儿健康具有重要的意义。

1. 产前随访服务的适宜技术

1.1 询问与观察　询问孕妇的健康状况和心理状态,有无异常感觉或出现特殊情况。观察体态和步态、面色是否苍白、巩膜有无黄染等,注意孕妇的营养状况(好、中、差)、精神状态(饱满、委靡)以及心理是否有焦虑和抑郁。

1.2 一般体检

1.2.1 检查:测量血压、体重,检查下肢及全身有无水肿。

水肿程度:踝及小腿有凹陷性水肿用(＋)表示;延及大腿用(＋＋)表示;延及外阴及腹壁用(＋＋＋)表示;全身水肿或伴腹水用(＋＋＋＋)表示。要注意隐形水肿。

1.2.2 产科检查

1.2.2.1 观察腹部的大小、形状,是否与孕周相符合。

1.2.2.2 测量宫高、腹围 腹围:用软尺测量脐水平的腹围值(以厘米计)。腹部过大或增长过快,要注意有无羊水过多、巨大儿或多胎。过小要注意胎儿生长受限、羊水过少或孕周核对有误。

1.2.2.3 触诊:孕28周后可以通过四步触诊法查胎儿方位。

四步触诊法:孕妇取平卧位,排空膀胱,两腿屈曲,腹部放松。医生两手须温暖轻柔,切不可用力压迫。前三步医生面向孕妇,第四步面向孕妇足端。

首先,触摸子宫底,检查子宫底部,了解子宫外形,然后判断宫底胎儿部分是头还是臀,如为胎头则为圆形、规则、质硬、易推动;如为臀部则形态不规则、较大、质软、不易推动;若空虚想到可能是横位。其次,两手分置腹部两侧,查清胎背和肢体。然后右手拇指与四指分开,置于耻骨联合上方查清胎头或胎臀,并左右推动确定是否衔接,根据胎头突出部分朝向胎背或胎儿腹侧,可知道胎头处于俯屈或仰伸状态,了解胎先露和骨盆的关系。最后左右手置于胎先露两侧,深按核对入盆程度,胎头是否入盆,或衔接。

1.2.2.4 听诊:使用木质的胎心听筒或Doppler胎心仪。

在孕晚期时,一般取左下腹或右下腹听到胎心音,臀位时取脐右上或脐左上部位听诊。可以在摸清胎儿方位后取胎背部位听诊最清晰。

正常的胎心率为120～160次/分。

1.2.2.5 绘妊娠图:如果低于或高于设定的警戒区,则提示孕妇或胎儿有异常情况。出现异常情况时要进一步经过B超检查等协助诊断。

1.3 实验室检查

1.3.1 尿常规:每次化验尿常规,必要时做24小时尿蛋白定量。

1.3.2 血常规:每次化验血常规。

1.4 心理量表测定(必要时) 对询问和观察中发现有心境不佳、有明显焦虑或抑郁症状者可用焦虑自评量表或抑郁自评量表进行测定(附表1-8-1)。

2. 评估分类的依据

通过以上观察和检查进行评估和分类,分为未发现问题(正常)、有一般异常情况和有重点问题三类。分类的依据是通过发现产科并发症和合并症的表现特征和危急征象来确定。现将孕中晚期常见的产科并发症和合并症的表现特征和危急征象介绍如下作为分类时的参考。

2.1 产科常见并发症

2.1.1 妊娠期高血压疾病:见本章相关内容。

2.1.2 早产:妊娠满28周至37周前终止,胎儿体重不足2500g者称为早产。分娩的新生儿称早产儿。早产是围生儿死亡的主要原因,防止早产是降低围生儿死亡的关键。

2.1.2.1 表现特征

妊娠28周以后,有腰骶部、下腹疼痛,下腹坠胀;

有少量血性分泌物或伴少量阴道出血;

腹部触诊有阵发性宫缩,不规则,宫缩间歇时腹部松软;

胎心和胎位清楚。

先兆早产:子宫颈管消失≤50%,宫口开大<2cm。早产:子宫颈管消失≥80%,宫口开大≥2cm。

2.1.2.2 危急征象:孕晚期规律腹痛、阴道出血均属危急征象,紧急住院。

2.1.3 妊娠晚期出血:妊娠晚期出血是指妊娠28周以后的阴道出血,属产科急症之一。常见者为前置胎盘和胎盘早剥。两者都能使母体发生大量出血而危及母儿生命,提前终止妊娠使早产儿发生率增加。

2.1.3.1 表现特征:前置胎盘指孕28周后胎盘附着于子宫下段,下缘达到或覆盖子宫颈内口,位置低于胎儿先露部。阴道出血时无腹痛。可无诱因,出血量可多可少,反反复复。出血严重时可发生休克,出血量与休克程度成正比。子宫大小与孕周符合,子宫软,无压痛,出血少时胎心音正常,出血多时胎心音消失。B超能明确诊断。

胎盘早剥是指妊娠20周后正常位置的胎盘,于胎儿娩出前全部或部分与子宫壁剥离,引起子宫内出血。多发生于孕妇合并血管病变如子痫前期、慢性高血压、慢性肾脏病或孕妇腹部受外伤、被撞击及宫腔压力突然变化时。主要症状是腹痛和出血,出血有内出血和外出血,阴道出血量和体征可以不符合,并会引起凝血机制障碍、子宫卒中、急性肾功能衰竭等,导致孕产妇死亡。并可发生胎儿宫内窘迫、死胎。

临床表现与体征主要与剥离面大小及出血程度有关。剥离面<1/3,轻微腹痛,子宫大小与孕周符合,局部压痛,胎心音正常。剥离面大、严重的,腹痛加重,子宫硬如板状,张力大,胎心音消失,因宫腔积血宫底升高。可出现休克症状、凝血机制障碍、子宫卒中、产后出血、急性肾功能衰竭等,导致孕产妇死亡。

2.1.3.2 危急征象:孕晚期有腹痛,阴道大出血,或伴失血性休克者;无痛性阴道大出血或伴失血性休克者都属危急症状,需紧急住院。

2.1.4 胎儿生长受限:新生儿出生体重低于同胎龄儿体重的第10百分位数或其孕龄平均体重低于两个标准差称胎儿生长受限。孕37周,出生体重小于2500g者。易发生胎儿窘迫、胎死宫内、新生儿窒息、吸入性肺炎等。

2.1.4.1 表现特征:宫高腹围增长缓慢或不增长,宫高低于同胎龄儿的第10百分位数;

B超测量胎儿发育数据提示胎儿体重低于同胎龄儿体重的第10百分位数;

胎盘功能测定及生化检测:雌三醇(E_3)和尿雌激素/肌酐(E/C)值低于正常值。

2.1.4.2 危急征象:孕妇自觉胎动减少或消失者。

2.1.5 慢性羊水过多:正常妊娠时羊水量随孕周增加而增加,最后2~4周逐渐减少,足月羊水量为800~1000ml。凡妊娠任何时间羊水量超过2000ml,称为羊水过多。分为急性和慢性,慢性羊水过多多发生于孕28~32周,注意排除胎儿畸形等。易伴发妊娠期高血压疾病、早产、胎膜早破、胎位异常。破膜后还易发生脐带脱垂、胎盘早剥。也易发生产后出血。给孕产妇和围生儿带来危害。

表现特征:

多发生于孕晚期,数周内缓慢增多,孕妇多无不适感觉;

子宫大于正常孕周,触诊时子宫张力大,胎位不清,胎心遥远或听不到;

B超:羊水指数≥20cm。

2.1.6 羊水过少:孕晚期羊水量少于300ml者,称羊水过少。易发生胎儿窘迫和新生儿窒息,增加围生儿患病率和死亡率。

2.1.6.1 表现特征

胎动时常感腹痛；

触诊：宫高、腹围小于孕周，子宫敏感，轻微刺激即可引起宫缩；

B 超：羊水指数≤5cm 可诊断。

2.1.6.2 危急征象：出现胎动减少或消失需紧急住院。

2.1.7 胎膜早破：是指胎膜破裂发生于产程正式开始前。发生率 10%，其中发生在足月妊娠占 8%左右，常导致早产。

下生殖道感染是主要原因。其次可发生于双胎、羊水过多、宫腔压力过大及臀位、横位、胎位不正的孕妇；宫颈功能不全、胎膜本身病变、孕晚期性生活等也是导致胎膜早破的病因。

对母儿影响：胎膜早破可诱发早产，使宫内感染率和产褥感染率升高，围产儿死亡率增加，脐带脱垂发生率增加。

2.1.7.1 表现特征：孕妇突感较多热的液体自阴道流出；无意识，不能控制，持续性或少量间断性排出，站立位或咳嗽、负重时液体流出增多；无色透明，可能含有胎脂等漂浮物，阴道液酸碱度检查 pH≥7。

2.1.7.2 危急征象：孕晚期阴道流液属急症，需紧急住院。取平卧或臀高位防止脐带脱垂发生，特别是臀位、横位、胎头高浮的孕妇，合并羊水过多的，宫腔压力急速变化还会导致胎盘早剥。

2.2 孕晚期常见合并症

2.2.1 妊娠期肝内胆汁淤积症：肝内胆汁淤积症是一种发生在孕晚期（少数可以发生在孕 25 周以前）以皮肤瘙痒和黄疸为特征的妊娠期特有的疾病，终止妊娠后立即好转。

妊娠期肝内胆汁淤积症对母儿的影响：对孕妇会引起肝功能暂时性损害、凝血机制障碍，容易并发妊娠期高血压疾病，瘙痒等症状会影响孕妇的睡眠和休息，引起疲劳，但远期预后良好。对胎儿会引起早产、死胎、羊水污染、低出生体重儿等，使围生儿死亡率明显升高。

2.2.2 表现特征：

皮肤瘙痒：瘙痒常是主要的主诉，通常开始于手掌、脚掌及肢体远端，之后向近端发展，无皮损，夜间加重。严重病例可累及面部、颈部及耳朵，很少发生黏膜表面的瘙痒。分娩后 2～7 天症状消失。

黄疸：通常瘙痒 10 天内出现，仅见于巩膜，为轻、中度，分娩 2 周内消失。

一般情况好，无发热，血清胆汁酸升高，血清胆红素轻度升高，部分伴转氨酶轻度或中度升高，凝血酶原时间延长。

2.2.3 危急征象：出现黄疸及血胆汁酸明显升高；肝酶中度升高、凝血时间延长；胎动减少或消失。

现将孕中晚期常见的并发症和合并症的表现特征以及危急征象和提示疾病列表，见表 5-3、表 5-4。

3. 处理

3.1 未发现异常的孕妇的处理

3.1.1 孕期保健指导：产前随访服务时除需进行卫生、运动、营养和心理保健指导外，开展孕产妇自我监护方法、促进自然分娩、母乳喂养以及孕期并发症、合并症防治指导。提倡丈夫、家庭参与。

表 5-3　孕中晚期常见并发症和合并症的表现特征及其提示的疾病

表现特征	提示疾病
胎动不正常或消失	胎儿宫内窘迫
孕妇体重和宫高增长过慢或不增长	胎儿生长受限、羊水过少
20 周前出现高血压、水肿、少量蛋白尿	慢性肾炎
日常体力活动即出现疲劳、心慌、气急	心脏病
上腹痛、肝功能异常、凝血功能障碍	肝炎、脂肪肝
心悸、多食、消瘦、畏热多汗	甲亢
血小板减低、血红蛋白降低	血液系统及免疫系统疾病
20 周后高血压、蛋白尿	妊娠期高血压疾病
晚期阴道出血	前置胎盘、胎盘早剥
皮肤瘙痒、轻度黄疸	肝内胆汁淤积症
阴道流液	胎膜早破
腹痛、不规则宫缩	先兆早产、晚期流产

表 5-4　孕中晚期危急征象及其提示的疾病

危急征象	提示疾病
胸闷、气急、不能平卧、半夜到窗口透气	心力衰竭、呼吸衰竭
上腹痛或伴黄疸	急性肝病
宫高增长过快或伴呼吸困难、不能平卧、水肿	急性羊水过多
胎动不正常或消失	胎儿宫内窘迫
高血压伴头痛、眼花、胸闷、视物不清，无原因的恶心、右上腹疼痛，夜间咳嗽不能平卧	子痫前期　子痫
无痛性阴道大出血或伴急性失血性休克	前置胎盘
持续性腹痛或伴急性失血性休克、阴道出血	胎盘早剥、子宫破裂

3.1.2 预约转诊：孕 24～28 周去上级医院进行糖尿病筛查。

3.1.3 预约第五次产前随诊时间，并酌情增加次数，督促落实孕 24 周后到有助产资质的医疗保健机构产前检查，并落实分娩地点。

3.1.4 记录：将结果详细、完整地记录在附表 1-7-4 上，同时，在《社区孕产妇保健服务登记本》和《孕产妇保健手册》的相关项目内做记录。

3.2 发现有问题的孕妇的处理　发现体重和宫高增长过快或不增长，腹痛或伴阴道出血，日常体力活动即出现疲劳、心悸、气短，上腹痛、肝功能异常，高血压、水肿、蛋白尿，皮肤瘙痒或轻度黄疸，中重度贫血，血小板减少及异常胎位的孕妇都需及时转至上级医院产科及相关门诊诊断，针对问题进行处理；转出 2 周内随访落实结果，督促按时产前检查，同时加强指导。

明确有产科并发症和各种合并症者留在上级医院门诊或住院监测、治疗，加重不宜继续妊娠者适时终止妊娠。

社区卫生服务机构对这些有问题的对象在随访中可以有针对性地进行以下指导：

3.2.1 子痫前期轻度

3.2.1.1 督促按时做产前检查，严密随访病情；

3.2.1.2 左侧卧位休息，每天10～12小时；

3.2.1.3 高蛋白、低盐饮食，但不严格限盐；

3.2.1.4 如果血压进一步升高，水肿和蛋白尿加重，则需及早住院治疗。25%硫酸镁静脉滴注解痉治疗。血压≥160/110mmHg，服用降压药物控制血压。对慢性高血压孕妇血压不宜降得太低，血压维持在130/90mmHg左右，以免影响胎盘血液灌注。

3.2.1.5 一旦出现血压≥160/110mmHg，头痛、眼花、胸闷、视物不清，尿蛋白≥5g/24h，血小板下降，转氨酶升高，无原因的恶心，右上腹疼痛，夜间不能平卧，无原因的咳嗽甚至抽搐和昏迷等危急症状，需急诊住院。

转院过程中要专人护理，防跌伤。防止抽搐，抽搐的应将包有纱布的压舌板放入患者上下磨牙之间，以防咬伤舌头。低头侧卧以防误吸分泌物。吸氧、输液、留置尿管、备吸痰管、保持呼吸道通畅。禁食。观察一般情况及自觉症状，如子宫收缩、胎心音等。

3.2.1.6 产后监测血压，注意血压、尿蛋白等情况，产后6周高血压则社区继续随访管理。高血压持续至产后12周以后诊断为慢性高血压。

3.2.2 早产

3.2.2.1 左侧卧位休息，减少自发性宫缩。纠正引起早产的病因。

3.2.2.2 必要时给予抑制宫缩药物，如：利托君10mg每2～6小时口服（≤12片/日，心脏基础疾病、未控制的糖尿病、甲亢、青光眼患者慎用）。

3.2.2.3 症状不缓解者，立即落实住院。

3.2.2.4 出现阵发性腹痛或伴阴道大出血、流液者紧急住院治疗。

3.2.3 妊娠晚期出血：腹痛、阴道大出血或伴急性失血性休克；无痛性阴道大出血或伴急性失血性休克，均为产科急症，需紧急住院治疗。

3.2.4 胎儿生长受限

3.2.4.1 加强营养，多进食高蛋白、糖和富含维生素的食物。禁烟酒等。

3.2.4.2 左侧卧位休息，吸氧，改善胎盘血液循环。

3.2.4.3 加强产前检查，孕期用药在医生指导下进行。如连续两次检查宫高无增长，应及时转诊，明确诊断，必要时住院治疗、监测。

3.2.4.4 注意治疗导致胎儿生长受限的妊娠期高血压疾病、肝内胆汁淤积症、糖尿病、慢性肾炎、严重贫血等疾病。双胞胎也易发生胎儿生长受限。

3.2.4.5 孕妇自觉胎动减少或消失，需急诊转院处理。

3.2.5 羊水过多

3.2.5.1 按时产前检查，注意不适主诉。

3.2.5.2 左侧卧位休息，预防胎膜早破。

3.2.5.3 疑羊水过多，即转诊，并B超检查明确诊断，注意排除畸形。

3.2.5.4 若出现胎膜早破等紧急情况立即转院，并注意破膜后平卧位或抬高臀位，并防止脐带脱垂、胎盘早剥等情况发生。

3.2.6 羊水过少

3.2.6.1 定时产检,注意多饮水,一旦明确诊断马上住院。

3.2.6.2 左侧卧位休息,间断吸氧,改善胎盘血流。复查 B 超了解羊水动态变化。

3.2.6.3 加强胎心监测,自数胎动,如孕妇自觉胎动减少,紧急处理。

3.2.7 胎膜早破

3.2.7.1 孕晚期阴道流液属急症,需紧急住院。

3.2.7.2 孕妇取平卧位或臀高位,防止过多羊水流出及脐带脱垂。小于 35 周、无感染且有早产征象时,可给予宫缩抑制药物(同早产治疗)。同时应用抗生素预防感染。

3.2.8 妊娠期肝内胆汁淤积症

3.2.8.1 怀疑此病时,建议到上级医院检查确诊。

3.2.8.2 适当的卧床休息,尤其左侧卧位以增加胎盘的血流量。

3.2.8.3 采用胎动计数的方法加强自我监测,以便及早发现胎儿异常。

3.2.8.4 按医嘱服用茵陈冲剂等中药治疗。

3.2.8.5 皮肤局部可用炉甘石洗剂等止痒治疗。

3.2.8.6 出现黄疸、血胆汁酸升高或胎动异常者急诊住院治疗。

3.3 发现有危急征象的孕妇需要急诊转院

3.3.1 胎动不正常或消失:提示胎儿宫内窘迫;

3.3.2 急性羊水过多:子宫增长过快伴呼吸困难、发绀、水肿、不能平卧等情况;

3.3.3 妊娠期高血压疾病:一旦出现头痛、眼花、胸闷、视物不清,无原因的恶心,右上腹疼痛,夜间不能平卧,无原因的咳嗽甚至抽搐和昏迷等危急症状;

3.3.4 妊娠合并心脏病:出现心慌、气短、气急、胸闷甚至端坐呼吸、咳嗽且痰中带血等心力衰竭症状;

3.3.5 妊娠合并肾炎:慢性肾炎伴肾功能不全、血压高的患者;

3.3.6 妊娠合并肝病:出现消化道症状或者黄疸;

3.3.7 妊娠合并糖尿病:酮症酸中毒和昏迷;

3.3.8 有甲状腺危象倾向:如发热尤其是高热、心动过速、紧张焦虑、烦躁不安、恶心厌食、食欲减退、体重减轻等;

3.3.9 腹痛、阴道大出血或伴急性失血性休克;

3.3.10 无痛性阴道大出血或伴急性失血性休克;

4. 孕晚期保健指导

孕晚期由于胎儿的生长发育加快,孕 32 周起,头与身体比例与足月儿相仿。到 38 周末时已经发育成熟。皮肤粉红色,皮下脂肪多,外观体型丰满。孕妇腹部迅速增大,腹部可出现妊娠纹。皮肤色素沉着,面部出现蝴蝶斑;乳头及乳晕皮肤颜色变黑,乳房丰满,挤压时有少量乳汁溢出。体重增长明显,下腹部及大腿感觉沉重,由于膨大的子宫压迫其他内脏器官,孕妇可感到胃部胀气,灼热以及气急,36 周后,胎头逐渐入盆,胃部不适及气急会减轻,但尿频明显。

保健指导的内容主要包括:

4.1 生活中要注意的问题

4.1.1 衣着要质地柔软、宽松,棉质为好。鞋着舒适易走的坡跟鞋或 2cm 高的低跟鞋。

4.1.2 注意个人卫生。孕期代谢旺盛,出汗多,阴道分泌物也较多,要经常洗头、洗澡、勤换内衣,洗澡以淋浴为好,每天清洗外阴。

4.1.3 佩戴棉质、尺寸合适的胸罩。

4.1.4 保证每天 8～9 小时的睡眠时间,多采用左侧卧位。

4.1.5 最后 1 个月禁止性生活,以免发生早产、胎膜早破或感染。

4.2 运动

4.2.1 适当运动可以促进血液循环及肌肉运动,减少因胃肠蠕动缓慢所致的腹胀、便秘等不适。

4.2.2 如无并发症,习惯运动的可游泳、骑自行车直到孕晚期。

4.2.3 大多数孕妇可散步或在指导下进行瑜伽等锻炼腰部、会阴部肌肉,有助于顺利分娩。

4.3 用胎动计数进行自我监护　数胎动是孕晚期较常用的监护方法。数胎动从孕 28 周起进行,每天早、中、晚固定时间计数 3 次,每次 1 小时。将早、中、晚 3 次胎动数相加,再乘以 4,即为 12 小时的胎动数,正常值应为 30 次或 30 次以上。如果少于 20 次,说明胎儿在子宫内可能有异常;如果少于 10 次,则提示胎儿在子宫内明显缺氧。如胎动次数减少或消失或过分剧烈,都应立即到医院就诊,因为胎动消失 12～24 小时胎心才消失。胎动异常及时住院、及时处理可减少围生儿死亡率。

4.4 母乳喂养指导

4.4.1 增强母乳喂养信心:使母亲放心哺乳不会损坏她的体型,乳房大小与乳汁量无关。树立信心,坚信能分泌足够的乳汁哺育婴儿。

4.4.2 乳头检查及指导:检查乳头类型:正常的、长的、平坦的、内陷的。对平坦和内陷乳头:摩擦乳头,刺激勃起;柔和地挤压乳晕作伸展性试验;伸展和转动;吸吮或使用吸奶器;可用乳房罩。但对有早产危险者禁用。

4.4.3 产前乳房准备

4.4.3.1 不要用肥皂、乳剂或洗剂等洗乳房;

4.4.3.2 不推荐挤初乳;

4.4.3.3 营养对孕期和哺乳期很重要;

4.4.3.4 7 个月后可行乳房按摩指导,每日一次。

4.4.4 早吸吮的重要性

4.4.4.1 早吸吮产生初乳使婴儿获得首次免疫;

4.4.4.2 早吸吮可以刺激催乳素分泌,保证早下奶;

4.4.4.3 早吸吮增强母婴情感交流,分娩后 2 小时内是母婴联系期;

4.4.4.4 早吸吮促进子宫收缩,预防和减少产后出血;

4.4.4.5 早吸吮帮助胎粪的排出,减少新生儿黄疸发生。

4.4.5 母乳喂养技能指导

4.5 分娩准备教育　分娩准备教育可以充分调动产妇的主观能动性,保护和支持自然分娩,促使分娩的顺利进行。具体内容包括:

4.5.1 说明分娩是一个生理过程(特殊的),妇女和胎儿天生具备完成分娩的智慧,一个健康的母亲和一个发育正常的胎儿是能相互配合完成分娩过程的。从而要树立自然分娩的信心。剖宫产并不是理想的分娩方式,而只是解决难产和母婴并发症的一种手段。

4.5.2 介绍分娩知识。分娩四要素即产力、产道、胎儿、精神因素以及三个产程的情况。

4.5.3 介绍镇痛措施特别是非药物性的镇痛措施,常用的非药物性镇痛措施有以下几种：

4.5.3.1 温馨的有人陪伴的环境有助于放松；同时采取听音乐、交谈、看电视或看书等有助于分散注意力的方法。

4.5.3.2 改变体位，避免平卧位，采用走、蹲、跪、坐等不同体位，可以减轻疼痛并有助于胎头下降。

4.5.3.3 按摩和压迫：以两手手指轻轻按摩腹壁皮肤，或用拳头压迫腰部或髂前上棘、髂嵴及耻骨联合部位，均可以缓解疼痛。

4.5.4 告知临产先兆及入院时间：临产先兆为不规律腹痛、见红（少量阴道出血，褐色或红色）。指导孕妇除非有医学指征不要过早入院，以免影响情绪和休息。

4.5.5 介绍并鼓励陪伴分娩：除了丈夫的陪伴外，还可请一位能够为分娩提供指导和帮助的"导乐"，实行陪伴分娩。

导乐指一个有生育经验的妇女在产时陪伴产妇，给产妇持续的生理上、心理上的支持及精神上的安慰鼓励，并给予正确的科学的指导和帮助，有利于产程顺利进展。

4.5.6 产时保健要点

4.5.6.1 第一产程：保持镇静乐观的情绪，正确对待宫缩和阵痛，正确使用呼吸、按摩、放松等方法镇痛。多采取如走、蹲、坐等体位，少躺卧。按时进食，多吃容易消化和高能量的食物，以补充体力。多饮水，定时排空膀胱，以免充盈的膀胱阻碍胎头下降。丈夫的陪伴和支持也很重要。

4.5.6.2 第二产程：当宫口开全后，产妇要摆正姿势，每次宫缩时，产妇深吸一口气，然后随着宫缩的加强，正确调动腹直肌和肛提肌的力量，向下屏气，争取每次宫缩时能正确用力 2～3 次，帮助胎儿娩出。

4.5.6.3 第三产程：以欣喜的情绪迎接宝宝，做到与婴儿早接触、早吸吮。

5. 孕晚期营养指导

5.1 孕晚期的膳食营养需求特点

5.1.1 增加蛋白质的摄入；

5.1.2 保证热能供应；

5.1.3 充足的必需脂肪酸摄入；

5.1.4 充足的水溶性维生素，维生素 B_1 尤为重要；

5.1.5 足够的铁供给；

5.1.6 足量的钙摄入。

5.2 晚期饮食安排原则

5.2.1 增加豆类蛋白质的摄入。孕晚期除保证畜禽肉、鱼肉、蛋、奶等动物性食品摄入以外，还可多增加一些豆类蛋白质。

5.2.2 多摄入含钙丰富的食物。为满足大量钙的需要，应食用海带、紫菜、虾米、虾皮等食物。紫菜不仅钙含量高，而且是理想的蛋白质。

5.2.3 注意植物油的摄入。植物油不仅含有丰富的必需脂肪酸，还富含维生素 B_{12}。维生素 E 可以避免胎儿发育异常和肌肉萎缩。如多吃些花生、芝麻、核桃以及芝麻油、豆油等。

5.2.4 注意动物肝脏的摄入。其中含有的含铁血红素、维生素 B_2、叶酸、维生素 B_{12}、维生素 A 等，是孕晚期铁质补充的理想食品。

5.3 孕晚期营养素供给量

热能	9.6MJ（2300kcal）
钙	1200mg
铁	35mg
锌	16.5mg
蛋白质	85g
维生素 E	14mg
维生素 B$_1$	1.5mg
维生素 B$_2$	1.7mg
叶酸	600μg
维生素 B$_6$	1.9mg
维生素 B$_{12}$	2.6μg
烟酸	15mg
视黄醇当量	900μg
维生素 D	10μg

5.4 孕晚期膳食构成（每日摄入食物量）

主粮（稻米、面）	300～450g
蛋类（鸡蛋、鸭蛋、松花蛋）	50～100g（1～2 只）
牛奶	250～500g
畜禽鱼肉	200g
动物内脏	50g（至少每周一次）
豆类及豆制品	50～100g
新鲜蔬菜（绿叶蔬菜为主）	500～750g
时令水果	100g
植物油	25g

一日膳食举例：

早餐　牛奶 220ml（一杯），白糖 5g（少许）

　　　肉包：面粉 150g（三两），瘦猪肉 25g（半两）

早点　面包 50g（一两）

中餐　米饭：大米 200g（四两）

　　　红烧鲫鱼：鲫鱼 100g（二两），生姜、小葱少许

　　　白菜豆腐汤：小白菜 200g（四两），豆腐 100g（二两）

午点　苹果 100g（二两），饼干 25g（半两）

晚餐　米饭：大米 150g（三两）

　　　番茄炒鸡蛋：番茄 150g（三两），鸡蛋 50g（一只）

　　　芹菜胡萝卜炒肉：芹菜 100g（二两），萝卜 150g（三两），瘦猪肉 25g

　　　（半两）

全日烹调油 20g、食盐 5g 及调味品适量。

6. 孕晚期心理保健指导

6.1 孕晚期心理特点　进入孕晚期以后，孕妇子宫已经极度胀大，各器官、系统的负担

也接近高峰,由于体型变化和运动不便,心理依赖性更强,希望寻求保护,引起他人重视。特别是由于临近预产期,既迫切期待分娩以终止妊娠,同时伴随着对本人及胎儿安全担心的恐惧心理,使孕妇处于兴奋与紧张的矛盾之中。

6.2 孕晚期常见心理问题

6.2.1 分娩恐惧心理。担心分娩是否顺利,对分娩过程的痛苦充满恐惧。

6.2.2 对新生命的担忧。担心胎儿生长发育是否正常,出生后是否健康聪明等。

6.2.3 对母乳喂养的担忧。怕自己不能胜任母乳喂养的任务,担心自己没有足够的乳汁,足够的时间,又担心喂奶影响自己的体型等等。

6.3 心理问题的表现特征　情绪不稳定、精神压抑或焦虑,甚至会因心理作用而自感全身无力,即使一切情况正常,也不愿活动。

6.4 心理保健指导　孕晚期心理保健应注意以下问题:

6.4.1 学习知识,增强信心:了解分娩原理、分娩过程及有关科学知识。克服分娩恐惧最好的办法是让孕妇了解分娩的全过程以及可能出现的情况,对孕妇进行分娩前的有关训练,设立分娩准备教育课程,让孕妇及其丈夫接受有关的医学知识,正确认识"十月怀胎,一朝分娩"是正常的生理过程,怀孕、分娩不是病,从而减轻和避免孕妇对分娩常有的恐惧和精神负担,提高对分娩阵痛的承受力,有效地减轻心理压力,解除思想负担,使孕妇以轻松、愉快的精神状态,迎接小生命的降临。

6.4.2 以积极的情绪,作好分娩准备:分娩的准备包括孕妇生理上、心理上和物质上的准备。准备的过程也是对孕妇的安慰。如果孕妇了解到家人及医生为自己做了大量的工作,并且对意外情况也有所考虑,那么,她的心中就会感到宽慰。

孕妇应稳定情绪,保持心绪的平和,安心等待分娩时刻的到来。孕晚期特别是临近预产期时,孕妇的丈夫应留在家中,使妻子感到有所依托。

身体没有意外情况时,不宜提早入院。孕妇入院后较长时间不临产,会有一种紧迫感,尤其看到待产室内其他人已经分娩,也是一种刺激。另外,产科病房内的每一件事都可能影响孕妇的情绪。

6.4.3 参加母乳喂养知识讲座,增强母乳喂养的信心:从理论和现实中认识母乳是婴儿最理想的营养品,是其他任何乳类都无法取代的无价之宝;认识到哺乳是人类的本能之一,是哺乳类动物繁衍生息过程中重要的生物学活动,每个健康的母亲都有足够的乳汁哺育自己的宝宝,从而对母乳喂养产生极大兴趣和强烈愿望,树立哺喂婴儿的信心。

6.4.4 转移注意力,解除忧虑和紧张:根据兴趣做一些转移注意力的事,如编织一件小毛衣、让丈夫帮助布置一个喜欢的居室、和丈夫一起听优美的轻音乐;或漫步于环境优美的大自然中,看夺目的彩霞、如洗的晴空、郁郁葱葱的树木以及五彩绚丽的花朵。这些方法都可镇定孕妇的情绪,一扫忧虑和紧张。

6.4.5 经常散步:孕晚期,最适宜的运动莫过于散步。散步有利于血液循环和神经调节,可安定孕妇的神经系统,放松紧张与焦虑的心态,振奋精神。

7. 丈夫参与和家庭社会支持

7.1 丈夫参与　孕晚期是新生命即将出世前的"最后冲刺阶段",准爸爸应当:

7.1.1 理解与帮助:在妊娠最后阶段,孕妇可能会喋喋不休,这是宣泄不良情绪的合理渠道。丈夫要理解妻子情绪上的波动,耐心倾听妻子诉说,给予妻子精神上的鼓励和安慰,打消其心中顾虑,特别是在孩子的性别上不要给妻子施加压力。

孕晚期庞大的腹部和紧绷的腹壁会给孕妇造成多种不适,丈夫要帮助妻子洗浴、轻轻按摩腰腿;可在晚间为妻子轻抚腹部,一方面是与尚未谋面的宝宝交流,另一方面又减轻了妻子的不适,使妻子依赖心理得到满足,焦虑情绪得到改善。

7.1.2 督导与支持:提醒并尽量陪伴妻子每周去医院接受产前检查,学会记录胎动和用听筒听取胎心,平日认真观察妻子的身体情况,如果出现阴道出血、严重头痛、严重呕吐、高热时,应立即送医院诊治。

丈夫要关心临近分娩时孕妇的思想情绪,多和孕妇谈心,鼓励孕妇树立自然分娩的信心并做好临产住院的各种准备。经常陪伴准妈妈,尽量不出远门。

7.2 家庭与社会支持

7.2.1 孕妇的母亲,婆婆最好能现身说法,让孕妇了解分娩过程,做到心中有数,避免紧张与担忧。

7.2.2 医护人员在服务中注意多沟通,并提供相应的咨询与教育。

7.2.3 职业环境及与孕妇接触的相关方面人员给予更多的关心与照顾。

7.3 分娩时的丈夫参与　　研究表明,丈夫如果参加过产前培训,并全程陪伴分娩,会使妻子在产程中的疼痛减轻。而自己也会体验一次全新的经历,从而感觉幸福、激动、快乐。因此为了迎接健康的宝宝,准爸爸的参与分娩非常重要。

7.3.1 在临产早期可以帮准妈妈洗个热水澡,最好是淋浴;

7.3.2 学习分娩有关的知识,在心理上做好充分准备;

7.3.3 准爸爸要关心临近分娩时孕妇的思想情绪,多和孕妇谈心,鼓励孕妇树立自然分娩的信心;

7.3.4 还要将自己的工作安排好,亲自陪妻子去医院分娩。

四、产后访视服务的适宜技术

产褥期是指从胎盘娩出至产妇全身各器官(乳房除外)恢复到非妊娠状态所需的一段时间,一般为 6 周。社区卫生应于产后 3～7 天内到产妇家中提供产后访视,为正常产妇做产后 42 天健康检查。

这期间,产妇要适应全身各系统所发生的明显变化如子宫复原、血容量恢复正常以及乳汁分泌等,还要担负起哺育新生儿的责任,身心负担都比较重。为了产妇顺利康复、新生儿健康成长和母乳喂养的成功,应提供产褥期保健与指导。

1. 产后访视的适宜技术

时间与地点:乡镇卫生院、村卫生室和社区卫生服务中心(站)在收到分娩医院转来的产妇分娩信息后,应于出院后 3～7 天内到产妇家中进行产后访视。如有需要可根据情况增加一次。

服务要求包括以下几方面:

1.1 访视包装备

必备物品:血压计、听诊器、体温计(口表、肛表)、75％酒精、酒精棉球、消毒棉签、塑料布、一次性消毒手套、婴儿秤、布兜、电筒。

附带物品:两把镊子、拆线剪刀、处方、母乳喂养指导资料、苯扎溴铵酊。

生活用品:一次性鞋套、一次性垫臀纸。

1.2 访视流程

1.2.1 社区访视人员应统一着装,佩戴上岗证,最好提前电话约定时间。

1.2.2 按门铃或敲门、自我介绍、说明来访目的,与产妇及家属沟通,取得信任。

1.2.3 进入产妇家,在接触母婴之前先清洁双手。

1.3 产后访视时的观察和检查　先查新生儿,后查产妇。

1.3.1 新生儿

1.3.1.1 观察一般情况、面色、精神、呼吸、哭声和吸吮情况;

1.3.1.2 测体温、称体重、听心肺、检查头颅部、口、眼、鼻、耳、脐部及臀部有无感染;

1.3.1.3 边检查边询问有关病史,询问新生儿出生孕周、出生体重、有无窒息、计划免疫、出院后的喂养、睡眠、大小便、新生儿听力、视力和代谢性疾病筛查结果等情况。

1.3.2 产妇

1.3.2.1 观察孕妇的一般情况、精神状态和心理是否有抑郁症状;

1.3.2.2 了解本次分娩过程、分娩方式、胎产次、会阴切开或腹部伤口情况、有无产后出血、感染等异常情况;

1.3.2.3 测量体温,必要时测血压;

1.3.2.4 检查乳房、乳头、乳量;

1.3.2.5 查子宫底高度、有无压痛,腹部及会阴伤口;

1.3.2.6 观察恶露的量、色、性状;

1.3.2.7 观察产妇喂奶的全过程。

1.4 访视记录　访视结束应将观察和检查结果详细、完整地记录在《孕产妇健康档案》的"产后访视记录表"上(附表1-7-5)。同时,在《社区孕产妇保健服务登记本》和《孕产妇保健手册》的相关项目内做记录。

2. 分类评估的依据

通过以上观察和检查进行评估和分类,分为未发现问题(正常)、有一般异常情况和有重点问题三类。分类的依据是通过发现产妇和新生儿的常见疾病的表现特征和危急征象来确定的。现将产褥期产妇常见的产科并发症和合并症以及新生儿常见疾病的表现特征和危急征象介绍如下:

2.1 产妇的常见疾病和表现特征

2.1.1 子宫复旧不全:正常产褥期内子宫体积逐渐缩小,5～6周后恢复到正常大小。如果子宫复旧功能障碍,则引起子宫复旧不全。一般由于胎盘胎膜残留,蜕膜脱落不全;子宫内膜或盆腔感染;子宫位置异常,过度后屈或侧屈;恶露引流不畅以及合并子宫肌瘤;多胎妊娠、巨大儿、羊水过多引起。

2.1.2 会阴伤口愈合不良或硬结:会阴伤口处可出现疼痛而不能取坐位;局部发硬、压痛明显或伴有伤口愈合不良,常由于轻度感染所引起。

2.1.3 痔疮:因为妊娠后随着子宫的增大腹压增加,特别是妊娠后期,下腔静脉充血扩张,尤其是分娩时,产妇屏气用力极易发生痔嵌顿。痔嵌顿后,内痔脱出肛门外,不能自行复位而充血水肿,脱出的内核也刺激肛门周围的末梢神经,使之肿胀、疼痛。

2.1.4 产后便秘:由于分娩时盆腔肌肉及肛门周围肌过分紧张;产后因外阴疼痛或痔疮疼痛而不敢大便;加上产后卧床,活动减少,腹壁松弛,进食少渣食物等,易发生产后便秘。

2.1.5 产后尿潴留:正常产妇一般于分娩后4～8小时可以顺利地排出小便,但有的产妇会发生排不出小便或排尿不净的现象,致使尿液在膀胱潴留,称为"尿潴留"。尿潴留发生的原因是多方面的:有因产程太长,胎头压迫膀胱而使膀胱内膜水肿、充血,暂时失去收缩力;有因会阴伤口疼痛,反射性地引起尿道括约肌痉挛。

2.1.6 产褥感染:产褥感染指产褥期内(产后42天)生殖道创面受感染所引起的局部或全身的炎症性变化。严重的产褥感染是产妇死亡的四大原因之一,临床表现为:

全身症状:分娩24小时后的最初10天内,体温有两次达到或超过38℃,称为产褥病。主要是产褥感染,也可能是生殖系统以外的感染,如呼吸道、泌尿系统、乳腺感染等。所以凡是发热的人都要做仔细的鉴别诊断。

局部症状:因感染的部位及范围不同而异。

2.1.6.1 外阴、阴道:会阴部可出现疼痛,常不能取坐位,可有低热。局部伤口红肿、发硬、压痛明显或伤口裂开,伴有脓性分泌物。阴道裂伤部位的感染表现为黏膜充血、溃疡、脓性分泌物增多。

2.1.6.2 宫颈炎:宫颈裂伤感染向深部蔓延,可达宫旁结缔组织,引起下腹部的疼痛。

2.1.6.3 急性子宫内膜炎、子宫肌炎:子宫复旧不良、宫底部有压痛、恶露有臭味甚至有脓性分泌物,高热、头痛、白细胞增高。

2.1.6.4 急性盆腔结缔组织炎:子宫旁充血、水肿、增厚或形成炎块,下腹部出现明显压痛,高热不退,白细胞持续升高。

2.1.6.5 急性盆腔腹膜炎:炎症继续发展,形成盆腔腹膜炎,继而可发展成弥漫性腹膜炎。出现全身中毒症状,如高热、恶心、呕吐、腹胀;检查时下腹部有明显压痛、反跳痛。直肠子宫陷凹形成局限性脓肿时,若波及肠管与膀胱可出现腹泻、里急后重与排尿困难。

2.1.6.6 血栓性静脉炎:多于产后1～2周发病。病变在下肢的股静脉、腘静脉或大隐静脉时,有下肢疼痛,局部静脉压痛或触及硬索状改变,下肢水肿,皮肤发白,习称"股白肿"。单侧居多。如果病变发生在盆腔内静脉,则表现为弛张热、寒战,症状可持续数周或反复发作。

以上表现通过腹部、盆腔及会阴伤口等全身与局部的检查,可确定感染的部位和严重程度。

2.1.7 晚期产后出血:分娩24小时后,在产褥期内发生的子宫大量出血,称晚期产后出血。以产后1～2周发病最常见,亦有迟至产后6周发病者。

阴道流血量可为少量或中等量,持续或间断;亦可表现为急骤大量流血,同时有血凝块排出。可伴有低热、寒战,且常因失血量过多导致严重贫血甚至出血性休克。常由于子宫胎盘附着面感染或复旧不全,胎盘、胎膜残留,剖宫产子宫切口感染或坏死所引起。

2.1.8 急性乳腺炎:哺乳期细菌进入乳腺,可引起乳腺炎症。常于产后7日发病,可出现畏寒、发热,患侧乳房肿胀、疼痛,多为跳痛。感染灶常局限于一侧乳房的某一象限,该处皮肤发红,有明显肿块,质硬触痛。常伴同侧的腋下淋巴结肿大并有压痛。血常规示白细胞增加。

2.1.9 产后抑郁症:产后抑郁症是由于妊娠和分娩引起的生理、心理和社会角色方面的巨大变化,若产妇在这一特殊时期不能调整适应,就有可能出现精神障碍性疾病。其发病率近年来有升高的趋势。

产后抑郁症的主要临床症状除有一般抑郁症状如悲伤、沮丧、哭泣、孤独、焦虑、恐惧、易怒外,还可能有以下的表现特征:白天情绪低落,夜晚情绪高涨,呈现昼夜颠倒的现象。几乎对所有事物失去兴趣,感觉到生活无趣无味,活着等于受罪。食欲大增或大减,体重增减变化较大。睡眠不佳或严重失眠,因此白天昏昏欲睡。精神焦虑不安或呆滞,常为一点小事而恼怒,或者几天不言不语、不吃不喝。身体处于异常疲劳或虚弱状态。思想不能集中,语言表达紊乱,缺乏逻辑性和综合判断能力。有明显的自卑感,常常不由自主地过度自责,对任何事都缺乏自信。

现将产褥期常见的并发症和合并症的表现特征以及危急征象和提示疾病列表,见表5-5、表5-6。

表 5-5　产褥期常见的并发症和合并症的表现特征及其提示的疾病

表现特征	提示的疾病
产后 10 天内体温两次在 38℃以上	产褥病率
会阴伤口疼痛、有硬结	会阴伤口轻度感染
宫底有压痛、恶露有臭味	子宫内膜炎
高热、寒战、下腹部有明显压痛,一般感染经治疗无好转者	产褥感染
一侧下肢水肿	下肢血栓性静脉炎者
乳腺肿块发热、经一般处理无效	乳腺炎
阴道出血特别是剖宫产产后	晚期产后出血
悲伤、沮丧、哭泣、孤独、焦虑、恐惧、易怒、自责自罪、处世能力低下	产后抑郁症

表 5-6　产褥期危急征象及其提示的疾病

危急征象	提示疾病
产后高热、寒战	产褥感染
产后大出血	晚期产后出血

2.2 新生儿常见异常情况

2.2.1 脐部感染:脐部有分泌物提示脐部有轻度感染;若出现脐部红肿,有黄色分泌物说明脐部发炎。

2.2.2 黄疸:新生儿巩膜黄染,可分为三类:

2.2.2.1 生理性黄疸:7～10 天逐渐消退。

2.2.2.2 病理性黄疸:7～10 天不消退反加深。

2.2.2.3 母乳性黄疸:2 周后黄疸消退慢,但新生儿一般情况好,体重增长满意,大便颜色正常,3 周到 3 个月后自然消退。

2.2.3 鹅口疮:新生儿口腔黏膜娇嫩,容易发生感染,当孩子口腔黏膜或舌面上出现白色如奶块样物,用棉签不易擦掉时,医学上称鹅口疮,这是因为口腔受到白色念珠菌的感染所致。

2.2.4 红臀:是新生儿期常见的皮肤病,主要是臀部常受潮湿尿布摩擦及排出物中的尿素被细菌分解成碱性的氨刺激皮肤所致。轻者皮肤发红,重症可发生表皮糜烂、渗出甚至感染。

2.2.5 有先天性疾病:如髋试验阳性提示髋关节脱臼;心脏区有明显杂音提示有先天性心脏病。

2.2.6 听力、视力筛查有问题。

3. 分类处理

3.1 产妇的分类处理

3.1.1 康复正常者进行常规产褥卫生、母乳喂养、产后营养、产后心理指导。

3.1.2 有一般异常情况者的处理

3.1.2.1 子宫复旧不全

产后鼓励产妇早起床、早活动,如产后早哺乳、适当活动、做产后保健操等;

休息,取半卧位,以利于恶露引流;

适当选用子宫收缩剂如益母草、产复康等;

可应用口服抗生素预防感染,首选青霉素和氨基糖苷类。

3.1.2.2 会阴伤口愈合不良或硬结

局部用 95％酒精湿敷或 50％MgSO$_4$湿热敷,每天 2 次;

保持会阴部清洁、干爽,内裤常换常洗。

3.1.2.3 痔疮

产后及早下床活动,饮食上要适当多吃纤维素含量较多的蔬菜,如芹菜、白菜、菠菜、萝卜等,避免辛辣等刺激性食物,每天保持大便通畅,防止发生便秘;

温热水坐浴或湿敷,熏洗完毕后,侧卧位,用痔疮膏涂于嵌顿的痔核上,用手轻轻按摩,使嵌顿在肛门外的痔核全部进入肛门,必要时用纱布卷压迫、胶布固定,以免脱出;

如有便秘,可服用一些缓泻药如麻仁丸、蓖麻油、液状石蜡等。

3.1.2.4 产后便秘:鼓励下床运动,多吃蔬菜水果,必要时可用缓泻剂。

3.1.2.5 产后尿潴留:鼓励产妇多饮水,增加尿量,定时小便。采取以下方法诱导排尿:

听流水声:利用条件反射缓和排尿抑制,使病人产生尿意促使排尿。

热敷法:将热毛巾或热水袋置于病人下腹部膀胱区。

热气熏蒸外阴部:病人取蹲位,将盛有开水的水盆置于病人会阴部,利用水蒸气刺激尿道口周围神经感受器而促进排尿。

肌内注射新斯的明:新斯的明对膀胱平滑肌的兴奋作用较强,可为产后尿潴留的病人肌内注射新斯的明 0.5～1mg,以促使膀胱平滑肌收缩而排尿。

导尿并留置导尿管:在诱导排尿无效时,采用无菌导尿法并留置导尿管 3～7 天,使膀胱及括约肌得到充分休息,同时预防性应用抗生素。

3.1.2.6 早期乳腺炎:尽快排空乳汁,用如意黄金散热敷。乳腺炎并非乳腺管内的发炎,可以继续哺乳。用胸罩将乳房托起,尽量使乳汁排空。局部冷敷,同时用抗生素如普鲁卡因青霉素 80 万单位/次,肌注,每日 2 次,连续治疗 3～5 天。

3.1.2.7 对产后抑郁症状者使用抑郁自评量表进行测定。同时重视产妇的心理保健,避免精神刺激。鼓励指导母乳喂养。协助新生儿护理指导,减轻产妇的体力和心理负担。

3.1.3 有以下问题转院诊治:

3.1.3.1 子宫复旧不良、产后抑郁、妊娠合并症未恢复。

3.1.3.2 产褥感染和晚期产后出血急诊转诊,住院诊治。

3.2 新生儿的分类处理

3.2.1 正常新生儿:进行喂养、护理、沐浴和预防接种指导,预约 30 天后转儿童保健继续随访。

3.2.2 早产儿:出生后一般留住院,指导家属接出院后立即与社区儿童保健门诊联系加强随访。

3.2.3 有异常情况的新生儿:

3.2.3.1 脐部感染:保持脐部清洁干燥最重要,若出现分泌物,用95%酒精擦干,脐根出现红肿或分泌物带臭味局部处理后即送医院就诊。

3.2.3.2 黄疸:生理性黄疸不需处理;母乳性黄疸可以继续哺乳;病理性黄疸需转儿科诊治。

3.2.3.3 鹅口疮:用3%苏打水液清洗口腔患处后用2%咪康唑涂口腔患处。

3.2.3.4 红臀:勤换尿布,保持臀部皮肤清洁干燥,每次大便后用温水洗臀部,然后用红臀软膏涂于臀部,也可用复方康纳乐霜或2%咪康唑每日涂1~2次。

3.2.4 有以下重点问题的新生儿须转院诊治:

3.2.4.1 有先天性疾病如髋关节脱臼、先天性心脏病者。

3.2.4.2 听力、视力筛查有问题者。

4. 产褥期保健指导

4.1 一般保健指导

4.1.1 休养环境:产妇居住的房间要安静、舒适、清洁,保持空气流通。室温调节要合理,夏天防中暑,冬天防煤气中毒。

4.1.2 休息与运动:产妇要有充足的睡眠时间,保证产后体力的恢复。经常变换卧床姿势,不要长时间仰卧,以防子宫后倾。正常分娩的健康产妇,产后第二天可下床活动,根据身体状况,逐步增加活动范围和时间,同时开始做产后体操。产后早运动能促使产妇全身各器官功能的恢复,加快子宫收缩和恶露排出,锻炼腹壁和骨盆底肌肉,促进肠蠕动,增加食欲。产妇如有大出血、发热、严重合并症与并发症、会阴严重裂伤等异常情况时,不宜做产后体操。

产后体操须循序渐进,做法如下:

产后第一天做抬头运动;第二天两臂内外展;第三天伸臂过头;第四天单腿屈曲练习;第六天双腿屈曲;第七天两股直开。

4.1.3 个人卫生:做好个人卫生是避免产褥期感染的重要措施。产妇出汗特别多,要注意皮肤的清洁、干燥,勤擦身,勤换衣服和被褥。每天两次用温开水清洁会阴部,经常更换卫生巾。要注意口腔卫生,做到早晚刷牙,每次进食后要漱口。经常梳头可促进头部血液循环,有利于头发新陈代谢。洗澡勿用盆浴。

4.2 母乳喂养指导　母乳是婴儿最经济、最理想的食物,既能为婴儿提供丰富的营养及大量的免疫物质,促进婴儿健康成长,使婴儿少得疾病,同时可促进母亲子宫收缩,减少产后出血,抑制排卵,延长哺乳期的闭经,还能促进母子间的感情。因此,婴儿6个月内要坚持母乳喂养。

4.2.1 正确的喂奶姿势:哺乳时母亲可以采用不同的体位,或坐或卧,但必须注意以下几点:

母亲的体位要舒适,全身要放松,母亲放松脊背;母婴必须紧密相贴,即胸贴胸,腹贴腹,婴儿下巴贴母亲的乳房,头与双肩朝向乳房。嘴与乳头在相同水平上。母亲的手放于乳房呈"C"形,不应取剪刀式。

4.2.2 正确的含接姿势:哺乳时母亲应将整个乳房托起,用乳头去触婴儿面颊或口唇周围的皮肤,引起觅食反射。当婴儿口张大时,迅速将乳头和乳晕送入婴儿口中,使婴儿将整个乳头和几乎全部乳晕含入口中,唇呈"鱼唇"样凸出,将乳头和乳晕牵拉成一个比原来乳头更长的奶头,吸吮时舌头抵上腭挤压乳晕,将乳窦内的乳汁压出。当婴儿含接姿势正确时,母亲不会感到乳头痛,婴儿的吸吮轻松愉快,缓慢有力,能听到孩子的吞咽声。

4.2.3 喂奶方法:每次喂奶应左右乳房轮流吸吮,并先吸空一侧乳房后再换另一侧。每侧乳房吸 10 分钟左右,总共喂奶约 15～20 分钟,最多不超过 30 分钟。如果喂奶时间太长,吸吮空乳,乳儿会将空气吸入胃部而引起吐奶。每次哺乳后,挤出乳房内多余的乳汁,能避免发生乳房肿块,还能促进泌乳。

如果一侧乳房有疾病,如乳头皲裂、乳房炎症等,应先让婴儿吸吮正常一侧乳房后再吸另一侧乳房。

4.2.4 按需哺乳:母婴同室,在头几小时和 7 天内为促进乳汁分泌,需经常吸吮/排空乳房,每 1～3 小时一次或更多,保证乳汁充足。

所谓按需是指:婴儿饥饿时喂哺;母亲感到乳房胀满时;哺乳时间由婴儿和母亲的个体需要所决定。

晚上喂奶也很重要,可促进乳汁分泌。吸吮次数、强度、持续时间与乳汁分泌多少密切相关,树立信心,坚持母乳喂养,对减少乳腺炎发生均有重要意义。

4.2.5 判断婴儿是否吃到了足够的乳汁,以下几点可作为衡量指标:

4.2.5.1 喂奶时能听到婴儿的吞咽声;

4.2.5.2 母亲有泌乳的感觉,喂奶前乳房饱满,喂奶后较柔软;

4.2.5.3 婴儿尿布 24 小时尿湿 6 次及以上;

4.2.5.4 婴儿经常有软的大便,少量多次或大量一次;

4.2.5.5 在两次喂奶之间婴儿很满足、安宁,婴儿眼睛明亮,反应灵敏;

4.2.5.6 婴儿体重每周增加 125g(2.5 两)。

4.2.6 哺乳期乳房护理

4.2.6.1 哺乳前柔和地按摩乳房,刺激排乳反射。

4.2.6.2 切忌肥皂或酒精之类物品使用,防皮肤干燥皲裂。

4.2.6.3 正确吸吮方法,哺乳结束时不要强行拉出乳头。

4.2.6.4 指导手工挤奶方法和恰当使用奶泵,避免疼痛和损伤。

4.2.6.5 带棉质胸罩,支托和改善血液循环。

4.2.7 母乳喂养常见问题的处理

4.2.7.1 乳头皲裂:主要是由于婴儿吸吮时含接姿势不正确所引起,如用肥皂或酒精擦洗乳头也容易引起皲裂。这种情况发生后仍应继续喂哺,但要注意纠正婴儿的含接姿势;应先给孩子喂不破损或皲裂较轻一侧,喂完后挤一滴乳涂在乳头上,并暴露于空气中晾干,能促使破裂处愈合。严重的停哺,局部涂鱼肝油铋剂。

4.2.7.2 乳管阻塞并有痛性肿块:如果出现这种情况,仍要继续让婴儿经常在乳房上吸吮。先吸有阻塞的一侧,因为婴儿饥饿时吸吮力会大一些。乳房在吸吮前可在局部予以热敷,吸吮时可进行从肿块向乳头方向的按摩,促使乳管畅通,一般 1～2 天内肿块可能消除。

4.2.7.3 奶不足:奶不足主要与喂哺次数过少,吸吮时间过短有关。因此更应尽量多喂、勤喂,乳汁分泌便会增加,注意正确喂哺姿势和技巧,合理营养和休息都是必要的,千万不要轻易过早地给婴儿添加水或奶制品。

4.2.7.4 婴儿吐奶和溢奶：新生儿的胃几乎呈水平位，胃部肌肉发育还不完善。特别是贲门部括约肌比较松，所以当胃部充满乳汁，特别还混有因婴儿啼哭或吸吮时吞入的空气时，奶就容易返流出来。因此，每次喂哺后都应将婴儿竖抱起来，靠在自己肩上，轻拍婴儿背部，使之将胃中的气体吐出来（呃逆），可避免吐奶。躺时应取右侧卧位并将上半身垫高。

4.3 新生儿护理指导 新生儿是十分娇嫩的，免疫能力低。为新生儿营造一个清洁、安静、空气新鲜的环境。母乳喂养、充足的睡眠、注意保暖和预防感染是护理中的重点。

4.3.1 注意保暖。室温要调节恰当，婴儿的衣着和被褥要适宜，暴露部位如头面部对寒冷刺激很敏感，在室温低时戴帽可减少热量散失。

4.3.2 注意观察新生儿的睡眠、呼吸、大小便的性状和有无眼分泌物、鼻塞、口腔内有无白点。

4.3.3 皮肤护理包括：

4.3.3.1 在进行皮肤护理时，切勿使用带有刺激性的护肤品，应用品质纯正温和的婴儿护肤用品、沐浴露及"无泪配方"的洗发精。

4.3.3.2 在阳光强烈的季节户外活动时，替婴儿戴上帽子，或使用遮阳伞。

4.3.3.3 应及时清洁大小便，保持婴儿臀部皮肤清洁干燥，使用婴儿护臀霜形成保护膜，避免大小便对皮肤的直接刺激。

4.3.3.4 常沐浴更衣，使用婴儿爽身粉，气候干燥时，使用婴儿润肤油或润肤露。

4.3.4 婴儿沐浴指导

4.3.4.1 沐浴前准备

（1）室温：婴儿的体温调节系统和免疫系统的机制不完善，易受凉感冒。沐浴前应注意室内保暖，最适当的室温应保持在 28℃。冬天可以打开空调或取暖器，防止宝宝在洗澡时受冻。

（2）环境：沐浴应选择安全干净的地方，所谓安全是指在沐浴区周围必须避免放置障碍物，以防在沐浴前后抱起时碰伤婴儿。

（3）物品：一条大浴巾、两条小毛巾、婴儿隔尿垫巾、婴儿沐浴露、婴儿洗发精、婴儿爽身粉或婴儿润肤露、婴儿润肤油、护臀霜、安全别针、尿布、婴儿软发刷、卫生消毒棉签、75%的酒精。

4.3.4.2 沐浴程序

（1）应先放冷水，再加热水，然后用手肘或腕部试水温（水温 38～40℃为宜）。

（2）脱去婴儿衣服，但留下尿布，用毛巾裹好婴儿身体。

（3）用温湿清洁的棉花球清洁婴儿眼睛，由鼻梁侧向外洗涤，每次换用新的棉花球。

（4）用软毛巾从中央部分向两侧洗婴儿脸，用过的部分不能反复使用。

（5）洗完脸部开始洗头。用左臂夹住婴儿的身体并用左手掌托稳头部，用拇指及示指将宝宝耳朵向内盖住耳孔，防止水流入，造成内耳感染。右手抹上无泪型婴儿洗发精，柔和地按摩头部，然后冲洗抹干。一些婴儿，因皮脂腺分泌旺盛，在头部会形成一层白色如头垢样物质，注意不能用手抠，可用婴儿润肤油涂于头部，用毛巾裹住约 0.5～1 小时后，再用洗发精清洗头发即可清除。

（6）把 5～10ml 婴儿沐浴露倒入浴水搅拌或给婴儿全身涂上沐浴露，然后去除尿布，把他轻轻放入水中，左手用软毛巾洗婴儿肌肤，特别是皮肤皱褶处如颈部、腋下、腹股沟。在清洁女婴的下半身时,应从阴部洗到肛门的地方,而不要从后往前洗。如果婴儿的脐带尚未脱落,不能将婴儿全身浸入水中洗澡,而应将宝宝上、下身分开来洗,避免脐部浸湿。

(7)沐浴后擦干婴儿全身,先用75%的酒精处理脐部:用双手指分开脐部,先用一根清洁的卫生棉签蘸75%的酒精在脐根处由中心向周围画圈消毒脐部,然后换一根棉签重复一次。其后在身体皱褶处涂抹婴儿爽身粉,在婴儿小屁股上抹婴儿润肤露或润肤油。注意不应将润肤露或油和粉一起使用,这样会阻塞毛孔,引起皮疹。

(8)最后给婴儿用上尿布。注意放置尿布时,不应将尿布覆盖于脐上。防止尿湿脐部。然后给婴儿穿上衣服,用宝宝专用的发梳来梳理他的头发。

4.4 督促听力筛查有问题的新生儿进行复查,梅毒和 HIV 感染母亲所生儿童应复查和追踪。

4.5 预约婴儿预防接种及满月时转儿童保健门诊随访管理。

5. 产褥期乳母的营养指导

5.1 产褥期营养需求特点 进入产褥期产妇既需要恢复分娩所消耗的体力和带来的疲劳,又要开始承担起哺育新生儿的繁重任务,对营养的需求是比较高的。合理的营养有利于产妇的顺利康复和保证乳汁的正常分泌并维持乳汁质量的恒定。

由于乳汁中各种营养成分全部来自母体。乳母营养好时,分泌乳汁多,乳汁中热能、蛋白质和脂肪等营养素的含量亦高,氨基酸的组成模式也较完善,有利于婴儿的生长发育。倘若乳母营养素摄入不足,则将动用母体内的营养素贮备以维持乳汁营养成分的恒定。乳母对热能的需要量增加,以满足泌乳所消耗的热能和提供乳汁本身的热能,需要增加蛋白质的供应和钙的摄入量,维生素的供应亦不可缺少,同时要补充充足的水分。

5.2 乳母的膳食营养要注意:

5.2.1 增加热能摄入量。

5.2.2 补充优质蛋白质。

5.2.3 摄入充足的脂肪。

5.2.4 保证无机盐供给。

5.3 乳母饮食安排原则:

5.3.1 哺乳期膳食应当尽量做到搭配合理、摄入量充足,以满足母体自身和哺乳期对营养素的需要。

5.3.2 保证充足的水分摄入。乳母每天摄入水分与乳汁分泌量有密切的关系。水分不足会直接影响乳汁分泌量。乳母每天除饮水外,还应该多吃流质的食物,如鸡鸭鱼肉汤。这些汤汁中不仅含有大量水分,而且富含蛋白质、氨基酸、脂肪、无机盐等,对促进乳汁分泌有良好的作用。

5.3.3 保证优质蛋白质的摄入。乳母每天的蛋白质应保证 1/3 以上来自于动物性食品。对于经济条件有限者可选食豆腐、豆浆等豆制品或花生等坚果类食品补充。

5.3.4 膳食多样化。有些乳母食物比较单调,不能做到多种食品合理搭配。如每天只吃小米粥加红糖,有的甚至每天吃十几个鸡蛋。这样既造成浪费,又不能使乳母获得全面的营养物质。

5.3.5 重视蔬菜和水果摄入。蔬菜和水果含有丰富的水分,还含有维生素 C、纤维素、果胶、有机酸等成分,可防止便秘,促进乳汁的分泌,是其他食品所不能替代的。

5.4 乳母每日营养素摄入量

热能	11.7MJ(2600kcal)
钙	1200mg
铁	25mg
锌	21.5mg
蛋白质	85g
维生素 E	14mg
维生素 B_1	1.7mg
维生素 B_2	1.7mg
叶酸	500μg
维生素 B_6	1.9mg
维生素 B_{12}	2.8μg
烟酸	18mg
维生素 C	130mg
视黄醇当量	1200μg
维生素 D	10μg

5.5 乳母的膳食构成(每日摄入食物量)

蛋类(鸡蛋、鸭蛋、松花蛋)	100～150g(2～3 只)
牛奶	250～500g
动物性食品	250～300g
豆类及豆制品	50～100g
新鲜蔬菜(绿叶蔬菜为主)	500～750g
粮谷类	400～500g
时令水果	100～200g
植物油	30g

一日三餐举例:

(一)春季

早餐　菜肉馄饨:馄饨皮 100g(二两),荠菜 100g(二两),猪肉 50g(一两)

早点　牛奶 220ml(一杯),鸡蛋 50g(一个)

中餐　鱼粥:大米 100g(二两),青鱼 100g(二两),荠菜 100g(二两)

午点　鸡蛋羹:鸡蛋 50g(一个)

晚餐　鸡粥:大米 100g(二两),鸡肉 50g(一两),青菜 100g(二两),苹果 100g(二两)

晚点　鸡蛋长面:长面 100g(二两),鸡蛋 50g(一两)

全日烹调油 30g、食糖 20g 及调味品适量。

(二)冬季

早餐　牛奶 220ml(一杯),蛋糕 50g(一两)

早点　桂圆蛋汤:桂圆 10g,鸡蛋 50g(一个)

中餐　鸡丝面:切面 150g(三两),鸡肉 100g(二两),青菜 150g(三两)

午点　藕粉 50g(一两),蛋糕 50g(一两)

晚餐　稀饭:大米 100g(二两),菜肉包 100g(二两),肉松 50g(一两),苹果 100g(二两)

晚点　牛奶鸡蛋:牛奶 220ml,鸡蛋 50g(一个)

全日烹调油 30g、食糖 20g 及调味品适量。

6. 产褥期心理保健

6.1 产妇心理特点　产妇产后的情绪状态处于心理转换期:育儿的劳累、生活秩序的改变可能引起心情烦躁,做母亲责任的压力以及性反应能力的降低等原因可能使妇女出现情绪低落、情绪不稳、焦虑或抑郁,引起产褥期的心理障碍,因此特别需要做好心理保健。

6.2 产褥期常见心理问题　产后抑郁是产褥期最常见的心理问题,多在产后 3 天内出现,持续 7 天左右,以后多数产妇的症状可减轻或消失,但也有的持续时间较长。主要表现是产妇在产褥早期出现的以哭泣、忧郁、烦闷为主的情绪障碍。

6.3 产褥期心理保健指导

6.3.1 家人、亲人多给予产妇一些心理关爱,为产妇创造良好的安静、闲适、健康的休养环境,及时了解和帮助解决产妇在哺育新生儿时的问题和困难。

6.3.2 为产妇准备清淡而营养的产后饮食,使产妇在一餐一饭中得到营养和爱心。感受被亲人照顾的亲情,有利于产妇身心的健康。

6.3.3 适度运动,快乐心情:打破传统的"坐月子"观念,尽早做适量的家务劳动和体育锻炼。这不仅能够转移注意力,不再将注意力集中在婴儿或者烦心的事情上,更可以使体内自动产生快乐元素,使产妇的心情从内而外地快乐起来。

6.3.4 保证充足的睡眠,产妇要学会珍惜每一个睡眠机会,创造各种条件,让自己睡个觉。当婴儿安然入睡时,产妇不要去洗洗涮涮,而要抓紧时间睡觉,或闭目养神休息。充足的睡眠能给产妇带来好心情。

6.3.5 自我心理调适:有了孩子后,产妇价值观会有所改变,对自己、对丈夫、对孩子的期望值也会更接近实际,甚至对生活的看法也会变得更加实际,坦然接受这一切有益于帮助产妇摆脱消极情绪。可以做一些自己喜欢做的事情,如看杂志、听音乐等,在自己的爱好中忘记烦恼。

6.3.6 勇敢面对,科学治疗:如果产妇出现较严重的产后抑郁症状,要及时找专科医生诊治,在医生的指导下服用抗抑郁类药物,不要轻视抑郁症的危害性。

7. 丈夫参与和社会支持

7.1 丈夫的参与　丈夫要体谅爱护妻子,产妇要调整好心理状态,顺利度过产褥期。因为新添了小宝贝,新爸爸会感到压力很大,他们会更勤奋地工作,新妈妈要理解丈夫的辛苦和对家庭的奉献,不要认为只有自己"劳苦功高"。而丈夫也应该理解妻子产后身体的变化与照顾宝贝的辛苦,主动分担家务,不能全丢给妻子。夫妻之间要相互理解和交流,不要把对彼此的不满放在心里。

7.2 家庭与社会支持

7.2.1 家人不要只顾沉浸在增添新宝贝的快乐中而忽略了新产妇的心理变化。要多陪新产妇说说话,及时告诉她育儿的经验,避免手足无措和紧张情绪。

7.2.2 家人尤其是长辈不要用传统的方式误导产妇,如:不能下地、不能出门、不能干活、连电视也不能看,这些都会使产妇越发地感觉到生活乏味单调,加剧抑郁情绪。

7.2.3 医护人员在关心孕产妇心理状态的同时,也要留心她们的家庭、社会环境,作好亲属的思想工作,共同来关心孕妇的心理状态。对具有产后抑郁症危险因素和病因的孕产妇,应给予及早关注。危险因素包括:年龄＞30 岁;孕期抑郁症状重;既往情绪异常(有经期紧张症或经前期抑郁症);孕期发生的不良生活事件多;社会支持(周围的支持与帮助)少,尤其是来自丈夫和本人父母的帮助少;不良产史;孕期身体状况不佳(有疾病);对孕产期保健服务的质量不满意;发育过程因素(童年时代不幸福,处于逆境,早年丧母,孩童时期父母分居者)不良等。

7.2.4 职业环境中人员及其他与产妇相关人员要关心产妇的日常生活与心理状态,鼓励支持产妇母乳喂养。

五、产后 42 天健康检查服务的适宜技术

产后 42 天是产褥期的结束,产妇应当恢复到非妊娠期的健康状态。这时对产妇进行一次全面的健康检查,以确定母亲身体是否已恢复正常。如一切正常,产妇可以结案;如发现异常,应转院治疗。

1. 产后健康检查的适宜技术

1.1 观察和询问

1.1.1 询问产后康复及母乳喂养情况;

1.1.2 观察母亲的情绪和神态;

1.1.3 对患有糖尿病、肝病、心脏病、肾病等内科合并症者应了解其相关疾病的症状是否缓解或存在。

1.2 一般体检

1.2.1 体格检查:测血压、称体重,查心、肺、肝、脾等脏器有无异常,乳房和乳头有无炎症,剖宫产者注意观察腹部伤口愈合情况,有无硬结或异常隆起。

1.2.2 妇科检查:

外阴部检查:观察会阴伤口愈合情况、有无阴道前壁或后壁膨出、子宫脱垂等。

阴道窥器检查:观察阴道分泌物的量、色、味,宫颈有无裂伤,宫颈糜烂程度。

双合诊/三合诊检查:扪清子宫是否恢复至非孕状态,输卵管、卵巢等有无炎症、包块。若发现异常,可做 B 超进一步检查。

1.3 实验室检查 针对有异常情况者进行必要的实验室检查。如有妊娠高血压疾病的产妇,应予检查尿蛋白;孕期有贫血或有产后出血者,应复查血红蛋白;糖尿病患者复查血糖,做口服葡萄糖耐量试验(OGTT)。

1.4 必要时作心理量表测定。

2. 健康评估和分类处理

通过以上观察和检查进行评估和分类,分为未发现问题,已恢复正常和尚未恢复正常两类。

2.1 已恢复正常者可以结案 除了记录结果之外,还需进行保健指导。将检查结果详细、完整地记录在《孕产妇健康档案》的"产后 42 天健康检查记录表"上(附表 1-7-6),并在《社区孕产妇保健服务登记本》和《孕产妇保健手册》的相关项目内做记录。

2.2 尚未恢复正常者

2.2.1 生殖系统尚未恢复正常或检查中发现有异常情况者,则需转至原分娩医院继续治疗,并随访结果。

2.2.2 有合并症的产妇,如心、肝、肾等功能尚未恢复正常或还有相关症状者,则需转至

相关专科继续治疗,2周内随访结果。

3. 保健指导

3.1 恢复性生活问题　产后健康检查未发现异常者可恢复性生活。但如果产后检查发现恶露未净、会阴伤口有触痛、子宫偏大偏软、子宫复旧欠佳时,应暂缓性生活。在恢复性生活的同时,就应采取避孕措施,避免意外妊娠。因为产后恢复排卵可发生在恢复月经前。一旦怀孕,不但损害产妇健康,也不利于婴儿喂养。

3.2 避孕指导　不少女性认为哺乳期是"安全期",故在哺乳期内过性生活可以不采取避孕措施,这是错误的认识。在哺乳期间发生的闭经称为生理性闭经,虽然月经尚未复潮,但卵巢却有可能恢复排卵,并有受孕可能。据调查,哺乳期内受孕的女性,有1/3在月经复潮之前怀孕。可见,哺乳期并不是"安全期",利用哺乳期闭经避孕极不可靠。

因在哺乳期内不采取避孕措施而导致意外妊娠,大多需进行人工流产,此时的子宫软而脆,刮宫手术风险较大,特别容易发生子宫穿孔、出血。如系剖宫产后,风险则更大。因此,产后无论哺乳与否,在准备恢复性生活前均应积极采取避孕措施以免增加不必要的痛苦与风险。

哺乳期避孕推荐的方法有:

3.2.1 男用避孕套　是用乳胶制成的袋状避孕工具。国产的阴茎套有大、中、小和特小号四种规格,直径分别为35、33、31、29mm。初用时可选用中号,如不合适再换其他规格。使用前先捏瘪套顶端的小囊,挤出囊内空气,将卷好的套袋放在已勃起的阴茎头上,边推边套,直至阴茎根部。射精后,在阴茎尚未软缩前,捏住套口,与阴茎同时抽出。每次使用一个新的、未开封的、保质期内的避孕套,使用时避免指甲、戒指等物刮、划。如需另加润滑剂,应使用甘油等水溶性制剂。

3.2.2 女用阴道套　用乳胶制成,柔软、宽松、袋状。长15～17cm,开口处有一柔韧外环,套内有一直径5.5cm的游离内环。使用时在套内和封闭端涂抹润滑剂,以示指和中指握住阴道套封闭端及内环,沿阴道后壁置入阴道后穹隆前方,挤压并将内环推入阴道深处,使外环贴在外阴处。性交时感到外环移动是正常现象。如感觉外环进入阴道,阴茎从阴道套下方或侧方进入,应取出阴道套,加些润滑剂,重新放置。事后,握住外环,旋转一周使套口封闭,轻轻拉出,丢弃。

3.2.3 女用宫内节育器　也叫避孕环,是放置在子宫内的一种避孕工具。正常阴道分娩后3个月、剖宫产后6个月,可以去医院请医生选择适合的宫内节育器放置,能起到较好的避孕作用。

3.2.4 哺乳期内不能采用避孕药物避孕,因为药物成分会通过母乳影响婴儿,避孕药中的雌激素抑制促乳素的分泌,使乳汁减少,所以哺乳期的女性不宜采用一般的避孕药。

3.3 坚持纯母乳喂养6个月　每个健康的母亲都会有足够的乳汁来喂哺自己的婴儿,因此,不要担心孩子口渴或吃不饱。母乳中含有足够的水分,即使夏天也能满足婴儿的需要,加了水或牛奶以后,会减少婴儿吸吮母乳的要求,吸吮少了,乳汁的分泌会减少,从而影响母乳喂养的成功。因此,6个月内不要轻易给婴儿加水或奶制品,更不要用奶瓶和奶头。

(王临虹　朱丽萍　华嘉增　潘琢如　邵玉芬　李丽娟)

第六章
老年人健康管理

第一节 概 述

世界卫生组织将年龄超过 65 岁以上的人定义为老年人。我国通常界定 60 岁以上的公民为老年人,随着居民平均寿命和工作年限的增长,本规范参照国际通行标准将年龄设定为 65 岁。对于 45 岁至 65 岁的中年人,如社区条件许可且居民同意加入健康管理,可每 2 年查体一次,参考老年人健康管理流程进行管理。

对本社区 65 岁以上的居民,均应在居民知情同意的情况下建议居民加入社区老年人健康管理。老年人健康管理由三部分工作组成:①健康相关信息采集;②健康状况评估;③健康指导。每年定期实施,可参照本规范开展相应的工作。

第二节 流程图及说明

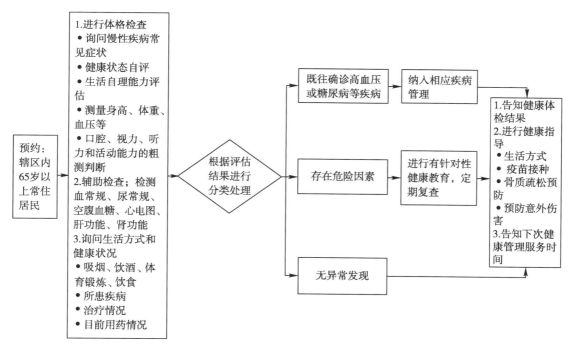

图 6-1　社区老年人健康管理流程图

117

1. 健康信息采集

对于第一次前来社区卫生服务机构并同意加入社区老年人健康管理的居民,应了解其一般情况、生活方式、既往疾病等,并对居民的健康状况进行包括认知、情感、生活质量等方面的全面评估,注意早期发现常见慢性疾病及危险因素。在有条件的社区,可筛查常见肿瘤及心脑血管疾病和跌倒的危险因素。

1.1 询问

1.1.1 了解一般信息,填写在个人基本信息表中。

1.1.2 了解生活方式(吸烟、饮酒、体育锻炼、饮食等),填写健康体检表相应部分。

1.1.3 了解目前确诊的慢性疾病及目前用药情况,填写健康体检表相应部分。

1.2 查体

1.2.1 询问目前症状,重点询问中老年人常见疾病的典型症状,填写在健康体检表相应部分。如:

"你最近经常感到头痛、头晕吗?"→注意警惕高血压病。

"你最近常有心慌、胸口发闷发紧、心前区疼痛吗?"→注意警惕冠心病。

"你经常咳嗽、咳痰、行走或上楼感到憋气吗?"→注意警惕慢性阻塞性肺疾病(COPD)。

"你最近瘦了吗? 经常感到口渴、想喝水、尿量增多吗?"→注意警惕糖尿病。

"你感到疲乏无力吗?"→注意警惕贫血。

"你感到关节疼痛或浑身疼痛吗?"→注意警惕骨关节炎和骨质疏松。

1.2.2 检查居民一般状况:测体温、脉搏、呼吸、血压,量身高、体重、腰围,计算体质指数(BMI)。

粗筛认知功能:

"我现在想检查一下您的记忆力,请您注意听。"

告诉被检查居民"我将要说三件物品的名称,如铅笔、卡车、书。请您立刻重复,过1分钟后再次重复。"

如被检查居民无法立即重复或1分钟后无法完整回忆三件物品名称为粗筛阳性,需进一步行简易智力状态检查(MMSE,见附表1-8-2),如时间紧张,可约患者改日行此项检查。

粗筛情感状态:

"我想了解一下您最近两周左右的心情。"

问被检查居民"你经常感到伤心或抑郁吗?"或"你的情绪怎么样?"

如回答"是"或"我想不是十分好",为粗筛阳性,需进一步行抑郁量表检查,行老年人抑郁评分(附表1-8-3),如时间紧张,可约患者改日行此项检查。

老年人生活自理能力自我评估,见附表1-8-4。

1.2.3 检查重要脏器功能:用标准视力表测视力,戴眼镜者测矫正视力。

粗测听力:

"下面我们简单检查一下您的听力情况。"

在被检查居民耳旁轻声耳语"你叫什么名字?"注意不要让居民看到你说话的口型。

记录居民是否能听见。

简单运动功能检查:

"请您根据我的指令完成以下动作:"

"两手触后脑部;"

"捡起这支笔;"

"从椅子上站起,行走几步,转身,坐下。"

记录居民完成动作情况。

1.2.4 基本体格检查:基本体格检查条目见健康体检表,注意在检查中早期发现常见疾病,如高血压、糖尿病、COPD、贫血、肝病、骨关节炎、骨质疏松、某些肿瘤等。

老年妇女除完成上述健康查体内容外,还需完成乳腺及相关妇科检查内容。

1.3 辅助检查

1.3.1 进行如下辅助检查,若本社区卫生服务机构无相应检查条件,建议老年人到上级医院检查并记录最近一次检查结果:

血常规、尿常规;肝功能、肾功能;空腹血糖;心电图。

1.3.2 根据社区自身条件建议老年人进行以下辅助检查:

大便潜血;

血脂(总胆固醇、甘油三酯、低密度脂蛋白、高密度脂蛋白);

乙肝表面抗原;

眼底检查;

X线胸片;

腹部B超;

宫颈涂片。

1.3.3 有高血压、糖尿病等慢性疾病者根据相应疾病管理规范填写特殊人群检查内容。

1.4 判断是否需急(转)诊 对出现下列情况之一者,须及时转上级医院或急诊处理:

心率>160次/分或<40次/分;

收缩压≥180mmHg(或)舒张压≥110mmHg;

空腹血糖≥16.7mmol/L 或<2.8mmol/L;

症状及心电图怀疑急性冠脉综合征;

其他无法处理的急症。

2. 健康状况评估

老年人健康管理重点在于通过对老年人健康状况的动态了解和综合评估,早期发现常见慢性疾病、常见肿瘤、损伤的危险因素,早期诊断常见慢性疾病和常见肿瘤,及时向老年人进行相关健康教育,保障老年人的生活质量。因此,我们将参加管理的老年居民按以上目的分为四种情况:

存在慢性疾病、损伤危险因素;

新发现的、需要确诊的常见慢性疾病、肿瘤患者;

既往已经确诊高血压或糖尿病等慢性疾病患者;

评估无异常发现。

2.1 存在慢性疾病、损伤危险因素(主要指可干预的因素):

吸烟;

饮酒;

肥胖;

不良的饮食习惯(如嗜盐和高热量食物、奶制品摄入量少等);

不良的生活习惯(如运动少、生活不规律等);

视力、平衡能力差、步态不稳。

2.2 新发现慢性疾病患者　指本次被医生发现达到高血压、糖尿病等疾病诊断标准,需要进一步确诊的老年居民。

2.3 确诊的慢性疾病患者　指既往已经被医生确诊为患有慢性疾病的居民(如高血压、糖尿病等),包括目前疾病控制良好和控制不佳者。

2.4 评估无异常发现者　指无基础疾病及危险因素,健康查体无异常发现,生活习惯良好的居民。

3. 健康指导

社区卫生服务机构不承担社区居民慢性疾病的诊断任务,主要承担社区基本医疗服务及慢性病管理、预防教育等公共卫生服务。对于所有加入管理的居民,要告诉居民定期体检、出现不适随时就诊,进行基本的健康教育和疾病预防知识宣传。按照分类结果对不同情况的居民进行不同的健康指导。对于已经明确诊断慢性疾病者,要根据相应慢性疾病诊疗规范进行管理;对于存在危险因素者进行有针对性的健康教育和危险因素干预。具体如下:

3.1 根据评估分类结果选择

3.1.1 存在慢性疾病、损伤危险因素的居民:

针对具体情况进行健康教育及疾病危险因素干预。

吸烟者协助戒烟(见第三节健康教育部分)。

饮酒者进行健康饮酒教育(见第三节健康教育部分)。

肥胖者协助减重(见第三节健康教育部分)。

心血管疾病危险因素干预(见第三节疾病预防部分)。

骨质疏松危险因素干预(见第三节疾病预防部分)。

预防跌倒损伤的干预(见第三节疾病预防部分)

每3个月随访(可以电话随访)。

3.1.2 确诊的慢性疾病患者:将患者纳入相应的社区慢性疾病管理规范。同时参照本规范进行健康管理。

3.1.3 对需要确诊的居民:及时转诊,明确诊断。

3.2 对所有参加管理的居民

3.2.1 告诉居民参加健康管理的好处:能定期全面查体,了解健康知识,预防慢性疾病的发生,早期发现慢性疾病等。

3.2.2 建议居民每年检查一次,预约下次年检时间。

3.2.3 如有异常随时就诊。

3.2.4 根据患者的生活方式进行健康教育,提出改进意见和改进目标,在下次年检时评估。

3.2.5 对于有下列高危因素之一的中老年人,推荐并督促其每年进行流感疫苗及肺炎链球菌疫苗的接种:

慢性阻塞性肺病;

慢性心功能衰竭;

慢性肾功能不全;

糖尿病;

脾切除术后患者;

居住在敬老院者；

肿瘤或长期服用激素及免疫抑制剂者(此类人群属高发人群,但需咨询肿瘤专科医生或免疫专科医生是否进行疫苗接种)。

3.2.6 对老年人进行防跌倒措施、意外伤害和自救等健康指导。

家中日常用物放于可及处,避免登高、坠床；

日常活动区域保持地面无水渍,减少障碍物,保持灯光充足；

穿长短适宜的衣裤及防滑鞋；

合理使用助行器及他人协助保护；

遇有意外伤害及时求助(呼救,拨打 120 或附近亲朋电话)。

3.2.7 鼓励居民保持良好的心理状态,促进心理健康。

3.2.8 对生活自理能力明显下降(如出现从自理到依赖的转变,或是依赖程度出现转变)的老年居民要帮助寻找原因,提出改善与辅助的建议与措施。

第三节　老年人健康管理适宜技术

一、体格检查规范

1. 一般状况

1.1 体温测量　检查前将体温计汞柱甩到 36℃ 以下。

用腋表测量时,如被检者因消瘦、上肢活动障碍等不能将体温计夹紧,请用口测法测量。

腋测法:将腋窝擦干,把体温计汞柱端放在一侧腋窝中央顶部,用上臂将体温计夹紧,放置 5～10 分钟后取出读数。正常值为 36～37℃。

口测法:测量前 10 分钟内禁饮热水和冰水。将消毒过的体温计汞柱端置于舌下,紧闭口唇,用鼻呼吸,放置 5 分钟后取出并读数,正常值为 36.3～37.2℃。

1.2 脉搏测量　检查者将一只手中间三指并拢、指腹平放于桡动脉近手腕处,以适当压力触摸桡动脉搏动,数 30 秒钟,然后计算出每分钟搏动次数。若脉搏不规则,需至少计数 1 分钟。

1.3 血压测量　参见第七章"高血压患者健康管理"。

1.4 身高测量　被检者需免冠、脱鞋测量,嘱被检者立正姿势站于身高计平板上,双足跟并拢,枕部、臀部、足跟三点紧靠标尺,双眼平视前方,身高计水平尺紧贴头顶,测量足底至头顶的最大距离,以厘米(cm)为单位记录。

1.5 体重测量　检查前将体重计校正到零点。被检者尽量穿单衣测量,自然平稳站立于体重计踏板中央,读数,以千克(kg)为单位记录。

1.6 腰围测量　被检者站立位,双脚分开与肩同宽,暴露腹部,放松腰带,均匀平静呼吸。检查者取被检者腋中线肋缘下至髂嵴连线中点平面测量。注意测量尺的松紧程度,以测量尺与被检者皮肤之间能插入一指为宜。以厘米(cm)为单位记录。

1.7 体质指数(BMI)　BMI＝体重(kg)/[身高(m)]^2。

1.8 老年人认知功能

1.8.1 粗筛方法:告诉被检查者"我将要说三件物品的名称(如铅笔、卡车、书),请您立刻重复,过 1 分钟后再次重复"。如患者无法立即重复或 1 分钟后无法完整回忆三件物品名称为阳性。

1.8.2 对于老年人认知功能粗筛阳性的居民,在知情同意后,可由经过培训的医务人员对其进一步行简易智力状态检查(MMSE)。

1.8.3 MMSE(mini-mental state examination)是最具影响力的认知缺陷筛选工具之一,具体见附表 1-8-2。注意:

(1)要向被检查者本人直接询问,不要让其他人(如家属)干扰检查。

(2)老年人容易灰心放弃,应注意适当鼓励。

1.9 老年人情感状态

1.9.1 粗筛方法:问被检查者两个问题:"你经常感到伤心或抑郁吗?""你的情绪怎么样?"如回答"是"或"我想不是十分好",提示老年人情感状态粗筛阳性。

1.9.2 老年人的躯体主诉较多,如食欲下降、睡眠障碍等,在老年阶段属于正常范围,使用一般抑郁量表时可能会因此误诊为抑郁症。故对老年人应使用老年抑郁量表(GDS),具体见附表 1-8-3。在知情同意后,可由经过培训的医务人员对老年人情感状态粗筛阳性的居民进一步行抑郁量表检查。

1.10 老年人生活自理能力评估 老年人生活自理能力评估表(见附表 1-8-4)为自评表,根据进餐、梳洗、穿衣、如厕、活动等 5 方面进行评估。评分汇总后,0~3 分为可自理,4~8 分为轻度依赖,9~18 分为中度依赖,≥19 分为不能自理。

2. 体格检查

2.1 皮肤、巩膜 在自然光下观察皮肤、巩膜是否黄染或苍白。

2.2 淋巴结

2.2.1 锁骨上淋巴结:被检者平卧位,暴露颈部和锁骨区,检查者左手检查右侧,右手检查左侧,将中间三指并拢,指腹平放于患者锁骨与胸锁乳突肌所形成的夹角区域滑动触诊。

2.2.2 腋窝淋巴结:被检者平卧位,检查者右手握患者右手,左手检查右侧腋窝,对侧反之。触诊时按尖群、中央群、胸肌群、肩胛下群和外侧群的顺序进行。

2.3 乳腺 被检者平卧位,将手臂置于枕后,充分暴露双侧乳房。检查者将中间三指并拢,用指腹进行触诊。触诊由外上象限开始,左侧按顺时针方向,右侧按逆时针方向,注意有无肿块和压痛,直至四个象限检查完毕。然后触诊乳头乳晕,每侧乳头以轻柔的力量挤压,注意有无分泌物。

2.4 肺部 肺部听诊时,被检者取卧位或坐位,暴露胸部,要求被检者均匀平静呼吸。听诊顺序由肺尖开始,自上而下,由前胸到胸廓两侧、再到背部,两侧对称部位进行比较,注意有无异常呼吸音和啰音。

2.5 心脏 心脏听诊时,被检者平卧位,暴露前胸部,均匀平静呼吸,环境安静。听诊区定位见图 6-2。听诊顺序按逆时针方向进行:从心尖部(二尖瓣区)开始,依次为肺动脉

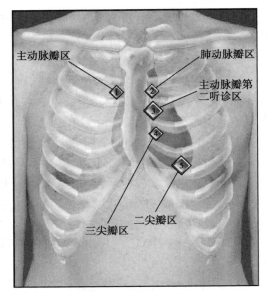

图 6-2 心脏听诊区

瓣区,主动脉瓣区,主动脉瓣第二听诊区,三尖瓣区。听诊内容包括心率、心律和心脏杂音。记录心率:在心尖部听取第一心音,计数 1 分钟。杂音:如听到杂音,需记录杂音部位,是否传导,杂音强度分级(表 6-1)。

表 6-1　杂音强度分级

级别	响度	听诊特点
1	最轻	很弱,须在安静环境下仔细听诊才能听见
2	轻度	弱,但较易听见
3	中度	较响亮,容易听见,但无震颤
4	响亮	响亮,有震颤
5	很响	很响亮,向四周传导,但听诊器离开胸壁则听不到
6	最响	震耳,听诊器距胸壁一定距离也能听见

2.6 腹部　被检者平卧位,暴露整个腹部,头垫低枕,两手自然置于躯干两侧,两腿屈起并稍分开,平静呼吸。检查者站立于被检者右侧,面对被检者,前臂与腹部平面尽量在同一水平。检查时手要温暖,先以整个手掌平放于腹壁,使患者适应片刻。先浅触诊,后深触诊,一般自左下腹开始逆时针方向依次检查全腹,注意有无压痛和包块。然后触诊肝脾。脾脏触诊时被检者可取右侧卧位,双下肢屈曲。

2.7 肛门指诊　被检者左侧卧位,右腿向腹部屈曲,左腿伸直,臀部靠近检查台右边。检查者位于被检者背后进行检查。检查者右手示指戴指套,涂以适量润滑剂,如液状石蜡、凡士林等。先将探查的示指指腹置于肛门外口轻轻按摩,嘱被检者放松,深呼吸,等被检者适应、肛门括约肌放松后,检查者将探查示指徐徐插入肛门,顺时针或逆时针方向触摸整个肛门和直肠内壁,注意有无包块。男性触诊前列腺,注意中间沟有无消失。指诊后观察指套表面是否带血或脓液。

2.8 下肢水肿　观察足、踝和下肢是否有水肿。用手指按压被检查者下肢胫骨下 1/3 前内侧皮肤 3～5 秒钟,若加压部位组织发生凹陷为凹陷性水肿,注意比较双侧是否对称。若观察到胫前皮肤水肿但指压后无组织凹陷,需考虑黏液性水肿。长期卧床的患者尚需用手指按压检查腰骶部及大腿有无凹陷性水肿。

2.9 足背动脉搏动　用左手轻握患者的足趾以免患足摆动。右手手指沿第一、二趾骨之间的沟向上移向踝关节,指腹偏向第一跖骨,一般可在这条线的近端拇长伸肌肌腱外侧(腓侧)扪到足背动脉搏动(图 6-3)。动脉搏动可分为:正常、减弱、可疑和消失。注意比较双侧是否对称。

检查时要注意,不要将手指的动脉搏动误作为足背动脉的搏动。当足背动脉搏动微弱或不易扪出时,应施以不同程度的压力如轻按皮肤、稍微用压力、压力较重些,反复多次触摸来确定足背动脉搏动的有无。

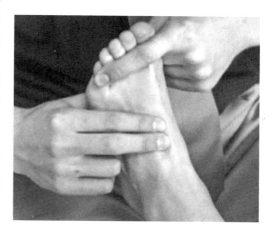

图 6-3　足背动脉搏动触诊

约有 5% 的正常人足背动脉解剖异常出现先天性缺如而不能扪及搏动,因此需同时注意有无肢体动脉血液循环障碍的征象如肢端皮肤紫红或苍白、皮温降低、皮肤干燥等来帮助确定有无足背动脉闭塞性疾病。

2.10 眼底检查　检查宜在暗室中进行,病人多取坐位,检查者坐位或立位均可。检查右眼时,检查者位于患者的右侧,用右手持镜,右眼观察;检查左眼时,则位于患者左侧,左手持镜,用左眼观察。

检查眼底前先用彻照法检查眼的屈光间质是否混浊。检查眼底时嘱患者向正前方直视,将镜盘拨回到"0",同时将检眼镜移近到受检眼前约 2cm 处观察眼底。

观察视神经乳头的形状、大小、色泽、边缘是否清晰。观察视网膜动、静脉,注意血管的粗细、行径、管壁反光、分支角度及动、静脉交叉处有无压迫或拱桥现象,正常动脉与静脉管径之比为 2:3。观察黄斑部,注意其大小、中心凹反射是否存在,有无水肿、出血、渗出及色素紊乱等。观察视网膜,注意有无水肿、渗出、出血、剥离及新生血管等。

二、常规检查异常发现的处理

1. 一般状况

1.1 体温　体温 > 37℃,按一般诊疗常规。

1.2 血压　参见第七章"高血压患者健康管理"。年度健康查体测量血压时请分别测左右两侧,双侧对比。

1.3 腹围、臀围与 BMI　见本节健康教育部分。

1.4 认知功能

粗筛阳性,MMSE 总分达痴呆标准的居民为可疑痴呆患者,转上级医院神经科诊治。

粗筛阳性,MMSE 总分未达痴呆标准的居民,继续观察,预约居民 3 个月后重复认知功能检查。

1.5 情感状态

粗筛阳性,老年人抑郁评分 ≥ 15 分的居民,提示可能为老年抑郁患者,转上级医院内科或神经/心理科诊治。

粗筛阳性,老年人抑郁评分 < 15 分的居民,继续观察,预约居民 3 个月后重复情感状态检查。

2. 体格检查

2.1 皮肤巩膜

2.1.1 发现皮肤巩膜黄染,有条件的社区可行胆红素及肝功能检查鉴别诊断,或转上级医院进一步检查:

(1)第一步,首先根据总胆红素(TBIL)结果判断是否为黄疸。

胆红素正常(< 34μmol/L),询问是否有食物及药物影响,继续观察。

胆红素异常(> 34μmol/L),进行第二步,初步鉴别黄疸性质。

(2)第二步,计算直接胆红素(DBIL)占总胆红素的比值(DBIL/TBIL)。

直接胆红素/总胆红素(DBIL/TBIL) < 20%,考虑溶血性黄疸,转上级医院血液科诊治;如果社区卫生服务机构有条件检查网织红细胞,将有助于溶血诊断的考虑。

DBIL/TBIL > 20%,考虑肝细胞性或梗阻性黄疸,进行进一步鉴别(见第三步)。

(3)第三步,看 ALT 是否正常。

ALT 明显升高（＞正常上限 5 倍以上），立即转上级医院传染科诊治除外急性肝炎。

ALT 正常或轻度升高，转上级医院消化科，进一步行 B 超等检查。

2.1.2 发现皮肤巩膜苍白，根据血常规血红蛋白结果判断是否为贫血，如为贫血（男性＜120g/L，女性＜110g/L）转上级医院血液科诊治。

2.2 淋巴结　发现锁骨上或腋窝淋巴结肿大，立即转上级医院内科或血液科就诊。

2.3 乳腺

2.3.1 发现以下情况，立即转上级医院外科/乳腺外科明确是否为乳腺癌：

发现乳房包块；

乳头分泌物呈血性；

乳房皮肤局部橘皮样改变或下陷；

近期发现的乳头内陷。

2.3.2 女性经期发现乳房多发结节、压痛等，可观察，经期后复查。

2.4 肺

2.4.1 发现桶状胸，或有以下情况之一者建议转上级医院呼吸科就诊除外慢性阻塞性肺疾病（COPD）：

长期吸烟或粉尘接触史；

每年秋冬季有咳嗽、咳痰病史；

有活动后呼吸困难者。

2.4.2 听诊发现有异常呼吸音或干湿啰音者：

如患者同时有发热、咳嗽、咳痰、呼吸困难等呼吸道症状者，建议立即转上级医院呼吸科就诊。

有心功能不全表现（如活动后心悸、胸闷，不能平卧，夜间呼吸困难等），心功能分级Ⅱ级以上者，建议转上级医院心内科就诊。

如患者同时有发热、轻咳、无痰，予对症处理，3～5 天复诊，如无效或病情加重者转上级医院呼吸科就诊。

如患者无任何症状且 X 线胸片正常，可继续观察。

2.5 心脏

2.5.1 心率＞160 次/分或＜40 次/分立即转上级医院急诊处理。

2.5.2 听诊发现心律绝对不齐，建议转上级医院心内科就诊（心房纤颤的处理规范待制定）。

2.5.3 听诊发现有杂音：

二级以下收缩期杂音，可继续观察。

三级以上收缩期杂音或舒张期杂音，建议转上级医院心内科就诊。

2.6 腹部

2.6.1 腹部触及包块，建议转上级医院（内科、消化科、普通外科）就诊。

2.6.2 肋下触及肝脏，肝上界正常，提示肝大，建议转上级医院消化科就诊。

2.6.3 肋下触及脾脏（合并发热、淋巴结肿大者），建议转上级医院消化科或血液科就诊。

2.6.4 移动性浊音阳性或蛙状腹，建议转上级医院消化科就诊。

2.7 肛门指诊

2.7.1 指诊触及肿物,建议转上级医院基本外科就诊。

2.7.2 指诊后指套表面有黏液、脓液或血液,建议转上级医院消化科就诊。

2.7.3 男性患者指诊前列腺中间沟变浅或消失,同时有尿频、排尿困难等症状,建议转上级医院泌尿外科就诊。

2.8 运动功能

2.8.1 因关节疼痛无法完成简单运动功能检查,建议转上级医院就诊。

2.8.2 因肌肉无力无法完成简单运动功能检查,建议转上级医院神经科就诊(伴有肌肉疼痛者可到风湿免疫科就诊)。

2.9 下肢水肿　高血压、糖尿病患者应该特别注意该项检查。

详细询问症状,包括既往如高血压、心脏病、糖尿病、肾脏病、肝脏疾病等。

检查尿常规。

如有心脏病史、高血压史等,特别是合并有胸闷、心悸、尿少,建议转上级医院心内科就诊。

如果既往有高血压、肾脏疾病、糖尿病,或近期有尿量减少或尿常规有尿蛋白阳性,建议转上级医院肾内科就诊。

如果有肝脏疾病,有条件的机构可检查血白蛋白水平(ALB),如果 ALB 下降,尿蛋白阴性,建议转上级医院消化科就诊。

如无上述明显异常,下肢水肿随体位改变,平卧时减轻,可随诊观察。

如果有单侧肢体肿胀,应及时转上级医院血管外科就诊。

2.10 足背动脉搏动　如果为糖尿病患者,应特别重视足背动脉的检查。若有足背动脉搏动减弱或消失,应积极调整糖尿病的治疗。

如果双侧足背动脉搏动消失,建议转上级医院血管外科或风湿免疫科就诊。

如果单侧足背动脉搏动消失或减弱,特别是行走中有间断的下肢疼痛,或有足趾剧痛、颜色变化、足趾麻木等建议转上级医院血管外科就诊。

2.11 眼底检查　该项检查技能是国家规定的全科医生临床技能,需要在眼科医生指导下接受特别培训,达到要求。该项检查对于高血压、糖尿病的整体管理特别是早期发现微血管损伤尤为重要。同时,还有利于早期发现老年人眼底疾病,及时进行眼科的诊治。

三、肿瘤筛查(有条件的社区开展)

1. 乳腺癌

乳腺癌是我国女性发病率最高的肿瘤之一,而且是唯一被世界卫生组织证实可以通过防癌筛查而被早期发现并降低死亡率的癌症。近年来由于有效的肿瘤筛查,西方国家乳腺癌的死亡率不断下降。而在我国,随着人民生活水平的提高,乳腺癌的发病率正在以每年 1% 的速度递增,死亡率也在近 10 年增长了 38%,成为死亡率增长最快的癌症。

本规范要求社区卫生服务机构根据自身条件对参加管理的居民进行以下工作:

1.1 教育所有参加管理的妇女有关乳腺癌的可能危险因素:

乳腺癌家族史;

不生育;

不哺乳;

工作压力大;

肥胖；

长期服用雌激素等。

1.2 指导所有参加管理的妇女乳房自检方法，建议妇女每月月经后7～10天进行乳房自检，已经绝经的妇女可固定选择每月的某一天进行检查。

乳房自检方法：

目测：站在镜子前，双手叉腰，观察乳房的形状、大小有无变化；两侧是否对称；乳房皮肤有无异常变化；两侧乳头是否有抬高、回缩、异常分泌物；乳晕颜色有无变化。然后双臂上举，做同样的观察。若出现以上任何一问题，就应引起注意(图6-4)。

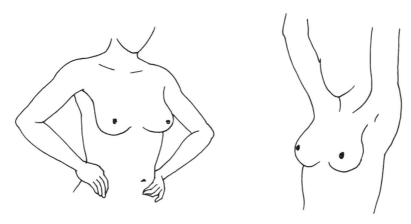

图 6-4　乳房目测自检方法

双手叉腰，两肘努力向后，用力使胸肌收缩，同时弯下腰，如果感觉乳房吃紧，就应引起注意。

平卧位进行触摸检查：在肩膀下垫一个枕头或毛巾，右手手臂上举，使乳房组织充分伸展，用左手示指、中指和无名指的指腹掌面沿顺时针或逆时针方向轻柔地触摸整个右乳房；用拇指和示指轻轻挤压乳头，看有无分泌物；然后检查腋窝和锁骨区附近。同样方法检查左侧。如果觉得有硬块或者厚度有变化，就应该及时就诊，必要时做进一步检查(图6-5)。

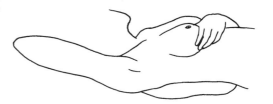

图 6-5　乳房平卧位触摸检查

1.3 40岁以上妇女每1～2年由医生行乳腺查体，必要时行乳腺X线检查。

1.4 有乳腺癌家族史者每年行乳腺体检及乳腺X线检查。

1.5 发现乳腺肿块转上级医院进一步检查。经期发现乳房多发结节、压痛等，可继续观察，经期后复查。

2. 宫颈癌

宫颈癌在女性中的发病率仅次于乳腺癌，位居第二。虽然宫颈癌的发病率高，但其治愈率非常高。医学统计表明：早期宫颈癌如能及时治疗，治愈率可达90%以上。坚持常规妇科普查，早期发现、及时治疗，这对预防宫颈癌和降低其死亡率至关重要。

本规范要求社区卫生服务机构根据自身条件对参加管理的居民进行以下工作：

2.1 对参加管理的社区妇女,只要有性生活,均应进行筛查。筛查终止时间为65岁。对于65岁以上初次参加管理的妇女,建议进行两次筛查,连续两年正常可停止筛查。

2.2 筛查方法为妇科检查行宫颈刮片细胞学检查,如社区卫生服务机构无相应条件,建议居民定期去上级医院检查。

2.3 宫颈刮片细胞学检查发现不典型增生,转上级医院处理。

2.4 每年筛查一次,连续两次刮片完全正常,可3年筛查一次。

3. 结直肠癌(大肠癌)

结直肠癌也是居民常见肿瘤之一。40~50岁人群中,结肠癌、直肠癌发病率开始明显上升。大便潜血试验阳性对结直肠癌早期诊断有意义。中国人直肠癌75%以上为低位直肠癌,所以肛门指诊是早期发现肿瘤的简便易行的方法。

本规范要求社区卫生服务机构根据自身条件对参加管理的居民进行以下工作:

3.1 对参加管理的50岁以上的社区居民,每年行大便潜血检查及肛门指诊检查。发现大便潜血阳性处理见图6-6。

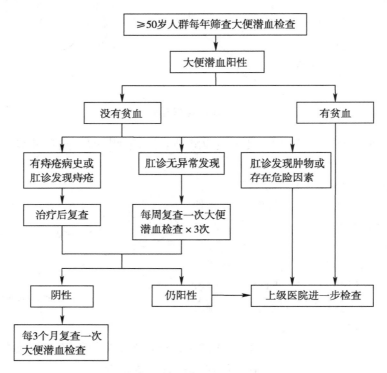

图6-6　结直肠癌筛查流程图

3.2 对于存在以下危险因素的居民,建议在40岁或更早开始筛查:
父母在60岁前患结直肠癌或兄弟姐妹及子女中有人患结直肠癌;
大肠腺瘤性息肉病史;
家族性结肠息肉综合征;
溃疡性结肠炎病史。

四、健康教育

1. 定期随访

1.1 建议 45~50 岁居民每 1~2 年做一次健康评估。65 岁以上居民应每年进行一次健康评估。

1.2 每年更新健康档案资料,纵向比较健康状况变化。

1.3 积极对有高血压病、糖尿病等慢性病史的患者按相应慢性病患者管理规范实施管理。

1.4 每 3 个月电话随访存在危险因素的居民和未被上级医院诊断的可疑慢性疾病居民,了解其目前情况、症状变化、危险因素干预情况等。

1.5 与患者建立良好的信任关系,鼓励其多交流,了解患者目前的不适、目前服用的药物及保健品、目前对健康状况的困惑等,以便第一时间了解他的健康变化。

2. 健康饮食指导

2.1 向居民介绍中国营养学会推荐的膳食指导原则:

食物多样,谷类为主,粗细搭配;

多吃蔬菜、水果和薯类;

每天吃奶类、大豆或其制品;

经常吃适量鱼、禽、蛋和瘦肉,少吃肥肉和荤油;

食不过量,天天运动,保持健康体重;

减少烹调油用量,吃清淡少盐的膳食;

三餐分配要合理,零食要适当;

每天足量饮水,合理选择饮料;

饮酒应限量;

吃新鲜卫生的食物。

2.2 老年人饮食指导 老年人随着年龄的增长,人体各种器官的生理功能都会有不同程度的减退,尤其是消化和代谢功能,直接影响人体的营养状况,如牙齿脱落、消化液分泌减少、胃肠道蠕动缓慢,使机体对营养成分吸收利用下降。故老年人必须从膳食中获得足够的各种营养素,尤其是微量营养素。

老年人胃肠功能减退,应该选择易消化的食物,以利于吸收利用。但食物不宜过精,应强调粗细搭配。一方面主食中应有粗粮细粮搭配,粗粮如燕麦、玉米所含膳食纤维较大米、小麦为多;另一方面食物加工不宜过精,谷类加工过精会使大量膳食纤维丢失,并将谷粒胚乳中含有的维生素和矿物质丢失。

膳食纤维能增加肠蠕动,起到预防老年性便秘的作用。膳食纤维还能改善肠道菌群,使食物容易被消化吸收。近年的研究还说明膳食纤维尤其是可溶性纤维对血糖、血脂代谢都起着改善作用,这些功能对老年人特别有益。随着年龄的增长,非传染性慢性病如心脑血管疾病、糖尿病、癌症等发病率明显增加,膳食纤维还有利于这些疾病的预防。

2.3 如果有条件,还应正确应用中医药方法为老年人提供饮食疗法等养生保健指导。

3. 饮酒

3.1 对每个居民都应进行健康饮酒的教育:

3.1.1 了解过量饮酒的危害。

过量饮酒,会使食欲下降,食物摄入减少,以致发生多种营养素缺乏;

长期过量饮酒还会患酒精性肝硬化；

过量饮酒会增加患高血压、卒中等疾病的危险，过量饮酒可导致事故及暴力的增加，对个人健康和社会安定都是有害的。

建议不饮酒或少量饮酒，每天不超过啤酒 1 杯（200ml）或红酒 1 小杯（50ml），尽量不喝烈性酒。

3.1.2 对于有慢性肝病的患者严格禁酒。

3.2 对于有过量饮酒习惯的居民，按照图 6-7 所示流程帮助患者戒酒。

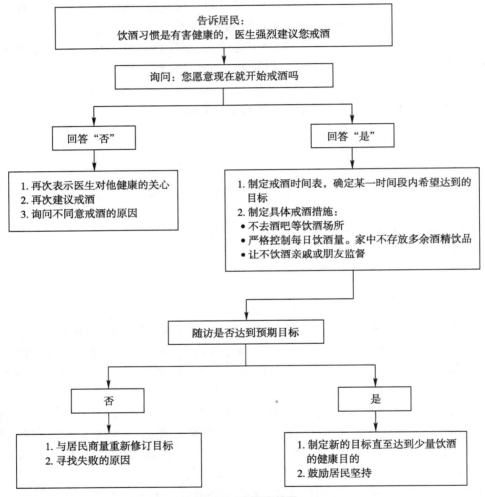

图 6-7　戒酒流程图

3.2.1 对于有过量饮酒习惯的居民，告诉他饮酒的危害、饮酒习惯是不利于健康的，强烈建议戒酒。可根据社区自身条件按以下流程进行戒酒咨询。

3.2.2 询问居民：您愿意现在就开始戒酒吗？

如居民回答"不愿意"，注意不要强制其戒酒，这样不利于建立良好的医患关系。可以告知作为医生对其健康的关心。再次委婉建议其戒酒。询问不愿意戒酒的原因。向其表示如果任何时间有戒酒的意愿，医生愿意随时提供帮助。

如居民回答"愿意"，开始具体提供帮助。

3.2.3 制定戒酒时间表,明确在某一时间段内要达到的目标,目标要现实可行(如 1 个月内将饮酒量减少一半)。

3.2.4 制定具体戒酒措施,如:

不去酒吧等饮酒场所;

严格控制每日饮酒量,家中不存放多余酒精饮品;

请不饮酒的亲戚或朋友监督;

替代饮用不含酒精的饮料等。

3.2.5 随访居民戒酒效果:每 3 个月电话询问,居民每次就诊时都要询问。

如居民在规定时间内未达到预期目标,应和其商量重新修订目标;寻找失败的原因;鼓励其再次开始。

如居民在规定时间内达到预期目标,制定新的目标直至达到健康饮酒的要求;肯定居民的成绩,鼓励其坚持。

4. 戒烟

对每个居民都应进行吸烟有害健康的教育,告知居民吸烟不仅是冠心病、脑血管病、COPD 等常见慢性疾病的重要危险因素,也与肺癌、食管癌等常见肿瘤明确相关。

可根据社区自身条件按图 6-8 流程进行戒烟咨询。

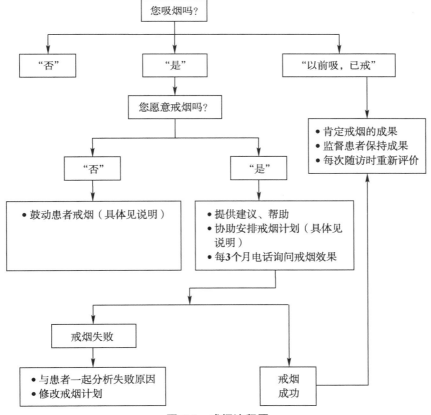

图 6-8　戒烟流程图

戒烟流程图说明:

如果居民吸烟,询问他:"您愿意戒烟吗?"

如果居民愿意戒烟,向其提供建议、帮助和协助安排戒烟计划。

提供的建议要清楚、坚定、人性化。

表达清楚:"戒烟是很重要的,我能帮助您。"

语气坚定:"作为医生,考虑到您目前和将来的健康,立刻戒烟是保护您健康最重要的事。"

人性化:"吸烟对您的健康不利;吸烟会对您的孩子和家人造成伤害;吸烟会增加您的经济负担。"

协助安排戒烟计划。

确定戒烟开始时间(一般在两周之内)。

将戒烟计划告诉家人、朋友、同事,得到他们的支持和帮助。

让居民了解在戒烟初期可能出现的"戒断症状"(表 6-2),使其有信心面对困难。

表 6-2　常见"戒断症状"

头晕、头痛
口干,甚至发生溃疡
咳嗽、多痰
胃肠道功能紊乱

注:戒断症状在戒烟后最初几周内出现,多在第一周最重,但很快会消失

让所有与吸烟有关的东西(烟、打火机、烟灰缸等)从生活环境中消失。在别人吸烟的地方尽量少停留。

在戒烟过程中,随时为患者提供帮助。

如患者烟瘾程度较重(见表 6-3 烟瘾程度问卷,若评分≥5 分),建议采用"尼古丁替代疗法"(尼古丁口香糖或贴片)。

表 6-3　烟瘾程度问卷

问题	答案分数			
	3	2	1	0
1. 你早上醒来多久才会吸第一口烟?	5 分钟内	6~30 分钟	31~60 分钟	>60 分钟
2. 你是否感到在不准吸烟的地方克制吸烟是非常困难的?			是	否
3. 你最不愿意放弃在何时吸烟?			早晨第一口	其他所有时间
4. 你每天吸多少支烟?	≥31 支	21~30 支	11~20 支	≤10 支
5. 你是否早上起来的 1 小时内所吸的烟比其他时间更密?			是	否
6. 当你生病卧床时,你是否会吸烟?			是	否

按总分判断烟瘾程度:

0~2 分为极轻;3~4 分为较轻;5 分为普通;6~7 分为较重;≥8 分为极重

如果不是第一次戒烟,帮助分析既往戒烟失败的原因,修改戒烟计划。

最好能动员同一生活或工作环境的人一起戒烟。

如果患者不愿意戒烟,尽量鼓动患者戒烟。

询问分析不愿意戒烟的原因。如：不能耐受戒断症状；有戒烟失败的经历；害怕失败；体重增加等。

强调吸烟的危害。如：

短期危害：咳嗽、气短、加重哮喘等。

长期危害：与多种疾病相关，如心脏病、脑血管病、肺癌和多种肿瘤、慢性阻塞性肺病等。

对他人的危害：增加配偶患肺癌和心脏病的风险，孩子患哮喘、呼吸道感染等疾病的几率增加等。

宣传戒烟的益处。如：有益健康；精神状态改善；家庭环境变得更好；为孩子树立榜样；省钱等。

每次随访时建议戒烟并询问是否愿意。

5. 肥胖

随着人民生活水平的提高和生活方式的改变，老年人超重和肥胖人数日趋增多，所占比率逐年上升。老年人发胖不仅给日常生活带来不便，而且还会诱发或并发许多老年人常见慢性疾病，如高血压病、冠心病、脑血管病、糖尿病、高脂血症、脂肪肝、痛风等。

本规范要求对所有参加管理的居民评估体重情况，并指导居民合理控制体重。可根据社区自身条件按图 6-9 流程进行肥胖管理。

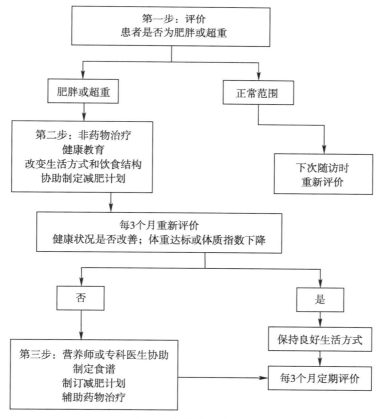

图 6-9　肥胖处理流程图

第一步：评价患者是否肥胖。

询问既往体重变化情况。

计算体质指数(BMI):BMI=体重(kg)/[身高(m)]^2。

测量腰围、臀围。

判断是否肥胖或超重[根据中国肥胖问题工作组(WGOC)推荐标准]。

WGOC 标准:BMI≥24 为超重;BMI≥28 为肥胖。

WGOC 中心性肥胖标准:男性腰围≥85cm;女性腰围≥80cm。

目标:BMI<28,男性腰围<85cm;女性腰围<80cm。

第二步:对于肥胖或超重患者进行非药物治疗。

教育:肥胖与多种疾病相关如糖尿病、高血压病、冠心病、骨关节炎、痛风等,为了健康需要控制体重。

改变生活方式和饮食结构(热量控制,选择高质量的食物,每日运动):

(1)热量控制:可在原有热量摄入基础上减少每日热量总量,肥胖者多数能耐受减少500～600kcal/d 的饮食,对 BMI≥30 者,可酌情给予 1000kcal/d 的低热量饮食(表6-4)。

表 6-4　推荐的每日能量供给量(kcal)(中国营养学会,2000)

年龄(岁)	男	女
18～		
轻体力活动	2400	2100
中体力活动	2700	2300
重体力活动	3200	2700
50～		
轻体力活动	2300	1900
中体力活动	2600	2000
重体力活动	3100	2200
60～		
轻体力活动	1900	1800
中体力活动	2200	2000
70～		
轻体力活动	1900	1700
中体力活动	2100	1900

(2)食物:少食或不食高脂肪、高糖、高嘌呤食物如油炸食品、肥肉、巧克力、红肉等,鼓励进食新鲜水果、蔬菜和全麦食品(杂粮),应戒酒,并限制食盐,每日盐摄入量约 6g 为宜。

(3)每日运动:提倡根据个体身体情况每日进行轻至中等强度体力活动 30～60 分钟,如骑自行车、擦地板、散步、跳舞等。也可进行高强度的活动,时间宜在 10 分钟内,如慢跑、游泳、打篮球等。

协助制订减肥计划:

确定一段时间内达到的合理的减肥目标,安全的减重速度为体重下降每周不超过

0.5kg,不提倡饥饿减肥。

制定控制热量措施:让患者了解常吃的食物所含热量,进食前先计算热量,少食多餐,餐前可少量进食,每餐留 10%～20% 食物不吃,餐后不吃甜点。进餐中提倡细嚼慢咽。用白开水或茶水替代含糖饮料。尽量不与朋友去餐馆聚餐。建议和家人或朋友一起参加运动。

3 个月打电话随访患者,了解减肥效果。

第三步:对于 3 个月后体重仍上升或减肥效果不明显者,建议请营养师和(或)专科医生协助诊治。

营养师调整减肥食谱,监督患者实行。

可在专科医生(内分泌医生)的指导下辅助药物或手术减肥。

6. 心理健康指导

在现代社会,心理健康是生物-心理-社会医学模式下健康概念的重要组成部分,也是中老年人生活质量评价和健康测量中不可缺少的内容之一。随着人口老龄化程度的加快,中老年人尤其是退休后老年人的心理健康问题已经越来越引起人们的重视。

本规范要求社区医生对参加管理的中老年人进行最基本的心理健康指导:

6.1 告诉居民长期精神压力和心情抑郁是引起高血压病、糖尿病、冠心病、肿瘤等疾病的重要原因之一。

6.2 告诉中老年人维护心理健康的一些方法:

家庭和社会的关心;

活到老,学到老;

保持乐观情绪,寻找生活乐趣;

加强人际交流,参与社交活动;

学会通过各种途径把坏情绪释放出来;

保持好的心情。

6.3 对于有抑郁倾向的居民应尽量了解在心理问题背后可能的家庭和个人因素,与家属和社会配合,有针对性地对其进行心理调节。中老年人退休、无文化、丧偶、独居、患慢性疾病等都是引发心理健康障碍的危险因素,要注意识别。

7. 老年人家庭与社区支持

家庭、亲属以及社区支持是老年人健康维护与促进的关键因素。建议在老年人知情同意的情况下将老年人健康管理涉及的具体问题与老年人亲属、陪护人员乃至社区管理部门进行沟通;鼓励亲属、陪护人员参加老年人健康教育活动;努力改善老年居民居住环境,提高预防保护与及时救助的认识与能力。

五、疾 病 预 防

1. 疫苗接种

流行性感冒以及通常由肺炎链球菌感染引起的肺炎是老年人尤其是患有慢性内科疾病的老年人发病和死亡的重要原因。有国外研究表明 65 岁以上的老年人每年接种流感疫苗和肺炎链球菌疫苗能有效减少住院率和死亡率。

本规范要求:

1.1 建议所有参加管理的 65 岁以上的老年人每年注射流感疫苗和 23 价肺炎链球菌疫苗。

1.2 对于所有参加管理的高危人群,强烈建议并督促居民每年注射流感疫苗和 23 价肺炎链球菌疫苗。高危人群是指有以下任何情况之一的中老年人:

慢性阻塞性肺病;

慢性心功能衰竭;

慢性肾功能不全;

糖尿病;

脾切除术后患者;

居住在养老院者;

肿瘤或长期服用激素及免疫抑制剂者(需咨询肿瘤专科医师或免疫专科医师是否进行疫苗接种)。

2. 心血管疾病(冠心病)一级预防

冠心病由于其发病率高,死亡率高,严重危害着人类的身体健康,从而被称作是"人类的第一杀手"。而冠心病的许多危险因素都是可以预防的。

本规范要求:

2.1 告知所有参加管理的居民冠心病是可以预防的。

2.2 筛查冠心病的危险因素:

年龄和性别:男性>40 岁;绝经后女性。

家族史。

吸烟。

缺乏运动。

超重或肥胖。

高血压。

血脂异常。

糖尿病或糖耐量异常。

以上 8 条,除前 2 条是无法改变的,后 6 条都是可干预的。

2.3 告知居民 他/她的危险因素(可根据附表 1-8-5 提供的冠心病 10 年患病风险计算方法算出居民的患病几率)。

2.4 根据表 6-5、表 6-6 进行危险因素干预。

2.5 如果有条件,还应正确应用中医药方法为老年人提供有关冠心病防治的健康指导。

表 6-5　危险因素干预目标和建议

干预措施	目标	建议
吸烟	戒烟	见健康教育部分
高血压管理	<140/90mmHg;有糖尿病、慢性肾病者<130/80mmHg	见第七章"高血压患者健康管理"
饮食	健康饮食结构	见健康教育部分
阿司匹林	对心血管病高危人群(≥2 个危险因素)推荐服用小剂量阿司匹林(100mg/d)	阿司匹林过敏、消化性溃疡活动性出血、眼底出血、其他出血性疾病者禁用

续表

干预措施	目标	建议
		既往脑出血、消化性溃疡等病史者慎用;向患者说明服用阿司匹林可能会增加出血的风险,但有循证证据说明获益>风险
血脂管理	见表 6-6	高脂血症管理规范(待建立)
运动	每天 30 分钟以上中等强度体育活动	运动应循序渐进,量力而行。适宜的运动有快走、慢跑、跳舞、太极拳等。适宜的运动强度可用运动时心率评价,健康人运动时的适宜心率可参考下面的公式来推算:运动时的适宜心率=170-年龄
体重管理	BMI<28;男性腰围<85cm,女性腰围<80cm	见健康指导肥胖部分
糖尿病管理	空腹血糖<7mmol/L	见第八章"糖尿病患者健康管理"

表 6-6 血脂管理目标

人群	目标			
	LDL-C	HDL-C	Non-HDL-C	TG
≤1 个危险因素	<160mg/dl		<130mg/dl	
≥2 个危险因素	<130mg/dl	男性:>40mg/dl 女性:>50mg/dl	<160mg/dl	<150mg/dl
≥2 个危险因素或有糖尿病	<100mg/dl		<190mg/dl	

说明:LDL-C:低密度脂蛋白胆固醇;HDL-C:高密度脂蛋白胆固醇;Non-HDL-C:非高密度脂蛋白胆固醇=总胆固醇-高密度脂蛋白胆固醇;TG:甘油三酯

3. 骨质疏松

骨质疏松对人体健康的危害是多方面的,如造成腰酸背痛、身高变矮和驼背,影响生活质量。此外,更严重的是导致骨折而致残。除了躯体方面的痛苦外,因骨质疏松导致的骨折还同时影响患者的心理健康和社会适应能力。世界卫生组织有一份报告,每年大约有 170 万人发生髋部骨折,到 2050 年可能增加到 630 万人,其中 75% 的患者会出现在发展中国家。

本规范要求社区卫生服务机构根据自身条件,建议对参加管理的居民进行骨质疏松相关教育及危险因素筛查:

3.1 告知所有参加管理的居民骨质疏松的危害性。

3.2 绝经后女性和年龄>65 岁的居民筛查骨质疏松导致骨折的危险因素:

成年骨折史;

父母骨折史;

痴呆;

吸烟;

低体重(BMI<19);

早绝经(<45岁,包括手术绝经)或>1年的闭经;

摄入钙不足(不吃奶制品);

饮酒;

经常摔倒;

缺乏体育锻炼;

生活不能自理;

有与骨质疏松相关的疾病或服用可引起骨质疏松的药物(表6-7)。

表6-7 常见可引起骨质疏松的疾病和药物

疾病	药物
甲状旁腺功能亢进	糖皮质激素
库欣综合征	肝素
甲状腺功能亢进	抗惊厥药
1型糖尿病	免疫抑制剂
泌乳素瘤	长效孕激素
性腺功能减退	他莫昔芬
严重肝病	
淋巴瘤	
多发性骨髓瘤	
类风湿关节炎	
慢性阻塞性肺疾病	
慢性吸收不良综合征	

3.3 对于有上述危险因素的居民,建议上级医院行骨密度检查。

3.4 对参加管理的居民进行预防骨质疏松教育(表6-8)。

表6-8 骨质疏松预防

措施	建议
补充钙质:推荐钙摄取量1000mg/d,绝经后妇女为1500mg/d	低脂饮食,多吃奶制品、鱼肉和新鲜蔬菜,必要时补充钙制剂(钙片或冲剂等)
维生素D:推荐400~800U/d	
锻炼:推荐每日负重锻炼30分钟	负重锻炼如跑步、跳舞、爬楼、打球等(游泳、骑自行车等不属于负重锻炼)
戒酒	见健康教育
戒烟	见健康教育
安全的家庭环境,防止摔倒	扶手,浴室有防滑措施,卧室有夜灯等,使用拐杖、助步器等

138

六、双 向 转 诊

社区医院应积极主动地与所在区域的上级医院建立畅通、互利的双向转诊渠道和机制,以使有转诊需要的患者及时得到应有的专科医疗服务,避免延误病情;同时使经上级医院治疗好转的患者能够顺利转回社区医院,从而减轻患者的就医负担。

1. 转诊原则

1.1 确保患者的安全和有效治疗。

1.2 尽量减轻患者的经济负担。

1.3 最大限度地发挥社区医生和专科医生各自的优势和协同作用。

2. 转出(社区卫生服务机构转向上级医院)

本规范涉及的转诊主要是在中老年人健康评估中发现的问题超出社区卫生服务机构的技术能力,或涉及慢性疾病的诊断、专科处理等情况,社区医生要按照本规范要求给患者提出转诊建议,并协助患者转诊。转诊后社区医生要在规定时间内对患者进行随访,询问其在上级医院的就诊情况,对于在上级医院明确诊断的慢性疾病患者纳入相应社区慢性病患者管理。

3. 转入(上级医院转向社区卫生服务机构)

上级医院应将同时符合下列情况的患者转回社区医院,由社区医生对患者进行长期监测、随访和管理,以便减轻患者就医的各种花费和负担:

诊断明确。

治疗方案确定。

临床情况已控制稳定。

患者转回社区医院的同时,上级医院医生应主动与社区医生联系,告知患者的诊治情况并交代注意事项。

七、老年人健康管理工作流程

1. 准备工作

1.1 了解本社区 65 岁以上居民愿意加入本健康管理的人数,准备各种表格,包括个人一般情况资料表、妇女健康状况表、生活方式及疾病用药情况表、健康检查表、健康评价表。

1.2 为每位签约居民准备一个文件夹或文件袋,用以保存患者的完整档案。或建立电子档案。

1.3 居民每年的健康查体实行预约制,根据预约人数决定参加查体医生与护士数量,建议每单元(一上午或一下午)中护士、医生、居民比例为 1∶1∶10。

1.4 提前告知居民参加健康查体注意事项:

查体前 3 天尽量素食(肉食有可能影响大便潜血结果)。

查体当天在家留晨尿和大便标本,装在干净的容器(社区卫生服务机构负责提供)内带到社区卫生服务机构。

查体当天空腹来社区卫生服务机构,取血后方可进食。

2. 健康评估流程

完成整个健康评估内容,居民需来社区卫生服务机构两次。第一次为完成健康查体及留取相应辅助检查标本,大约需 1 小时。第二次为了解健康评估结果,接受相应处理,大约需 15～30 分钟。

2.1 第一次

2.1.1 在居民第一次来社区卫生服务中心参加健康评估时,向居民发放家庭医生服务卡。

2.1.2 护士为居民准备文件夹/袋,文件夹表面填写居民编号、姓名、性别、联系电话等,用以存放其评估表格。

2.1.3 护士为居民抽血留取血标本,或检测快速血糖,填写在健康年检表的相应部分。指导居民留取尿和大便标本。

2.1.4 护士指导帮助填写个人基本信息表及健康体检表中生活方式部分、指导居民做老年人生活自理能力自我评估。

2.1.5 护士测量体温、脉搏、呼吸、血压、身高、体重和腰围,并填写在健康检查表的相应部分。

2.1.6 护士行心电图检查。

2.1.7 护士将居民及资料转至社区医生手中,医生浏览护士填写内容,复测血压,注意生命体征、血糖及心电图,判断是否需急诊转诊。

2.1.8 不需要急诊转诊的居民,医生行全面查体(包括眼底和妇女宫颈刮片),填写健康检查表,再次判断是否需急诊转诊。

2.1.9 居民行 X 线胸片检查。完成查体。

2.1.10 护士检查居民评估表格是否完整,与居民预约下次就诊时间(一般不超过 1 周),并在健康评价表上标明时间。

2.2 第二次

2.2.1 居民按照预约时间第二次来社区卫生服务机构,护士找出居民文件夹及化验检查结果转给社区医生。

2.2.2 医生填写完成老年人健康体检表。

2.2.3 医生根据居民年检资料全面评价居民健康状况。告诉居民检查异常结果、是否需转诊、转诊注意事项等。

2.2.4 医生对居民进行个体化健康教育,开列健康教育处方,对于需干预的危险因素提出下次年检目标。

2.2.5 与居民预约下次健康评估时间。

3. 随访流程

对于评估中发现问题需转诊的居民,社区医生需在两周内随访(可预约居民来基层卫生服务机构随访或电话随访)并将随访结果及时填写到居民的健康年检表中。评估中发现有任何异常(包括症状、检查异常、存在危险因素等)的居民,医生要每 3 个月随访一次(可预约居民来社区卫生服务机构随访或电话随访),了解居民的症状变化、危险因素干预情况、健康教育处方执行情况等,并填写随访表格。

(曾学军 陈博文 黄晓明 沙 悦 张铁梅 何 耀)

第七章
高血压患者健康管理

第一节　概　　述

高血压是最常见的心血管病,2002 年我国成人高血压患病率为 18.8%,全国居民现患高血压 2 亿人,每 10 个成人中有 2 人是高血压,高血压患病率存在明显的地区差异,北方局部地区人群高血压患病率高达 30%。调查显示 35 岁以上居民的高血压患病率为 31.2%。高血压患病率上升势头仍在持续,但人群高血压的知晓率、治疗率和控制率仍较低,2002 年调查以上三率水平分别为 30%、25% 和 6%。由于高血压等危险因素控制不佳,心脑血管病发生和死亡率居高不下,心脑血管疾病死亡占居民全部死亡原因的 40% 左右,是居民死亡的头号杀手,已经成为我国重要的公共卫生问题。

在本规范中,根据基层卫生服务机构的特点制定了基层医生在对居民进行高血压筛查和高血压患者管理时的工作流程,并将此过程分为评估、分类和处理三个步骤。其中评估是指判断患者疾病危险程度、询问病史和一般体格检查的过程;分类是根据评估结果确定患者的病情控制程度以便给予不同的处理;处理即对患者进行治疗,包括开出处方、根据患者的生活方式进行有针对性的健康教育与康复指导、告诉患者下一次来诊的时间等内容。

第二节　流程图及说明

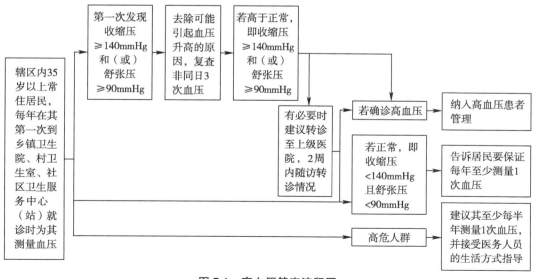

图 7-1　高血压筛查流程图

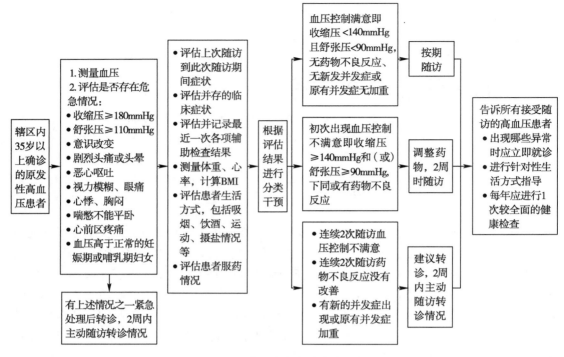

图 7-2　高血压患者随访流程图

一、高血压患者筛查流程图说明

　　高血压患者筛查流程图适用的对象是第一次前来基层卫生服务机构接受服务的居民。目的是通过筛查，及时发现原发性高血压患者以及将已确诊的原发性高血压患者纳入患者健康管理。

1. 评估

　　无论是否患有高血压病，对第一次前来基层卫生服务机构接受服务的居民应进行较全面检查，若存在危险体征应迅速转诊。

　　评估的主要步骤包括测量血压，评估是否存在需要转诊的危急症状。如不需转诊，则对居民进行分类。

　　1.1 测量血压（测量血压的方法见本章第三节第五部分：血压的测量）

　　(1)接受测量的人群为所有一年内未测量过血压的 35 岁以上居民。若有条件，可为所有前来就诊居民测量血压。

　　(2)初诊测量血压应测量双侧上臂血压。

　　根据血压值判断：

　　1.1.1 若收缩压≥200mmHg 和（或）舒张压≥120mmHg，同时监测其他重要生命体征（脉搏、心率等），根据高血压紧急情况处理原则（处理原则见本章第三节第四部分：双向转诊原则）处理后，在保证安全情况下，立即转诊至有急诊条件的医院。

　　1.1.2 若收缩压≥180mmHg 和（或）舒张压≥110mmHg，同时监测其他重要生命体征（脉搏、心率等），根据高血压紧急情况处理原则处理，观察 2 个小时，若病情不能得到控制，随时转诊至有急诊条件的医院。

1.1.3 若双侧上臂血压相差 20mmHg 以上,怀疑有周围血管疾病,转诊至上级医院进一步诊治。若双侧上臂血压不等,但差异不超过 20mmHg,则嘱咐居民今后测量血压以测定较高一侧上臂血压为准。

1.1.4 若收缩压<180mmHg 并且舒张压<110mmHg,继续以下步骤。

1.2 检查有无危险情况

1.2.1 有意识改变吗? 当患者出现意识模糊、谵妄、昏迷等情况时,须在紧急处理后立即转诊。

1.2.2 当时是否有如下危险情况:

→ 剧烈头痛或头晕　　　—怀疑出现脑血管意外

→ 恶心呕吐　　　　　　—怀疑出现脑血管意外

→ 视力模糊、眼痛　　　—怀疑出现视网膜病变或脑血管意外

→ 心悸胸闷　　　　　　—怀疑出现心血管意外

→ 喘憋不能平卧　　　　—怀疑出现心功能不全

→ 心前区疼痛　　　　　—怀疑出现心血管意外

→ 患者是否处于妊娠期或哺乳期

出现上述危险情况之一或存在不能处理的其他疾病,须在紧急处理后立即转诊。对紧急转诊的患者,医生应在 2 周内与患者或其家属联系,了解其转诊过程。经危险情况评估后,若居民不需要立即转诊,继续如下评估步骤:

1.3 无危及生命情况　询问是否曾在其他医院确诊过原发性高血压,将居民分为两类:

1.3.1 既往无原发性高血压

→ 嘱咐患者不同日 3 次测量血压,确诊为原发性高血压后,根据血压值对居民进行分类。

1.3.2 既往确诊过原发性高血压

→ 根据血压值和以下评估结果对居民进行分类。

对原发性高血压的居民进行如下评估:

(1)询问居民基本信息:健康档案编号,姓名,就诊日期等。

(2)询问居民近期是否有如下症状和体征。

→ 头痛头晕、恶心呕吐、眼花耳鸣、呼吸困难、心悸胸闷、鼻出血不止、四肢发麻、下肢水肿。

(3)询问和判断患者是否合并表 7-1 所列临床状况。

表 7-1　原发性高血压可能合并临床状况

脑血管疾病	心脏疾病	肾脏疾病	血管疾病	眼部疾病	其他疾病
缺血性卒中	心肌梗死	糖尿病肾病	夹层动脉瘤	视网膜出血或渗出	糖尿病
脑出血	心绞痛	肾功能衰竭	症状性动脉疾病	视乳头水肿	高脂血症
蛛网膜下腔出血	冠状动脉血运重建	急、慢性肾炎			
短暂性脑缺血发作(TIA)	充血性心力衰竭				

(4)了解居民生活方式。

→ 吸烟、饮酒、体育锻炼、饮食、心理状态。

(5)进行一般体格检查:身高、体重、心率、脉搏、腰围。计算体重指数(BMI)。

→ 体重指数:对超重或肥胖患者要与患者共同制定减重目标,下次随访时评估进展。

说明:BMI 测量方法:直立、免冠、脱鞋并仅穿内衣情况下测体重及身高。

$$BMI=体重(kg)/[身高(m)]^2$$

正常体重:$18.5<BMI<23.9kg/m^2$;超重或肥胖:$BMI\geqslant24kg/m^2$。

→ 腰围:男性>90cm(相当于 2.7 尺),女性>85cm(相当于 2.6 尺)提示腹型肥胖。对腹型肥胖患者要与患者共同制定减重目标,下次随访时评估进展。

说明:腰围的测量方法:腰围(W):在肚脐以上 1cm 的水平面上进行(用笔作一个标记)。这个部位常常是腰围最小的部位,测量时受检者应直立,腹部放松,双臂下垂,双脚合并,体重均匀分担在双腿。测量时平缓呼吸,不要收腹或屏气。

(6)进行如下辅助检查或记录最近一次(3个月之内)在其他医院的检查结果:

→ 视力、眼底、血常规、尿常规、尿蛋白定量、血糖、总胆固醇、高密度脂蛋白、低密度脂蛋白、甘油三酯、尿酸、肌酐、尿素氮、血钾、血钠、心电图。

说明:若患者近期未进行上述检查,建议患者在接受患者健康管理前进行一次较全面的实验室检查。对本基层卫生服务机构无相应检查条件的项目,可建议患者每年到上级医院进行一次全面检查。

→ 如有必要,根据专科医生建议进行心脏超声或颈动脉超声检查。

2. 分类

初诊时,按照居民的既往患病情况,将患者分为既往无高血压和既往确诊高血压两大类,再根据患者目前血压情况分为若干类别:

2.1 既往无高血压(既往未被确诊为原发性高血压患者)

→ 此次血压值正常(收缩压<140mmHg 且舒张压<90mmHg)。

→ 此次血压值高于正常(180mmHg≥收缩压≥140mmHg 和(或)110mmHg≥舒张压≥90mmHg)。

2.2 既往确诊原发性高血压(既往曾被其他医院确诊为高血压患者)

→ 此次血压控制满意(收缩压<140mmHg 且舒张压<90mmHg),无其他异常。

患者病情平稳,血压控制满意,没有出现药物不良反应,原有症状控制平稳,没有新的症状或并发症出现。

→ 血压控制不满意(180mmHg≥收缩压≥140mmHg 和(或)110mmHg≥舒张压≥90mmHg),无其他异常。

患者血压控制不满意,但没有出现药物不良反应,原有症状控制平稳,没有新的症状或并发症出现。

→ 有较严重难以耐受的药物不良反应。

无论患者血压控制情况如何,根据患者用药情况,出现与目前所用降压药物有关的不良反应。

→ 症状加重或出现新的并发症。

无论患者血压控制情况如何,患者原有症状加重或出现新的并发症。

3. 处理

对于不同的居民,我们应根据分类结果给予不同的处理。对未患高血压的居民,要根据是否存在高血压易患因素提醒其定期测量血压;对于已确诊的高血压患者,要纳入本手册进行患者健康管理,并建议所有 65 岁以上居民加入社区老年健康管理,以实现对健康的全方位照顾。同时针对每位高血压患者的具体情况进行生活方式指导(生活方式指导的方法见本章第三节第一部分:高血压的非药物治疗)。

3.1 根据分类结果进行不同的处理

3.1.1 既往无高血压

3.1.1.1 此次血压值正常,告诉居民要保证每年至少测量一次血压。

3.1.1.2 此次血压值正常,但有如下六项指标中的任一项高危因素,则告诉居民存在高血压易患因素,嘱咐其每半年至少要监测一次血压:

● 年龄≥55 岁;

● 血压高值(收缩压 130～139mmHg 和/或舒张压 85～89mmHg);

● 超重(BMI 24～27.9kg/m²)或肥胖(BMI≥28kg/m²),和(或)腹型肥胖:腰围男≥90cm(2.7 尺),女≥85cm(2.6 尺);

● 高血压家族史(一、二级亲属);

● 长期过量饮酒[每日饮白酒≥100ml(2 两)];

● 长期膳食高盐。

3.1.1.3 此次血压值高于正常

→ 告诉患者此次血压高于正常,但一次测量出的血压升高,还不能诊断高血压,去除可能引起血压升高如失眠、劳累、急性疾病、焦虑等原因后,不同日 3 次到基层卫生服务机构检查。如果再次测量血压结果仍然高于正常,确诊为高血压病者纳入高血压患者健康管理。如怀疑继发性高血压,或是病情复杂,存在危急情况等,建议并协助患者向上级医院转诊。在两周内与患者联系,了解其是否到上级医院就诊及诊治情况。若患者已被确诊为原发性高血压(即高血压病),将患者纳入社区高血压患者健康管理。

→ 若患者未被确诊为原发性高血压,告诉患者每 3 个月至少要监测一次血压。询问患者的生活方式,进行有针对性的生活方式指导。

→ 针对此次就诊发现,如存在符合其他疾病管理规范,纳入相应专项管理。

3.1.2 既往确诊原发性高血压:根据检查和评估结果,判断患者血压控制情况,以及是否有难以耐受的药物不良反应,是否有新的并发症出现或原有并发症出现异常。

3.1.2.1 此次血压控制满意,无其他异常

→ 继续原方案治疗,告诉患者要规律服药,注意监测血压,3 个月内至少要随访 1 次。

3.1.2.2 此次血压控制不满意,无其他异常

询问患者是否按照医生要求规律服药。

→ 患者规律服药

√ 若血压异常为现用药物无效果,换用不同类的另一种药物,2 周内随访。

√ 若血压异常原因为现用药物有部分效果,则考虑调整现用药物剂量或加用不同类的第二种药物,2 周内随访(药物治疗的方法见本章第三节第二部分高血压的药物治疗)。

→ 患者未规律服药

√ 若未规律服药的原因为现用药物不良反应较大,则对患者进行对症治疗并换用不同类的另一种药物,2 周内随访。

√ 若未规律服药的原因为经常遗忘或担心药物的副作用,则医生要强调坚持服药在高

血压控制中的重要意义,督促患者按医嘱服药;2周内随访。

3.1.2.3 出现难以耐受的药物不良反应

→ 患者在治疗过程中出现难以忍受的药物不良反应,换用不同类的另一种药物,2周内随访。

3.1.2.4 出现新的并发症或原有并发症出现异常

→ 患者出现新的与高血压相关的并发症或原有的并发症加重,应转诊到上级医院,2周内随访。

说明:对病情控制稳定的患者,可以采用患者到基层卫生服务机构就诊、给患者打电话、到患者家中访问等方式,随访内容包括对建议转诊的患者询问是否去上级医院就诊,就诊的结果如何;督促患者按时服药;询问患者生活方式改变的情况等。但对病情控制不稳定的患者,随访应为面对面方式的随访。

3.2 对所有的就诊者

3.2.1 若同时患有其他疾病,要根据其他疾病诊疗规范进行管理。

3.2.2 对于65岁以上患者,建议其加入社区老年健康管理。

3.2.3 根据患者的生活方式进行有针对性的健康教育,提出改善意见,并与患者共同制定生活方式改善目标,在一年后进行年检时评估进展。

3.2.4 告诉确诊患者

→ 参加患者健康管理花费少且危险性小。

→ 生活方式的改善可有效降低血压并降低心血管综合风险。即使单独通过生活方式的调整不足以控制血压,也能够减少降压药物的数量和剂量。

→ 下次随访的时间。

3.2.5 告诉患者如有下列异常须立即复诊

→ 头晕头痛;

→ 恶心呕吐;

→ 心悸胸闷;

→ 夜间憋醒;

→ 心前区疼痛;

→ 视物模糊、眼痛;

→ 四肢麻木、无力,下肢水肿、行走时出现下肢疼痛。

3.2.6 建立健康档案,填写记录表

→ 若患者尚未建立居民个人健康档案,告诉居民建立个人健康档案的意义。填写个人基本信息表(详见附表1-1)。

→ 对已建立居民个人健康档案的患者进行一次较全面体检和评估。填写健康管理年检表(详见附表1-2 健康体检表)。

→ 高血压患者在每次随访管理过程中,基层医生要填写高血压患者随访服务记录表(详见附表1-3),此表每次随访时填写。初诊时也要填写随访表。

二、高血压患者随访流程图说明

高血压患者随访流程图适用的对象是已接受健康管理的原发性高血压患者。目的是对患者进行随访,提高患者对治疗的依从性,及时发现患者的异常,实现对高血压患者的管理与控制的过程。

1. 评估

基层医生应主动对患者进行随访,提醒患者遵从医嘱,发现危急体征应迅速转诊。

1.1 测量血压　为患者测量血压。随访过程中,如果没有危急体征,可只测量上臂血压,血压水平分级见表7-2。

表7-2　血压水平分级

级别	收缩压(mmHg)		舒张压(mmHg)
正常血压	<120	和	<80
正常高值	120~139	和/或	80~89
高血压	≥140	和/或	≥90
1级高血压(轻度)	140~159	和/或	90~99
2级高血压(中度)	160~179	和/或	100~109
3级高血压(重度)	≥180	和/或	≥110
单纯收缩期高血压	≥140	和	<90
单纯舒张期高血压	<140	和	≥90

注:若患者的收缩压与舒张压分属不同级别时,则以较高的级别为准

高血压的类型:

收缩压和舒张压均升高:收缩压≥140mmHg和舒张压≥90mmHg;

单纯收缩期高血压:收缩压≥140mmHg,舒张压<90mmHg;

单纯舒张期高血压:收缩压<140mmHg,舒张压≥90mmHg。

根据血压值判断:

1.1.1 若收缩压≥200mmHg和(或)舒张压≥120mmHg,根据高血压紧急情况处理原则处理后,在安全条件下,立即转诊至有急诊条件的医院。

1.1.2 若收缩压≥180mmHg和(或)舒张压≥110mmHg,同时监测其他重要生命体征(脉搏、心率等),根据高血压紧急情况处理原则处理,观察2个小时,若病情不能得到控制,随时转诊至有专科条件的医院。

1.1.3 收缩压<180mmHg并且舒张压<110mmHg,继续以下步骤。

1.2 检查居民是否存在危险情况

1.2.1 患者有意识改变吗?

→ 当患者出现意识模糊、谵妄、昏迷等情况时,须在紧急处理后立即转诊。

1.2.2 当时是否有如下危险情况?

→ 剧烈头痛或头晕　　　—怀疑出现脑血管意外

→ 恶心呕吐　　　　　　—怀疑出现脑血管意外

→ 视力模糊、眼痛　　　—怀疑出现视网膜病变或脑血管意外

→ 心悸胸闷　　　　　　—怀疑出现心血管意外

→ 喘憋不能平卧　　　　—怀疑出现心功能不全

→ 心前区疼痛　　　　　—怀疑心肌缺血或是心肌梗死

→ 患者是否处于妊娠期或哺乳期

147

出现上述危险情况之一或存在难以处理的其他疾病,须在紧急处理后立即转诊。对转诊的患者,医生应在 2 周内与患者或其家属联系,了解其转诊过程(紧急处理方法见第三节第四部分:双向转诊原则)。

经危险情况评估后,若居民不需要立即转诊,继续如下评估步骤:

1.3 对居民进行评估

1.3.1 如果使用了一张新的随访表,记录患者基本信息:健康档案号,姓名,就诊日期等。

1.3.2 询问近期是否有如下症状和体征

→ 头痛头晕、恶心呕吐、眼花耳鸣、呼吸困难、心悸胸闷、鼻出血不止、四肢发麻、下肢水肿。

1.3.3 询问是否有新出现的临床状况以及原有的并发症是否加重

→ 脑血管疾病、心脏疾病、肾脏疾病、血管疾病、眼部疾病及其他疾病。

1.3.4 生活方式

→ 吸烟、饮酒、体育锻炼、饮食、睡眠、心理状态。

1.3.5 在随访满 1 年时进行一次较全面体格检查,记录在年检表上。

→ 体重、腰围。

→ 视力、眼底、血常规、尿常规、血糖、总胆固醇、高密度脂蛋白、低密度脂蛋白、甘油三酯、尿蛋白、尿酸、肌酐、尿素氮、血钾、血钠、心电图。

→ 如有必要,根据专科医生建议进行心脏超声或颈动脉超声检查。

1.3.6 如果患者在上次随访到目前期间进行了其他实验室检查(无论是否在本基层卫生服务机构内进行),将结果记录在随访表上。并注明检查日期。如果填写不下,可另附纸填写。

1.3.7 进行一般体格检查。测量患者的体重、心率。超重、肥胖居民计算体质指数(BMI)。

2. 分类

依据血压和药物不良反应及并发症等情况将患者分为如下类别:

2.1 此次血压控制满意(收缩压<140mmHg 且舒张压<90mmHg),无其他异常。患者病情平稳,血压控制满意,没有出现药物不良反应,原有并发症控制平稳,没有新的并发症出现。

2.2. 血压控制不满意(180mmHg≥收缩压≥140mmHg 和(或)110mmHg≥舒张压≥90mmHg),无其他异常。

血压控制不满意。但患者没有出现药物不良反应,原有并发症控制平稳,没有新的并发症出现。

2.3 有较严重难以耐受的药物不良反应　无论患者血压控制情况如何,根据患者用药情况,出现与目前所用降压药物有关的副作用。

2.4 有新的并发症出现或原有并发症出现异常　无论患者血压控制情况如何,患者原有并发症加重或出现新的并发症。

3. 处理

对于不同的就诊者,我们应根据分类结果进行不同的处理。同时针对每位就诊者的具体情况进行生活方式指导,具体如下:

3.1 根据分类结果进行不同的处理

3.1.1 血压控制满意,无其他异常

→ 继续原方案治疗,告诉患者要规律服药,3 个月内至少随访一次。

3.1.2 血压控制不满意,没有其他异常:询问患者是否按照医生要求规律服药,是否存在药物不良反应和出现新的并发症或原有并发症出现异常。

询问患者是否按照医生要求规律服药:

→ 患者是规律服药

√ 若血压异常为现用药物无效果,换用不同类的另一种药物,2 周内随访。

√ 若血压异常原因为现用药物有部分效果,则考虑调整现用药物剂量或加用不同类的第二种药物,2 周内随访。

√ 若患者上次就诊时已调整过用药,此次血压仍未达到控制目标,建议并协助患者转诊到上级医院,2 周内随访。

→ 患者未规律服药

√ 若未规律服药的原因为现用药物不良反应较大,则对患者进行对症治疗并换用不同类的另一种药物,2 周内随访。

√ 若未规律服药的原因为经常遗忘或担心药物的副作用,则医生要强调坚持服药在高血压控制中的重要意义,督促患者按医嘱服药,2 周内随访。

3.1.3 出现难以耐受的药物不良反应

→ 患者在治疗过程中出现难以耐受的副作用,换用不同类的另一种药物,2 周内随访。

→ 若患者上次就诊时已调整过用药,此次血压仍未达到控制目标,建议并协助患者转诊到上级医院,2 周内随访。

3.1.4 出现新的并发症或原有并发症出现异常:患者出现新的与高血压相关的并发症或原有的并发症加重,建议并协助患者向上级医院转诊,并在 2 周内随访,待转回后按照上级医生的治疗意见进行治疗,继续进行患者健康管理。

3.2 对所有的就诊者

3.2.1 若同时患有其他疾病,应同时根据其他疾病诊疗规范进行管理。

3.2.2 根据患者的生活方式进行有针对性的健康教育,提出改善意见,参照年度目标,在每次随访时评估进展。

3.2.3 告诉患者如有下列异常须立即复诊

→ 头晕头痛;

→ 恶心呕吐;

→ 心悸胸闷;

→ 夜间憋醒;

→ 心前区疼痛;

→ 视物模糊、眼痛;

→ 四肢麻木、无力、下肢水肿、行走时出现下肢疼痛。

3.2.4 填写随访服务记录表

→ 对于已确诊高血压患者,每年进行一次较全面体检和评估,将评估内容记录在健康体检表上。

→ 高血压患者在每次管理过程中,随访内容记录在高血压患者随访服务记录表(详见附表 1-3）上，此表每次随访时填写。

3.2.5 告诉患者下次随访时间，提醒患者按时接受随访。

3.3 对治疗依从性差或长期血压不达标患者的管理

国内的横断面调查显示，接受降压药物治疗的高血压患者血压的控制率仅 30%。因此，从社区层面加强对高血压患者的管理是提高治疗控制率的最重要环节。

3.3.1 对治疗依从性差患者的识别与管理

→ 通过与患者本人和家属的交流以及观察患者对医嘱的遵循情况，定期评估患者对治疗的依从性。

→ 对评估结果显示治疗依从性差的患者建立特殊档案，由专人管理。

→ 加强管理和照顾（如提高电话随访或预约就诊的频率、延长就诊交谈时间等）。

→ 对高龄患者或行动不便者，建立适当的家访制度。

3.3.2 对长期血压不达标患者的管理

→ 对患者建立特殊档案，由专人管理。

→ 加强对患者的随诊和管理，包括建立通畅、及时的转诊渠道、加强对生活方式改善的指导、及时发现和针对性地处理影响患者血压达标的因素等。

→ 定期评估治疗依从性。

→ 对无法及时就诊取药的患者，建立适当的家访制度。

第三节　高血压防治适宜技术

根据基层卫生服务机构实际情况和循证医学证据，我们从高血压的非药物治疗、药物治疗、紧急转诊等多个方面提供如下建议，供基层医生参考。

一、高血压的非药物治疗

对所有的高血压患者，首先要提供非药物治疗建议和指导，包括强调合理搭配膳食、限制钠盐、减轻体重、戒烟、加强体育锻炼、控制饮酒和保持良好的心理状态。

1. 膳食（要强调减少钠盐摄入和控制饮酒）

详细询问居民的饮食习惯，对其膳食情况进行评估，要告诉居民，膳食是否合理；总热量是否合适；营养素摄入是否合适；盐摄入是否合适等。进而提出改进意见。

1.1 对预防和控制高血压而言，还需进一步针对几个环节开展工作　减少食（钠）盐的摄入。

我国居民钠盐的摄入普遍较多，减少以食盐为主的高钠食物用量是预防和治疗高血压的重要措施之一。WHO 建议食盐摄入量的标准为每天不超过 5g（普通啤酒瓶盖去掉胶垫后，1 平瓶盖食盐约为 6g）。这里所指食盐的用量包括烹调中的盐及其他食物中所含钠折合成食盐的总量。含盐量较高的食物及其含盐量见表 7-3。

表 7-3　常见高盐食物含钠量折合为食盐的含量

食物名称（100g）	折合成的食盐含量（g）
精盐	100.0
酱油	14.6

续表

食物名称(100g)	折合成的食盐含量(g)
黄酱	9.2
郫县辣酱	14.4
甜面酱	5.3
榨菜	10.8
腌芥菜头	18.4
酱萝卜	17.5
腌雪里蕻	8.4
香肠、腊肠、小肚等肉制品	2.1～5.9

(摘自《中国食物成分表》,北京大学医学出版社,2002)

应让每位居民知道吃盐过多的危害,减少食盐至每日 6g 以下不会有不良影响(如不会出现无力等现象),而对预防和控制高血压是有益的,人的口味咸淡是可以改变的。帮助居民计算家庭中的合理用盐量(如以每周或每月为单位计算),如有条件,发给并指导使用定量盐勺。

减盐的具体措施:

1.1.1 减少烹调用盐:烹调用盐应定量,最好使用定量的盐勺加盐,使烹调者心中有数。为了减轻减盐带来的口味不适,可以适当改变烹调方法,如炒菜时后放盐(此时蔬菜表面的盐较多,使口感较咸),或将菜肴烹调成以甜、酸、辣为主的口味。减少其他高盐调味品的使用。不喝剩余菜汤。少食各种咸菜及盐腌食品。

1.1.2 限制酱油的用量:每 10g 酱油中约含食盐 1.5g。减盐的同时也应该控制酱油的用量。烹调时,不放酱油或者少放酱油,可以通过其他方法改变菜肴的颜色。

1.1.3 使用代用盐:食用低钠高钾盐可以减少钠的摄入,又可以补钾,对高血压的预防和治疗有利。

1.1.4 增加副食品种类:多吃新鲜蔬菜、水果、鱼类、瘦肉等,少吃加工食品,如腌肉、香肠、咸鱼、酱菜等。

1.2 控制总热量的摄入,保持健康体重　具体措施:少食富含脂肪的食物;多运动。

表 7-4 是中国营养学会推荐的在不同年龄、性别和劳动强度下,每天能量的供给量。由于受遗传、代谢水平等因素的影响,每个人对热量的实际需求可能与推荐值存在差异。超重或肥胖的高血压患者,应根据原来的饮食情况,减少含脂肪较多的高热量食品(如食用油、肥肉、油炸食品)的摄入,并适当减少主食量(每 100g 粮食可提供约 350kcal 的热量),控制饮酒量。对于 BMI 大于 24 的患者来讲,力争做到热量负平衡,即:实际热量摄入为理论需求量的 80% 左右为佳。

按照中国营养学会提出的膳食能量推荐摄入量,从事轻微体力劳动的成年男子如办公室职员等,可参照轻体力活动标准(2400kcal)来安排自己的进食量;从事中等强度体力劳动者如钳工、卡车司机和一般农田劳动者可参照重体力活动标准(3200kcal)膳食进行安排;不参加劳动的老年人可参照低能量(1800kcal)膳食来安排。女性需要的能量往往比从事同等劳动的男性低。

表 7-4　中国居民膳食能量推荐摄入量（RNI）

	男性（MJ/d）	女性（MJ/d）
18 岁～		
轻体力活动	10.04（2400kcal/d）	7.94（2100kcal/d）
中体力活动	11.30（2700kcal/d）	9.62（2300kcal/d）
重体力活动	13.38（3200kcal/d）	11.30（2700kcal/d）
孕妇（4～6 个月）		＋0.84（200kcal/d）
孕妇（7～9 个月）		＋0.84（200kcal/d）
乳母		＋2.09（500kcal/d）
50 岁～		
轻体力活动	9.62（2300kcal/d）	7.94（1900kcal/d）
中体力活动	10.87（2600kcal/d）	8.36（2000kcal/d）
重体力活动	13.00（3100kcal/d）	9.20（2200kcal/d）
60 岁～		
轻体力活动	7.94（1900kcal/d）	7.53（1800kcal/d）
中体力活动	9.20（2200kcal/d）	8.36（2000kcal/d）
70 岁～		
轻体力活动	7.94（1900kcal/d）	7.10（1700kcal/d）
中体力活动	8.80（2100kcal/d）	7.94（1900kcal/d）
80 岁～	7.94（1900kcal/d）	7.10（1700kcal/d）

（摘自《中国食物成分表》，北京大学医学出版社，2004）

　　1.3 控制脂肪摄入量　　每日摄入脂肪的产热量小于总热量的 30％，其中饱和脂肪的产热量小于 7％。要增加新鲜蔬菜的摄入，每日 300～500g，水果 200～400g，肉类 50～75g，鱼虾类 50～100g，蛋类每周 3～4 个，奶类每日约 300g，食用油每日少于 25g，少吃糖类和甜食。具体措施有：减少做菜用油；少食或不食肥肉；超重及肥胖者建议不食用各种肉皮（鸡皮、鸭皮），改食低脂和脱脂牛奶。

　　对于 BMI 在 24 以上，高血脂者以及膳食调查结果显示脂肪摄入量高者，应特别关照给予生活方式指导。

　　1.4 膳食合理搭配　　2008 年，中国营养学会发表了《中国居民膳食指南》2007 年版，主要内容包括 10 条，即：①食物多样、谷类为主，粗细搭配；②多吃蔬菜、水果和薯类；③每天吃奶类、大豆或其制品；④常吃适量的鱼、禽、蛋和瘦肉；⑤减少烹调油用量，吃清淡少盐膳食；⑥食不过量，天天运动，保持健康体重；⑦三餐分配要合理，零食要适当；⑧每天足量饮水，合理选择饮料；⑨如饮酒应限量；⑩吃新鲜卫生的食物。其宗旨是平衡膳食，合理营养，促进健康。这一原则也适合于高血压患者。随后，中国营养学会又发布了《中国居民平衡膳食宝塔》，根据膳食指南和平衡膳食宝塔，为预防和治疗高血压，居民除了限盐、限酒外，在日常饮食上应注意：

　　→ 谷类为主

　　根据年龄、性别和体力活动的不同，食用量约在 250～400g/d。应注意粗细搭配。以谷类为主，可以保证机体的能量主要来源于碳水化合物（碳水化合物的供热量应占总供热量的 55％～65％）。此外，谷类食物还是膳食纤维、B 族维生素的主要来源。

→ 多吃新鲜蔬菜和水果

要保证每天食用新鲜蔬菜 300～500g（应多选择一些营养丰富的深色蔬菜和绿叶蔬菜），水果 200～400g，并建议适当增加薯类的摄入，每周吃 5 次左右，每次摄入 50～100g。以增加膳食中有益于心血管健康的维生素 C、胡萝卜素、膳食纤维、钾等营养素的摄入量。

→ 豆类及豆制品

可以提供优质蛋白质，并可补钙。建议每天食用 30～50g 或相当量的豆制品。

→ 奶类

每天饮用 300g（约一袋）牛奶或相当量的奶制品如酸奶，可以增加钙的摄入量。

→ 肉、禽类

每天食用 50～75g，以保证优质动物蛋白质的摄入量。应选择含脂肪量较少的瘦肉和禽类，避免过多摄入饱和脂肪和胆固醇。少吃或不吃动物内脏。

→ 蛋类

可提供优质蛋白质，因其胆固醇的含量较高（1 个鸡蛋约含 300mg 胆固醇），建议每天吃 25～50g，即半个至 1 个鸡蛋。

→ 鱼类

含优质蛋白质和多不饱和脂肪，有益于心血管病的防治，可适当多吃，建议每天吃鱼虾类 50～100g。

→ 食用油

每天不超过 25g 或 30g，应选择含饱和脂肪较少的植物油，少用或不用动物油。

→ 糖果和糕点

不宜多吃，避免食用过多的糖和脂肪。

→ 合理分配三餐

一般早、中、晚的能量分别占总能量的 25%～30%、30%～40%、30%～40%。

注意事项：

→ 应结合患者膳食习惯中存在的问题有针对性地进行指导，不能千篇一律。

→ 改变膳食习惯不是一朝一夕之功，应鼓励患者逐步改善，不要急于求成，应以患者能够适应为度。

1.5 增加钙的摄入量　多数研究表明，膳食钙与血压负相关，增加钙的摄入可降低高盐对血压的影响。我国人群钙摄入普遍不足，多数仅达到供给量（800mg/d）的一半。奶制品含钙较多（每 300g 牛奶含钙量在 300mg 以上），且易于吸收，是补钙的最佳食物。此外，豆类食物及豆制品中含钙也较多，多吃也可增加钙的摄入。

1.6 限制饮酒　有饮酒习惯的高血压患者最好禁酒，特别是超重的高血压患者更应禁酒。对于一时难以禁酒者，也应限制饮酒量。中国营养学会建议每日饮用的酒精量男性不超过 25g，相当于啤酒 750ml，或葡萄酒 250ml，或 38 度的白酒 75g，或高度白酒 50g；成年女性不超过 15g，相当于啤酒 450ml，或葡萄酒 150ml，或 38 度的白酒 50g。孕妇不要饮酒。

2. 进行有规律的体育锻炼

有规律的体育锻炼可以降低血压，也是控制体重的重要措施。

2.1 锻炼原则

2.1.1 患者可根据自己的年龄、身体状况及爱好来决定适宜的运动项目，如快步行走、慢跑、游泳、健身操、太极拳等，但不宜选择激烈的运动项目。

2.1.2 适当的体力活动,可考虑"1、3、5、7 方案",即每天至少活动 1 次,每次活动 30 分钟,每周至少活动 5 天,活动后心率不要超过 170-年龄(岁)。

2.1.3 锻炼强度因人而异,以运动后不出现疲劳或明显不适为度。如果运动后感觉良好,且保持理想体重,则表明运动量和运动方式是适宜的。

2.2 注意事项

2.2.1 循序渐进:即从小的运动量开始,逐渐增加,使运动量在自己的承受能力之内。

2.2.2 量力而行:对于年龄较大者,中、重度高血压患者,或有其他严重合并症者,应减少运动强度,避免运动中发生意外。

2.2.3 持之以恒:制订出适合自己的计划,要能长期坚持下去。

2.2.4 严重心脑血管疾病患者,暂时不应进行体育锻炼。

3. 体重

减重目标:

体重指数:保持体重指数(BMI)$<24(kg/m^2)$;

腰围:男性$<90cm$(相当于 2.7 尺),女性$<85cm$(相当于 2.6 尺)。

3.1 措施

→ 控制膳食脂肪和热量的摄入。

→ 增加体力活动,增加热量的消耗。

→ 必要时在专科医生指导下进行药物减肥治疗。

3.2 注意事项

→ BMI 介于 24~27.9 者要以控制饮食和增加体力活动等措施为主;BMI≥28 者如果非药物治疗效果不理想,可以在医生指导下用减肥药物(不是保健品)辅助治疗。

→ 减重速度要因人而异,以每周 0.5~1kg 为宜。

→ 初步减重不要超过原体重的 15%。

→ 不要采取用极度饥饿的方法达到快速减重的目的。

减重对健康的利益是巨大的,如果普通人群平均体重下降 5kg,高血压患者体重减少 10%,则能使糖尿病、高血压、高脂血症和左心室肥厚改善。减重的方法一方面是减少总热量的摄入,强调减少脂肪和碳水化合物的摄入,另一方面则需增加体育锻炼。减重不能急于求成。但首次减重最好达到减轻 5kg 以增强减重信心,以后再根据自觉症状和有关指标决定下一步减重的速度和目标。

4. 戒烟(见第六章老年人健康管理相关内容)。

二、高血压的药物治疗

对于确诊高血压患者,在进行非药物治疗的同时,绝大多数患者需要进行药物治疗。首先应向患者解释服用药物控制血压的重要性,打消患者对长期服药的顾虑,提高用药的依从性。

如果患者在上级医院就诊后又转回基层卫生服务机构接受患者健康管理,基层卫生服务机构的医生应首先遵循上级医院的医嘱。需调整用药时,要根据患者及本社区的实际情况,并遵循下列的用药原则进行选择,如果基层医生在调整一次用药后患者血压仍未得到控制或仍存在难以忍受的药物不良反应,要建议并协助患者转诊到上级医院。需要注意的是,这种药物调整可以是用药剂量的增减,也可以是药物种类的改变。药物相关的药理作用、具体使用方法等详细资料请查阅相关专业书籍和药品说明书。同时要告诉患者以下事项:

(1)引发高血压的危险因素；

(2)自身病变的程度及个体化治疗的意义；

(3)生活方式改变对治疗的意义；

(4)所用降压药物的名称、用法、作用和不良反应；

(5)坚持服药的意义。

1. 药物治疗原则

1.1 采用较小的有效剂量以获得疗效而使不良反应最小，逐渐增加剂量或联合用药，争取 3 个月内平稳降压达标。

1.2 为了有效地防止靶器官损害，要求全天 24 小时血压稳定于目标范围内，积极推荐使用一天给药一次而药效能持续 24 小时的长效药物。若使用中效或短效药，每天需用药 2～3 次。

1.3 为使降压效果增大而不增加不良反应，可以采用两种或多种不同作用机制的降压药联合治疗。实际治疗过程中 2 级以上高血压或高危患者要达到目标血压，常需要降压药联合治疗。

1.4 个体化治疗：根据患者具体情况选用更适合该患者的降压药。

2. 常用降压药的种类

目前常用于降压的药物主要有以下 5 类：钙拮抗剂、血管紧张素转换酶抑制剂（ACEI）、血管紧张素Ⅱ受体拮抗剂（ARB）、利尿药、β受体阻滞剂。这 5 类降压药及固定低剂量复方制剂均可作为高血压初始或维持治疗的选择药物。此外，还有 α 受体阻滞剂和其他降压药。根据国家基本药物制度，基层降压药的选择应考虑安全有效、使用方便、价格合理和可持续利用的原则；在国家基本药物目录基础上，应适当增加其他基层常用降压药。

降压药物的选择：

医生应对每一位患者进行个体化治疗，根据其具体情况选择初始治疗和维持治疗药物。首先要掌握药物治疗的禁忌证和适应证，根据病情和患者意愿选择适合该患者的药物；治疗中应定期随访病人，了解降压效果和不良反应。

2.1 钙拮抗剂　二氢吡啶类钙拮抗剂无绝对禁忌证，降压作用强，对糖脂代谢无不良影响；我国抗高血压临床试验的证据较多，均证实其可显著减少卒中事件，故推荐基层使用二氢吡啶类钙拮抗剂。适用于大多数类型的高血压，尤其对老年高血压、单纯收缩期高血压、稳定性心绞痛、冠状动脉或颈动脉粥样硬化、周围血管病患者适用。可单药或与其他 4 类药联合应用。对伴有心力衰竭、不稳定性心绞痛或心动过速的患者应慎用二氢吡啶类钙拮抗剂，对不稳定性心绞痛患者不用硝苯地平。少数患者可有头痛、踝部水肿、面部潮红、牙龈增生等副作用。与 ACEI/ARB 合用可以减少踝部水肿的发生率。

2.2 血管紧张素转换酶抑制剂（ACEI）　降压作用明确，保护靶器官证据较多，对糖脂代谢无不良影响；尤其对高血压合并慢性心力衰竭、心肌梗死后、糖尿病肾病、非糖尿病肾病、代谢综合征、蛋白尿/微量白蛋白尿患者有益。可与小剂量噻嗪类利尿剂或二氢吡啶类钙拮抗剂合用。对双侧肾动脉狭窄、妊娠、高钾血症者禁用；在血肌酐水平≥150μmol/L 的患者，不建议在社区使用 ACEI 治疗，或是转诊治疗。偶见血管神经性水肿。干咳是最常见的不良反应，发生率约 10%～20%，出现明显咳嗽者应换用 ARB。

2.3 血管紧张素Ⅱ受体拮抗剂（ARB）　降压作用明确，保护靶器官作用确切，对糖脂代谢无不良影响；尤其对高血压合并左心室肥厚、心力衰竭、心房颤动预防、糖尿病肾病、代谢综合征、微量白蛋白尿、蛋白尿患者有益。可与小剂量噻嗪类利尿剂或二氢吡啶类钙拮抗剂合用。对双侧肾动脉狭窄、妊娠、高钾血症者禁用；此类药物很少出现干咳副作用，可以作为

ACEI 类药物治疗后出现干咳的替换药物,偶见血管神经性水肿等不良反应。

2.4 利尿剂　降压作用明确,是难治性高血压的基础药物之一。利尿剂尤其对老年高血压、心力衰竭患者有益。是单纯收缩期高血压、卒中后高血压患者预防再次卒中的有效药物。小剂量噻嗪类利尿剂常与 ACEI/ARB、钙拮抗剂合用,利尿剂对血钾、尿酸及糖代谢可能有一定影响,注意定期(3～6 个月)检查血钾、血糖及尿酸。对用药后血钾下降明显的患者应适当口服补钾。氢氯噻嗪是最常用的利尿降压药,推荐剂量 6.25～12.5mg/d;给药剂量≥25mg/d 长期使用对血钾、血糖和尿酸的影响较大。与 ACEI/ARB 合用可以减轻利尿剂对血钾和血糖的不良影响。

2.5 β受体阻滞剂　降压作用明确,适用于伴心肌梗死后、冠心病心绞痛或心率偏快的高血压患者。对心血管高危患者的猝死有预防作用。可与二氢吡啶类钙拮抗剂合用。对哮喘、慢性阻塞性肺气肿、严重窦性心动过缓及房室传导阻滞患者禁用;慎用于运动员。注意支气管痉挛、心动过缓等副作用;因长期使用对糖脂代谢有一定影响,故不建议与利尿剂单独合用;对无心血管并发症但合并肥胖、代谢综合征或糖代谢异常的高血压患者,不建议将β受体阻滞剂作为初始降压药物。

2.6 固定复方制剂　为常用的一类高血压治疗药物,适用于高血压的初始治疗和维持治疗。其优点是使用方便,可改善治疗的依从性,有助于提高降压治疗的达标率。应用时注意其相应组成成分的禁忌证或副作用。

2.7 α受体阻滞剂　不属于 5 大类降压药物。主要适用于高血压伴前列腺增生患者,但体位性低血压者禁用,心力衰竭者慎用。开始用药应在入睡前,以防体位性低血压发生。使用中注意测量坐立位血压。由于α受体阻滞剂对心血管的保护作用不如其他 5 大类降压药物,故对于普通高血压患者,α受体阻滞剂仅属于三线或四线的治疗药物。

高血压初始小剂量单药或小剂量两种药联合治疗选择流程见图 7-3:

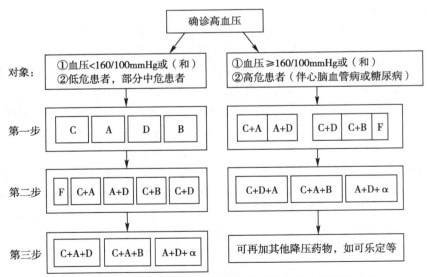

图 7-3　高血压初始小剂量单药或小剂量两种药联合治疗选择流程

说明:A:ACEI 或 ARB;B:小剂量β受体阻滞剂;C:钙拮抗剂(二氢吡啶类);D:小剂量噻嗪类利尿剂;α:α受体阻滞剂;ACEI:血管紧张素转换酶抑制剂;ARB:血管紧张素Ⅱ受体拮抗剂;F:固定复方制剂。第一步药物治疗后血压未达标者,可在原药基础上加量或另加一种降压药,如血压达标,则维持用药;第二步也是如此。

3. 各类主要降压药选用的临床参考(表 7-5,表 7-6)

表 7-5 常用的口服降压药物

降压药物	每天剂量(mg)	分服次数	主要不良反应
钙拮抗剂			
二氢吡啶类:			踝部水肿,头痛,潮红
氨氯地平	2.5～10	1	
硝苯地平	10～30	2～3	
缓释片	10～20	2	
控释片	30～60	1	
左旋氨氯地平	1.25～5	1	
非洛地平缓释片	2.5～10	1	
拉西地平	4～8	1	
尼卡地平	40～80	2	
尼群地平	20～60	2～3	
贝尼地平	4～8	1	
乐卡地平	10～20	1	
非二氢吡啶类:			房室传导阻滞,心功能抑制
维拉帕米	40～120	2～3	
维拉帕米缓释片	120～240	1	
地尔硫䓬缓释片	90～360	1～2	
利尿药			
噻嗪类利尿药:			血钾减低,血钠减低,血尿酸升高
氢氯噻嗪	6.25～25	1	
氯噻酮	12.5～25	1	
吲哒帕胺	0.625～2.5	1	
吲哒帕胺缓释片	1.5	1	
袢利尿药:			血钾减低
呋塞米	20～80	2	
保钾利尿药:			血钾增高
阿米洛利	5～10	1～2	
氨苯蝶啶	25～100	1～2	
醛固酮拮抗剂:			
螺内酯	20～40	1～3	血钾增高,男性乳房发育
伊普利酮			
β受体阻滞剂			支气管痉挛,心功能抑制
比索洛尔	2.5～10	1	
美托洛尔平片	50～100	2	
美托洛尔缓释片	47.5～190	1	

降压药物	每天剂量(mg)	分服次数	主要不良反应
阿替洛尔	12.5~50	1~2	
普萘洛尔	30~90	2~3	
α-β受体阻滞剂			体位性低血压,支气管痉挛
拉贝洛尔	200~600	2	
卡维地洛	12.5~50	2	
阿罗洛尔	10~20	1~2	
血管紧张素转换酶抑制剂			咳嗽,血钾升高,血管性水肿
卡托普利	25~300	2~3	
依那普利	2.5~40	2	
贝那普利	5~40	1~2	
赖诺普利	2.5~40	1	
雷米普利	1.25~20	1	
福辛普利	10~40	1	
培哚普利	4~8	1	
咪哒普利	2.5~10	1	
血管紧张素Ⅱ受体拮抗剂			血钾升高,血管性水肿(罕见)
氯沙坦	25~100	1	
缬沙坦	80~160	1	
厄贝沙坦	150~300	1	
替米沙坦	20~80	1	
坎地沙坦	4~32	1	
奥美沙坦	20~40	1	
α受体阻滞剂			体位性低血压
多沙唑嗪	1~16	1	
哌唑嗪	1~10	2~3	
特拉唑嗪	1~20	1~2	
中枢作用药物			
利血平	0.05~0.25	1	鼻充血,抑郁,心动过缓,消化性溃疡
可乐定	0.1~0.8	2~3	低血压,口干,嗜睡
可乐定贴片	0.25	1/周	皮肤过敏
甲基多巴	250~1000	2~3	肝功能损害,免疫失调

续表

降压药物	每天剂量(mg)	分服次数	主要不良反应
直接血管扩张药			
米诺地尔*	5～100	1	多毛症
肼屈嗪	25～100	2	狼疮综合征
肾素抑制剂			血钾升高,血管性水肿(罕见)
阿利吉仑**	150～300	1	

修改自:2010年版《中国高血压防治指南》。注:降压药使用方法详见 SFDA 批准的有关药物的说明书

表7-6　常用口服降压固定复方制剂

主要组分与每片剂量	每天剂量	次数/日	相应组分的不良反应
复方利血平片 (利血平 0.032mg/氢氯噻嗪 3.1mg/双肼屈嗪 4.2mg/异丙嗪 2.1mg)	1～3 片	2～3	消化性溃疡;困倦
复方利血平氨苯蝶啶片 (利血平 0.1mg/氨苯蝶啶 12.5mg/氢氯噻嗪 12.5mg/双肼屈嗪 12.5mg)	1～2 片	1	消化性溃疡;头痛;血钾异常
珍菊降压片 (可乐宁 0.03mg/氢氯噻嗪 5mg)	1～2 片	2～3	低血压;血钾异常
氯沙坦钾/氢氯噻嗪			偶见血管神经水肿,血钾异常
(氯沙坦钾 50mg/氢氯噻嗪 12.5mg)	1 片	1	
(氯沙坦钾 100mg/氢氯噻嗪 12.5mg)	1 片	1	
缬沙坦/氢氯噻嗪 (缬沙坦 80mg/氢氯噻嗪 12.5mg)	1～2 片	1	偶见血管神经水肿,血钾异常
厄贝沙坦/氢氯噻嗪 (厄贝沙坦 150mg/氢氯噻嗪 12.5mg)	1 片	1	偶见血管神经水肿,血钾异常
替米沙坦/氢氯噻嗪 (替米沙坦 40mg/氢氯噻嗪 12.5mg)	1 片	1	偶见血管神经水肿,血钾异常
卡托普利/氢氯噻嗪 (卡托普利 10mg/氢氯噻嗪 6mg)	1～2 片	1～2	咳嗽,偶见血管神经水肿,血钾异常
复方依那普利片 (依那普利 5mg/氢氯噻嗪 12.5mg)	1 片	1	咳嗽,偶见血管神经水肿,血钾异常
贝那普利/氢氯噻嗪 (贝那普利 10mg/氢氯噻嗪 12.5mg)	1 片	1	咳嗽,偶见血管神经水肿,血钾异常
培哚普利/吲达帕胺 (培哚普利 4mg/吲达帕胺 1.25mg)	1 片	1	咳嗽,偶见血管神经水肿,血钾异常
氨氯地平/缬沙坦 (氨氯地平 5mg/缬沙坦 80mg)	1 片	1	头痛,踝部水肿,偶见血管神经水肿

主要组分与每片剂量	每天剂量	次数/日	相应组分的不良反应
氨氯地平/贝那普利 (氨氯地平 5mg/贝那普利 10mg)	1 片	1	头痛,踝部水肿,偶见血管神经水肿
赖诺普利/氢氯噻嗪片 (赖诺普利 10mg/氢氯噻嗪 12.5mg)	1 片	1	咳嗽,血钾异常
复方阿米洛利 (阿米洛利 2.5mg/氢氯噻嗪 25mg)	1 片	1	血钾异常,尿酸升高
尼群地平/阿替洛尔 (尼群地平 10mg/阿替洛尔 20mg) (尼群地平 5mg/阿替洛尔 10mg)	1 片 1~2 片	1~2 1~2	头痛,踝部水肿,支气管痉挛,心动过缓
降压药与非降压药组成的多效固定复方制剂: 依那普利/叶酸片 (依那普利 10mg/叶酸 0.8mg)	1~2 片	1~2	咳嗽,恶心,偶见血管神经水肿
氨氯地平/阿托伐他汀 (氨氯地平 5mg/阿托伐他汀 10mg)	1 片	1	头痛,踝部水肿,肌肉疼痛,转氨酶升高

修改自:2010 年版《中国高血压防治指南》。注:降压药使用方法详见 SFDA 批准的有关药物的说明书

4. 单纯收缩期高血压的处理原则

4.1 多见于老年高血压患者,无临床心血管疾病和(或)合并症可首选利尿剂或钙拮抗剂治疗。单药疗效不佳时,需要联合用药治疗,常用的联合方案是利尿剂/钙拮抗剂＋血管紧张素转化酶抑制剂(ACEI)/血管紧张素Ⅱ受体拮抗剂(ARB),也可以将利尿剂与钙拮抗剂联合。如氢氯噻嗪 6.25～25mg/次,每天 1 次,监测血钾水平,酌情补钾;或尼群地平 10mg/次,2～3 次/天,硝苯地平缓释片 10～20mg/次,1～2 次/天。如血压未能达标则可用固定复方制剂如复方依那普利(依那普利 5mg/氢氯噻嗪 12.5mg),1 片/次,1 次/天;或硝苯地平缓释片 10～20mg/次,2 次/天与依那普利 10mg,2 次/天联合治疗。

4.2 对舒张压≤60mmHg 而收缩压<150mmHg 的患者,治疗应立足于生活方式的改善(如限盐、控制体重、限酒、调节情绪、戒烟等),也可以考虑加用小剂量降压药物。

4.3 对舒张压≤60mmHg,收缩压 150～179mmHg 的患者,在强调改善生活方式的同时,给予小剂量的利尿剂或钙拮抗剂治疗。

4.4 对舒张压≤60mmHg、收缩压≥180mmHg 的患者,应采用小剂量联合降压(如利尿剂＋ACEI/ARB、钙拮抗剂＋ACEI/ARB 或利尿剂＋钙拮抗剂),尽可能先将收缩压降低至180mmHg 以下,再视患者具体情况将血压逐渐控制到 150mmHg 以下。

4.5 对合并冠心病的高血压患者,原则上舒张压最好不低于 60mmHg。

5. 单纯舒张期高血压的处理原则

5.1 多见于青中年高血压患者,常合并肥胖和代谢综合征。非药物治疗方面应强调降低能量摄入、减轻体重和加强体力活动。

5.2 药物治疗应首先考虑 ACEI/ARB 或钙拮抗剂,单药治疗效果不佳需联合用药,联

合用药首先考虑 ACEI/ARB＋钙拮抗剂,如舒张压仍不能达标,建议利尿剂＋ACEI/ARB 或利尿剂＋钙拮抗剂,也可以利尿剂＋ACEI/ARB＋钙拮抗剂。如依那普利 10mg/次,2 次/天或硝苯地平缓释片 10～20mg/次,1～2 次/天;如血压未能达标,可上述两种药物联合使用;如血压仍未达标,则可再加用小剂量利尿剂如氢氯噻嗪 12.5mg/d。

对无心血管并发症、无心率偏快的患者,β受体阻滞剂应作为三线或四线的治疗药物。

三、特殊人群高血压的处理原则

高血压是社区常见疾病,患者往往合并各种疾病,基层医生在处理过程中要对这些患者给予特别的注意。我们建议基层医生遵照上级医院的医嘱对患者进行管理,以下仅给出治疗原则,以做参考。

1. 老年高血压

1.1 根据我国 2010 年版《中国高血压防治指南》,对 65 岁以上的老年高血压患者,降压治疗的目标是 150/90mmHg 以下,对耐受良好的患者,可以将血压降至 140/90mmHg 以下;单纯性收缩期高血压患者,收缩压目标＜150mmHg 即可视为达标,以免舒张压的过度降低,老年人常伴有动脉硬化(尤其是冠心病),要特别注意舒张压不宜低于 60mmHg。

利尿剂和钙拮抗剂是老年高血压初始治疗的常用药物,单用疗效不佳时常合并使用,也可以利尿剂与 ACEI/ARB 合用。大多数患者需要联合用药,应注意从小剂量开始,根据血压逐渐增加药量,药物调整期间应注意观察电解质、肾功能、有无体位性低血压等。

对舒张压偏低、收缩压 150～179mmHg 的患者,在强调限盐、控制体重、戒烟的同时,给予小剂量的利尿剂或钙拮抗剂治疗;对舒张压偏低、收缩压≥180mmHg 的患者,应采用小剂量联合降压(如利尿剂＋ACEI/ARB、钙拮抗剂＋ACEI/ARB 或利尿剂＋钙拮抗剂),尽可能先将收缩压降低至 180mmHg 以下,再视患者具体情况将血压逐渐控制到 150mmHg 以下。

1.2 老年人群降压治疗特别强调平缓降压,提倡使用长效制剂。

2. 糖尿病高血压

2.1 合并糖尿病的患者血压控制要比单纯高血压患者严格,一般收缩压控制在 130mmHg、舒张压控制在 80mmHg 以下。

2.2 当血压在正常高限(130～139mmHg/85～89mmHg)时,即应在非药物治疗的同时开始药物治疗。

2.3 进行非药物治疗将体重降至理想范围对降压和控制血糖至关重要。

2.4 药物治疗原则

2.4.1 ACEI、ARB 和钙拮抗剂对糖脂代谢无不良影响,更适合糖尿病高血压患者;

2.4.2 ACEI 和 ARB 对防止糖尿病肾损害有益。

3. 高血压合并冠心病

3.1 高血压合并冠心病的患者发生心肌梗死或猝死的机会要高于不合并高血压的冠心病患者。两者均与高血压有直接关系。因此合并冠心病的高血压患者更应积极进行降压治疗。

3.2 药物治疗原则

3.2.1 稳定性心绞痛时首选β受体阻滞剂或长效钙拮抗剂。

3.2.2 急性冠状动脉综合征（ACS）患者要及时转诊，降压药物可首选β受体阻滞剂和 ACEI 或 ARB。

3.2.3 心肌梗死后患者用 ACEI 或 ARB、β受体阻滞剂和醛固酮拮抗剂。

4. 高血压合并心力衰竭

4.1 病人有心脏病史，出现心悸、气短、不能平卧时应当考虑存在心力衰竭。

4.2 药物治疗原则

4.2.1 症状轻者用 ACEI、利尿剂和β受体阻滞剂。

4.2.2 症状多的可将 ACEI、β受体阻滞剂、ARB 和醛固酮拮抗剂与袢利尿剂合用。

5. 脑血管病

对于病情稳定的非急性期脑血管疾病患者，降压治疗有长期益处。但血压水平不应控制过低，以免引起脑灌注不足。特别是对于缺血性卒中发作后 1～3 个月内的患者或双侧颈动脉狭窄的患者，收缩压的控制标准可适当高于 140mmHg，舒张压不要低于 70mmHg。基层医生应根据专科医生的建议和治疗方案对患者进行管理。

6. 肾脏损害

6.1 无论何种原因所致的肾脏损害，控制高血压对于防治肾脏病变的持续进展都起到十分关键的作用。

6.2 药物治疗原则

6.2.1 肾性高血压较难控制，常需联合用药。

6.2.2 ACEI、ARB 有利于防止肾病进展。当血肌酐高于正常值但＜265μmol/L（3mg/dl），首选 ACEI 或 ARB，因其对减少蛋白尿及延缓肾脏病变的进展有利，从小剂量用起，同时应密切监测肾功能、血钾水平；血肌酐≥265μmol/L（3mg/dl），应停用 ACEI 或 ARB，可选择钙拮抗剂、α受体阻滞剂、β受体阻滞剂。

6.2.3 伴有肾脏损害或有微量蛋白尿、蛋白尿的患者（24 小时蛋白尿＞1g），控制血压宜更严格。建议血压应控制在 130/80mmHg，但应避免使血压过快下降，同时注意观察在血压下降时肾功能的变化。

6.2.4 重度患者须合用袢利尿剂。

7. 妊娠高血压

妇女在妊娠期患高血压可能会危及母子的生命，因此这里仅给出治疗原则，供基层医生了解。这类患者应转诊到专科医院。

7.1 妊娠高血压指妊娠 20 周后孕妇发生高血压，血压≥140/90mmHg，或血压较孕前或孕早期血压升高≥30/15mmHg。伴或不伴有水肿，不伴有蛋白尿。

7.2 药物治疗原则

7.2.1 因妊娠早期的血管扩张作用，在妊娠 20 周前，轻度高血压的患者不需药物治疗。从 16 周至分娩通常使用的较为安全的药物包括：甲基多巴、β受体阻滞剂、肼屈嗪（短期、急诊使用）。

7.2.2 使用以下药物时须谨慎：噻嗪类利尿剂、硝苯地平（短期、急诊，可以用于妊娠后期）。

7.2.3 禁忌药物包括：血管紧张素转换酶抑制剂和血管紧张素Ⅱ受体拮抗剂、硝普钠、利血平、呋塞米、硫氮唑酮、维拉帕米。

四、双向转诊原则

基层卫生服务机构应积极主动地与所在区域的上级医院建立安全、畅通的双向转诊渠道和机制,以使有需要的患者及时得到应有的专科医疗服务,避免延误病情;同时使上级医院经治疗好转的患者能够顺利转回社区医院,从而减轻综合医院的压力和患者的就医负担。

1. 转诊原则

1.1 确保患者的安全和有效治疗。

1.2 尽量减轻患者的经济负担。

1.3 最大限度的发挥基层医生和专科医生各自的优势和协同作用。

2. 转出(基层卫生服务机构转向上级医院)

社区高血压患者的转诊分为两种情况,一种为患者就诊时病情较重,需立即转到上级医院进行急诊处理;另一种为限于基层卫生服务机构的技术能力,要按照本手册的规定转诊到上级医院专科门诊进行诊疗。基层医生要根据患者病情需要确定转诊医院和专科,并协助患者转诊。无论哪种情况,基层医生都要在规定时间内对患者进行随访,询问其在上级医院的就诊情况,并将上级医院转回的患者继续纳入社区高血压患者健康管理。

2.1 紧急转诊及处理

2.1.1 收缩压≥200mmHg 和(或)舒张压≥120mmHg,和(或)有明确的高血压脑病、急性左心衰竭。

(1)镇静、吸氧,测量双侧上臂血压。

(2)立即使用静脉降压药物硝普钠 0.25～10μg/(kg·min)静脉输入(10mg 溶于 500ml 5％葡萄糖中,每分钟 10 滴,避光输入,根据血压调整用量)。

(3)评价是否存在靶器官受累或潜在危及生命的情况。

(4)有无胸部剧烈撕裂样疼痛(可疑动脉夹层),如有,参照下述的处理原则,处理后立即转诊。

(5)查看病人意识是否清楚、对答是否切题、肢体活动是否良好。

(6)检查心肺体征,有无奔马律,双肺有无湿性啰音。

(7)进行心电图检查排除心肌缺血和心肌梗死的可能性。

(8)有合并症的患者:

√ 合并急性冠脉综合征(ACS)或心力衰竭的病人:

● 硝酸甘油以 5～100μg/min 静脉输入(10mg 溶于 500ml 5％葡萄糖中,每分钟 10 滴,避光输入,根据血压调整用量)。

● 硝普钠 0.25～10μg/(kg·min),静脉输入(10mg 溶于 500ml 5％葡萄糖中,每分钟 10 滴,避光输入,根据血压调整用量)。

● 有心衰症状者予以呋塞米 40mg 静脉输入。

● 可疑 ACS 的予以阿司匹林 300mg 嚼服。

√ 有脑血管意外(脑梗死)可能的病人应当将血压控制在收缩压不低于 160mmHg 水平,如考虑有脑出血则应尽量降低血压。

● 昏迷病人应当严密监护气道,保证病人的气道开放和呼吸正常。

● 观察瞳孔改变,脑疝表现者,予以甘露醇 250ml 静脉滴注以降低颅内压。

√ 可疑动脉夹层的患者:

● 止痛镇静(哌替啶 50mg＋异丙嗪 25mg 肌内注射)。

● 控制血压:使用静脉药物控制血压,硝普钠 0.25~10μg/(kg·min)静脉输入,根据血压调节降压药物的速度,将收缩压控制在 100~120mmHg。

● 禁忌抗凝治疗。

(9)在吸氧、监护的情况下以急救车立即转至上级医院急诊科

2.1.2 收缩压＞180mmHg 和(或)舒张压＞110mmHg。

(1)保持病人所处环境安静,并给病人吸氧。

(2)有无胸部剧烈撕裂样疼痛(可疑动脉夹层),如有,参照下述的处理原则,处理后立即转诊。

(3)病人意识是否清楚、对答是否切题、肢体活动是否良好。如存在意识改变、肢体活动不良的情况,立即转诊。

(4)检查心肺体征,有无奔马律,双肺有无湿性啰音。若有,立即转诊。

(5)进行心电图检查排除心肌缺血和心肌梗死的可能性。若有,立即转诊。

(6)如果不考虑患者有心脑血管意外的情况发生,可选择

√ 立即舌下含服卡托普利 12.5mg 或硝苯地平 10mg。

√ 三种降压药物联合使用,其中必须含有利尿药物。

(7)如果经上述处理病人无缓解,或有心脑血管意外的可能性,应当立即采取静脉降压措施,并监测血压。

(8)有合并症的患者:

√ 合并急性冠脉综合征和心衰的病人

●硝酸甘油 10μg/min 静脉滴注(10mg 溶于 500ml 5%葡萄糖中,每分钟 10 滴,根据血压调节降压药物的速度和剂量)。

● 硝普钠 0.25~10μg/(kg·min)静脉滴注(10mg 溶于 500ml 5%葡萄糖中,每分钟5~10 滴,避光滴注,根据血压调节降压药物的速度和剂量)。

● 有心衰症状的予以呋塞米(速尿)40mg 静脉滴注。

√ 有脑血管意外(脑梗死)可能的病人应当将血压控制在收缩压不低于 160mmHg 水平。

√ 可疑动脉夹层的患者

● 止痛镇静(哌替啶 50mg＋异丙嗪 25mg 肌内注射)。

● 控制血压:使用静脉药物控制血压硝普钠 10μg/min 静脉推注,根据血压调节降压药物的速度,将收缩压控制在 100~120mmHg。

● 禁忌抗凝治疗。

(9)若存在任何一项合并症,要在吸氧、监护的情况下用急救车立即转至上级医院急诊科。

(10)若无合并症,在基层卫生服务机构紧急降压后可观察 2 小时,若情况得不到控制随时转诊到上级医院专科门诊或是急诊科。若得到控制,可继续观察治疗。

2.2 一般情况转诊

(1)规律药物治疗随访两次,血压降低效果不满意。

(2)怀疑继发性高血压患者。

(3)以往血压控制平稳的患者,再度出现血压升高并难以控制。

（4）血压波动很大，临床处理困难者。

（5）在随访过程中出现新的靶器官损害。

（6）患者服降压药后出现不能解释或处理的不良反应，调整用药后不能改善者。

3. 转入（上级医院转向基层卫生服务机构）

上级医院应将同时符合下列情况的患者转回社区医院，由基层医生对患者进行长期监测、随访和管理，以便减轻患者就医的各种花费和负担。

3.1 诊断明确。

3.2 治疗方案确定。

3.3 血压及伴随临床情况已控制稳定。

五、血压的测量

测量血压是高血压诊断及评价其严重程度的主要手段。临床上通常采用间接方法在上臂肱动脉部位测得血压值。由于血压有明显波动性的特点，需要于非同日的多次反复测量才能判断血压升高是否为持续性。

1. 血压测量方法

测量血压时，受检者取坐位，双足平放在地面上，手臂放在桌面上，支撑应舒适，手掌向上，不能坐位者可平卧，全身放松。

1.1 血压计放在受检者上臂侧（应测量血压值高的一侧上臂血压），大约心脏水平部位，袖袋要平整，袖袋下缘在肘关节前自然皱褶上方的 2.5cm 处，不能太松或太紧，使气带中心正好位于肱动脉的部位。如果袖带太松测得血压偏低，太紧则测出血压偏高。

1.2 确定最高充气压。快速充气至肱动脉脉搏消失后，这时血压计上读数就是"脉搏消失压"；继续充气、直至压力水平比脉搏消失压高 30mmHg 时，这个数值即为"最高充气压"。

1.3 测量时，听诊器膜式听头放在肱动脉部位，但不与袖袋或皮管接触，轻按使听诊器和皮肤全面接触。不能压得太重，否则影响声音。眼睛应该保持在血压计玻璃刻度中段水平，关紧气阀快速、稳定的充气达到"最高充气压"水平，放松气阀，使汞柱液面以每秒 2mmHg 左右的速度下降。以 Korotkoff 音第 I 期和第 V 期分别为收缩压、舒张压读数。但儿童、患有主动脉瓣闭锁不全及高心排血量和周围血管扩张者（贫血、甲亢、妊娠及运动后），有时柯氏音到压力为零时仍能听到。此时舒张压应记录第 IV 期音（变调音，并加以注明）。声音消失后，还应继续听 20mmHg 左右，以确定声音是否完全消失。然后放松气囊，记录收缩压和舒张压。

1.4 血压读数必须以水银柱液面的顶端最接近的上方刻度为准。如水银面在两个刻度之间，读数应取上值，且尾数只能为偶数。

1.5 应相隔 2 分钟后同一臂重复测量，取 2 次读数的平均值记录。如果 2 次测量的收缩压或舒张压读数相差＞5mmHg，则相隔 2 分钟后再次测量，然后取 3 次读数的平均值。

2. 测血压注意事项

2.1 居民在基层卫生服务机构接受初诊测量血压时，应测量双侧上肢血压。

2.2 高血压患者在血压超过 180mmHg 时，应测量双侧血压。

2.3 室内要保持安静，理想室温 21℃ 左右，不宜过冷或过热，同时要具备休息的地方，供被测量者使用。

2.4 在测压前,被测者应安静休息 10～30 分钟,精神放松,排空膀胱,不饮酒、茶、咖啡等饮料。测血压前 15 分钟不要吸烟,询问是否服用影响血压的药物。

2.5 测血压前,核准血压计水银柱是否在零点,排气阀是否灵活,袖袋是否合适,有无漏气现象。

2.6 测量者态度和蔼,按正规要求测量血压。

3. 汞柱式血压计的维护

3.1 汞柱式血压计应定期进行核准,水银必须充足,刻度管内的水银凸面应正好在刻度"0"处。

3.2 怎样判定阀门漏气:把水银柱打到 200mmHg,然后维持 10 秒。通常水银柱在 10 秒之内下降不超过 2cm,若超过此数阀门很可能漏气。

3.3 放松阀门,控制水银柱在 1 秒内下降 1mmHg,然后完全松开阀门,1 秒内水银柱可下降至 0 刻度。如果下降速度过慢则表示空气过滤器阻塞,必须清除干净或更换阀门和加压充气橡皮球。

(顾东风　陈伟伟　党爱民　陈纪春)

第八章
2型糖尿病患者健康管理

第一节　概　　述

　　糖尿病是一种常见的内分泌代谢疾病,随着生活方式的改变和老龄化进程的加速,我国糖尿病的患病率正在呈快速上升趋势,成为继心脑血管疾病、肿瘤之后的另一个严重危害人民健康的重要慢性非传染性疾病。它的急、慢性并发症,尤其是慢性并发症累及多个器官,致残、致死率高,严重影响患者的身心健康,并给个人、家庭和社会带来沉重的负担。

　　在本规范中,我们根据基层卫生服务机构的特点制定了基层医生在对居民进行糖尿病筛查或随访糖尿病患者时的工作流程,我们将此过程分为评估、分类和处理三个步骤。其中评估即是询问病史和一般体格检查的过程;分类是根据评估结果确定患者的病情严重程度,以给予不同的处理;处理即对患者进行治疗,包括给患者开出处方、根据患者的生活方式给予健康教育、告诉患者下一次来就诊的时间等内容。

　　基层医生应根据流程图及以下说明为社区内的居民/患者提供服务。

第二节　流程图及说明

　　2型糖尿病患者健康管理初诊流程图适用的对象是第一次前来基层卫生服务机构接受服务的居民,目的是对居民进行筛查,及时发现患者以及将已经确诊的患者纳入健康管理。

167

一、2型糖尿病患者随访流程图

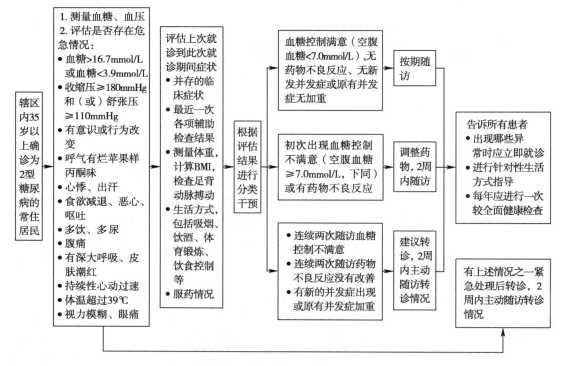

图 8-1　2 型糖尿病患者随访流程图

二、流程图说明

　　无论是否患有糖尿病,对第一次前来社区卫生服务机构接受服务的居民应进行较全面检查,均应建议所有一年内未监测过血糖的 35 岁以上非糖尿病居民接受血糖检测并进行较全面评估,若存在危险体征应迅速转诊。

　　本流程图适用的对象是已确诊的 2 型糖尿病患者。目的是对患者进行随访,医生应主动对患者进行随访,提醒患者遵从医嘱,提高患者对治疗的依从行,及时发现患者的异常,发现危险情况应迅速转诊。实现对 2 型糖尿病的管理过程。

1. 评估

　　主要步骤包括测量血糖、血压,评估是否存在需要转诊的危急症状。如不需转诊,则对居民进行分类:

　　1.1 测量血糖、血压

　　1.1.1 如患者就诊时符合空腹血糖条件,测量值为空腹血糖值,否则为随机血糖值。

　　说明:空腹血糖指被检测居民在 8～14 小时内无任何热量摄入。

　　1.1.2 如果患者在就诊时没有危险体征,可只为患者测量单侧血压。根据血糖和血压结果进行判断。

　　1.1.3 血糖:如果空腹血糖≥16.7mmol/L,怀疑酮症或酮症酸中毒,血糖<3.9mmol/L,怀疑低血糖,应紧急处理后转诊。

　　1.1.4 血压:如果收缩压≥180mmHg(24.0kPa)和(或)舒张压≥110mmHg(14.6kPa),

怀疑高血压危象,应紧急处理后立即转诊(具体处理措施参见第七章"高血压患者健康管理")。

糖尿病患者的理想血压应控制在130/80mmHg(17.3/10.7kPa)内。如果首次发现患者的收缩压≥130mmHg(17.3kPa)和(或)舒张压≥80mmHg(10.7kPa),则应建议患者去上级医院确诊高血压,若确诊,同时纳入高血压病例管理。

1.1.5 如果 3.9mmol/L<空腹血糖<16.7mmol/L(3.9mmol/L<随机血糖<20mmol/L)且收缩压<180mmHg(24.0kPa)并且舒张压<110mmHg(14.6kPa),继续以下步骤。

1.2 检查患者是否存在危险情况

1.2.1 患者有意识改变吗?

当出现意识模糊、谵妄、昏迷等情况时,须在紧急处理后立即转诊。

1.2.2 当时是否有如下情况?

患者呼气是否有酮臭味(烂苹果味)?	—怀疑酮症酸中毒
患者是否心慌、出汗?	—怀疑低血糖症
是否有深大呼吸、皮肤潮红、发热?	—怀疑酮症酸中毒
是否有持续性心动过速(每分钟心率超过100次/分)	—怀疑低血糖症
是否发热,体温超过39℃?	—糖尿病患者体温过高时血糖难以控制
是否有其他的突发异常,如视力突然骤降?	—怀疑患者出现新的并发症
患者是否处于妊娠期或哺乳期?	

出现上述危险情况之一或有不能处理的其他疾病,须在紧急处理后立即转诊。

若没有需要转诊的情况,继续以下评估。

1.3 对患者进行评估

1.3.1 记录患者基本信息:姓名,病历号,就诊日期等。

1.3.2 询问近期是否有如下症状和体征:多食、多饮、多尿、消瘦、乏力、视力模糊、水肿、手脚麻木、手足疼痛、四肢发凉、皮肤感染等。

1.3.3 询问是否有新出现的临床状况:脑血管疾病、肾脏疾病、眼部疾病、神经系统。

1.3.4 生活方式:吸烟、饮酒、体育锻炼、饮食、睡眠、心理状态。

1.3.5 随访时记录上次随访到目前的实验室检查结果。在随访满1年时进行1次较全面体格检查。记录在健康体检表上。

建议每3~6个月检查一次:糖化血红蛋白(HbA$_{1c}$)或记录患者在其他医院1个月内检查的结果。

建议每年检查一次:心电图、视力、眼底、血常规、尿常规、24小时尿白蛋白定量或尿白蛋白与肌酐比值、总胆固醇、高密度脂蛋白、低密度脂蛋白、甘油三酯、尿蛋白、尿酸、肌酐、尿素氮。如有必要,根据专科医生建议进行超声/X线检查。

1.4 测量患者的体重、腰围、心率

体质指数(BMI):BMI在18.5~23.9kg/m^{2}为正常体重,超过24kg/m^{2}提示超重或肥胖。

腰围:男性超过85cm(2尺6寸)、女性超过80cm(2尺4寸)提示向心性肥胖。

2. 分类

根据基层卫生服务机构的特点,我们将糖尿病患者健康管理的重点集中在糖尿病患者的血糖控制,依据血糖和药物不良反应及并发症等情况将患者分为如下类别:

2.1 血糖控制满意(空腹血糖<7mmol/L),无其他异常　患者病情平稳,血糖控制满意,没有出现药物不良反应,原有并发症控制平稳,没有新的并发症出现。如有糖化血红蛋白的结果,则首先以糖化血红蛋白<7%作为血糖控制满意的指标。

2.2 初次血糖控制不满意(空腹血糖>7mmol/L)或出现药物副作用　患者没有出现药物副作用,原有并发症控制平稳,没有新的并发症出现。没有创伤、急性感染等情况下,上次血糖控制满意,但此次发现血糖控制不满意,空腹血糖>7mmol/L。如有糖化血红蛋白的结果,则首先以糖化血红蛋白>7%作为血糖控制不满意的指标。

或者患者血糖控制满意,但此次发现与目前所用降糖药物相关的副作用。

2.3 连续两次随访血糖控制不满意(空腹血糖>7mmol/L)　无论是否有药物副作用,连续两次患者出现血糖控制不满意的情况。

2.4 连续两次随访药物副作用没有改善　无论患者血糖控制情况如何,根据患者用药情况,上次调整药物后患者与目前所用降糖药物相关的副作用没有改善。

2.5 有新的并发症出现或原有并发症加重　无论患者血糖控制情况如何,患者原有并发症加重或出现新的并发症。

3. 处理

对于不同的患者我们应根据分类结果进行不同的处理。同时针对每位患者的具体情况进行生活方式指导。具体如下:

3.1 根据分类结果选择　此次血糖控制满意,无其他异常。

继续原方案治疗,告诉患者要规律服药,每3个月时至少面对面随访一次。

3.2 初次血糖控制不满意或出现药物不良反应　询问患者是否按照医生要求规律服药。

患者是规律服药:

若血糖异常为现用药物无效果,加用不同类的另一种药物,2周时随访。

若血糖异常原因为现用药物有部分效果,则考虑调整现用药物剂量或加用不同类的第二种药物,2周时随访。

若患者上次就诊时已调整过用药,此次血糖仍然未达到控制目标,建议并协助患者转诊到上级医院,2周内随访。

患者未规律服药:

若未规律服药的原因为现用药物副作用较大,则对患者进行对症治疗并换用不同类的另一种药物,2周时随访。

若未规律服药的原因为经常遗忘或担心药物的副作用,则医生要强调坚持服药在糖尿病控制中的重要意义,督促患者按医嘱服药;2周时随访。

患者在治疗过程中出现无法耐受的副作用,换用不同类的另一种药物,2周时随访。

3.3 连续两次随访血糖控制不满意(空腹血糖>7mmol/L)　询问患者是否按照医生要求规律服药。

患者是规律服药:

若患者上次就诊时已调整过用药,此次血糖仍然未达到控制目标,建议并协助患者转诊到上级医院,2周内随访。

患者未规律服药:

若未规律服药的原因为现用药物副作用较大,则对患者进行对症治疗并换用不同类的另一种药物,2周时随访。

若未规律服药的原因为经常遗忘或担心药物的副作用,则医生要强调坚持服药在糖尿病控制中的重要意义,督促患者按医嘱服药;2周时随访。若患者上次就诊时已调整过用药,此次血糖仍然未达到控制目标,建议并协助患者转诊到上级医院,2周内随访。

3.4 连续两次随访药物副作用没有改善　若患者上次就诊时已调整过用药,此次血糖仍然未达到控制目标,建议并协助患者转诊到上级医院,2周内随访。

3.5 若有新的并发症出现或并发症出现异常　建议并协助患者向上级医院转诊,并在2周内随访,待转回后按照上级医生的治疗意见进行病例管理。

3.6 对所有的患者

3.6.1 若同时患有其他疾病,要根据其他疾病诊疗规范进行管理。

3.6.2 根据患者的个体情况,进行有针对性的健康教育。

3.6.3 告诉患者如有下列异常须立即复诊:

意识改变,出现意识模糊、谵妄、昏迷等情况;

呼气有酮臭味(烂苹果味);

心慌、出汗;

有深大呼吸、皮肤潮红、发热;

视物模糊。

3.6.4 建立健康档案,填写记录表:对于已确诊糖尿病患者,每年进行1次较全面体检和评估,填写健康体检表。

糖尿病患者在每次管理过程中,社区医生要填写2型糖尿病患者随访表。

第三节　2型糖尿病防治适宜技术

根据基层卫生服务机构实际情况和循证医学证据,我们对糖尿病的防治技术,如非药物治疗、药物治疗等方面提供如下建议,供社区医生参考。

一、糖尿病的非药物治疗

对所有2型糖尿病患者来说,生活方式调整是基础治疗。要根据患者的实际情况,如工作、生活条件等,来决定适合的饮食和运动治疗方案。特别是对于空腹血糖受损(IFG)者,相对中等程度地纠正生活方式就会产生健康效益。

1. 膳食

目的:纠正代谢紊乱;减轻胰岛负荷;改善整体的健康水平;有利于减肥;降低餐后高血糖;有利于防治并发症。

理想体重计算:标准体重(kg)=身高(cm)-105;理想体重=标准体重±10%。超过标准体重20%为肥胖;低于标准体重的20%为消瘦。

饮食:

碳水化合物(主要为主食):应占每日总热量的50～65%;

脂肪:应占每日总热量的20～30％;

每日蛋白:＜15％总热量;

食盐:＜6g/d;

限制饮酒。

制定膳食总原则:合理控制总热能,摄入量以达到或维持理想体重为宜(表8-1)。

表8-1 成人糖尿病患者每日热能供给量(kcal/kg 标准体重)

劳动(活动)强度	消瘦	理想	肥胖
重体力活动(如搬运工)	45～50	40	35
中体力活动(如电工安装)	40	35	30
轻体力活动(如坐式工作)	35	30	20～25
休息状态(如卧床)	25～30	20～25	15～20

(引自:于康.糖尿病的营养治疗.北京:北京师范大学出版社,2007)

举例:患者赵××,男性,55岁,身高175cm,体重88kg,职业:会计。

第一步:计算标准体重:175－105＝70(kg),实际体重88kg,超过标准体重的20％,属肥胖,职业会计属轻体力劳动。

第二步:计算每日所需热量:按照表8-1,每日应摄入量热能标准为20～25kcal/(kg·d),则每天所需总热量:70×(20～25)kcal/(kg·d)＝1400～1750kcal。

平衡膳食,选择多样化、营养合理的食物。限制脂肪摄入量:占饮食总热量的25％～30％甚至更低,应控制饱和脂肪酸的摄入,使其不超过总脂肪量的10％～15％,胆固醇摄入量应控制在300mg/d以下。

适量选择优质蛋白质:糖尿病患者每日蛋白质消耗量大,摄入应接近正常人的标准,蛋白质占总热能的12％～15％,其中至少1/3来自动物类优质蛋白和大豆蛋白。

适量选择主食类食物的限制,减少或禁忌单糖及双糖食物:结合我国居民的膳食特点,碳水化合物的供给量应占总热能的55％～65％。如喜欢甜食,可用含无热量性而不是营养性的甜味剂食品,如蛋白糖、糖精、甜菊糖等。

无机盐、维生素、膳食纤维要充足合理:对于病情控制不好的患者,糖异生作用旺盛,应补充糖异生过程消耗的B族维生素;对于高血压病人,应限制钠盐的摄入,每日食盐＜6g,防止高血压难以控制;对于病程长的老年患者,应注意供给充足的钙,保证每日1000～1200mg的摄入,防治骨质疏松。提倡糖尿病患者的膳食中增加膳食纤维量,每日20～35g,以进食天然食物为佳,并应与含高碳水化合物的食物同时实用。供给充足的铬、锌、锰等微量元素对于糖尿病的治疗有一定的帮助。具体见表8-2。

表8-2 糖尿病患者食物选择参考

适量选择:	作为每餐的基础,如小麦、大米、扁豆、豆荚、蔬菜、新鲜水果(不甜的)
适量吃:	适量富含蛋白质的食物,如鱼、海产品、瘦肉、去皮鸡肉、坚果、低脂奶制品
少吃:	尽量少摄入脂肪、糖和酒精,如肥肉、黄油、油料等

限制饮酒:特别是肥胖、高血压和(或)高甘油三酯的病人。酒精还可引起用磺脲类或胰岛素治疗的病人出现低血糖。

餐次安排要合理:糖尿病患者一日至少保证三餐。按早、午、晚餐各 1/3 的热量;或早餐 1/5,午、晚餐各 2/5 的主食量分配。在活动量稳定的情况下,要求定时定量。

2. 控制体重

超重和肥胖与糖尿病的患病密切相关,总体脂和(或)局部腹部,尤其是腹腔内体脂增加分别是糖尿病的独立风险因素。肥胖特别是中心性或躯干性肥胖,是胰岛素抵抗的主要决定因素。

目的:要使肥胖者体重长期降至正常的可能性较少。减肥的目标是至少使体重持久降低当前体重的 5～15%。肥胖的糖尿病患者常伴血脂紊乱及高血压以及其他动脉粥样硬化的危险因素,因此防治的目的是有效控制高血糖,同时减少其他危险因素对机体的损害。

治疗目标包括:有效降低体重;减轻胰岛素抵抗;良好控制血糖;改善脂代谢;合理调整血压。

非药物治疗:加强肥胖对糖尿病影响的认识,明确其对健康的风险;重塑个体习惯模式(生活方式和饮食结构),饮食治疗包括选择合适的食物,每日摄食量均衡,有规则的进食时间及适当热量控制。

适宜的饮食结构:全日总能量中,脂肪占 20%～30%,碳水化合物占 55%～65%,蛋白质占 15%。

鼓励进食新鲜水果、蔬菜和全麦食品(杂粮),应戒酒,并限制食盐,每日盐摄入量约 6g 为宜。

热量控制:可在原有热量摄入基础上减少每日热量总量,肥胖者多数能耐受减少 500～600kcal/d 的饮食,对 BMI≥30 者,可酌情给予 1000kcal/d 的低热量饮食。

强调体力活动在治疗中的作用,提倡每日进行轻至中等强度体力活动 30 分钟,如骑自行车、擦地板、散步、跳舞等。也可进行高强度的活动,时间宜在 10 分钟内,如慢跑、游泳、打篮球等。应在进行运动前综合患者个体情况规定运动量,并在进行中不断监测及修正。

3. 进行有规律的体育锻炼

目的:体力活动在糖尿病的治疗中起到重要的作用,会增加胰岛素敏感性,因而改善血糖控制;还能帮助减轻体重,能增强患者的体力和心肺功能,促进身心健康;规律运动还对冠心病、高血压、高胰岛素血症、中心性肥胖和血脂异常有改善作用。

评估:运动治疗前对糖尿病患者的健康状况要作评估。下列情况不适宜运动治疗:冠心病伴心功能不全;增殖性视网膜病变;临床蛋白尿性肾病;糖尿病严重神经病变;足部溃疡;急性代谢并发症期;血糖控制很差。

运动类型:如果无运动禁忌证,患者可自由选择运动项目,一般以适量、全身性、有节奏性的有氧运动为好,如慢跑、快走、体操、游泳、舞蹈等。耐力性运动如举重也很有效,但容易发生骨关节和心血管并发症,应慎重选择(表 8-3)。

表 8-3 运动类型

少做	尽量避免坐式活动,如看电视、上网、长时间使用计算机等
按时做	从事娱乐性运动,如快走、园艺、门球、举重、骑车、羽毛球等
每天做	养成健康的习惯,如步行而不是坐车去商店、爬楼梯而不使用电梯、在办公室走到同事那里而不使用电话、遛狗等

173

方法：

运动时间：一般应在饭后一小时后开始，每次 20～60 分钟，每次运动时，达到最大耗氧量（Vo₂ max）50%～70% 的有氧运动应持续 20～45 分钟，时间过短不会起到理想效果，过长则容易损伤肌肉骨骼。

运动频率：要改善胰岛素敏感性和血糖控制，每周运动至少 3 次或隔日 1 次。如果降低体重为主要目的，则每周应运动 5 次以上。

运动强度：为使心血管系统最大受益，无严重糖尿病并发症和运动中血压波动不大者，一般说运动时收缩压不要超过 180mmHg（24.0kPa），运动强度达到最大耗氧量（Vo₂ max）的 50%～70%，<50% 的有氧运动如步行和跳舞对心血管也有益，应长期坚持。

说明：计算最大耗氧量的 50%～70%：即求出运动时应达到的最大心率（ME50%）。

ME50%＝50%［（220－患者年龄）－基础心率（清晨起床前）］＋基础心率或 ME50%＝（60%～85%）（220－年龄）。此公式在实际中应灵活掌握。

运动方式：正式运动前需做 5～10 分钟低强度有氧热身运动。一次运动后应做至少 5～10 分钟的放松运动，以减少运动后低血压和其他心血管、骨骼系统并发症。

注意：

运动项目要与患者的年龄、社会、经济、文化背景及体质相适应。将对健康有益的体力活动方式融入日常的生活中，如爬楼梯而不是坐电梯、走路上班少坐车等。

保证机体充分的水化，避免脱水。

运动前后检查足部健康状况，注意足部保护，要穿着舒服的鞋袜。

代谢控制很差时停止运动。

避免在过冷或过热环境中运动。

要告诉患者，如做突然或激烈的运动要调整食物（进食适量的淀粉类食物）及药物（磺脲类口服降糖药或胰岛素）以免发生低血糖。

运动中血压如果升高过多，运动后出现体位性低血压，可诱发眼底出血，加重退行性关节病变，发生外伤等，在运动治疗前要有心理准备，制订预防措施。

用胰岛素者，应在运动前、后自我监测血糖。长运动时间中也应监测血糖。

4. 戒烟

吸烟可能与糖尿病的发病有关，并促进糖尿病大血管并发症的发生和发展，也是促使糖尿病患者早亡的主要原因之一。因此糖尿病患者应当戒烟。戒烟的干预方式包括行为重塑和药物治疗。

在基层卫生服务机构中，除播放有关戒烟的宣传片、摆放有关资料外，最有效的方法是医务人员与患者之间一对一的咨询。一般认为，咨询次数越多，时间越长，成功率越高。因此在随访中，对吸烟的患者，医务人员要根据患者的自身情况给予戒烟的建议，如用明确而强烈的言词向患者讲明吸烟对糖尿病额外增加的危险性，告诉其戒烟的必要性，敦促其戒烟。与患者共同制定年度戒烟目标，在每次随访时评估戒烟的进展，制定下次随访的目标。有关烟瘾程度的评估和具体的戒烟办法见第六章"老年人健康管理"相应部分。

5. 保持良好的心理状态

长期精神压力和心情抑郁是引起高血压、糖尿病和其他一些慢性病的重要原因之一。

对于精神压力大、心情抑郁的患者社区医生应尽量了解其紧张的原因，有针对性地对其进行心理调节,使之保持乐观积极的心态,缓解精神紧张。

患者应心胸开阔,避免紧张、急躁和焦虑状态,同时还要劳逸结合,心情放松。

社区医生及其家属应做耐心劝导,帮助这些人参与社交活动,提倡选择适合个体的体育、绘画等文化活动,增加老年人的社交机会,在社团活动中倾诉心中的困惑,得到同龄人的劝导和理解,提高生活质量。

对 45 岁以上居民,在每次年检中,进行老年人抑郁筛查(具体方法见第六章"老年人健康管理")。

6. 空腹血糖受损(IFG)**人群干预目标**

一般要求:主食减少 100~150g/d(2~3 两/天);运动增加 150 分钟/周;体重减少 5%～7%。

改变生活方式的目标是:

使 BMI 达到或接近 24,或体重至少减少 5%～7%。

至少减少每日总热量 400~500cal。

饱和脂肪酸摄入占总脂肪酸摄入的 30% 以下。

体力活动增加到 250~300 分钟/周。

二、糖尿病的药物治疗

目前糖尿病还是一种不可根治的慢性疾病,因此糖尿病需要持续的医疗照顾。从生物医学的角度,糖尿病的治疗目标是通过控制血糖水平来降低出现近期和远期并发症的危险。糖尿病的治疗应是综合性的治疗,其中包括:糖尿病的自我管理教育、饮食控制、运动、药物治疗和血糖监测。必须强调糖尿病治疗要全面达标,即除了血糖控制满意外,还要求血脂、血压正常或接近正常,体重保持在正常范围,并有良好的精神状态。

如果患者在上级医院就诊后又转回社区卫生服务机构接受病例管理,社区卫生服务机构的医生应首先遵循上级医院的医嘱。在对患者调整用药时,要根据患者的实际情况在下列药物指导中选择,选择的方式在每一类情况中由前至后进行,如果社区医生在调整一次用药后患者血糖仍未得到控制或仍存在难以忍受的药物副作用,要建议并协助患者转诊到上级医院。需要注意的是,这种药物调整可以是用药剂量的改变,也可以是药物种类的改变。药物相关的药理作用、具体使用方法等详细资料请查阅相关专业书籍和药品说明书。同时要告诉患者以下事项:

引起糖尿病的危险因素。

病变的程度及个体化治疗的意义。

生活方式改变对治疗的意义。

所用降糖药物的名称、用法、作用和副作用。

坚持服药的意义。

1. 2 型糖尿病高血糖控制的策略和治疗路径

2 型糖尿病是一种进展性的疾病,随着病程的进展,血糖有逐渐升高的趋势,控制高血糖的治疗强度也应随之加强,常需要多种治疗手段间的联合治疗。生活方式干预是 2 型糖尿病的基础治疗措施,应该贯穿于糖尿病治疗的始终。如果单纯生活方式不能使血糖控制达标,应开始药物治疗。2 型糖尿病药物治疗的首选药物是二甲双胍。如果没有禁忌证,二甲双胍应一直保留在糖尿病的治疗方案中。不适合二甲双胍治疗者可选择胰岛素促分泌剂(磺脲类药物和格列奈类药物)或 α-糖苷酶抑制剂。如单独使用二甲双胍治疗而血糖仍未达标,则可加用胰岛素促分泌剂或 α-糖苷酶抑制剂(二线治疗)。不适合二甲双胍者可采用其他口服药间的联合治疗。两种口服药联合治疗而血糖仍不达标者,可起始胰岛素治疗。胰岛素的治疗方案可以为每日 1 次基础胰岛素(中效胰岛素或长效胰岛素类似物)或每日 1~2 次预混胰岛素。

图 8-2 是《中国 2 型糖尿病防治指南》(2010 年版)中建议的 2 型糖尿病高血糖治疗路径。绿色路径是根据药物卫生经济学、疗效和安全性等方面的临床证据以及我国国情等因素权衡考虑后推荐的主要药物治疗路径,与国际上大部分糖尿病指南中建议的药物治疗路径相似。黄色路径为与绿色路径相应的备选路径。其中 DPP-Ⅳ(二肽基肽酶-4)抑制剂、GLP-1(胰高糖素样多肽-1)受体激动剂。和 TZD(噻唑烷二酮类药物)在本技术规范中未被推荐为社区糖尿病治疗的常规用药。

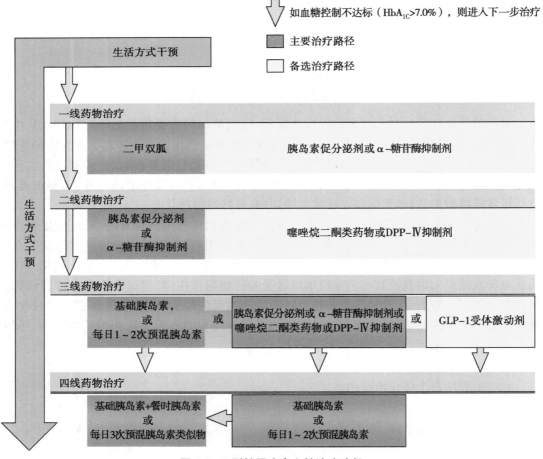

图 8-2　2 型糖尿病高血糖治疗路径

2. 常用糖尿病口服降糖药物的种类和服用方法(表 8-4~表 8-7)

表 8-4　双胍类

化学名	用法	注意事项
二甲双胍	每次 0.25~0.50g,每日 2~3 次,每日最大剂量不超过 2.0g	常见胃肠道反应。肝肾功能不全者、严重缺氧、严重感染者禁用。孕妇禁用

表 8-5　磺脲类

化学名	用法	注意事项
格列苯脲	2.5mg 早餐前 1 次或早、晚餐前 1 次,可逐渐增大剂量,最大不超过 15mg/d。	用量过大可能导致低血糖。肝肾功能不全者禁用或慎用。孕妇禁用
格列齐特	80mg 早餐前 1 次或早、晚餐前 1 次,可逐渐增大剂量,最大不超过 240mg/d。	
格列吡嗪	推荐剂量为 5～20mg/d。分 2～3 次餐前给药,可逐渐增大剂量,每次增加剂量为 2.5～5mg 最大不超过 30mg/d。15mg 以下可一次服用。最大剂量为 30mg	
格列喹酮	推荐剂量为 15～120mg/d。30mg 以下可一次服用。更大剂量分 2～3 次餐前给药。最大剂量为 180mg	
格列美脲	1mg 起,逐渐调整。日剂量在 1～6mg,每日 1 次	

表 8-6　格列奈类

化学名	用法	注意事项
瑞格列奈	1mg 起,每周或每 2 周调整。餐前 0～30 分钟服用,单次最大剂量 4mg,日最大剂量 16mg	用量过大可能导致低血糖。肝功能不全者禁用或慎用。孕妇禁用
那格列奈	120mg 起,每周或每 2 周调整。餐前 0～30 分钟服用,日最大剂量 360mg	

表 8-7　α-糖苷酶抑制剂

化学名	用法	注意事项
阿卡波糖	50mg 每日 3 次起,进餐时和第一口糖水化合物类食物一同嚼碎,可增加到 100mg 每日 3 次	胃肠道反应
伏格列波糖	0.2mg 每日 3 次,进餐时和第一口糖水化合物类食物一同嚼碎。必要时可增至 0.3mg 每日 3 次	胃肠道反应

3. 起始胰岛素治疗中的胰岛素治疗方案

3.1 基础胰岛素的使用　基础胰岛素包括中效人胰岛素和长效胰岛素类似物。当仅使用基础胰岛素治疗时,不必停用胰岛素促分泌剂。

使用方法:继续口服降糖药治疗,联合中效人胰岛素或长效胰岛素类似物睡前注射。起始剂量为 0.2U/(kg·d)。根据患者空腹血糖水平调整胰岛素用量,通常每 3～5 天调整 1 次,根据血糖的水平每次调整 1～4U 直至空腹血糖达标。

如 3 个月后空腹血糖控制理想但 HbA$_{1c}$不达标,应考虑将患者转到上级医院调整胰岛素治疗方案。

3.2 起始胰岛素治疗中预混胰岛素的使用　预混胰岛素包括预混人胰岛素和预混胰岛素类似物。根据患者的血糖水平,可选择每日 1～2 次的注射方案。当使用每日 2 次注射方案时,应停用胰岛素促泌剂。

每日 1 次预混胰岛素:起始的胰岛素剂量一般为 $0.2U/(kg \cdot d)$,晚餐前注射。根据患者空腹血糖水平调整胰岛素用量,通常每 3～5 天调整 1 次,根据血糖的水平每次调整 1～4U 直至空腹血糖达标。

每日 2 次预混胰岛素:起始的胰岛素剂量一般为 $0.2～0.4U/(kg \cdot d)$,按 1∶1 的比例分配到早餐前和晚餐前。根据空腹血糖和晚餐前血糖分别调整早餐前和晚餐前的胰岛素用量,每 3～5 天调整 1 次,根据血糖水平每次调整的剂量为 1～4U,直到血糖达标。

如 3 个月后血糖控制不理想,应考虑将患者转到上级医院调整胰岛素治疗方案。

4. 常用胰岛素及其作用特点(表 8-8)

表 8-8 常用胰岛素及其作用特点

胰岛素制剂	起效时间(分钟)	峰值时间(小时)	作用持续时间(小时)
短效胰岛素(RI)	15～60	2～4	5～8
速效胰岛素类似物(门冬胰岛素)	10～15	1～2	4～6
速效胰岛素类似物(赖脯胰岛素)	10～15	1.0～1.5	4～5
中效胰岛素(NPH)	2.5～3	5～7	13～16
长效胰岛素(PZI)	3～4	8～10	长达 20
长效胰岛素类似物(甘精胰岛素)	2～3	无峰	长达 30
长效胰岛素类似物(地特胰岛素)	3～4	3～14	长达 24
预混胰岛素(HI 30R,HI 70/30)	0.5	2～12	14～24
预混胰岛素(50R)	0.5	2～3	10～24
预混胰岛素类似物(预混门冬胰岛素 30)	0.17～0.33	1～4	14～24
预混胰岛素类似物(预混赖脯胰岛素 25)	0.25	0.5～1.17	16～24
预混胰岛素类似物(预混赖脯胰岛素 50)	0.25	0.5～1.17	16～24

5. 低血糖

低血糖是 2 型糖尿病患者治疗中潜在的严重并发症,尤其在老年患者、伴有肾功能不全者以及那些有严重大血管和小血管病变的患者以及使用磺脲类和胰岛素的患者。

在开始治疗时,应从小剂量开始,并逐渐加量。

患者应定时、定量地进食,如无法进食常规食量,应相应地减小药物剂量。

体力活动增加,活动前应另外进食淀粉类食物。

患者不要过量饮酒,尤其是空腹饮酒。

三、双向转诊原则

社区医院应积极主动地与所在区域的上级医院建立畅通、互利的双向转诊渠道和机制,以使有转诊需要的患者及时得到应有的专科医疗服务,避免延误病情;同时使上级医院经治疗好转的患者能够顺利转回社区医院,从而减轻患者的就医负担。

1. 转诊原则

确保患者的安全和有效治疗。

尽量减轻患者的经济负担。

最大限度的发挥社区医生和专科医生各自的优势和协同作用。

2. 转出

由社区卫生服务机构转向上级医院。

3. 急症转诊及处理

3.1 意识障碍、深大呼吸、呼出气有烂苹果味：

立即查血糖及尿酮体：血糖：16.7～22.2mmol/L（300～400mg/dl）；尿酮体：阳性可以做出诊断。

考虑：糖尿病酮症酸中毒。

处理：开通通畅的静脉通路；静脉补液：生理盐水 500ml 快速静脉输入；胰岛素：4～6U/h；保护呼吸道；急救车转诊。

3.2 意识障碍、脱水、低血压：

立即查血糖及尿酮体：血糖：22.2～33.3mmol/L；尿酮体：酮体阴性支持诊断。

考虑：糖尿病非酮症性高渗综合征。

处理：开通通畅的静脉通路；静脉补液：生理盐水 500ml 快速静脉输入；胰岛素：4～6U/h；保护呼吸道；急救车转诊。

3.3 有（或无）意识障碍、饥饿感、四肢湿冷、心率增快、低血压：

立即查血糖：≤3.9mmol/L（≤70mg/dl）可以帮助诊断。

考虑：低血糖症。

处理：清醒的患者给予葡萄糖或含糖饮料或食物，应可缓解。意识不清患者应静脉推注 50％葡萄糖 20～40ml，继之给予 5％或 10％葡萄糖静脉滴注；反复出现症状的病人应当在严密监护下由急救车转诊；应用长效磺脲类药物或长效胰岛素引起的低血糖可能会持续很长时间，给予紧急处理后及时转诊。

说明：无血糖检测条件时，所有怀疑低血糖昏迷患者应先按低血糖处理。

4. 一般情况的转诊

对于初诊糖尿病患者，有下列情况之一者应向上级医院转诊，并在两周内随访：

出现代谢紊乱症状，如烦渴、多饮、多尿、多食、消瘦、疲乏等明显或加重。

初次出现的靶器官损害，如心、血管病变引起的冠心病（心肌梗死）、缺血性或出血性脑血管病，以及下肢疼痛，感觉异常和间歇性跛行、肢端坏疽。

肾损害引起的蛋白尿、水肿、高血压。

视力模糊。

下肢或上下肢感觉异常或疼痛。如袜子、手套状，以及麻木、针刺、灼热感，或隐痛、刺痛或烧灼样痛，夜间及寒冷季节加重。

妊娠和哺乳期妇女。

其他难以处理的情况。

对于随访糖尿病患者，有下列情况之一者应向上级医院转诊，并在两周内随访：

规律药物治疗随访 2 次，血糖降低效果不满意。

血糖控制平稳的患者，再度出现血糖升高并难以控制。

血糖波动很大,临床处理困难者。

在随访过程中出现新的靶器官损害。

患者服降糖药后出现不能解释或处理的不良反应。

5. 转入(由上级医院转向社区医院)

上级医院应将同时符合下列情况的患者转回社区医院,由社区医生对患者进行长期监测、随访和管理,以便减轻患者就医的各种花费和负担:

诊断明确。

治疗方案确定。

血压或血糖及伴随临床情况已控制稳定。

四、糖尿病患者足部护理

糖尿病足溃疡是糖尿病致残的主要原因之一。在糖尿病中由于神经病变和局部缺血的存在,即使较小的创伤也可导致皮肤溃疡和伤口不易治愈。一旦一侧肢体出现畸形,对侧肢体预后也会很差,甚至发生四肢畸形。所有足部的损伤均有潜在危险,所以当发现脚部出现以下任何一种情况时,应立刻进行专业护理。大部分的问题都是可以避免的。需要特别注意的情况包括:

1. 水疱

血液循环不足会导致足部的保护性软组织变薄,同时脚部皮肤也会变得干燥。当此种情况发生时,任何集中的压力都会很容易造成脚部起水疱。穿着袜子和适合自己脚型的鞋子可减少产生水疱的机会。同时不应刺穿水疱,以免伤口受细菌感染。

2. 割伤、擦伤和扎伤

足部损伤,即使是轻微的搔痒或裂开的伤口也可以造成细菌感染,所以,即使是细微的擦伤,也应该立刻用医生指定的消毒剂彻底清洁伤口。而严重的割伤或扎伤使污物藏在脚部就绝对需要专业人员的特别护理。为防止这些足伤,最有效的方法是经常穿着鞋子和其他保护脚部的东西。为了减少脚部受继发性细菌感染的危险,脚癣等应立刻用药治疗。此外,使用润肤露滋润足部的皮肤是非常重要的,因脚部血液循环不良而引起的干燥及皮肤瘙痒,会很容易因抓挠而使皮肤破损,继而导致感染。若脚的某部分起了胼胝,不应随便用刀片割或使用市面上出售的消除胼胝的产品自己处理,因为这样做会很容易造成皮肤破损而招致细菌感染,应该遵照医生的指示处理。

3. 嵌甲

嵌甲时如果趾甲底部遇到压力,很容易引起细菌感染,所以必须用抗生素治疗和冲洗。在需要时甚至要动手术。此外,为了防止趾甲向内生长,剪趾甲时两边切勿剪得太深。

糖尿病者每年至少1次由医生对其血管、神经、骼肌、皮肤和软组织等进行评估,以便了解下肢和脉搏的跳动,足和腿的缺血性改变,感觉功能是否异常,足和踝关节活动是否受限。

糖尿病足溃疡愈合者仍有再发生足溃疡的危险,需养成每天检查足的习惯,发现问题立即找医生治疗。糖尿病者宜穿宽松、轻便、柔软、鞋底厚的鞋。透气性好的线袜便于血流通畅。洗脚时水温不宜过热或过冷。洗完后用毛巾擦干并检查有否皮肤开裂、足癣等,如有应及时治疗。冬天用热水袋取暖时要用毛巾包裹,以免烫伤。

糖尿病者有足溃疡存在时应由医生仔细检查溃疡大小及深度,检查有无化脓、渗出、坏死、水肿和气味等。需与骨髓炎等化脓性感染相区别。有化脓性感染者应切开引流。总之,控制炎症,纠正营养不良,减轻体重,卧床休息均有助于血糖控制和足溃疡的治疗。避免使用血管收缩剂。皮肤移植能更完全、迅速地治疗糖尿病者足溃疡。

五、治疗控制目标

表8-9是根据中华医学会糖尿病学分会2010年版《中国2型糖尿病防治指南》制定的控制目标。严格的血糖和代谢控制可以减少和延缓糖尿病慢性并发症的发生和进展,因此强调糖尿病治疗必须达到治疗目标,才算有效治疗。对此,必须让患者明确只有治疗达标才有可能防治糖尿病并发症。

表8-9　2型糖尿病的血糖、血脂、血压、体重控制目标

检测指标	目标值
血糖(mmol/L)	
空腹	3.9~7.2
非空腹	≤10.0
HbA_{1c}(%)	<7.0
血压(mmHg)	<130/80
HDL-C(mmol/L)	
男性	>1.0
女性	>1.3
甘油三酯(mmol/L)	<1.7
LDL-C(mmol/L)	
未合并冠心病	<2.6
合并冠心病	<2.07
体重指数(kg/m^2)	<24
尿白蛋白/肌酐比值(mg/mmol)	
男性	<2.5(22mg/g)
女性	<3.5(31mg/g)
或:尿白蛋白排泄率	<20μg/min(30mg/24小时)
主动有氧活动(分钟/周)	≥150

(《中国2型糖尿病防治指南》,2010)

血糖控制目标应个体化。病程较短、预期寿命较长、没有并发症、未合并心血管疾病的2型糖尿病患者在不发生低血糖的情况下,血糖控制的目标尽可能接近正常水平。而儿童、老年人、有频发低血糖倾向、预期寿命较短以及合并心血管疾病或严重的急、慢性疾病等患者血糖控制目标宜适当放宽。

六、血糖的测量

在社区卫生服务机构中,可使用快速血糖测定仪现场检测血糖。患者也可以利用这种血糖仪在家里进行自我血糖监测。

目的:糖尿病治疗的目的是把血糖水平保持在正常值内,而定期测试血糖是评价血糖控制和指导治疗的重要方法。

自我血糖监测的好处:

它比尿液测试更加准确。

任何时间都可测知即时的血糖水平。

是高血糖还是低血糖反应可立刻被识别出来。

血糖监测可帮助人们对糖尿病有更深入的认识,以及如何更好地去控制。

当把血糖水平保持在正常值内,严重的眼部、肾脏、足部和腿部并发症的机会均可降低。

方法:①将指尖充分清洁并擦干,用仪器自带的取血笔快速刺入手指。②将指尖的血滴(约黄豆大)滴在试纸上,将有血滴的试纸放在仪器中,按动读数按钮(有些仪器自动读取)。③读取屏幕显示数值。

维护:多数便携式血糖仪维护比较简单,注意清洁,每次用完之后需要将仪器擦拭干净。长期不用须将电池取出。详细要求可参阅血糖仪的说明书。

(纪立农)

第九章
重性精神疾病患者健康管理

第一节　概　述

精神疾病是指在各种生物学、心理学以及社会环境因素影响下,大脑功能失调或紊乱,导致认知、情感、意志和行为等精神活动出现不同程度障碍为临床表现的一组疾病。其中,重性精神疾病是指临床表现有幻觉、妄想、严重思维障碍、行为紊乱等精神病性症状,且患者社会生活能力严重受损的一组精神疾病。本规范的服务对象主要包括以下 6 类重性精神疾病患者:

精神分裂症:是最常见的重性精神疾病。本病病因不明,多起病于青壮年,主要表现为基本个性的改变,精神活动与环境的不协调,以及思维、情感和行为等方面的障碍。经过有效治疗,大部分病人的病情可以好转,但容易复发,需要长期维持治疗。也有些病人的病情迁延不愈,呈缓慢进展,导致精神残疾。

偏执性精神病:以被害或者夸大等某一种妄想为主要表现,妄想内容相对固定,症状呈迁延性。它与精神分裂症的主要区别在于,很少有幻觉,患者的情感和行为都是与妄想相配合的,社会功能多保持完好,较少导致精神残疾。

双相障碍:以躁狂和抑郁交替反复发作为主要表现的一类情感性精神病,一般呈发作性病程,只要及时治疗,急性期症状大多能控制良好,但需要长期维持治疗以防止复发。

分裂情感性障碍:介于精神分裂症和双相障碍之间的过渡性诊断,很少见,两组症状可以同时存在,也可能先后在发病中出现。病程呈间歇发作,缓解期相对正常。

癫痫所致精神障碍:癫痫患者在癫痫发作前、发作时、或发作间歇期都可能表现出幻觉、妄想以及其他思维、情感和行为异常。精神病症状可以呈发作性,也可以持续存在,严重程度与癫痫发作的形式和频率有关,应采取抗癫痫药物和抗精神病药物的综合治疗措施。

精神发育迟滞:精神发育迟滞患者由于其智能低于常人,可以表现出常人无法理解的言语和行为异常,甚至各种精神病症状,其严重程度与智力低下的程度成正比。

重性精神疾病社区管理的目的是提高患者对治疗的依从性,减少病情复发,减少肇事肇祸,促进患者的社会功能康复,从而降低精神疾病造成的家庭和社会负担,促进社会和谐。

第二节　流程图及说明

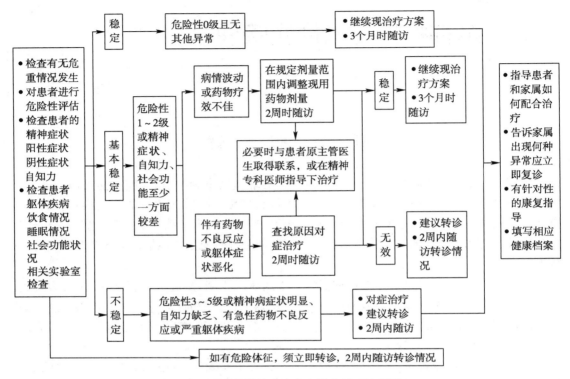

图 9-1　重性精神疾病患者健康管理流程图

1. 评估

在社区接受管理的重性精神疾病患者应已在精神病专科确诊并得到治疗,急性期症状已经被控制,目前处于较稳定状态。一般重性精神疾病患者在家属陪同下就诊,患者信息可以由陪同者提供。每次就诊时应按照如下步骤对患者进行评估:

1.1 检查危险体征　对所有患者都要检查其是否存在以下危险体征:嗜睡或昏迷、吞咽困难、呼吸困难、心慌气短、抽搐或高热伴肌强直。

有上述危险体征的患者多数是由于躯体疾病导致的,也可能是严重的药物不良反应所致,鉴于疾病的处理难度及社区卫生服务机构治疗条件有限,有上述危险体征的患者应紧急转诊到上级综合医院或者精神病专科医院。

1.2 危险性评估　危险性评估分为以下 6 级:

0 级:无符合以下 1～5 级中的任何行为;

1 级:口头威胁,喊叫,但没有打砸行为;

2 级:打砸行为,局限在家里,针对财物,能被劝说制止;

3 级:明显打砸行为,不分场合,针对财物,不能接受劝说而停止;

4 级:持续的打砸行为,不分场合,针对财物或人,不能接受劝说而停止。包括自伤、自杀;

5 级:持管制性危险武器的针对人的任何暴力行为,或者纵火、爆炸等行为,无论在家里还是公共场合。

危险性评估在3级以上的患者常会发生暴烈的攻击性行为,情况非常危险而且紧急,需要立即进行处置,同时医生要注意保护自己的安全。若患者情况危及公共安全,要及时报警。

1.3 精神症状检查　重性精神疾病患者的症状表现很多,需要进行"纵向比较"和"横向比较"。纵向比较是指将患者的目前表现与其既往的一贯表现相比较;横向比较是指与相同处境的人进行比较。如果发现患者有明显的异常,有无法用常人可以理解的原因解释,才可以认定是精神病症状。另外,由于正常人在特定的环境下有时也可以表现出某些短暂的精神异常,而重性精神疾病患者除了表现有精神病态的一面,往往也可以保存部分正常的精神活动,因此,还要结合患者的人格特征、一贯表现、病因、病史等,才能加以准确判断。

常见的精神病症状有:

● 幻觉:是一种虚幻的知觉,客观上根本不存在任何相应的刺激物,病人却能够感知到它的存在,如听到不存在的声音(幻听),看到不可能看到的东西(幻视)等。

● 妄想:是一种不符合事实的病态信念,病人对此坚信不疑,不能以其文化水平或社会背景来解释,也无法通过摆事实、讲道理让其放弃。例如,患者毫无根据地认为被跟踪、迫害(被害妄想),没有事实基础地声称自己拥有超常的能力、地位或财富(夸大妄想)等。

● 思维联想障碍:表现为明显的语量减少和语速缓慢(思维迟缓),或者明显的语量增多和语速加快(思维奔逸),或者问东答西、词不达意(思维散漫)等。

● 情感障碍:表现为与现实不符的兴高采烈(情感高涨)或郁郁寡欢(情感低落),或突然出现令人不解的暴怒(情感暴发),或在本应悲伤的场合大笑(情感倒错)等。

● 意志行为障碍:表现为一反常态地举止轻浮(低级意向亢进),或者吃常人不能吃的东西(异食症),或者机械地重复某些毫无意义的动作(刻板动作),或者躁动不安、行为杂乱(精神运动性兴奋),或者完全不语不动(木僵)等。

以社区最为常见的重性精神疾病"精神分裂症"为例,患者除了可以表现出上述精神功能亢进的阳性症状之外,慢性患者还可以有精神功能减退或缺失的阴性症状,如:

● 思维贫乏:交谈中除了"是"、"还可以"、"不知道"等简单词汇,缺乏完整的语句,显得思维空洞无物。

● 情感淡漠:患者几乎对任何事物缺乏情感体验,终日面无表情,讲话单调、目光茫然,与周围的人或事似乎断绝了情感联系。

● 意志缺乏:患者对自己的现状和前途毫不关心、没有任何打算,或者虽有计划,却从不实施,对周围人的劝说也无动于衷。

● 注意障碍:患者终日发呆发愣,做事说话都显得心不在焉,难以集中精力完成一项有意义的事情。

除了上述常见症状之外,重性精神疾病患者还有一个突出的临床表现是对自身精神状态的认识能力(自知力)存在不同程度的障碍,分类如下:

● 自知力缺失:患者在疾病状态下,通常都否认自己有病,拒绝治疗。

● 自知力不全:患者经过治疗,部分地承认有病,但又缺乏正确认识和分析自己病态表现的能力。

● 自知力完全:患者真正认识到自己有病,并能透彻地分析哪些是病态表现,愿意配合治疗。

　　临床上将有无自知力及自知力恢复的程度作为判定重性精神疾病患者病情轻重和疾病好转程度的重要指标。自知力完全恢复是病情痊愈的重要指标之一。在社区患者管理中，我们也将其作为对患者的分类指标之一。

　　1.4 询问患者的躯体疾病、饮食和睡眠状况　精神药物有可能加重患者原有的躯体疾病，或导致相关脏器的损害，原有的躯体疾病也可能会加重精神药物的不良反应。因此，社区医生在初诊时，要详细询问并记录患者是否患有心脏、肝脏、肾脏、呼吸、内分泌等系统的躯体疾病。在每次的随访中，也要注意患者是否有新出现的躯体疾病或原有的躯体疾病恶化。同时，还要了解患者的饮食是否规律、适量变化，以及是否伴有失眠或嗜睡等睡眠障碍。

　　1.5 社会功能状况　此项目包括五个方面，分别划分为良好、一般、较差三个等级，判定方法见表9-1。

表 9-1　重性精神疾病患者的社会功能状况

	良好	一般	较差
个人生活料理	料理个人起居、饮食、卫生等，与病前或正常人无明显差距	料理个人起居、饮食、卫生等，虽不如病前或正常人，但在督促下可以完成	不能料理个人起居、饮食、卫生等，需要反复督促，甚至在帮助下才能完成
家务劳动	接近病前水平或正常人	虽然比病前稍差，但尚能独立完成简单家务	基本不能参与家务劳动，或在反复督促下，才能从事简单家务，或完成的质量不能令人满意
生产劳动及工作	病前水平或如正常人	仍能从事原来的劳动/工作，但能力下降，或能较好地完成比原来简单的劳动/工作	完全不能从事原来的劳动/工作，甚至比原来简单的劳动/工作也不能完成
学习新知识及技能	接近病前水平或如正常人	学习效果下降，但尚能坚持	不能学习或者学习效果很差
社会人际交往	接近病前水平或如正常人	能力下降，但尚能与外界保持一定联系	很少或基本不与别人交往

　　1.6 实验室检查　实验室检查对于确定患者是否患有躯体疾病以及抗精神病药物副作用，可以提供重要依据，如非典型抗精神病药物（包括利培酮、奥氮平、喹硫平、氯氮平、阿立哌唑等）很容易导致血糖升高和血脂升高。如果患者的血、尿常规检查和生化检查等项目在治疗前是正常的，而在治疗过程中出现了异常，往往是由于抗精神病药物的副作用引起的。实验室检查项目包括：

　　在患者病情许可的情况下，征得监护人与患者本人同意后，每年进行1次健康检查，内容包括一般体格检查、血压、体重、血常规（含白细胞分类）、转氨酶、血糖、心电图。有条件的地区还可以化验肾功和血脂，或增加检查频率。

　　2. 分类

　　根据患者的危险性分级、精神症状是否消失、自知力是否完全恢复，工作、社会功能是否恢复,以及患者是否存在药物不良反应或躯体疾病情况,将患者分为病情稳定、基本稳定和不稳定 3 大类,并分别进行干预。

2.1 病情稳定　危险性为 0 级,且精神症状基本消失,自知力基本恢复,社会功能处于一般或良好,无严重药物不良反应,躯体疾病稳定,无其他异常。

2.2 病情基本稳定　危险性为 1~2 级,或精神症状、自知力、社会功能状况至少有一方面较差。

2.3 病情不稳定　危险性为 3~5 级,或精神病症状明显、自知力缺乏、有严重药物不良反应或严重躯体疾病。

3. 处理

对重性精神疾病患者的处理包括药物治疗、非药物治疗、对家属的心理支持等。需要注意的是,社区医生需要根据上级医院的治疗方案对患者进行药物治疗,如果患者提供的方案不够清晰或未进行全面检查,要告诉患者到上级医院进行检查,并将检查结果和治疗方案反馈给社区医生。

3.1 病情稳定患者的处理　继续执行上级医院制订的治疗方案,3 个月时随访。

3.2 病情基本稳定患者的处理　首先询问患者是否规律服药。若患者未规律服药,要对患者和家属强调规律服药对防止重性精神疾病复发的重要性,指导家属督促患者按时按量服药,两周时随访。若患者规律服药,无药物副作用,躯体疾病也保持稳定,社区医生可在规定剂量范围内调整现用药物剂量,必要时与患者主管医生取得联系,或在精神专科医师指导下治疗。调整过一次剂量后观察 2 周,若情况趋于稳定,可维持目前治疗方案,3 个月时随访;若初步处理无效,则建议转诊到上级医院,2 周内随访。

若患者初次出现药物副作用或躯体疾病恶化,要查找原因对症治疗,2 周时随访。

3.3 病情不稳定患者的处理　对症处理后立即转诊到上级医院。必要时报告当地公安部门,协助送院治疗。对于未住院的患者,在精神专科医师、居委会人员、民警的共同协助下,2 周内随访。

第三节　重性精神疾病患者管理适宜技术

一、药　物　治　疗

精神药物包括抗精神病药、抗抑郁药、情感稳定剂和镇静催眠药四类。抗精神病药主要治疗幻觉、妄想、思维和行为紊乱等精神病性症状;抗抑郁药和情感稳定剂分别治疗情感性精神病的抑郁状态和躁狂状态,情感稳定剂还有防止双相障碍复发的作用;镇静催眠药主要用于缓解焦虑、改善睡眠。以下仅以重性精神疾病治疗中最为常用的抗精神病药为例,介绍其使用原则、常用药物、使用方法和常见副作用。

1. 抗精神病药使用原则

1.1 早期、足量、足疗程的"全病程治疗"　重性精神疾病的药物治疗应该系统而规范,强调早期、足量、足疗程的"全病程治疗"。一旦确定重性精神疾病的诊断,即开始药物治疗。药物应达到治疗剂量,一般急性期治疗为期 2 个月左右。

1.2 小剂量开始　治疗应从低剂量开始,逐渐加量,高剂量时密切注意不良反应,门诊病人用药剂量通常低于住院病人,一般情况下不能突然停药。

1.3 维持治疗　第一次发作维持治疗1~2年,第二次或多次复发者维持治疗时间应更长一些,甚至是终生服药。维持治疗对于减少复发或再住院具有肯定的作用。维持治疗的剂量应个体化,可在急性治疗期剂量基础上进行调整。儿童或老年人对药物的反应比较敏感,一般应减半服用。

1.4 单药应用　不管是急性期治疗还是维持治疗,原则上都应该尽可能单一用药,作用机制相似的药物原则上不宜合用。对于出现抑郁情绪、兴奋状态、睡眠障碍的患者可酌情选用抗抑郁药、心境稳定剂、镇静催眠药,有锥体外系反应可减药或者合用盐酸苯海索(安坦)。

1.5 个性化治疗　不同的药物对心、肝、肾等主要脏器的影响是不一样的,不同的患者对同一种药物的敏感性也是不一样的。因此,医生在选择药物的品种和剂量时,应结合患者的性别、年龄、躯体情况、药物过敏史、既往用药情况等因素,综合考虑,尽量做到个体化治疗。

2. 抗精神病药物的选择

目前临床上常用的抗精神病药物包括第一代和第二代两类,第一代药又称为传统药或典型药,包括氯丙嗪、奋乃静、氟哌啶醇和舒必利等;第二代药称为新型药或非典型药,包括利培酮、奥氮平、喹硫平等。国内外治疗指南都建议,只要经济条件允许,优先推荐使用第二代药物。但氯氮平比较特殊,虽然它从化学结构上属于第二代药物,但不良反应较其他抗精神病药物多见,特别是粒细胞缺乏症及癫痫发作,建议谨慎使用。

对于社区重性精神疾病患者的用药,虽然社区医生要遵循上级医院的医嘱,但也应该了解常用药物的适应证、治疗剂量和主要不良反应。表9-2可以为社区医生提供参考。

表9-2　常用抗精神病药物的名称、适应证、治疗剂量和主要不良反应

药物名称	适应证	治疗剂量(mg/d)	主要不良反应
氯丙嗪	兴奋躁动、幻觉妄想、各种思维障碍、行为紊乱等,镇静作用强	口服300~600(肌内注射每次25~50)	口干、嗜睡、心动过速、锥体外系反应、直立性低血压、肝肾功能损害等
奋乃静	幻觉妄想、焦虑紧张、思维障碍、淡漠退缩等,镇静作用较氯丙嗪弱,适用于伴发躯体疾病及老年患者	口服20~40(肌内注射每次5~10)	与氯丙嗪基本相同,锥体外系反应较常见
氟奋乃静	淡漠退缩、幻觉妄想、思维障碍等	口服20~40	锥体外系反应较常见,其他较氯丙嗪轻
氟哌啶醇	有明显的抗幻觉妄想作用,能快速控制精神运动性兴奋	口服8~20(肌内注射每次5~10)	锥体外系反应较严重,以静坐不能、运动障碍为主
舒必利	木僵违拗、淡漠退缩、思维障碍等,适用于阴性症状为主的精神分裂症	口服400~1000	失眠、焦虑、烦躁不安;内分泌改变
利培酮	能改善患者的阳性症状、阴性症状及情绪障碍	口服2~6	失眠、焦虑、闭经、体重增加,大剂量时可出现锥体外系反应
奥氮平	同利培酮,镇静作用较强	口服5~20	轻度镇静和嗜睡,体重增加,有增加糖尿病的风险

药物名称	适应证	治疗剂量(mg/d)	主要不良反应
喹硫平	对阳性和阴性症状有效,改善情感症状较突出	300~750	嗜睡、头晕、体位性低血压
氯氮平	镇静作用最强,不仅对兴奋躁动、幻觉妄想疗效显著,对阴性症状亦有效,还能治疗难治性精神分裂症	口服 150~500	口水增多、心慌、肝肾损害,大剂量可诱发癫痫。还可造成白细胞减少、粒细胞减少等

3. 抗精神病药的使用方法

首次给药剂量应视患者的具体情况确定,一般第一天的给药剂量不超过常用的有效治疗剂量的 1/3。例如,使用氯丙嗪治疗精神分裂症时,其有效治疗剂量通常为 300~600mg/d,第一天给药则每次 50~100mg,早、晚各一次。假如病人体弱、年迈、有躯体疾病或对氯丙嗪特别敏感,首次给药剂量应该更小,或者改用其他不良反应较小的药物。

由于首次给药剂量与有效治疗剂量之间常有一定的距离,故需逐步递增药量,方法为:通常每 3~4 天增加一次药量,分 3~4 个阶段增至有效治疗剂量。在增量的过程中,要密切观察病人的反应,如出现过度镇静(如嗜睡)、体位性低血压或明显的不适感,应暂缓增量,待不良反应消失后再考虑增量。

在药物递增过程中,应该根据患者的反应来确定是否达到有效治疗量。由于存在个体差异,不能完全按照药物说明书上规定的治疗剂量。给药中,患者若出现睡眠明显改善,轻微的手指震颤,或情绪趋于稳定,往往是已经达到有效治疗剂量的参考依据。此时可以不必再增加药量,保持该剂量治疗 2~3 周或更长时间后,即可见到疗效。

维持治疗的时间,一般认为第一次发作(初发)后,用药物维持治疗 2 年。如果患者为第二次发病(即第一次复发),维持治疗时间应不少于 5 年,如果患者为第二次复发,则不宜轻易停药。

4. 换药的方法

用药过程中,若患者出现严重不良反应,或足剂量持续使用 6~8 周以上而患者的病情仍无明显改善时,可考虑更换其他药物治疗。更换药物的方法是:在 1~2 周内分次递减原来的药物,一般 3~4 天减一次药量,3~4 个阶段后全部停用原来药物。在减药的同时,另选一种针对性强的有效药物,分阶段逐渐增量,以替代原来的药物。更换药物时应注意:一是看原来的药物剂量是否用足,疗程是否够长;二是强调换药要慎重,不可过于频繁。假如因特殊情况(如过敏反应、急性白细胞减少等)需立即停用原来使用的药物,而不能按常规分阶段递减时,应换用经慎重选择的、较为安全的药物,此时递增新药的速度可略快(1 周内),以防病情反跳。

5. 抗精神病药物常见不良反应及其处理

5.1 锥体外系反应　表现为肢体僵直、动作减少、震颤、坐立不安、流口水、吞咽困难、颈部强直、眼球上翻等。通常加服盐酸苯海索(安坦),每天 2 次,每次 1~2 片即可解除症状,严重者应请专科医生处理。

5.2 乏力、贪睡　少数病人服药后全身无力,睡眠过多,甚至每天睡十几个小时仍感到睡不醒。这是药物的过度镇静作用所致,应在医生的指导下适当调整药量,或改用其他药物。

5.3 内分泌失调　有的病人可出现肥胖、月经失调、阳痿、乳汁分泌等,一般减药后即会消失,不会造成严重后果,但须向患者说明,消除其思想顾虑。

5.4 心悸、口干、便秘等　通常这些不良反应不严重,无须特殊处理。若心动过速(每分钟 100 次以上),也可服用普萘洛尔(心得安),每次 1 片,每天 3 次;便秘者可服用酚酞(果导),每晚 2 片,并且注意多吃水果。

二、心　理　康　复

心理康复是一项专业性、技术性很强的工作,然而,社区精神病防治工作应从实际考虑,不能把它看得过于高深莫测。重性精神疾病患者的社区心理康复工作可以定位于消除来自患者自身或者外界的各种消极因素,使患者处于积极的情绪状态和参与状态,从而达到控制精神病态,修复精神功能,适应生活环境和社会环境,最终回归社会的目的。

1. 心理康复原则

社区心理康复的做法有别于临床心理治疗。后者需要有丰富的心理学专业理论知识和特殊的技能,如精神分析治疗、认知治疗等,非专业技术人员很难掌握。社区医生对精神病病人实施的心理康复措施,应该贯穿于与病人接触的每一环节,操作中要把握以下原则:

1.1 充分尊重病人,与他们建立平等、和睦、协作的关系,给病人以感情上的支持,取得他们的信任与配合。

1.2 在充分了解患者的病情,注意其病态心理的同时,更要注意发现病人自身的积极因素,并尽可能地采取措施加以增强和扩展。如当病人开始意识到自己有病时,应向其反复说明心理障碍是可以治好的,鼓励患者诉说自己的各种误解和担心,并给以有说服力的解释和有力的保证,使病人逐渐理解自己的疾病性质,树立战胜疾病的信心。

1.3 了解患者与其家庭、社会相处中存在的问题,对他们失去平衡的状态做客观的分析,并给予正确的指导,设法使之恢复正常。例如,针对病人可能存在的不良生活习惯、与人沟通的困难、不切实际的要求等,社区医生可以给患者提供针对这些问题的正确信息,引导他们认识自己的缺陷,再采用劝告、指点、传授、建议等方法,帮助他们修正和改进自己的观点与做法,并建立新的心理习惯和社会习惯,使他们重新融入家庭、融入社会。

1.4 注意引导患者积极介入心理康复的全过程,而不是让他们被动地接受服务。如在实施康复措施时,药物治疗是必不可少的,但是最常见的是患者对药物治疗的抗拒心理,这个问题处理不当,就可能导致医患关系的恶化,使病人乃至其家属对药物治疗产生误解和疑虑,甚至由此而拒药、停药,造成整个治疗的失败。因此,社区医生必须从开始就给予足够的重视,并想法使患者及其家属了解用药的原理和重要性,不断强化他们对药物治疗的认识,争取他们主动配合。

2. 心理康复的方法

2.1 支持性心理治疗　支持性心理治疗是心理治疗的基本技术,是运用心理治疗的基本原理帮助患者克服情感障碍或心理挫折的治疗方法,适用于各类患者,具有支持和加强患者防御功能的特点,能使患者增加安全感,减少焦虑和不安。支持性心理治疗的方法有解释、安慰、鼓励和保证,其中以解释最为重要。应根据患者的具体情况进行必要的解释,解除顾虑,树立战胜疾病的信心。发现患者对自己的健康和前途疑虑不安时,应以事实为根据向患者作出保证,帮助患者振作精神。

使用支持性心理治疗时应注意鼓励、调动患者自身的动力。解释时语言应通俗易懂,避免与患者争执,不能强迫患者接受医生的意见,允许患者思想反复;做出保证时,既要坚定有力,以事实为依据,又不能轻易许诺。否则当保证不能兑现时,会破坏患者对医护人员的信心,影响心理治疗的效果。

2.2 认知疗法　认知疗法认为:不良精神刺激,不会直接导致情绪反应,必须要有认知过程及结论(信念)与态度参与。不同的结论与态度,会产生不同性质及程度的情绪反应。临床上许多情绪障碍的发生,都与患者存在不良认知和相应的认知结论与态度有关,如果改变这些结论和态度,就会使情绪障碍得到改变。认知疗法还认为,某些行为障碍或行为适应不良的发生,是缺乏知识及经验,不能取得正确认知的结果。如果提高认知水平或纠正错误观点和观念,就能提高行为适应能力和消除行为障碍。

认知疗法适用于重性精神疾病恢复期的患者。恢复期的重性精神疾病患者,普遍存在认知问题。如对疾病缺乏完整认识导致的不良认知;有来自心理社会因素所致的其他不良认知;或者存在性格缺陷和人生观、不良价值观所致的不良认知。这会影响他们从健康角度把握自己、照顾自己、预防复发的能力,对其将来的生活发展与人生成功带来危害。因此有不良认知的恢复期患者,可采用认知疗法进行心理治疗,改善患者的不良认知和提高其认知水平。

2.3 行为治疗　行为治疗是根据学习心理学和实验心理学的理论和原理对个体进行反复训练,以达到矫正适应不良行为的一种心理治疗。行为主义理论认为,任何适应性和非适应性的行为,都是通过学习形成的,也可以通过学习来增强和消除。

行为治疗的种类繁多,但其治疗的原则和程序大致相同。常用的原则和方法有:

2.3.1 强化原则:以强化物作为能够增减预期行为出现频率的刺激物。在设计强化训练时应考虑患者问题的严重程度、条件强化学习时间的长短、患者的年龄等因素。

2.3.2 行为塑造法:是运用强化的方法,将达到终点行为的训练过程分成若干步骤,逐步塑造,最终完成终点行为。

2.3.3 生物反馈疗法:主要用于治疗一些与紧张情绪有关的精神障碍。其主要原理是,人的紧张与焦虑情绪和肌肉放松是两个相互对抗的过程。通过生物反馈仪将肌肉放松后的生理变化通过声光的形式反馈给患者,从而使患者学会对自身肌肉进行有效放松的技术,达到矫正精神障碍的目的。

2.3.4 森田疗法:主要用于治疗各种神经症。森田疗法最基本的治疗原则是顺应自然。人的情感活动有其自身的规律,即发生、发展达到高峰,以后逐渐消失。根据这一规律,对恐怖、焦虑等情感体验顺应其活动规律,让其自然消失。而如果主观地去压抑、回避这类情感,只能使这类情感得到强化并出现预期的恐怖。

3. 心理康复的程序

心理康复程序的核心是要确定这次心理康复的目标,通过了解与分析,从患者的大量心理需求中选择最主要的、最关键的需要作为要解决的问题,然后确定最佳干预手段,其程序见图 9-2。

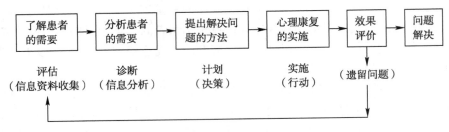

图 9-2　心理康复程序

3.1 了解患者的需要(评估)　这是问题解决的首要环节。一般通过观察、晤谈、测验、调查等手段,收集有关患者各种需要的信息,即心理康复评估。当患者的某些需要得不到满足,有时会通过心理反应来表达,如发脾气、生闷气等,这些反应也会影响患者的病情。因此,要善于捕捉、及时发现、正确判断这些信息。

3.2 分析患者的需要(诊断)　不同患者在不同时期都会有不同的需要,对这些需要进行归纳分析,方能较好地解决问题,即心理康复诊断。例如:有的患者爱清洁,怕在医院里受到交叉感染而产生生物学上的安全需要;有的患者对医疗环境感到陌生甚至惧怕而产生心理上的安全需要。这些都需要在深入的交往中分析其内在原因。

3.3 提出解决问题的方法(计划)　这是决策阶段,也是运用专业知识来解决具体问题的关键步骤。根据了解和分析的结果,以主次问题先后排序,明确心理康复目标,设计如何解决问题的心理干预手段。

3.4 心理康复的实施(措施)　这是行动阶段,即贯彻执行计划中的各种方案和心理干预措施,实现心理康复的目标。除了决策的正确性之外,心理康复的技巧在这里起决定作用。此阶段应做好记录,作为下阶段的依据。

3.5 心理康复的效果评价　即检查心理康复效果和计划执行情况。在这个阶段,要对照分析患者对心理康复的反应,看心理康复的目标是否实现。如果没有实现,要分析原因,看哪一个环节发生了问题。是了解不全面?还是分析不正确?是决策的问题?还是行动上的不足?然后,根据评价来提出下阶段的新要求。

心理康复虽然可以分解为这样的 5 个步骤,但是它是作为一个整体,动态地进行的。

三、家庭康复指导

1. 改善家庭态度和行为

1.1 尽快就医　当家属意识到自己的家人出现了精神疾病征兆的时候,往往会感到震惊、害怕和担心,极力去拒绝接受这一现实。但是,当这种征兆表现得非常明确的时候,家属又会感到无可奈何和不知所措。最后,在万不得已的情况下,家属还是要同精神病院——这个对他们来说既神秘又恐怖的地方打交道。这里需要提醒家属的是,尽量缩短从发现病情到就诊的时间,家属应该打消任何顾虑和担心,从一怀疑某个家人有精神上的问题,就立刻到医院咨询。单独来咨询,对家属不会有任何损失,如果医生说这种情况不是精神病,那么皆大欢喜;反之,则应马上开始治疗。这就是我们常说的"早发现、早治疗"。缩短从发现到治疗的时间,对疾病的结局影响很大。

1.2 接受现实,稳定情绪　当家人被确诊为某种精神疾病之后,家属便增添了一个新的角色——精神疾病患者家属。如何做好这个新的角色?这对家属来说,是一个严峻的考验。

家属也许会整天担惊受怕：家里有个精神疾病患者，是否会有不可预测的事情发生？如果别人知道了这件事情，会怎么看？这是家属以前不曾想也不愿想到的。患者的工作、学习怎么安排？是否需要编一个理由为他请假？患者看病的费用到哪里去报销？一大堆的事情需要家属去考虑、去处理。这一突如其来的事件确实给家属造成了巨大的心理压力，他们还要忙于带患者看病，督促他服药，照顾他生活，还要为患者办理各种手续……常常听家属抱怨："家里有个精神病病人，我都快得精神病了。"

此时，家属最需要的就是尽快接受现实，稳定住自己的情绪，有条不紊地处理这些事情。这对于家属和患者来说，都是非常重要的。家属可能会反思，到底是什么原因使他得了精神疾病？他受了什么刺激？但是，不要对这个问题过于冥思苦想，因为精神疾病的病因至今还不清楚，很多患者是在没有受到任何刺激的情况下发病的。

1.3　了解精神病的知识　家属需要了解什么是精神疾病，精神疾病发生、发展的规律，各类精神病的主要症状，各种治疗药物的特点和副作用，家庭护理的注意事项，以及治愈之后如何防复发、如何进行心理、社会康复等知识。这些知识对家属至关重要，有了它，家属就可以心中有数、临危不乱，知道如何有的放矢地观察病情、安排患者的生活，知道在特殊情况下如何处理等。

1.4　习惯于同精神病患者打交道　家人患病之后，家庭成员或与患者接触密切的其他人的态度可能影响患者的病程、疾病的复发及复发时间。家属过度的"情感表达"可能会影响患者的服药依从性，这种情绪大致可概括为以下三种情况：①批评责备态度：经常对患者表现出不喜欢的陈述或言语；憎恨、厌烦、责备的表情伴随一些负性的语调语气。②敌意：经常对患者抱有一种不友好、拒绝、敌对的态度。③过度保护：家属对患者过度关切，以自我牺牲的态度对待患者。

如何处理好这种关系，将直接影响疾病的结局。家属有时候需要做护士，去关心、照料患者的生活；有时候需要代表医生，向患者讲解各种药物的作用，督促他按照医嘱服药；有时要把患者当做朋友，诚恳地交换意见、讨论问题；有时又要摆出长者之尊，来迫使患者去完成那些他不愿意做却必须要做的事情，比如定时休息、生活自理、门诊复查、按时按量服药等。

同精神疾病患者打交道，需要很多技巧：

● 讲话要缓慢、平和、内容明确，如果要向他提出问题，或者吩咐他做事，每次只能说一件事。一下子说好几件事，就会使他无所适从。

● 讲话的态度要专注而亲切，即使他看来注意力分散，也不要忽视他。

● 经常用语言和行动来表现你对他的关爱，有时也可以谈谈对童年生活的回忆，或许可以创造一个比较愉快的气氛。

● 不论他在生活和工作中，有了多么微小的进步，都要充分地加以鼓励，借此重建患者的自尊。尽量避免抱怨和责备。

● 对于患者明显脱离现实的想法，不要试图去说服他，更不要同他争辩或嘲笑他，这样做不仅于事无补，反而会招来麻烦。

● 培养患者更多的兴趣和爱好，适当地为患者提供社交的机会，并鼓励他表达自己的喜怒哀乐。

● 在同患者充分协商的基础上，为患者制定一个生活日程表。

总之，由于精神疾病本身的特殊性，对精神疾病患者家属也提出了很高的要求。可以说,家属努力促进患者康复的过程,也就是家属提高自身素质的过程。精神疾病是一种长期性的疾病,家属需要逐步适应自己的新角色,也应该有打"持久战"的心理准备。

2. 保障患者的安全

在患者病情不稳定,特别是有攻击倾向时,家属应该从以下几个方面做好安全护理:

2.1 患者居住的环境中不能有危险物品 危险物品应放置在患者不易取得的地方。在患者房间里,不能有刀、剪、利器等危险品,患者的皮带应由家属保管,患者的洗脸毛巾尽量使用短的毛巾或方巾。每周对患者的房间进行一次安全检查。

2.2 保管好精神药物 从医院取回的药物应由家属保管,每次服药后应检查患者是否服下,防止患者藏药后积到一起,一次性吞服,以达到自杀目的。

2.3 注意观察病情变化 一旦发现患者有反常现象,要关心和安慰患者,稳定患者情绪,限制患者的活动范围。如果患者的妄想涉及周围亲朋好友,则他们应尽量避免与患者接触,防止受到患者伤害。

2.4 关心爱护患者 家属应以最大的同情心理解、关心、爱护患者,与患者建立友好的关系,经常与患者沟通,及时掌握患者的思想动态,并采取相应措施,把患者的危险行为消灭在萌芽状态。

3. 帮助患者服药,提高服药依从性

指导患者正确服用药物,这是病人获得康复的基础。社区对患者的访视,主要任务之一就是及时指导家属,帮助病人合理服药。重性精神疾病病人经过住院治疗病情稳定后出院,并不意味着病人已治愈,大多数病人仍须靠药物维持。

3.1 药物的保管 家属应妥善保管好药品,防止潮解、失效,并注意有效期。药品不能全部交给患者,以防其一次性吞服,造成不良后果。

3.2 服药时注意 每次服药前,由家属按医嘱准备好药物(或者由患者准备,家属在旁监督),注意核对药名、规格、剂量,然后看病人当面服下。切不可随意停药或换药,以防因药量不足达不到效果。

3.3 患者拒绝服药的对策 首先要了解患者拒服药的原因。有的患者是由于服药以后出现了副作用,身体不舒服,影响了学习和工作。对这样的患者,一方面要耐心地劝说,摆事实讲道理,另一方面要请医生酌情调整药物的剂量或品种,以减轻副作用;有的患者认为长期服药麻烦,对病情复发的严重后果认识不足,存在侥幸心理。对这样的患者,更要反复强调再犯病的危害,有时可以用住院来提醒一下患者;还有的患者是因为病还没好,缺乏自知力,甚至就是在幻觉妄想的支配下不吃药。这种情况最不好办,因为患者不接受任何劝说。此时建议住院治疗。对不合作或有藏药行为的患者,服药后不能让患者立刻离开家属的视线,防止患者把药扔掉或压在舌下又吐出。

3.4 家属要随时观察患者服药后的效果、有无不良反应 一旦发现不良反应及时与医生联系或直接到医院复诊。注意观察病人以下情况,并将患者的这些情况记录下来,复诊时告诉医生,便于医生及时调整药物,合理用药。

3.4.1 睡眠:大多数抗精神病药具有镇静作用(特别是氯氮平、氯丙嗪等),患者服药后的睡眠情况如何?睡眠是否增多?每天的睡眠时间?白天、晚上各睡几个小时?白天精力如何?有的药物可能引起失眠(如舒必利),一般是早、午服用,晚上不用。患者服用这些药物时是否失眠?是入睡困难,还是早醒?

3.4.2 饮食:患者是否食欲减退、恶心、呕吐?这种副作用可能是药物对胃肠道的直接刺激,也可能是药物对肝脏的损害所致。如果出现,要每月化验一次肝功能。

3.4.3 大便:患者几天排一次大便? 同服药前的排便规律有何不同? 大便是否干燥? 药物可能会引起患者便秘,特别对于老年患者,用力排便会加重心脏负担,需要及时处理。

3.4.4 小便:患者服药后有无排尿困难、尿不尽感? 如果患者有尿意,却不能排尿,就要请医生处理。

3.4.5 脉搏:患者是否经常感到心慌、胸闷? 如果在安静时脉搏也在 100 次/分以上,就叫做"心动过速",需要口服降低心率的药物,并每月查一次心电图。另外,患者在突然坐起或突然站立时,是否感到头晕、眼前发黑(体位性低血压)? 请注意防止患者摔伤。

3.4.6 口水:患者是否经常感到口干,总想喝水? 多数药物都会导致口干。但是氯氮平可导致口水增多。

3.4.7 锥体外系症状:患者有无手抖,特别是吃饭手握筷子或写字手握钢笔时? 站立时有无双腿发颤? 是否发作过斜颈、双眼上翻? 有无坐立不安? 有无面部、四肢的不自主运动(迟发性运动障碍)?

3.4.8 情绪:患者有无莫名的情绪低落? 是否烦躁易怒?

3.4.9 性功能:患者的性功能(性生活的间隔和持续时间)有何变化? 是亢进或减退? 女性患者的月经是否规律?

3.4.10 体重和皮肤:体重增加或减轻? 皮肤有无皮疹? 色素沉着? 特别是暴露部位的皮肤,颜色有何变化? 氯丙嗪可引起皮肤色素沉着,这一点对年轻的女患者尤为重要。

3.4.11 患者在服药期间,有不明原因地发热,应当化验血常规,看看白细胞有无下降。有些药物如氯氮平会引起粒细胞下降,甚至造成死亡。因此,家属应按照医生的医嘱,定期检测血常规、检查肝功能,切不可随意改变。

4. 日常生活护理

4.1 饮食睡眠　要做到生活有规律,定时进餐,保证足够的营养和热量,既要防止进食不足,又要防止吃得太多,即所谓"贪食",因为有些抗精神病药物会引起患者食欲增强。精神病患者的睡眠与病情有密切关系。首先要为患者创造良好的睡眠环境,安静,避免强光及噪声;合理安排休息时间,白天尽量参加一些力所能及的劳动,午休时间不要太长;睡前禁浓茶、咖啡及各种刺激性的食物,不要看恐怖的小说、电视等。每晚不少于 8～10 小时睡眠。

4.2 心理支持　首先要正确认识精神疾病和躯体疾病一样是客观存在的,不要把患精神疾病当成是一种耻辱,是一件丢脸的事情,背上思想包袱。因不敢去看医生而求助于神佛,会失去早期治疗的机会。

家属与患者接触时态度要和蔼,以关怀的口吻与患者交谈,不要与患者争执,不要当着患者的面过多地谈论其病情。病情稳定无攻击行为的患者最好与家人住在一起,不要独居或关锁,因为独居或关锁只能增加患者的精神压力,易使患者产生猜疑或嫉妒,甚至被害妄想,产生攻击行为或离家出走。

对有明显诱因发病的患者,要避免诱发因素的再刺激,家庭成员多给患者以温暖,做好邻居、朋友的解释工作,得到他们的理解同情,尽可能帮助患者解决生活、工作上的一些实际困难,解除其后顾之忧。分析患者在社会接触中存在的问题,重建社交能力,稳定其情绪,可减轻社会因素引起的各种精神压力，减少复发的诱因，有利于社会康复。

4.3 鼓励参与　监护人要鼓励患者多参与活动，如家务劳动、亲友往来和文体活动。对工作能力尚存的患者，单位应尽量让其参加工作，这些活动都能促进患者精神康复，使其逐步接近常人。过分照顾或对患者置之不理，只能挫伤其自尊心，不利于康复。

5. 帮助患者恢复自知力

在疾病恢复过程中，多数患者是精神症状消失在前，自知力恢复在后。有些患者长时间不承认自己以前的奇怪想法是病态，也不认为那些想法的消失是服药治疗的结果。对于这样的患者，在继续药物治疗的同时，要多与患者交谈，帮助他分析症状，促进其自知力的恢复。

家属在帮助患者恢复自知力的过程中，需要一定的技巧。

第一，要主动涉及症状，不要怕刺激患者。回避只能麻痹一时。患者对以前的想法虽然不提了，但是如果他对此没有正确的认识，缺乏分辨能力，这就将成为他再次犯病的隐患。很多复发的患者，症状同前一次发病时的想法如出一辙，其主要原因就在于自知力一直没有完全恢复。

第二，谈话时语气要平等，以商量、讨论的方式同患者交换看法，避免说教。要让患者感到，家属是站在患者的立场上、真心帮助他，而不是在逼他承认自己有精神病。谈话时，多用"我觉得……"少用"你应该……"家属表达完自己的意见之后，应尽量以问句结束，如"你觉得呢？""我说得有道理吗？"这种谈话方法容易让患者接受，并且可以引导患者谈出自己的看法。

第三，谈话要自然，要以现实生活中的事情为素材。对于有被害妄想、总觉得别人的言行是在伤害自己的患者，家属可以就电视剧中的情节，或者把自己工作中发生的事情讲给患者听，同患者一起探讨如何看待别人对自己的态度，如何处理人际关系等。帮助患者认识疾病的过程，实际上也是促进患者人格成熟的过程，精神病病人本来就具有不同程度的人格缺陷。

第四，掌握说话的分寸。家属在同患者一起分析症状时，要时刻注意患者的反应。患者愿意听，则讲；患者不耐烦了，就不讲，或换个时间再讲，要适可而止。应该通过这样的谈话，增进交流，加深感情，不能因此而使关系疏远、甚至对立，那样还不如不谈。精神疾病的治疗是药物为主、谈话为辅，如果患者对家属的劝说坚决抵制，这正说明他的病情还比较严重，只好继续等待药物的疗效。如果因为一次谈话，患者和家属的关系搞僵了，不仅长时间难以恢复，还会影响到患者对服药的依从性，那样，就得不偿失了。

第五，对患者的每一个症状都要充分分析。自知力的恢复一定要全面、彻底，这就要求家属要准确地掌握患者的全部症状，逐一询问，逐一帮助患者分析。这的确非常复杂和艰巨，但是如果家属耐心仔细，坚持做到，必定会得到回报。

6. 家庭康复训练

重性精神疾病患者在临床阳性症状基本消除后，多残留意志缺乏、行为退缩，造成他们的生活工作能力和社会适应能力下降。因此，社区医生要指导家属，对病人进行家庭生活技能训练，制订康复技能训练计划，引导病人适应环境，培养良好的生活习惯，保持衣饰床铺整洁，料理家务，使他们成为家里的主人，这样既调动了病人的主观能动性，又解除了患者的思想顾虑，为回归社会打好基础。

7. 预防复发

重性精神疾病的复发是很常见的,多数患者每复发一次,病情将进一步恶化,对治疗的反应更差,因此,应尽量减少复发的次数。有几个模式能解释复发,但总的来说,"应激易感模式"可能最有助于理解复发。在这一模式中,当触发事件(可以是内部的或外界的)挑战病人的应对能力时,就可以引起复发。

复发往往不是突然发生的,一般会有一些早期症状,每一个患者都有其特定的复发早期预警症状或复发先兆,细心的家属能观察到这些变化。常见的复发先兆有:

7.1 自知力动摇　自知力恢复是病情好转的标志之一,同样,自知力动摇也是复发的重要先兆。原先能自觉服药的患者,一旦又不承认自己有病,甚至拒绝服药,就要高度警惕疾病复发。

7.2 睡眠障碍　睡眠是精神病的"晴雨表",病情缓解时,病人睡眠一般都好,倘若无故出现睡不好觉,或白天也过多地卧床不起,就需注意复发的可能。

7.3 生活能力突然变化　如以前生活能够自理的患者变得懒散,不讲卫生;也有的患者从不修边幅变得过度讲究,终日忙碌着打扮自己。

7.4 工作或学习效率下降　工作能力下降,纪律松散,不负责任,或者工作、学习时心不在焉,注意力很难集中,成绩和效率也大不如前。

7.5 性格改变　患者变得易激惹、情绪波动大或者淡漠;有的患者变得孤僻、不愿社交,或急躁冲动、蛮不讲理,或敏感多疑、心神不宁;有的患者可能变得多话,对人过于热情。

7.6 躯体不适　自主神经功能症状如头疼、头昏、无力、心慌、食欲不佳,但这些主诉常常变幻不定、模糊不清。

7.7 出现原来发病时的异常表现　原精神症状再现,但表现往往是片断性的,不像发病期那样典型、固定。

一旦出现以上某种情况,家属要及时与社区医生联系,给予必要的药物和心理干预,把复发控制在萌芽阶段。

一般认为,做好以下几点,对预防疾病复发有重要意义:①坚持服药;②识别复发早期的"预警症状"而及时予以相应处理;③正确处理社会心理应激因素;④有效和便利的求助策略;⑤保持良好的社会角色;⑥避免使用非法药物。

8. 降低自杀风险

了解自杀的高危因素有利于预防自杀。通常认为,以下因素为自杀的高危因素:①严重的精神疾患;②有自杀观念或自杀企图史;③有抑郁、绝望情绪;④病前工作能力强,智商高;⑤男性;⑥自尊心过强;⑦有酒与药物滥用史;⑧有自杀家族史。

自杀行为的核心问题是缺乏自信和绝望感。医生和家属应采用现实而乐观的方式给患者提供强有力的支持和护理(介绍成功的角色、减少不良的环境刺激、提供合适的情感表达机会),鼓励患者在遭遇应激因素时表达他们的需要,增强他们的信心,促进患者对可能产生的继发病态(感到无用和自责、心境恶劣、创伤后应激障碍、抑郁与焦虑)的认识,鼓励他们采取积极的态度应付这些问题,探索另外一种解决问题的途径,而不是采取自杀行为。

9. 患者发生意外时的对策

精神病症状或精神药物的不良反应可能会诱发患者出现自伤、伤人、噎食(一般是药物副作用所致,非精神失常的后果)等意外的可能。一旦发生意外,家属除应拨打医疗急救电话或者立即请附近社区卫生服务机构的人员抢救以外,也应先行及时处置。

9.1 外伤出血　　如患者发生割腕,或用利器自伤肢体造成外伤出血,应立即对其进行包扎止血。如果出血严重,应该加压包扎或用布带扎紧,然后立即送医院。

9.2 服毒　　患者的服毒方式以大量吞服抗精神病药物最为常见。一旦发生,家属要尽快设法使病人呕吐(如用毛笔刺激咽部)并马上送医院抢救。

9.3 有时患者可能发生吞咽困难并造成噎食窒息,发现后应立即用手从病人口中抠出食物,并让病人身体前倾,把头低下,用手拍击病人背部,协助病人吐出食物。若病人已经出现严重窒息或上述措施无效,应立即送往医院。

9.4 如果患者正在发生暴力行为,或者手执伤人物品,切不可以单身近前。立即报警,联系家属、居(村)委会干部,并对其进行劝说,分散其注意力,等待公安人员将其制服。

四、其他康复措施

1. 技能训练

社会技能训练指用训练的方法和学习的原则帮助患者学会社会人际交往和社会生活的技能,并广泛应用和持续保留。一个人生活在社会上,除了需要工作和职业技能以外,还需要其他方面的各种各样的能力,如人际交往、生活安排等。对于精神病病人来讲,由于疾病的影响,他们的许多社会生活技能存在着一定的问题,需要通过康复训练加以修复或重建,其中包括:①服药;②休闲娱乐;③个人仪表和卫生;④钱财管理;⑤良好的会谈;⑥使用交通工具;⑦待客与约会;⑧准备食品;⑨保持生活环境整洁;⑩外出购物与遵守社会规范等。这些内容应该列入训练的计划。

在训练过程中,主要应训练患者如何正确表达自己的感受,学习在不同场合的社交礼节,鼓励患者通过语言、书信等方式表达自己的愿望,并与家庭成员保持情感的联系。灵活采用矫正、情景模仿、示范指导、作业练习等多种措施,长期坚持,就能收到理想的效果。

社会技能训练包括以下步骤:

- 训练前的评估:即对患者的社会生活能力加以评估。
- 制定训练目标:可与患者或其家属共同商讨。
- 训练操作:行为矫正、情景模仿、示范指导、作业练习等。
- 实际运用:设置问题让病人解决,或在生活中让病人参与社会交往,并运用所学到的技能。
- 技能保持:最好的技能保持方法就是反复实践。

2. 治疗

工娱治疗是通过工作和娱乐促使疾病康复,防止精神衰退,提高适应环境能力的一种辅助治疗方法。工娱治疗在社区精神康复中具有非常重要的地位。工娱治疗的形式包括:

2.1 音乐治疗　　音乐是人类的"通用语言",采用音乐治疗的方法可以促进精神障碍患者认知功能的恢复、减缓衰退。此外,选择合适的音乐,可以达到调节情绪的作用。

2.2 舞蹈治疗　　不仅可以使患者消除紧张不安和低落情绪,还可以进行躯体锻炼。

2.3 影视治疗　　阅读书籍、报纸,欣赏电影电视,不仅可以丰富患者的生活内容,关键还在于可以使患者间接接触外部世界,了解时事动态,避免与外界完全隔绝。

2.4 体育活动　　包括各种球类、牌类活动等,还包括游戏等。通过体育活动,可以锻炼患者的躯体功能,还有克服因为长期服用抗精神病药物引起的呆滞的作用。此外,体育活动可以增加患者在集体活动中的合作精神和人际交流的能力。

2.5 简单作业训练　　这种训练往往是作业程序简单、技术要求低、形势比较单一、品种内容适合大多数患者的工作。这种训练常作为患者就业行为训练前的准备阶段安排，一般可以大面积、经常性开展。一般来说，应该根据患者的病情特点、受教育程度和原来的职业情况进行分别安排。

2.6 工艺制作训练　又称"工艺疗法"，主要培训患者的手工操作，内容有：编织、服装裁剪和制作、工艺美术品制作、玩具及装饰品制作等。由于这类训练常需要较强的艺术性及技术性，往往只适合于精神障碍程度较轻者。在训练中应配备相应的专业人员进行耐心的指导和帮助。由于这类训练可以激发患者的创造力、增加才智、培养兴趣及稳定情绪，因此，常会使患者自觉参加，对心理社会康复具有很重要的意义。

2.7 职业劳动训练　这是为了患者完全回归社会、重新就业或者变换岗位进行的针对性训练，比如烹饪、理发、打字、文件整理等。这类训练往往是在家属的支持下，患者病情非常稳定，并且具有相当的受教育程度的情况下实施。

工娱治疗不仅涉及患者工作能力的培养，也涉及患者的治疗、自身安全和社会安全问题。因此，社区开展工娱治疗活动，要考虑患者的性别、原来的职业、兴趣爱好、技术特长、受教育程度、主要精神症状、躯体情况、治疗情况和生活环境等。在工娱治疗的过程中，社区医生应仔细观察患者是否适合该工娱治疗方式，在治疗结束后，根据情况及时调整治疗计划，寻找更合适患者的工娱治疗方式。精神疾病患者不同于其他疾病患者，安全管理应该始终处于很重要的位置。对于外出郊游、涉及可能产生伤害的工具，应该特别加以注意。

3. 职业康复

职业康复是为患者修复或重建职业技能，谋求或维持适当职业的过程，目的是使患者充分发挥个人潜能，恢复为社会作贡献的能力，以实现他们的人生价值和人格尊严。社区和患者的家庭应当承担起对患者的职业康复任务。职业康复不是以营利为目的，不能全让患者长期从事机械、简单、枯燥的劳动，而是有计划、有目标地通过有针对性的、从简到繁、从易到难、循序渐进的康复训练，使患者恢复或建立一定的职业技能。在患者掌握了一些职业技能的时候，还必须考虑和解决他们的社会就业问题，这样才能达到真正的康复目的。

每一位精神疾病患者需要的职业康复不一样。慢性衰退期的患者，往往需要从最初阶段开始康复，如简单、机械的手工作业，而且他们可能会很长时间停留在康复的中间阶段，很难达到理想的程度；而有良好技能、病情迅速控制的患者，可能很快就进入康复的最后阶段。职业康复包括以下过程：

3.1 工作技能评估　即实施职业康复前，对照患者的病前情况，对其当前的工作技能进行评估，找出差距，明确目标，制订康复计划。康复目标应结合患者的实际情况，由易到难、循序渐进，保证目标的一步步实现。如果目标过高，不仅无法实现，还会给患者带来新的挫折，使其丧失康复的积极性。

3.2 工作适应性训练　按照职业康复的目标，安排患者到相应的工作环境，使其逐步融入其中。有些患者可能在一开始不适应这样的环境（包括以前工作过的环境），他们似乎习惯了病人角色，过惯了与外界隔离和被人照顾的生活。因此，当他们回到某种工作环境时，会呈现一种格格不入、逃避、兴奋或紧张不安的状态。此时既需要有耐心，也需要有一定的策略，可从时间上、工作内容上、范围上采取逐步深入的方法，使其逐渐适应工作环境。

3.3 职业技能训练　首先，对患者今后的职业定位要结合患者的实际情况来考虑，是否应该保持病前的职业，不应一概而论。如病前是一名从事简单劳动的病人，可以保持原来的职业；但是对于一名病前是教师，后来患有十几年精神分裂症，目前已有精神活动衰退迹象的病人,则需要重新考虑他的职业定位了。职业定位以后,就应该进行职业技能训练,使病人渐渐地掌握从事该种职业的本领。

3.4 庇护性就业 由于疾病的影响,当患者掌握了一定的职业技能以后,并不一定能够立即像正常人那样工作和生活。他们并没有真正摆脱病人的角色,还需要继续治疗,需要别人的照顾和宽容,因此,为病人建立具有这种功能的机构是非常必要的。目前,国内一些地区的精神患者工疗站也具有这样的功能。

3.5 过渡性就业 当患者具有较好的职业技能,病情长期稳定时(一般3～5年以上),应该考虑其就业问题。在正式就业前,需要一定的就业过渡期,以保证其对职业的适应。在这个过渡期,他们仍需要得到别人的关照,有些大型企业创办的"康复车间"就具有这样的作用。

3.6 工作安置 精神疾病患者的工作安置是他们回归社会的具体体现,需要根据其工作能力等因素来考虑,而且并非越简单越好,然而在现实生活中,人们并不是都能接纳精神病患者的,往往自觉不自觉设置障碍,这需要全社会的重视和对精神病患者的关心。

3.7 职业保持 精神疾病患者的职业保持需要两个方面因素来决定:一是患者在工作安置以后能否胜任;二是对精神病患者职业的保护性政策。前者在很大程度上取决于病人的病情能否持续稳定,因此,他们在任何情况下都不应该拒绝医疗咨询和接受防复发措施,后者需要政策和社会的帮助。

五、双向转诊

社区医院应积极主动地与所在区域的精神病专科医院建立畅通、互利的双向转诊渠道和机制,以使有转诊需要的患者及时得到应有的专科医疗服务,避免延误病情;同时使精神病专科医院经治疗好转的患者能够顺利转回社区医院,从而减轻患者的就医负担。

双向转诊的原则是:确保患者的安全和有效治疗;尽量减轻患者的经济负担;最大限度的发挥社区医生和专科医生各自的优势和协同作用。

1. 转出

1.1 对于初诊重性精神疾病患者,有下列情况之一者需考虑向上级医院转诊:

● 首次发病的患者,只要确诊为重性精神疾病,就应该转到专科医院,有利于争取得到早期、系统的彻底治疗;

● 患者病情特殊,严重影响他人或自身安全,冲动、伤人、毁物行为;

● 有严重消极厌世情绪;

● 拒绝服药,不听家人劝阻和管理到处乱跑或木僵状态;

● 病情明显,但患者坚决拒绝治疗,长期延误有恶化的可能;

● 患者神志不清、抽搐、或合并脑炎、肝炎、心脏病等躯体疾病,在社区治疗有困难;

● 家庭中无人监护照顾。

1.2 对于复诊重性精神疾病患者,有下列情况之一者应向上级医院转诊:

● 重性精神疾病急性期;

● 兴奋、冲动、有伤人和毁物行为,影响到周围社区的人身、财产安全;

● 有自杀观念和行为;

● 在社区维持治疗过程中病情复发、症状加重或拒绝治疗;

● 出现药物副作用难以在家庭维持治疗;

● 患者及家属不愿意在社区治疗。

2. 转入（由专科医院转向社区医院）

专科医院应将同时符合下列情况的患者转回社区医院，由社区医生对患者进行长期监测、随访和管理，以便减轻患者就医的各种花费和负担：

- 诊断明确；
- 治疗方案确定；
- 处于缓解期和恢复期的患者。

六、重性精神疾病患者管理工作程序、常见问题及解决办法

1. 社区精神病防治机构及人员的职责

1.1 承担重性精神疾病患者信息收集与报告工作。

1.2 在精神卫生医疗机构指导下，定期随访患者，指导患者服药，向患者家庭成员提供护理指导。

1.3 协助精神卫生医疗机构开展重性精神疾病患者应急医疗处置。

1.4 向精神卫生医疗机构转诊疾病复发患者。

1.5 参与重性精神疾病防治知识健康教育工作。

2. 患者及其家属拒绝接受社区精神病防治服务的对策

由于受社会偏见的影响，有相当一部分重性精神疾病患者及其家属都存在着社会羞耻感，他们为自己或家人患精神疾病而感到羞耻，不愿意让别人知道，担心被社会歧视。因此，在社区精神病防治工作中，常常会遇到患者及其家属拒绝接受服务的问题。社区医生遇到这样问题常常感到工作十分困难，目前还没有法规强制患者及其家属必须接受服务，除非患者发生危害自身或他人的紧急情况。社区医生在这种情况下，需要十分冷静，不能意气用事，随便放弃，并采取以下措施，使其接受或逐步接受服务。

2.1 耐心做好解释工作　社区医生要教育患者家属正确对待精神疾病，消除自身存在的错误认识，尽快接受现实，稳定住自己的情绪，有条不紊地处理一些事情，这对家属本人和病人来说，都是非常重要的。同时，还应该把精神病防治工作的目的和意义向患者和家属宣传，争取他们在思想上对精神病防治工作产生认同感。另外，要向社区群众大力宣传精神卫生知识，促进社区居民与精神病病人直接个别深入地接触交往，鼓励居民多去了解精神病病人，令社区群众降低恐惧并认识接纳病人，争取社区中更多的人理解精神病防治工作，支持精神病防治工作。

2.2 与患者及其家属建立良好的关系　社区医生与患者及其家属建立良好的医患关系是争取他们的支持、接受服务的关键。社区医生要多关心患者的疾病痛苦，主动为患者分忧解难，在与患者及其家属的接触中，要以热心、诚心和爱心对待他们，不能给人一种"居高临下"的感觉，持之以恒才能够建立稳固、良好的关系。在最先接触比较困难的情况下，也可以先通过与他们关系密切的人"搭桥"，彼此先熟悉了解，以后其他问题就容易协商解决了。

2.3 以患者及其家属容易接受的服务方式来消除他们的顾虑　有些患者或其家属拒绝接受服务，是由于担心别人知道他们的情况，对他们产生歧视。社区医生可以采取循序渐进的方法，使他们逐步接受服务。最初可以告诉他们为患者保守秘密，不向别人讲起患者的情况。如果患者或其家属仍然心存顾虑，也可以采用电话随访的办法，或由他们提出上门家庭访视的时间和要求等。此时，只要他们答应与社区医生接触，一般其他的要求都可以先答应下来。随着时间的推移和接触的不断深入，绝大多数患者和其家属都会转变认识，接受精神

病防治服务的。

3. 易肇事肇祸患者的处置和社区管理

易肇事肇祸患者是指有可能发生危及他人或自身安全的行为,或对社会治安产生严重影响的重性精神疾病患者。在以下患者中容易发生:

● 以前曾经发生过肇事肇祸行为,目前病情仍不稳定的患者。

● 现在病情严重、管理困难、有易肇事肇祸迹象的患者。

● 曾因精神病肇事肇祸而被收治入院,近期刚出院,病情有可能反复的患者。

加强对易肇事肇祸患者的管理,落实有效的治疗监护措施,是维护社会稳定的一项重要工作。社区医生在此项工作中应该做好以下几点:

3.1 做好随访工作,准确、及时地掌握易肇事肇祸患者的线索。

3.2 与精神病防治管理机构、公安部门保持密切联系,以便随时对易肇事肇祸患者采取有效的治疗监护。

3.3 对需要由精神病专科医院收治住院的患者,要会同有关人员(如民警、居委会精神病防治管理干部)上门通知其监护人,督促并协助他们在限定期内将病人护送到医院治疗。对极个别不愿配合住院的患者家属,要坚持原则,耐心做好说服教育工作,必要时应建议公安部门强制收治。

3.4 可以就地监护的患者,通知其监护小组负起监护责任,加强对患者的监护,严防发生意外。

3.5 易肇事肇祸患者应该是社区医生的重点随访对象。要加强对这类病人的家庭访视和社区治疗,用药要确保有效,并应向监护人交代清楚有关注意事项,一旦发现患者抗拒管理、拒绝服药治疗或有其他肇事肇祸迹象,要尽快将病人送入精神病专科医院治疗。

3.6 对已经肇事肇祸患者,要保护现场,在通知公安机关的同时,还应该立即通知当地精神病防治办公室,争取他们到现场对事件进行处置。如果事情紧急,或病人正在肇事过程中,急需立即控制时,应在考虑到患者和周围人安全的前提下,设法转移患者注意力,公安干警将病人制服后,并迅速送往精神病专科医院治疗。若路途遥远,为保证护送途中的安全,可先行注射镇静药,待患者比较安静时再行护送。

3.7 事件处理完毕后,不要简单离去,还应该做进一步的调查分析,后期指导患者家属或其监护人预防再次发生类似情况,并借此机会向群众宣传精神卫生知识,以及防治精神疾病的重要性。

4. 处理好精神疾病管理工作和其他工作的关系

社区卫生服务机构的医务人员除了担负精神疾病管理工作之外,还有常见病的诊疗工作等,怎样正确处理好各项工作之间的关系,是必须考虑的问题。根据以往社区精神疾病管理经验,社区医生在日常工作中应该注意以下几点:

4.1 要合理安排各项工作 面对繁多的工作,在制订工作计划时,应该分清轻重缓急、突出重点。就精神病防治工作而言,诸如对日常访视肇祸患者的处理、建立家庭病床、对重症患者及时转送专科医院、按时完成工作报表等,都应该确保落实,以免因工作延误而酿成大祸或影响全局。各项工作日程安排得越具体越好,这样可以避免遗漏工作任务。

4.2 工作中可以有机结合 虽然社区医生的工作任务较多,但在日常工作中,有些是可以有机结合、穿插进行的。如在上门访视重性精神疾病患者时,也可以同时兼顾家庭病床的查房,或同时兼顾完成其他需要下基层、进病家的工作任务,这样可以省时省力,提高工作效率。

4.3 保持岗位工作的相对稳定,努力掌握精神卫生专业知识　保持工作岗位的相对稳定,有利于社区医生更多地了解社区中精神疾病患者的情况,更好地学习和掌握精神科专业知识,提高工作的熟练程度和效率。社区卫生服务机构的管理人员要从工作出发,充分考虑到这些问题。

5. 社区医生在随访中的注意事项

5.1 根据病情,定期访视病人,并做好随访记录,发现病人有复发的征兆时,要及时采取有效措施。首次复发要查找原因对症治疗,多次复发并有加重趋势的病人建议其转诊。

5.2 督促病人坚持服药治疗,对于病情不稳定需要转诊的患者,社区医生督促并协助其转诊就医。

5.3 每次随访根据患者病情的控制情况,对患者及其家属进行有针对性的健康教育和生活技能训练等方面的康复指导,对家属提供心理支持和帮助。

5.4 监管病人,指导康复。当患者出现肇事苗头时,应首先通知公安部门和社区干部,加强看管,再与公安、社区干部协商,根据需要以及病人和家属意见联系专科医生。另外,鼓励和帮助病人进行生活功能康复训练,指导病人参与社会活动、接受职业训练。

5.5 对给出转诊建议的患者,社区医生要督促患者及时到上级医院就诊,这种情况下的随访并不一定要求患者前来社区卫生服务机构就诊,医生能与患者或家属取得联系,督促患者转诊即可。

第四节　服务对象和服务要求

1. 服务对象

辖区内诊断明确、在家居住的重性精神疾病患者。重性精神疾病是指临床表现有幻觉、妄想、严重思维障碍、行为紊乱等精神病性症状,且患者社会生活能力严重受损的一组精神疾病。主要包括精神分裂症、分裂情感性障碍、偏执性精神病、双相障碍、癫痫所致精神障碍、精神发育迟滞。

2. 服务要求

2.1 配备接受过重性精神疾病管理相关培训的专(兼)职人员,开展相关健康管理工作。

2.2 与相关部门加强联系,及时为辖区内新发现的重性精神疾病患者建立健康档案并按时更新。

2.3 随访包括预约患者到门诊就诊、电话追踪和家庭访视等方式。

2.4 加强宣传,鼓励和帮助病人进行生活功能康复训练,指导患者参与社会活动,接受职业训练。

3. 考核指标

3.1 重性精神疾病患者检出率＝所有登记在册的确诊重性精神疾病患者数/辖区内常住人口数×100%。

3.2 重性精神疾病患者规范管理率＝每年按照规范要求进行管理的确诊重性精神疾病患者数/所有登记在册的确诊重性精神疾病患者数×100%。

3.3 重性精神疾病患者稳定率＝最近一次随访时分类为病情稳定的患者数/(所有在管重性精神疾病患者数－失访患者数)×100%。

(姚贵忠　何燕玲　贾福军)

第十章
传染病及突发公共卫生事件报告和处理

第一节 概 述

一、目 的 意 义

基层医疗卫生机构通常是患者就诊的首诊场所,也是传染病及突发公共卫生事件早发现、早报告的关键环节;同时,基层医疗卫生机构是传染病及突发公共卫生事件调查处理以及落实各项预防控制措施的重要参与者。为了进一步明确基层医疗卫生机构对传染病和突发公共卫生事件报告的任务职责,规范报告与处置工作,依据有关法律、法规和规章要求,制定本规范。

二、基 本 概 念

1. 传染病

本技术规范所指的传染病包括:

1.1 《中华人民共和国传染病防治法》规定的甲、乙、丙类传染病。

1.2 国务院卫生行政部门决定并予以公布列入乙、丙类的传染病。

1.3 国务院卫生行政部门报经国务院批准后予以公布的,需要采取甲类传染病预防、控制措施的其他乙类传染病和突发不明原因的传染病。

1.4 国务院卫生行政部门制定颁布的传染病防控方案(指南)中要求进行报告的传染病。

1.5 省级人民政府决定并予以公布的在本行政区域内按照乙类或者丙类传染病管理的传染病。

1.6 对当地公共卫生产生影响的非法定传染病及新发传染病。

目前,我国列入法定管理的传染病共 39 种,其中甲类传染病 2 种、乙类传染病 26 种、丙类传染病 11 种,详见附表 2-3-1,现行传染病报告卡详见附表 2-3-2。

2. 突发公共卫生事件

本技术规范所指的突发公共卫生事件是指突然发生,造成或者可能造成社会公众健康严重损害的重大传染病疫情、群体性不明原因疾病、重大食物和职业中毒以及其他严重影响公众健康的事件。具体种类包括传染病疫情、群体性不明原因疾病、食物中毒、职业中毒、其他中毒、环境因素事件、意外辐射照射事件、预防接种或服药事件、医源性感染事件,还包括自然灾害、事故灾难和社会安全事件导致的影响公众健康的事件等。

三、主 要 制 定 依 据

1. 中华人民共和国传染病防治法;

2. 中华人民共和国突发事件应对法;

3. 中华人民共和国食品安全法;

4. 突发公共卫生事件应急条例;

5. 中华人民共和国传染病防治法实施办法;

6. 国家突发公共卫生事件应急预案;

7. 国家突发公共事件医疗卫生救援应急预案;

8. 卫生部突发中毒事件卫生应急预案;

9. 医疗机构传染病预检分诊管理办法;

10. 突发公共卫生事件与传染病疫情监测信息报告管理办法;

11. 国家突发公共卫生事件相关信息报告管理工作规范(试行);

12. 传染病信息报告管理规范;

13. 卫生部办公厅关于做好突发事件紧急医疗救援信息相关工作的通知(卫办应急发[2011]117号)。

第二节 流程图及说明

一、传染病报告和处理流程图

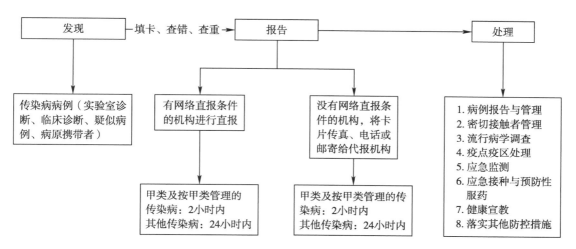

图 10-1 传染病报告和处理流程图

基层医疗卫生机构责任报告人在首次诊断或发现法定传染病病人、疑似病人、病原携带者时,应立即填写"传染病报告卡"(初次报告),并按规定时限和程序报告;诊断变更或因传染病死亡时,应立即填写"传染病报告卡"(订正报告),并按规定时限和程序报告。

实行网络直报的基层医疗卫生机构网络直报人员应及时检查报告卡,如发现填写不完整、不准确,或有错项、漏项以及年龄与职业不符等逻辑错误时,应及时通知报告人核对报告卡内容;而后将传染病报告卡信息及时、准确、完整地录入网络直报系统,发现重复报告病例应及时删除。

暂无网络直报条件的基层医疗卫生机构应在规定时限内,将传染病报告卡以最快方式报告属地代报机构[如乡防保站、县(区)疾控中心等]。

二、突发公共卫生事件报告和处理流程图

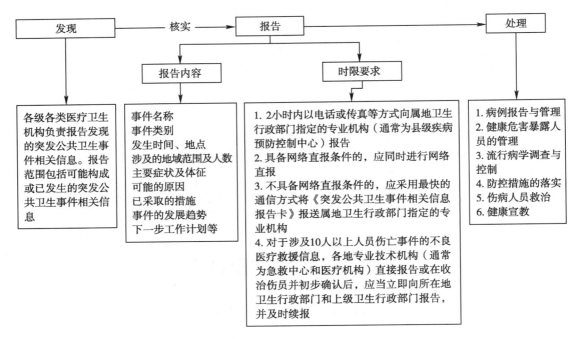

图 10-2　突发公共卫生事件报告和处理流程图

突发公共卫生事件的确认、分级,由卫生行政部门组织实施。报告标准详见附表 2-3-3。

第三节　工作内容与要求

一、报　　告

1. 传染病报告

1.1 责任报告单位及报告人　基层医疗卫生机构属于责任报告单位,其执行职务的人员为责任报告人。

1.2 报告程序和报告卡填报规则　传染病病人信息通过《中华人民共和国传染病报告卡》(以下简称传染病报告卡)收集,通过《疾病监测信息报告管理系统》进行网络直报。基层医疗卫生机构的责任报告人在发现法定传染病病人后,填写传染病报告卡进行报告。发现漏报的传染病病例应及时补报。乡村医生、个体开业医生发现法定传染病病人时,应填写传染病报告卡,报至当地负责传染病管理的部门(如乡镇卫生院、社区卫生服务中心)。

目前传染病报告卡主卡共包含 23 项内容,报告卡项目中带"＊"为必填项目,共 10 项。根据目前各地在传染病实际填报中存在的问题,为了进一步提高报告卡信息填报的准确性,基层医疗卫生机构在填写报告卡时尤其应注意以下内容的填报要求:

第一,传染病报告卡重要信息的填报要求:①"职业"选择学生、幼托儿童、工人、干部职员、民工等时,应填写其所对应的工作单位。其中学生、幼托儿童的工作单位填写其所在学

校或托幼机构,民工填写其工作的工地或建筑队。②"病人属于"是指患者常住地址(居住时间≥3个月)与报告单位的相对位置。③"现住地址"是指病例发病时实际居住的地址,可以是家庭地址,也可以是寄宿地址或宾馆、旅店。应详细填写到村民组(门牌号)。病例如有一处以上住址时,应填写患病期间能随访到的住址,而不是病例的户籍地址。④病例"诊断时间"的小时为必填项。⑤"发病日期":填写病人在本次就诊疾病开始出现症状的日期。不明确时,填就诊日期。病原携带者填写病原初次检出日期或就诊日期。⑥"诊断日期":初次报告时,填写初诊的日期。订正报告时,如由疑似病例订正为确诊病例、一种传染病订正为另一种传染病、传染病的一个病种订正为另一个病种,填写确诊的日期;同一病种由临床诊断订正为实验室确诊,仍填写初诊的日期。诊断日期不得早于发病日期。⑦注意"报告病种"、"病例分类"和"实验室结果"间的逻辑校验。⑧订正病名:在备注项中填写订正前所报告的疾病名称。

第二,在做出乙肝、肺结核、艾滋病、血吸虫病等传染病诊断时,如已知该病例以前作出诊断并被报告过,则本年度不再进行报告;如对该病例的报告情况不清楚,或在同一年内多次接诊该病例(包括复发病例),则仅对首次就诊进行一次报告,再次就诊且诊断结果未发生变更时则不再进行报告。发现乙肝病原携带者,不要求进行网络直报。

1.3 报告方式 有网络直报条件的责任报告单位,通过网络将传染病报告卡的信息在规定时限内录入到《疾病监测信息报告管理系统》;无网络直报条件的责任报告单位,应将传染病报告卡及时报至属地代报机构(如乡镇卫生院、社区卫生服务中心或县(区)疾病预防控制机构等),由其代为进行网络报告;未及时报告(漏报或现场调查时发现)的应该随时补报,按初次报告进行报告和录入。

1.4 报告时限 责任报告单位和责任报告人发现传染病疫情时,按规定的时限报告传染病报告卡:

1.4.1 对甲类传染病和按甲类管理的乙类传染病病人、疑似病人和病原携带者,卫生部规定按甲类传染病管理的其他乙类传染病和突发原因不明的传染病,以及卫生部规定的不明原因肺炎病人,应在2小时内完成网络直报,无网络直报条件的责任报告单位应2小时内以最快方式报出传染病报告卡。

1.4.2 对其他乙类传染病病人、疑似病人,伤寒副伤寒、痢疾、梅毒、淋病、白喉、疟疾的病原携带者,卫生部决定列入乙类传染病管理的其他传染病病人、疑似病人,省级人民政府决定列入乙类传染病管理的其他地方性传染病病人、疑似病人,应在24小时内,通过网络进行信息的录入报告。无网络直报条件的责任报告单位应在24小时内报出传染病报告卡到属地疾病预防控制机构。

1.4.3 对丙类传染病病人、疑似病人,卫生部决定列入丙类传染病管理的其他传染病病人、疑似病人,省级人民政府决定列入丙类传染病管理的其他地方性传染病病人、疑似病人,其他暴发、流行或原因不明的传染病,应在24小时内通过网络进行信息的录入报告。无网络直报条件的责任报告单位应在24小时内报出传染病报告卡到属地疾病预防控制机构。

1.5 报告资料的要求 基层医疗卫生机构必须备有符合要求的门诊日志、实验室登记本、入出院登记本及传染病报告卡;医务人员必须认真填写登记。

1.5.1 门诊日志:包括姓名、性别、年龄、职业、住址、病名(诊断)、发病日期、就诊日期、诊断时间、初诊或复诊等基本项目。

1.5.2 住出院登记本:包括姓名、性别、年龄、职业、住址、入院日期、入院诊断、出院日期、出院诊断等基本项目。

1.5.3 实验室登记本：包括姓名、采样日期、送检日期、送检科室及医师、检验方法、检验结果、检验医生、检验日期、报告日期等项目。传染病类检测项目的阳性结果应进行标注并告知接诊医生。

1.5.4 上述资料及传染病报告卡至少保存 3 年。

2. 突发公共卫生事件

2.1 责任报告单位 基层医疗卫生机构负责报告辖区内发生的突发公共卫生事件相关信息。

2.2 报告内容 信息报告主要内容包括：事件名称、事件类别、发生时间、地点、涉及的地域范围、发病人数、死亡人数、主要症状与体征、可能的原因、已经采取的措施、事件的发展趋势、下步工作计划、报告单位、报告人员及通信方式等。具体内容见《突发公共卫生事件相关信息报告卡》（附表 2-3-4）。对于自然灾害、事故灾难和社会安全事件等突发事件紧急医疗救援信息可按照附表 2-3-4-12 和附表 2-3-4-13 要求进行。

2.3 报告方式、时限和程序 获得突发公共卫生事件相关信息的责任报告单位和责任报告人，应当在 2 小时内以电话或传真等方式向属地卫生行政部门指定的专业机构报告，具备网络直报条件的同时进行网络直报。不具备网络直报条件的责任报告单位和责任报告人，应采用最快的通信方式将《突发公共卫生事件相关信息报告卡》报送属地卫生行政部门指定的专业机构进行代报，代报机构应对信息进行审核，确定真实性，2 小时内进行网络直报，同时以电话或传真等方式报告同级卫生行政部门及上级专业机构；对于涉及 10 人以上人员伤亡事件的不良医疗救援信息，各地专业技术机构（通常为急救中心和医疗机构）直接报告或在收治伤员并初步确认后，应当立即向所在地卫生行政部门和上级卫生行政部门报告，并及时续报。

二、处　置

1. 病人医疗救治和管理

基层医疗机构对诊治的传染病病人要按照早发现、早报告，及时控制传播的原则，依据传染病防治法和有关规范要求，在第一时间对传染病病人、疑似病人采取治疗、隔离、接触者追踪与医学观察等措施，对突发公共卫生事件中的病、伤者进行急救，及时转诊，书写医学记录及其他有关资料并妥善保管。

1.1 传染病病人管理 要对病人和疑似病人积极做好临床治疗，对诊断或疑似诊断为传染病的患者，根据传染病防控工作要求和所患传染病的传染性、危害性、传播途径，相应地采取严格隔离、接触隔离、呼吸道隔离、肠道防护或分泌物/引流液防护措施。协助疾病预防控制机构开展标本的采集、流行病学调查工作。对患者的排泄物、分泌物、可能被污染的场所、物品以及医疗废物及污水，按规定实施消毒和无害化处置。

发现甲类传染病时，对病人、病原携带者，予以隔离治疗，隔离期限根据医学检查结果确定；对疑似病人，确诊前在指定场所单独隔离治疗；拒绝隔离治疗或者隔离期未满擅自脱离隔离治疗的，应报请当地卫生行政部门协调有关机构采取强制隔离治疗措施；对病人、病原携带者、疑似病人的密切接触者，在指定场所进行医学观察和采取其他必要的预防措施。发现乙类或者丙类传染病病人，应当根据病情采取必要的治疗和控制传播措施。要根据传染病的传播方式和传播能力采取单独隔离或分病种集中隔离措施。对于不明原因疾病要采取单独隔离措施。

遇有疑似或确诊甲类及按甲类管理的传染病死亡病例,基层医疗卫生机构应协助有关部门做好尸体的卫生学处理。

1.2 其他突发公共卫生事件病人管理　在发生需要急救的突发事件时,基层医疗卫生机构应当在第一时间对受伤的人员提供基本的医疗救护和现场救援,对就诊病人必须接诊治疗,并书写详细、完整的病历记录;对因突发公共卫生事件而引起身体伤害的病人,任何医疗机构不得拒绝接诊。

1.3 病人的转诊

1.3.1 不具备传染病救治能力或者卫生行政部门另有规定的,应当按转诊要求,及时将病人或疑似病人转诊到指定的医疗机构进行诊疗,并将病历资料复印件转至相应的医疗机构,对需要转到流出地的传染病病人做好传染病管理的交接。对于不具备转移甲类传染病人条件的社区医疗卫生机构,应通知上级医疗疾构或请当地县级卫生行政部门协调派转诊车辆转运病人。

1.3.2 转出前应当对病人进行积极救治;按有关规定,采取控制措施。

1.3.3 转诊车辆的防护要求:需要将传染病病人或疑似传染病病人进行转诊时,应当按照传染病防控工作要求使用专用车辆。转运救护车辆车载医疗设备(包括担架)专车专用,驾驶室与车厢密封隔离,车内设专门的污染物品放置区域,配备防护用品、消毒液、快速手消毒剂。

1.3.4 工作人员防护要求:医务人员应根据转运病人所患疾病相关防护要求,穿工作服、隔离衣、戴手套、工作帽、医用防护口罩;司机穿工作服、戴外科口罩、手套。医务人员、司机与传染病病人或疑似传染病病人接触后,要及时更换防护物品。

1.3.5 消毒及污染物品处理:医务人员和司机的防护,车辆、医疗用品及设备消毒,污染物品处理等按照《医院感染管理办法》、《消毒技术规范》及相关规定执行。

1.3.6 在甲类和乙类甲管的传染病病人和疑似传染病病人转诊中和转诊后,采取的消毒和个人防护措施应达到相应传染病消毒和防护标准。

当发生突发公共卫生事件时,要在伤情检查的基础上,根据伤情的严重程度,本着先重后轻的原则,分期分批地将不具备收治条件的病人转诊到上级医疗机构进行进一步治疗。必要时也可请求上级派临床专家协助治疗。

1.4 医疗废物及医源性污水处理和医院感染控制

1.4.1 医疗废物管理:基层医疗卫生机构将医疗废物分类收集到相应包装物或容器,按照《医疗废物分类目录》,对医疗废物管理进行登记,按照就近的原则将医疗废物交由医疗废物集中处置单位处置,登记资料至少保存 3 年。对于不能做到医疗废物日产日清的基层医疗卫生机构,应建立规范的医疗废物暂存场所和设施对废物暂时贮存,时间最多不得超过两天,然后由专业单位统一收集和处置。

不具备集中处置医疗废物条件的基层医疗卫生机构,应当按照当地卫生行政部门和环境保护部门的要求自行就地、及时处置产生的医疗废物,并接受监督指导。

1.4.2 医源性污水处理:基层医疗卫生机构应当对产生的污水经消毒处理,符合医疗机构水污染物排放标准方可排放。自身检测和有关部门检测资料应当存档备查。

1.4.3 医院感染的管理:各级医疗卫生机构应当建立医院感染管理责任制,制定并落实医院感染管理的规章制度和工作规范,严格执行有关技术操作规范和工作标准,有效预防和控制医院感染,防止传染病病原体、耐药菌、条件致病菌及其他病原微生物的传播。

医疗机构应当按照《消毒管理办法》,严格执行医疗器械、器具的消毒工作技术规范,并达到以下要求:

(1)进入人体组织、无菌器官的医疗器械、器具和物品必须达到灭菌水平。

(2)接触皮肤、黏膜的医疗器械、器具和物品必须达到消毒水平。

(3)各种用于注射、穿刺、采血等有创操作的医疗器具必须一用一灭菌。

(4)使用的消毒药械、一次性医疗器械和器具应当符合国家有关规定。一次性使用的医疗器械、器具不得重复使用。

2. 密切接触者和健康危害暴露人员的管理

在相关技术部门指导下,协助开展传染病接触者或其他健康危害暴露人员的追踪、查找和医学观察,对集中或居家医学观察者提供必要的基本医疗和预防服务。

对传染病病人的密切接触者,要根据有关规定,在县级疾病预防控制机构的指导下,实行集中隔离或居家隔离,对上述人员进行定期访视,及时观察并上报访视情况。对甲类和纳入甲类管理的传染病密切接触者隔离过程中要防止交叉感染。此外,还应对密切接触者做好健康教育和心理疏导,对其周围人员要进行防护知识指导,对居家消毒措施进行督导和指导。可根据条件和具体情形,采用上门指导、电话指导、网络视频指导等多种方式开展。

对其他突发公共卫生事件等造成的健康危害,要对人群进行分类管理,并进行健康指导,及时发现病情变化,及时治疗,对居家隔离场所进行无害化处理。

3. 流行病学调查

基层医疗卫生机构应配合各级疾病预防控制机构开展流行病学调查。

流行病学调查实行报告地区疾病预防控制中心负责制,及时判定可能感染的地区。注意病例的现住址或户籍所在地与报告单位所在地不同时,由病例报告地区的疾控机构进行统行病学调查,必要时与病例户籍所在地疾控机构等相关部门协同调查。

3.1 散发疫情调查　当一个地区的某种传染病的发病率呈历年的一般水平,处于散发状态时,基层医疗卫生机构应配合当地县级疾病预防控制机构开展病例流行病学调查。调查的目的是核实诊断和个案调查。通过检查病例、查阅病史及核实实验室检验结果,收集疾病特征的相应信息,排除医务人员的误诊和实验室检验的差错,为明确流行自然史提供线索。

3.1.1 收集病人的基本情况,年龄、性别、地址、职业以及发病日期,对流行做出简单描述。

3.1.2 收集病人的症状、体征和实验室资料。在调查时,如是经水或食物传播的疾病,则要询问接触的频率、时间及性质。如疾病自然史是未知的或不能做出适当定义的,则应询问有关疾病传播以及危险因子等问题。

3.1.3 根据病例的临床表现、实验室检查与流行病学资料进行综合分析做出判断。

3.1.4 在当地医疗机构和病人居住地要开展主动搜索,发现有无其他类似症状的病例。一旦有类似症状的其他病例明显增多,即预示着可能已经出现了流行或暴发。

3.1.5 按照不同病种的个案调查表开展调查,并将结果报告县级疾病预防控制机构。

3.2 聚集与暴发病例调查　如果发生传染病聚集性疫情时,基层医疗卫生机构应初步核实,按规定的时限、程序报告所在地的县(区)疾病预防控制机构,并组织人员在疾控部门的指导下进行病例的主动搜索,开展现场流行病学调查。要了解疫情发生单位的基本情况,疫情所涉及病例的临床表现及病例的三间分布,病人的接触史、旅游史,疫情发生单位周边社区成员的发病情况等。填写流行病学调查表,统计病例的三间分布、累计病例数及现患人数。核实诊断,查明传染来源和可疑传播途径(如饮食、饮水、日常生活接触等),判断密切接触者及划定疫点、疫区范围。在规定时限内写出疫情处理初次报告。

现场调查时,应当注意调查:

是否有临床症状不明显的病例,其比例是多少;

是否有些很重要、很明显的或临床上能提示某病的症状或体征存在;

是否接触过病人或高危人群,初次调查后到以后的随访、检查或血清学检查是否能再次找到病人。

3.3 突发公共卫生事件现场调查　基层医疗卫生机构发现所属区域内出现或可能出现突发公共卫生事件异常现象,要立即上报县(区)疾控部门,并派人及时到达现场了解核实情况,包括病人的数量、波及的范围、事件的性质、可能的危险因素等基本信息,填写突发公共卫生事件报告卡,撰写事件报告等,配合辖区疾病预防控制机构做好事件处置工作。

4. 疫点疫区处理

4.1 传染病处置

4.1.1 协助确定疫点、疫区范围。

4.1.2 配合专业防治机构开展主动监测,搜索疑似病例,采集标本和开展现场流行病学调查;设立传染病隔离留观室,对传染病病人、疑似传染病病人采取隔离、医学观察等措施,对密切接触者根据情况采取集中或居家医学观察;协助相关部门做好辖区内的管理;指导病人家庭消毒。做好传染病病人尸体处理。

4.1.3 按专业防治机构要求,对本辖区内病人、疑似病人、密切接触者及其家庭成员进行造册登记,为专业防治机构提供基本信息。

4.1.4 在专业防治机构的指导下,具体实施应急接种、预防性服药、现场消毒、杀虫、灭鼠以及饮食卫生、饮水卫生、环境卫生等项工作;分配发放应急药品和防护用品,并指导辖区内居民正确使用。

4.1.5 做好出院病人的随访与医疗服务工作,落实康复期病人的各项预防控制措施;协助专业防治机构做好重点管理传染病居家病例的随访工作。

4.1.6 协助县(区)疾病预防控制机构调查核实传染病预警信息,病例相关信息及疫情发展趋势等。对初步判断为疑似事件的情况,应配合县(区)疾病预防控制机构进行现场流行病学调查。

4.2 开展应急监测　当出现突发公共卫生事件时,根据事件控制的需要开展应急监测。应急事件监测以日报为主,根据设定的监测报告表,每日将事件进展情况上报。监测报告表包括收集病例信息,事件进展情况、措施落实情况等。

为最大限度降低突发、暴发疫情发生后的影响程度,基层医疗卫生机构应在疾病预防控制机构的指导下,在事件发生后的最短时间内建立应急监测,并在上级有关部门指导下开展风险管理。开展应急监测工作一定要保证信息报告的及时性、完整性和准确性。

5. 落实预防性措施

5.1 日常预防性措施

5.1.1 开展预防接种：按照上级有关部门的要求，基层医疗卫生机构应当做好预防接种工作。疫苗接种要依据接种方案实施，应遵守预防接种规范，实施安全接种。

5.1.2 协助县（区）疾病预防控制机构开展疾病预防控制工作：协助落实有关传染病预防控制规划、计划和方案的实施，特别是要做好重大传染病防控工作。协助开展流行病学调查和常见病原微生物标本的采集检测，协助开展健康教育、咨询，普及传染病防治知识。在县（区）疾病预防控制机构指导下开展传染病的监测工作。

5.2 应急预防性措施

5.2.1 协助开展人群应急接种：应急接种是在传染病流行开始或有流行趋势时，为控制疫情蔓延，对易感染人群开展的针对性预防接种活动。当所在地县级以上地方人民政府或者其卫生行政部门实施人群应急接种措施时，承担预防接种任务的基层医疗卫生机构应依据应急接种实施方案，选择适当的接种服务形式尽快开展接种工作。

5.2.2 协助开展群体预防性服药：预防性服药是对易感者采取的一种应急措施。当所在地县级以上地方人民政府或者其卫生行政部门实施人群预防性服药措施时，基层医疗卫生机构应依据实施方案，积极做好辖区范围内服药人群登记、药物分发和用药指导工作。

5.2.3 协助开展应急监测和风险排查：在疾病预防控制机构和其他专业机构指导下，基层医疗卫生机构协助开展传染病疫情和突发公共卫生事件应急监测和风险排查，收集和提供风险信息。

6. 宣传教育

基层医疗卫生机构必须贯彻"预防为主"的方针，结合当地多发传染病和突发公共卫生事件的特点，广泛、深入、持续地开展大众健康教育，提高群众健康意识和防病能力，积极参与传染病和突发公共卫生事件的防控。

6.1 建立基层医疗卫生机构防控传染病和突发公共卫生事件的健康教育制度，指定或设置专（兼）职人员负责健康教育工作，保障开展健康教育所需的场地、设备、设施，并保证正常使用。

6.2 积极宣传传染病和突发公共卫生事件防治法律、法规、规章和相关政策，协助政府有关部门和专业机构开展相关健康教育活动，引导辖区群众广泛参与健康教育活动。

6.3 健康教育内容重点

6.3.1 日常健康教育内容：协助政府有关部门和专业机构宣传普及《健康66条——中国公民健康素养读本》，开展传染病和突发公共卫生事件防控的健康教育和咨询工作，提高公众应对意识和能力。在不同季节，有针对性地开展预防传染病健康教育活动。

6.3.2 应急健康教育内容：协助政府、卫生行政部门、疾病预防控制机构以及城市街道和居民委员会、农村乡镇和村民委员会，动员居民参与社区、农村的传染病和突发公共卫生事件防控活动，指导群众以科学的行为和方式对待突发公共卫生事件。

6.4 加强重点传染病防控的健康教育。按照预防接种、艾滋病防控、结核病防控等方面工作规范要求,利用 4 月 25 日"全国儿童预防接种宣传日"、12 月 1 日"世界艾滋病日"、3 月 24 日"世界防治结核病日"等健康主题日,积极开展健康教育、咨询活动。

第四节　服务对象和服务要求

一、服务对象

服务对象为本辖区内服务人口,包括辖区内的户籍人口、常住人口、流动人口、暂住人口,以及因病在本辖区内医疗机构就医或因其他原因在本辖区内接受公共卫生服务的其他人员。

二、服务要求

1. 主要管理制度

1.1 门诊工作日志制度;

1.2 传染病预检分诊制度;

1.3 传染病疫情和突发公共卫生事件信息报告制度;

1.4 传染病病人和疑似病人转诊制度;

1.5 传染病病人和密切接触者消毒隔离制度;

1.6 传染病和突发公共卫生事件调查处置制度。

2. 考核指标

2.1 传染病疫情报告率＝报告卡片数/登记传染病病例数×100％。

登记传染病病例数:指根据医疗机构门诊日志、传染病登记本、实验室检测登记本、出入院登记本等记录,在指定时间范围内登记的病例中,凡符合传染病诊断标准或病例报告标准的病例数量。

报告卡片数:即报告病例数,指医疗机构在发现应报告的传染病病人、疑似传染病病人后,已经按照相关规定将病人、疑似病人信息通过网络直报报告至国家疾病监测信息管理系统中,或通过电话、传真、寄送等方式将传染病报告卡报告至当地县(区)疾病预防机构的病例数量。

2.2 传染病疫情报告及时率＝报告及时的病例数/报告传染病病例数×100％。

报告传染病病例数:同上述报告卡片数或报告病例数。

报告及时病例数:指在报告传染病病例中,于规定时间内完成报告的病例数量。

2.3 突发公共卫生事件相关信息报告率＝已报告的突发公共卫生事件相关信息数/应报告的突发公共卫生事件相关信息数×100％。

应报告的突发公共卫生事件相关信息数:指根据传染病病例登记或报告记录、突发公共卫生事件登记本、其他来源突发公共卫生事件相关信息,经过核查符合《国家突发公共卫生事件相关信息报告管理工作规范》报告标准的信息数量。

已报告的突发公共卫生事件相关信息数:指医疗机构在发现应报告的突发公共卫生事件相关信息后,已经按照相关规定将信息通过网络直报报告至国家突发公共卫生事件报告管理信息系统中,或通过电话、传真等方式将突发公共卫生事件相关信息报告卡报告至当地县(区)疾病预防控制机构的信息数量。

2.4 突发公共卫生事件相关信息报告及时率＝及时报告的突发公共卫生事件相关信息数/已报告的突发公共卫生事件相关信息数×100％。

已报告的突发公共卫生事件相关信息数:同上。

及时报告的突发公共卫生事件相关信息数:指在已报告的突发公共卫生事件相关信息中,于规定时间内完成报告的信息数量。

(冯子健 吴 疆 倪大新 金连梅 雷 杰 李 琦 王丽萍)

第十一章
卫生监督协管服务技术规范

第一节　概　　述

一、基　本　概　念

1. 卫生监督

指卫生行政部门执行国家法律、法规,维护公共卫生和医疗服务秩序,保护人民群众健康及其相关权益,对特定的公民、法人和其他组织所采取的能直接产生法律效果的卫生行政执法行为。

2. 卫生监督协管

指乡镇卫生院、社区卫生服务中心(站)、村卫生室等基层医疗卫生机构在卫生监督及相关公共卫生机构的指导下,协助开展巡查(访)、信息收集、信息报告、宣传指导以及调查处置等活动。

二、意义与目的

卫生监督协管服务直接关系到人民群众食品安全、医疗安全、职业安全与饮用水安全等方面,是向基层有效延伸卫生监督体系的保障,是一项惠及全体居民的基本公共卫生服务政策。卫生监督协管服务是卫生监督在基层重要的网底,依托基本公共卫生服务体系,在各乡镇、社区建立卫生监督协管制度,是建立健全基层卫生监督网络,解决基层,特别是农村卫生监督相对薄弱问题的重要措施。

通过日常巡查(访)、信息收集报告、卫生知识宣传教育、接受群众举报等卫生监督协管服务,及时发现违法违规行为,不断提高卫生监督覆盖面。采取多种方式将卫生监督末梢延伸到乡镇(社区)和广大农村地区,建立县(区)—乡镇(社区)—村(街道)卫生监督协管服务联动工作机制,从而有效发挥基层医疗卫生机构的卫生监督网络前哨作用,促进监督执法工作重心下移,使卫生监督服务更加贴近百姓,贴近广大农民和流动人口,真正做到惠及全体居民,实现人人享有卫生监督服务。

三、相关法律法规

1. 食品安全

《中华人民共和国食品安全法》、《中华人民共和国食品安全法实施条例》、《餐饮服务食品安全监督管理办法》等。

2. 职业卫生

《中华人民共和国职业病防治法》、《使用有毒物品作业场所劳动保护条例》等。

3. 饮用水卫生

《中华人民共和国传染病防治法》、《生活饮用水卫生监督管理办法》、《生活饮用水卫生标准》(GB 5749—2006)、《二次供水设施卫生规范》、《公共场所卫生管理条例》等。

4. 学校卫生

《中共中央、国务院关于加强青少年体育增强青少年体质的意见》、《学校卫生工作条例》等。

5. 非法行医和非法采供血

《中华人民共和国执业医师法》、《中华人民共和国献血法》、《医疗机构管理条例》、《乡村医生从业管理条例》、《血站管理办法》等。

四、服 务 内 容

1. 食品安全相关信息报告

1.1 按地方卫生行政部门的有关要求报告食品安全相关信息,其中,基层医疗卫生机构在发现食物中毒、食源性疾病病例(包括疑似病例)以及食品污染后应按照卫生部食品安全风险监测的有关规定报送信息。

1.2 协助开展食物中毒、食源性疾病等流行病学调查。

2. 职业卫生咨询指导

2.1 开展职业病防治宣传教育、咨询、指导;

2.2 在医疗卫生服务过程中,发现可能患有职业病的患者应进行登记,包括职业史、可能的职业病危害接触史等;

2.3 报告疑似职业病患者相关信息。

3. 饮用水卫生安全巡查

3.1 对农村集中式供水、城市二次供水和学校供水进行巡查;

3.2 开展水质抽检;

3.3 发现异常情况及时报告;

3.4 协助开展供水单位从业人员业务培训。

4. 学校卫生服务

4.1 对学校饮用水卫生和传染病防控措施落实情况开展巡访,对巡访中发现的问题及时报告;

4.2 掌握学校基本情况;

4.3 协助开展相关卫生知识宣传及培训。

5. 非法行医和非法采供血信息报告

5.1 开展巡访;

5.2 相关违法信息及查处效果报告。

五、服务对象与服务要求

1. 服务对象

辖区内居民。

2. 服务要求

2.1 卫生监督协管服务职能定位 卫生监督协管服务是广大城乡居民充分享有卫生监督服务的有力保障,其功能主要是协助县(区)卫生监督机构对相关机构和场所开展巡查(访)、报告等工作,及时发现公共卫生方面的安全隐患和问题,做到"早发现、早报告、早消除",以便有效保障辖区居民的健康权益。

2.2 卫生监督协管工作要求

2.2.1 在卫生监督等机构的指导下开展日常巡查(访)工作,完成巡查(访)工作任务(日或月工作量),提出卫生监督工作建议。

2.2.2 负责接受辖区内群众的投诉举报,及时将相应的信息上报当地卫生行政部门及卫生监督机构。

2.2.3 负责辖区内卫生相关违法案件信息的收集、报告工作,并协助开展调查处置工作。

2.2.4 负责辖区内卫生法律法规和卫生常识的宣传,并开展居民咨询、指导工作。

2.2.5 基层医疗卫生机构要建立健全和落实卫生监督协管服务有关工作制度,明确责任分工,指定专职或兼职的卫生监督协管人员负责按照国家法律法规及相应的工作规范开展卫生监督协管服务。

2.2.6 基层医疗卫生机构承担卫生监督协管服务工作的人员要按照国家法律、法规及有关规范的要求提供卫生监督协管服务,及时做好内容完整、真实准确、书写规范的工作记录。

六、队 伍 管 理

1. 机构设置

有利于卫生监督网络延伸到城市社区、农村乡镇基层,采取在社区卫生服务中心和乡镇卫生院设置卫生监督协管室(办)等形式,开展辖区卫生监督协管工作。

2. 人员配备

社区卫生服务中心和乡镇卫生院应设置卫生监督协管人员岗位。有条件的地区可以建立专职的卫生监督协管员制度,设立专职卫生监督协管员岗位,并纳入编制规划。村卫生室应至少指定1名医务人员承担卫生监督协管工作。鼓励基层医疗卫生机构医务人员广泛参与卫生监管服务工作。

3. 卫生监督协管人员应具备基本条件

3.1 热爱祖国,热爱人民,热爱卫生监督事业,遵纪守法、诚实守信。

3.2 具有医疗、卫生专业中专及以上学历或已取得医(技)士以上专业技术任职资格(乡村医生应取得乡村医生执业证书)。

3.3 身体健康,具备较好的沟通能力和文字能力。

4. 卫生监督协管人员岗位责任

4.1 根据卫生监督协管工作职责,将具体工作职能、工作范围、工作内容、工作标准、目标要求分解到每位工作人员,做到岗位清楚、任务明确、责任到人。

4.2 明确每项工作的标准及时限、履行职责的具体要求。

4.3 严格遵守本岗位工作程序和工作纪律,遵守卫生监督协管的各项规章制度,对工作认真负责。

4.4 认真学习本岗位所涉及法律法规,刻苦钻研业务知识,熟练掌握专业技能,善于借鉴利用先进技术和方法,不断改进工作质量。

4.5 履行岗位职责和完成工作任务的情况实行定期考核与年终考评制度,对在工作中取得成绩的人员实行精神和物质的奖励,对未完成本职工作或违反纪律制度的人员给予批评、处分等,直至解聘。

5. 卫生监督协管人员工作职责

5.1 宣传卫生法律、法规、规章和卫生常识。

5.2 开展食品安全相关信息报告、职业卫生咨询指导、饮用水卫生安全巡查、学校卫生服务、非法行医和非法采供血信息报告等工作。

5.3 督促卫生管理相对人贯彻执行卫生法律、法规和规章。

5.4 协助卫生监督员开展卫生监督工作。

5.5 按时参加卫生监督及相关公共卫生机构召开的会议和举办的培训班。

5.6 按时完成上级有关部门交办的其他卫生工作任务。

6. 卫生监督协管人员廉洁自律规定

6.1 不得擅自对管理相对人进行行政处罚,不得私自收缴罚没款和物品。

6.2 不得泄露应属保密的有关事项,保护患者隐私。

6.3 不得对管理相对人吃、拿、卡、要,或以被举报事项要挟管理相对人。

6.4 不得对管理相对人进行打击报复。

6.5 不得有其他违法行为。

7. 卫生监督协管人员业务培训

由卫生行政部门统一组织,卫生监督等机构协助实施,对已配备的卫生监督协管员实行岗前集中培训和年度在职培训,内容涉及相关卫生法律法规、卫生标准规范和廉政教育。岗前集中培训的教学时间不得少于 20 个学时。

七、管 理 制 度

1. 卫生监督协管投诉接待制度

1.1 认真做好人民群众投诉接待工作,详细记录所反映的问题。

1.2 及时将相关的投诉信息报告当地卫生行政部门及卫生监督机构。

2. 卫生监督协管案件交接制度

所属辖区内一旦发生卫生违法案件,应尽可能将与案件有关的信息及时报告卫生监督机构或当地卫生行政部门。

3. 卫生监督协管档案管理制度

下列文件应作为卫生监督协管工作档案管理:

(1)上级卫生行政部门和卫生监督机构等下发的文件。

(2)卫生监督协管年度工作计划、总结、情况汇报、检查安排、其他专项工作小结及图片资料等。

(3)召开或参加各类工作会议的记录。

(4)每年报送的卫生监督协管工作信息汇总表。

(5)开展卫生法律法规宣传活动的计划、总结、宣传资料、工作记录及图片影像资料;参加培训活动课件、学习笔记。

4. 卫生监督协管检查考核及奖惩制度

4.1 卫生监督协管工作实行业务考核,考核结果作为核拨经费补助的重要依据。

4.2 对考核优秀的卫生监督协管员予以奖励。

八、工 作 保 障

1. 行政保障

1.1 县级以上卫生行政部门要建立健全卫生监督协管服务工作机制,加强协调,强化人员培训,组织卫生监督及相关公共卫生机构指导基层医疗卫生机构为辖区居民提供卫生监督协管服务,并加强对实施情况的指导与考核,要为基层医疗卫生机构开展卫生监督协管服务创造良好的工作条件。

1.2 县(区)卫生监督机构可采用在乡镇、社区设置派出机构或派出人员等多种方式,加强对基层医疗卫生机构开展卫生监督协管服务的指导、培训并参与考核评估。

2. 条件保障

2.1 社区卫生服务中心、乡镇卫生院应设置卫生监督协管办公用房,根据辖区管理区域范围、工作量配备必要的交通工具。

2.2 设备配备:电脑 1 台(含打印机)、照相机 1 台、电话 1 部,配备与工作相适应的桌、椅及文件档案柜等。

2.3 与开展工作相适应的食品安全、饮用水、公共场所、学校卫生等现场快速检测与标本采送样设备。

九、考 核 指 标

1. 卫生监督协管信息报告率＝报告的事件或线索次数/发现的事件或线索次数×100％。

注:报告事件或线索包括食品安全、职业卫生、饮用水卫生安全、学校卫生、非法行医和非法采供血。

2. 协助开展的饮用水卫生、学校卫生、非法行医和非法采供血实地巡查(访)次数。

第二节　流程图及说明

一、食品安全信息报告

1. 食品安全相关信息报告流程图(图 11-1)

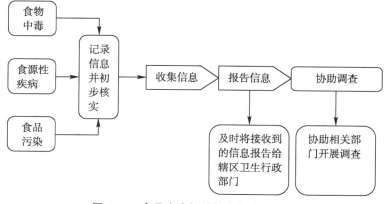

图 11-1　食品安全相关信息报告流程图

2. 流程内容说明

2.1 收集信息　收集已确认或疑似食物中毒等食品安全相关信息，及时做好信息记录，并初步核实相关信息。

2.2 报告信息　在对食品安全相关信息进行初步核实后应立即通过电话或者其他方式报告给辖区卫生行政部门。

2.3 协助相关部门开展食源性疾病流行病学调查。

二、职业卫生咨询指导

1. 职业卫生监督协管服务流程图（图 11-2）

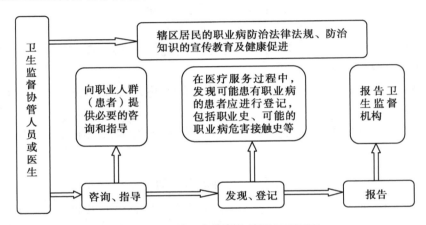

图 11-2　职业卫生监督协管服务流程图

2. 流程内容说明

2.1 宣传教育、咨询、指导　开展对辖区居民和就诊人员的职业病防治宣传教育、咨询、指导。

2.2 报告信息

2.2.1 结合临床病史，对可能患有职业病的患者询问职业史和职业病危害接触史，建议到职业病防治机构进一步就诊。

2.2.2 做好信息登记。

2.2.3 向辖区卫生监督机构报告。

三、饮用水卫生安全巡查

1. 饮用水卫生监督协管服务流程图（图 11-3）

2. 流程内容说明

2.1 通过巡查掌握本底　掌握农村集中式供水单位、城市二次供水单位和城乡学校供水单位等的基本情况。在需要时可协助卫生监督员迅速到达现场、联系各单位负责人或管水责任人。

2.2 定期巡查

每年协助卫生监督机构对农村集中式供水单位、城市二次供水单位和城乡学校供水至少开展 2 次巡查，同时对设施出口水和龙头水进行现场检测，每个供水设施检测

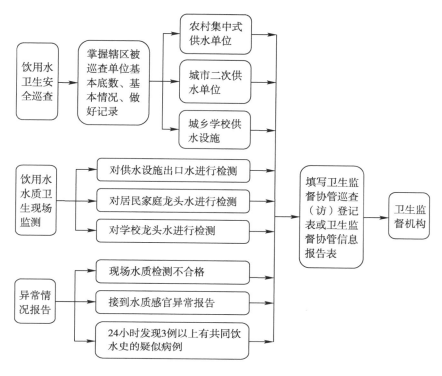

图 11-3　饮用水卫生监督协管服务流程图

不少于 1 件。现场检测项目包括感官性状（臭和味、肉眼可见物）、pH、消毒剂余氯测定等。

　　按照卫生监督机构要求，每季度对 5 户社区居民家庭龙头水水质进行现场检测。现场检测项目包括感官性状（臭和味、肉眼可见物）、pH、消毒剂余氯测定等。

　　将巡查结果和检测结果填写在《卫生监督协管巡查（访）登记表》（其中现场快速检测结果填写在"巡查地点与内容"栏）中，定期上报辖区卫生监督机构。

　　2.3 异常情况报告　发现现场水质检测不合格、接到水质异常反映、24 小时内出现 3 例以上可能有共同饮水史有关的疑似病例，填写《卫生监督协管信息报告登记表》，立即报告辖区卫生监督机构。

四、学校卫生服务

1. 学校卫生监督协管服务流程图（图 11-4）

2. 服务流程内容说明

　　2.1 信息收集与上报　掌握学校基本情况，根据巡访内容填写《卫生监督协管巡查（访）登记表》及《卫生监督协管信息报告登记表》，协助卫生监督机构做好其他信息报告工作。

　　2.2 宣传、培训　协助学校开展宣传培训工作，整理相关工作记录。

　　2.3 巡访　对学校饮用水卫生和传染病防控措施落实情况开展巡访，协助卫生监督机构指导学校建立健全各项学校卫生制度并督促学校落实。

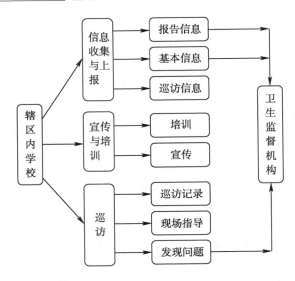

图 11-4 学校卫生监督协管服务流程图

五、非法行医和非法采供血信息报告

1. 非法行医和非法采供血信息报告服务流程图（图 11-5）

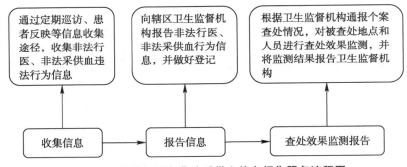

图 11-5 非法行医和非法采供血信息报告服务流程图

2. 服务流程内容说明

2.1 收集信息 通过定期巡访、患者反映（问诊）等信息收集途径,收集非法行医和非法采供血违法行为信息。

2.2 报告信息 发现非法行医和非法采供血行为时,立即向辖区卫生监督机构报告。

2.3 查处效果监测信息报告 根据卫生监督机构通报违法行为查处情况,对查处效果进行监测,将监测结果报告辖区卫生监督机构。

第三节 卫生监督协管适宜技术

一、食品安全相关信息报告

1. 服务对象

辖区内居民。

2. 收集食物中毒、食源性疾病(包括疑似病例)**以及食品污染的相关信息**

2.1 信息主要来源

2.1.1 诊疗医生接诊报告的信息。初诊医生要在诊疗过程中询问进食情况,发现食源性或疑似食源性病人后,通报卫生监督协管人员;

2.1.2 发生单位与食品生产经营单位报告的信息;

2.1.3 公众举报信息;

2.1.4 媒体报道信息。

2.2 信息收集方式与内容

2.2.1 做好信息记录,尽可能记录下列内容:

(1)发生食品安全事故的单位、地址、电话;

(2)事故发生或食品安全事故病人发病的时间、发病人数、死亡人数;

(3)可疑引发事故的食品品种及进食时间、进食人数;

(4)病人主要症状表现、就诊或所处地点、救治措施及病人情况;

(5)信息报告人员和卫生监督协管员的通信方式。

2.2.2 通知事发相关单位和医疗服务机构保护事故现场、留存病人粪便和呕吐物及可疑引发事故的食物以备取样送检。

2.2.3 对公众举报信息和媒体报道信息进行现场核实。

3. 食品安全相关信息报告

对事故进行初步核实后,应在 2 小时内将事故相关信息通过电话等方式报告给辖区卫生行政部门,同时填写《卫生监督协管信息报告登记表》(详见附表 2-4-1)。

对需紧急报告的要求如下:

3.1 紧急报告范围、标准及方式

3.1.1 凡中毒人数超过 30 人及以上或死亡 1 人及以上的。

3.1.2 凡事故发生在学校、幼儿园、建筑工地等集体单位及地区性或全国性重要活动期间且一次中毒人数 5 人以上的。

3.2 紧急报告的方式及时限 在对事件初步核实后,立即采用电话和传真形式报告辖区卫生行政部门。

3.3 紧急报告内容 发生时间、发生地点、暴露人数、发病人数、死亡人数、主要的临床症状及严重程度、可能引发原因、已采取的措施、报告单位、报告人员及联系方式等。

4. 协助调查

帮助食品安全事故调查处理部门查找涉及食品安全事故的相关人员及可疑肇事单位的地理位置,并做好下列工作:

4.1 协助开展事故现场流行病学调查;

4.2 协助对可疑食品生产经营情况开展现场卫生学调查;

4.3 协助监控食品控制措施的执行情况,发现异常及时报告。

二、职业卫生咨询指导

1. 服务对象

辖区内居民、企业工人和就诊人员。

2. 职业病防治宣传教育、咨询、指导

在社区卫生服务中心、乡镇卫生院开展职业病防治法律法规和防治知识的宣传教育,提高居民和企业工人的职业病防治法律和自我保护意识,普及职业病防治知识。

2.1 门诊职业健康教育、咨询、指导

2.1.1 工作内容:门诊职业健康教育、咨询、指导主要指由医务人员开展的针对就诊者的个体化职业健康教育、咨询、指导。

2.1.2 方法和程序:对从事接触职业病危害作业的就诊者,结合本次就诊者的目的,有针对性进行职业健康教育、咨询及指导,内容包括其所从事的职业可能导致的职业病、主要临床症状及表现、如何采取预防保护措施、如何进行职业健康体检、职业病诊断及劳动者依法享有的职业卫生保护权利等。指导时间不少于5分钟。职业健康教育或指导的主要内容均应记录在就诊者的诊疗记录中,如应记录职业健康教育题目和重点讲解的内容小标题。

2.2 职业病防治宣传

2.2.1 充分利用社区卫生服务机构内设置的卫生宣传栏,包括卫生墙报、宣传橱窗和流动宣传展板等宣传辖区内存在的常见职业病危害知识,内容要精练、通俗易懂,可请辖区卫生监督机构提供业务支持。

2.2.2 结合每年《职业病防治法》宣传周及法制宣传日活动,配合辖区卫生监督机构采取向社区职业人群发放宣传传单、小册子、小折页和张贴宣传画等形式,集中开展职业病防治知识宣传。在有条件的地方,还可以利用触摸式电子屏幕、闭路电视、宽带网等现代媒体开展职业健康知识的普及活动。

3. 可能患有职业病的患者的登记和报告

3.1 可能患有职业病的患者登记、报告的内容　姓名、性别、年龄、身份证号、工作单位、工种、职业史、职业病危害接触史、可能患有的职业病名称、患者及工作单位联系方式等(表11-1)。

表 11-1　可能患有职业病的患者登记与报告记录表

姓名	性别	年龄	身份证号	工作单位	工种	接触职业病危害因素及时间	可能患有的职业病名称	工作单位电话	患者电话	接报方单位、接报人姓名、电话	报告人	报告日期

3.2 可能患有职业病的患者报告的方法　采用电话报告或书面报告形式。

3.3 可能患有职业病的患者报告的程序

第一步:发现可能患有职业病的患者后,做好登记,并向卫生监督机构报告。

第二步:告知患者到有资质的职业病健康检查机构进行规范体检,以进一步确诊。

三、饮用水卫生安全巡查

1. 服务对象

辖区内居民。

2. 饮用水卫生安全协管

2.1 巡查内容

2.1.1 农村集中式供水单位

2.1.1.1 农村集中式供水,是指农村地区从水源集中取水,经统一净化处理和消毒后,通过输配水管网送到用户或公共取水点的供水方式。为用户提供日常饮用水的供水站和为公共场所、居民社区提供分质供水也属于集中式供水。农村集中式供水单位主要有乡镇水厂、村供水设施、企事业单位建设的公共供水设施。

2.1.1.2 巡查内容:查看水源(自备井井口;河流、湖泊的取水口)周围 100m 内是否有旱厕、渗水坑和畜禽养殖场、垃圾堆、化粪池、废渣和污水渠道。查看水泵房、蓄水池、沉淀池周围 30m 内是否有旱厕、渗水坑和畜禽养殖场,垃圾堆、化粪池、废渣和污水渠道。

2.1.2 城市二次供水单位

2.1.2.1 二次供水是指集中式供水在入户前经再度存储、加压和消毒或深度处理,通过管道或容器输送给用户的供水方式。

2.1.2.2 巡查内容:查看水箱周围 10m 内是否渗水坑、化粪池、垃圾堆等污染源。查看是否有水箱定期清洗消毒记录。

2.1.3 城乡学校供水设施

2.1.3.1 学校内集中式供水设施巡查内容:查看水源(自备井井口)周围 100 米内是否有旱厕、渗水坑和畜禽养殖场、垃圾堆、化粪池、废渣。查看水泵房、蓄水池、沉淀池周围 30m 内是否有旱厕、渗水坑和畜禽养殖场,垃圾堆、化粪池、废渣。

2.1.3.2 学校内二次供水单位巡查内容:查看水箱周围 10m 内是否渗水坑、化粪池、垃圾堆等污染源。查看是否有水箱定期清洗消毒记录。

2.2 水质检测

2.2.1 采样要求

2.2.1.1 集中式供水取水点:设在水质消毒设备出水端最近的出水口处,采样时应先打开取水口龙头放水 1～3 分钟至水质变清后采样。

2.2.1.2 二次供水取水点:设在蓄水池或水箱出水口处,采样时应先打开取水口龙头放水 1～3 分钟至水质变清后采样。

2.2.1.3 居民家庭龙头水取水点:设在居民家中厨房的水龙头处(不要选择安装家用水质处理器后的水样),采样时应先打开龙头放水 1～3 分钟至水质变清后采样(放水过程可让居民自备容器接水,避免浪费)。

2.2.1.4 学校龙头水取水点:设在学校常用取水(自来水、井水)龙头处,采样时应先打开龙头放水 1～3 分钟至水质变清后采样。

2.2.2 检测工具及方法

2.2.2.1 每次检测前携带检测工具,包括采样瓶(250ml 锥形瓶,没有锥形瓶的可用其他无色透明的洁净容器代替)、pH 试纸、余氯比色盒。

2.2.2.2 检测方法:用采样瓶接取 100ml 以上水样,将水样摇匀在光亮处迎光观察,有无肉眼可见物(如泥沙、悬浮颗粒、藻类、线虫等);直接从瓶口闻水的气味,用适当文字描述(如无异味、腥味、土臭味、铁锈味等);用 pH 试纸蘸取水样,显色后用比色卡比色读数;将比色片插入到比色皿宽池前面的槽内,窄池和宽池中均加水样至刻度线处,将一粒试剂放入窄池中,加盖,上下摇动待试剂溶解后,在 3 分钟后从正面观察,用白色镂空尺找出与比色片相同或相近的色阶,该色阶上的读数即为水样中游离余氯的含量(mg/L)(实际操作步骤以仪器所配说明书为准)。

2.2.3 正常值

2.2.3.1 肉眼可见物:不得有肉眼可见物。

2.2.3.2 臭和味:不得有异味。

2.2.3.3 pH:城镇应在 6.5 至 8.5 之间,农村应在 6.5 至 9.5 之间。

2.2.3.4 游离氯:集中式供水设施出口水≥0.3mg/L;龙头水≥0.05mg/L。

2.3 异常情况报告

2.3.1 现场水质检测过程中,发现任意 1 件水样的任何指标出现不合格,及时报告卫生监督机构。报告内容包括被检测单位名称、地点,检测水样种类,检测不合格项目。

2.3.2 日常巡查中发现或接到群众反映,水质感官出现异常(异色、异味、异物、温度异常)的报告时,应立即报告卫生监督机构。对群众反映的水质异常,应在报告后前往现场进行核实。报告内容包括,出现水质异常的单位名称、地址、水质异常的表现,影响范围,有无人员发病。

2.3.3 基层医疗卫生机构接诊在 24 小时内有 3 例以上可能与共同饮水史有关的集中病例时,立即报告卫生监督机构。

四、学校卫生服务

1. 学校卫生服务对象

辖区范围内学校。

2. 学校卫生监督协管

2.1 信息收集工作

2.1.1 内容(详见学校基本信息登记表)

2.1.1.1 基本信息

(1)基本情况:学校名称、地址、学校卫生负责人员、联系方式、学生总数等;

(2)校内辅助设施:学生集体食堂、洗浴场所、游泳馆等;

(3)饮用水:供水方式,如市政供水、二次供水、自建集中式供水、分散式供水等;

(4)教学环境、生活设施:教室、宿舍间数、教室人均面积等;

健康管理:卫生室、保健室设置、卫生专业人员配备等。

2.1.1.2 现场巡访信息:巡访中要做好记录,针对发现的问题要填写《卫生监督协管巡查(访)登记表》。

2.1.2 方法

2.1.2.1 协管员初次对学校巡访需填写《学校基本信息登记表》(由卫生监督机构提供,由学校填写),一式三份,一份由协管员自行存档,一份交卫生监督机构,一份学校存档。每年秋季开学及时更新学校基本信息。

2.1.2.2 协管员巡访时填写《卫生监督协管巡查(访)登记表》,发现问题填写《卫生监督协管信息报告登记表》，及时报告卫生监督机构。

2.2 学校卫生工作宣传与培训工作

2.2.1 内容

2.2.1.1 协助学校开展学校传染病防控、饮用水安全等学校卫生相关知识宣传；

2.2.1.2 协助卫生监督机构给学校发放卫生相关知识宣传品；

2.2.1.3 在传染病高发季节协助卫生监督机构及学校开展有针对性的传染病预防知识宣传；

2.2.1.4 协助学校开设学校卫生相关知识宣传栏；

2.2.1.5 协助卫生监督机构开展学校卫生工作培训。

2.2.2 方法

2.2.2.1 通过校园广播、知识竞赛、健康教育课、讲座、多媒体播放、健康咨询、板报设立和发放宣传品等方式协助开展宣传教育工作；

2.2.2.2 协助卫生监督机构组织辖区内学校相关工作人员参加学校卫生工作培训。

2.3 巡访工作

2.3.1 内容

2.3.1.1 学校生活饮用水主要巡访内容：参照饮用水卫生协管技术规范。

2.3.1.2 学校传染病防控工作主要巡访内容：

(1)卫生防病管理组织的设立情况；

(2)传染病管理制度的建立；

(3)突发公共卫生事件应急预案的建立；

(4)专人负责传染病疫情等突发公共卫生事件工作的落实；

(5)疫情信息上报情况；

(6)晨检情况登记；

(7)学生病假与患病情况登记；

(8)小学新生入学预防接种证(卡)查验登记。

2.3.2 方法：协管员第一次巡访时联系辖区卫生监督机构，巡访人员在监督员带领下共同开展巡访工作，以后每年按照卫生监督机构的要求于春季、秋季开学第一个月内自行对本辖区内中小学校卫生工作开展巡访。

2.3.2.1 现场询问、查看、查阅相关资料并填写巡查(访)登记表[附表 2-4-2 卫生监督协管巡查(访)登记]。

2.3.2.2 针对巡访中发现的问题及时告知校方、指导改正，做好记录并定期回访，同时将相关情况上报卫生监督机构。

表 11-2　学校基本信息登记表

报告单位(公章)：　　　　　　　报告人：　　　　　　　报告日期：　年　月　日

<table>
<tr><td colspan="6">一、基本情况</td></tr>
<tr><td>学校名称(注册全称)</td><td colspan="5"></td></tr>
<tr><td>学校地址</td><td colspan="5"></td></tr>
<tr><td>学校类别</td><td colspan="5">1. 初等教育□;2. 中等教育□;3. 高等教育□;4. 其他(指中、小学一体化办学等综合性学校)□</td></tr>
<tr><td>办学性质</td><td colspan="5">1. 公办□;2. 民办□;3. 其他(指港、澳、台和外资办学)□</td></tr>
<tr><td>组织机构代码</td><td></td><td>经济类型代码</td><td></td><td>行政区划代码</td><td></td></tr>
<tr><td>法定代表人或负责人</td><td></td><td>身份证号码</td><td></td><td>教职员工数</td><td></td></tr>
<tr><td>卫生负责人</td><td></td><td>联系电话</td><td></td><td>住宿学生总数</td><td></td></tr>
<tr><td>学生总数</td><td></td><td>男生数</td><td></td><td>女生数</td><td></td></tr>
<tr><td colspan="6">二、校内辅助设施数</td></tr>
<tr><td>学生集体食堂</td><td></td><td>洗浴场所</td><td></td><td>游泳场馆</td><td></td></tr>
<tr><td>体育馆</td><td></td><td>图书馆(阅览室)</td><td></td><td>学生厕所(蹲位)</td><td></td></tr>
<tr><td colspan="6">三、饮用水</td></tr>
<tr><td>供水方式</td><td colspan="5">市政供水□;二次供水□;自建集中式供水□;分散式供水□;其他(标注)□</td></tr>
<tr><td>二次供水</td><td colspan="5">水箱__个;加盖加锁:是□　否□;水箱设施定期清洗消毒记录:有□　无□</td></tr>
<tr><td>水源周围 30m 内污染</td><td colspan="2">有□　无□</td><td>提供饮水方式</td><td colspan="2">开水□;桶装水□;其他分质供水□;其他□</td></tr>
<tr><td>年度水质检测</td><td colspan="2">次/年　无□</td><td>水质检测报告</td><td colspan="2">合格□　　不合格□</td></tr>
<tr><td colspan="6">四、教学环境、生活设施</td></tr>
<tr><td>教室总数(间)</td><td colspan="2"></td><td>学生宿舍(间)</td><td colspan="2"></td></tr>
<tr><td>教室人均面积(小学≥1.15m², 中学≥1.12m²)</td><td colspan="2">全部达标□;部分达标□,其中未达标__间</td><td>窗户采用无色透明玻璃</td><td colspan="2">全部达标□;部分达标□,其中未达标__间</td></tr>
<tr><td>教室墙面和顶棚为白色或浅色</td><td colspan="2">全部达标□;部分达标□,其中未达标__间</td><td>男女生宿舍分区或分单元设置</td><td colspan="2">是□　否□</td></tr>
<tr><td>住宿学生一人一床</td><td colspan="2">全部达标□;部分达标□,其中未达标__间</td><td>学生宿舍设有厕所、盥洗设施</td><td colspan="2">是□　否□</td></tr>
<tr><td colspan="6">五、健康管理</td></tr>
<tr><td>设立卫生室(校医院)</td><td>是□　否□</td><td>配备卫生专业人员</td><td>____名;无□</td><td>开设健康教育课</td><td>是□　否□</td></tr>
<tr><td>设立保健室</td><td>是□　否□</td><td>配备专兼职保健教师</td><td>____名;无□</td><td>卫生应急预案</td><td>有□　无□</td></tr>
<tr><td>建立学生健康档案</td><td>是□　否□</td><td>参加年度体检学生数</td><td>____名;无□</td><td>传染病疫情报告人</td><td>有□　无□</td></tr>
</table>

监督员/监督协管员审核：　　　　　　　　　　　审核日期：___年___月___日

填写说明：

1. 全国范围内,小学及小学以上学校应填写本表。同一学校有两个以上办学地点的,应分别填写。

2. 报告单位为被监督学校,监督员/监督协管员要进行审核。

3. 对照表内项目,按照学校实际情况如实填写。对已填报信息表的学校,信息内容有变动的必须填报。

4. 统计时间为本学年。

5. 学生集体食堂、洗浴场所、游泳场馆等以相关许可证为户数依据,无相关许可证以独立建筑物为户数依据。

6. 自建集中式供水:除城建部门建设的自来水厂外,由各单位自建的集中式供水方式。

五、非法行医和非法采供血信息报告部分

1. 服务对象

辖区内居民。

2. 非法行医和非法采供血信息报告

2.1 收集信息　收集非法行医和非法采供血违法行为信息,非法行医重点收集非法行医地点、开诊时间段、是否有诊疗行为、是否有诊疗标识等相关信息;非法采供血重点收集非法采供血单位、地点,非法采供血行为等信息。信息收集途径主要有:

2.1.1 定期对辖区内非法行医、非法采供血开展巡访,收集相关信息。

(1)巡访辖区内是否有挂有医疗服务招牌、灯箱等涉嫌无证行医的场所。

(2)对卫生监督机构通报的非法行医重点地区或个案进行巡访。

2.1.2 提供日常公共卫生服务工作中发现非法行医和非法采供血行为或线索的,收集相关信息。

2.1.3 可以通过与患者交流,获得非法行医和非法采供血违法行为线索;或接到社区服务居民反应的非法行医和非法采供血行为线索,收集相关信息。

2.2 报告信息　发现非法行医和非法采供血行为,立即向辖区卫生监督机构报告,并按要求填写《卫生监督协管信息报告登记表》。

2.3 查处效果监测信息报告　卫生监督机构查处非法行医案件后,将个案查处情况通报基层医疗卫生机构,由基层医疗卫生机构对被查处的非法行医点和人员进行监测并做好记录,并向交办的卫生监督机构报告监测信息。发现再次非法行医的,按要求填写《卫生监督协管信息报告登记表》。未发现非法行医行为的,按照要求填写《卫生监督协管巡查(访)登记表》。

（卢　江　戴金增　陈　刚　张坤海）

第十二章
中医药技术规范

第一节　0～6岁儿童中医健康管理技术规范

一、儿童中医健康管理服务要求

1. 开展儿童中医健康管理的乡镇卫生院、社区卫生服务中心应当具备儿童中医健康管理所需的基本设备和条件。

2. 从事儿童中医健康管理工作的人员应为接受过儿童中医保健知识技术培训的中医类别医师或其他类别医师。

3. 要加强宣传，告知服务内容，提高服务质量，使更多的儿童家长愿意接受服务。

4. 儿童健康管理服务在时间上可以与预防接种程序时间相结合。

5. 每次服务后及时记录相关信息，纳入儿童健康档案。

二、儿童中医健康管理程序

根据各试点地区实际情况，各地区可结合预防接种程序的时间要求，至少在6个月至1岁期间、1岁至3岁期间、3岁至6岁期间各进行一次中医健康指导（至少3次），主要内容为：

1. 运用中医四诊合参方法对儿童健康状态进行辨识，以望诊为主；

2. 提供儿童饮食调养、起居活动等指导，传授足三里、涌泉等常用穴位按揉、腹部推拿、捏脊等适宜居民自行操作的中医技术；

3. 对各年龄段儿童常见疾病或潜在因素有针对性地提供中医干预方案或给予转诊建议；

4. 记录在健康档案中。

图12-1和图12-2为0～36个月儿童和3～6岁儿童中医健康管理可以选择的时间以及服务的基本流程。

三、儿童中医诊断方法

儿童中医诊法包括望、闻、问、切等四诊，根据儿童的生理特点，以望诊为主。

1. 望面色

儿童正常面色为红润有光泽。面色萎黄，多为脾虚；面色苍白，多为血虚或寒证；面色发红，多为热证。若眼周发暗、面部有白斑为异常。

若面呈青色，多为寒证、痛证、瘀证或惊风先兆，建议转诊。

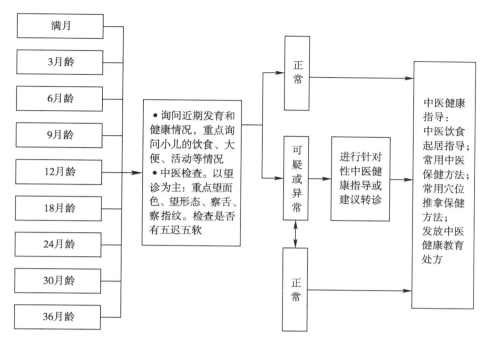

图 12-1　0～36 个月儿童中医健康管理服务规范流程图

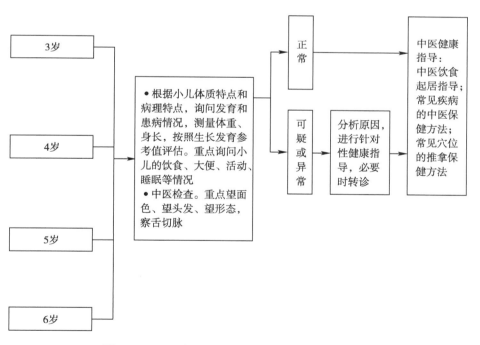

图 12-2　3～6 岁儿童中医健康管理服务规范流程图

2. 望形态

望形态包括望形体和望动态,即观察儿童形体的胖瘦强弱和动静姿态。重点察看以下几方面:

2.1 囟门　前囟 1 岁半前闭合为正常。若前囟迟闭、突起、凹陷均为异常。

2.2 头发　头发柔润光泽为正常。若头发稀疏、干枯、脱落、有枕秃为异常。

2.3 体态　姿态活泼、胖瘦适中为正常。若多动不宁或蜷曲少动、形体消瘦或肥胖为异常。

3. 察舌

舌体柔软,伸缩自如,舌质淡红润泽,舌苔薄白为正常。若舌质红、淡白胖大、紫黯有瘀斑,舌苔黄、厚腻、剥脱为异常。

4. 察指纹

3 岁以下小儿须察指纹。小儿指纹是指示指桡侧的浅表静脉。指纹分三关:自虎口向指端,第 1 节为风关,第 2 节为气关,第 3 节为命关(图 12-3)。

看指纹时应将小儿抱于光亮处,医生用左手示指、中指固定患儿腕关节,拇指固定其示指末端,用右手拇指在小儿示指桡侧命关向风关轻轻推几次,使指纹显露。正常小儿的指纹为淡紫隐隐,风关以内。若指纹淡红、青紫,达气关以上,推之涩滞为异常。若指纹达命关,而非一向如此,则提示病情危重。

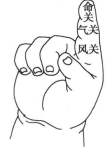

图 12-3　小儿指纹

5. 察大便

正常儿童的大便应该是色黄而干湿适中,日行 1～2 次。对婴儿而言,母乳喂养,大便呈卵黄色,稠而不成形;牛奶、羊奶喂养,大便呈淡黄白色,质地较硬,有臭味,1 日 3 次左右,均属正常。

若大便干结成球,排便困难,数日一行,或大便清稀,夹有未消化食物或黏液,一日数次,均为异常。

四、儿童日常中医保健知识

小儿处于不断的生长发育过程中,五脏六腑的功能不够完善,尤其表现为肺、脾、肾三脏不足,较成年人容易患病,因此应加强儿童日常保健。

1. 0～3 岁儿童日常保健

1.1 饮食调养

1.1.1 婴幼儿脾胃功能较薄弱,食物宜细、软、烂、碎,营养均衡。

1.1.2 养成良好饮食习惯,避免偏食、纵儿所好,乳食无度。

1.2 起居调摄

1.2.1 婴儿衣着要宽松,不可紧束而妨碍气血流通,影响骨骼发育。婴幼儿衣着应寒温适宜,避免过暖。

1.2.2 婴幼儿要有足够的睡眠,注意逐步形成夜间以睡眠为主、白天以活动为主的作息习惯。

1.2.3 经常带孩子到户外活动,多晒太阳,增强体质,增加对疾病的抵抗力。

2. 4～6 岁儿童日常保健

2.1 饮食调养

2.1.1 食物品种应多样化,以谷类为主食,同时进食牛奶、鱼、肉、蛋、豆制品、蔬菜、水果等多种食物,注意荤素搭配。

2.1.2要培养小儿良好的饮食习惯,进餐按时,相对定量,不多吃零食,不挑食,不偏食。培养独立进餐的能力。

2.2 起居调摄

2.2.1 养成良好的生活习惯,包括作息规律,定时排便。

2.2.2 根据气温变化,及时增减衣服。遵循古训"四时欲得小儿安,常要三分饥与寒"。

2.3 运动保健

2.3.1 保证每天有一定时间的户外活动,接受日光照射,呼吸新鲜空气。

2.3.2 加强锻炼,适当运动,如跳绳、拍球等。

3. 儿童饮食宜忌

3.1 大便干结　宜进食绿色蔬菜(芹菜、白菜、萝卜等)、水果(香蕉、苹果、火龙果等)、粗粮(玉米、燕麦等);忌食香燥、煎炸、辛辣、油腻食品。

3.2 腹泻　宜进食薏苡仁、山药等;忌食生冷、油腻食品。

3.3 食欲减退　宜进食扁豆、莲子、山楂等;忌食寒凉、煎炸、甜腻食品。

五、儿童常见中医保健适宜技术和方法

1. 常用推拿方法

1.1 揉脾经

主治:腹泻、便秘、痢疾、食欲减退、黄疸等。

位置:拇指末节螺纹面(图 12-4)。

操作:操作者一手握住小儿手掌,另一手的拇指螺纹面按住小儿拇指螺纹面,顺时针或逆时针方向揉100～300次。

1.2 揉肺经

主治:感冒、发热、咳嗽、胸闷、气喘、虚汗、脱肛等。

位置:无名指末节螺纹面(图 12-4)。

操作:操作者一手握住小儿手掌,另一手的拇指螺纹面按住小儿无名指螺纹面,顺时针或逆时针方向揉100～300次。

1.3 揉板门

主治:食积、腹胀、食欲减退、呕吐、腹泻、气喘、嗳气等。

位置:手掌的大鱼际隆平面(图 12-4)。

操作:操作者一手握住小儿手掌,另一手的拇指端按揉小儿大鱼际100～300次。

1.4 摩腹

主治:消化不良、腹痛、腹胀、恶心、呕吐等。

位置:腹部。

操作:操作者用手掌掌面或示指、中指、无名指指面附着于小儿腹部,以腕关节连同前臂作环形有节律的移动的方法,称为摩法。摩3～5分钟。

1.5 推七节骨

主治:泄泻、便秘、脱肛、遗尿等。

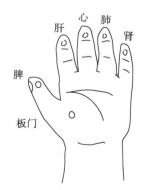

图 12-4 脾经、肺经、板门

位置:腰骶部正中,第四腰椎至尾骨末端处(图 12-5)。

操作:操作者用拇指桡侧面或示指、中指指面自下而上或自上而下直推 100～300 次。向上推为推上七节骨;向下推为推下七节骨。

1.6 揉足三里

主治:腹胀、腹痛、腹泻、呕吐、下肢萎软无力等。

位置:外膝眼下 3 寸,胫骨前嵴外 1 横指处(图 12-6)。

操作:操作者用拇指端按揉 100～300 次。

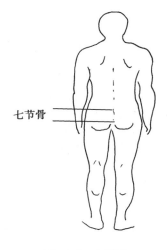

图 12-5　七节骨

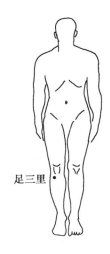

图 12-6　足三里

1.7 捏脊

主治:发热、惊风、夜啼、疳积、腹泻、呕吐、腹痛、便秘等。

位置:背脊正中旁开 1 寸,大椎至尾骨末端处。

操作:双手的中指、无名指、小指握成空拳状,手心朝上,示指半屈,拇指伸直并对准示指的前半段,各指要自然。施术时应从儿童尾椎下的长强穴开始(由于长强不易取穴,实际操作时可从尾骨下开始),术者用双手的示指与拇指合作,在示指向前轻推患儿皮肤的基础上与拇指一起将儿童的皮肤捏拿起来,然后沿着督脉,自下而上,左右两手交替合作,按照推、捏、捻、放的先后顺序,自尾椎下的长强穴向上捏拿至脊背上端的大椎穴,这叫捏 1 遍,如此捏 6 遍,在第 5 遍捏拿儿童脊背时,在患儿督脉两旁的脏腑俞穴处,用双手的拇指与示指合作分别将脏腑俞穴的皮肤,用较重的力量在捏拿的基础上,提拉一下。捏拿第 6 遍结束后,用双手的拇指腹部在患儿腰部的肾俞穴处,在原处揉动的动作中,用拇指适当地向下施以一定的压力,揉按结合。

2. 推拿注意事项

2.1 操作前需准备滑石粉、爽身粉或润肤油等介质。

2.2 操作者应双手保持清洁,指甲修剪圆润,防止操作时划伤小儿皮肤。

2.3 天气寒冷时,要保持双手温暖,可搓热后再操作,以免凉手刺激小儿,造成紧张,影响推拿。

2.4 推拿手法应柔和,争取小儿配合。

2.5 局部皮肤破损、骨折早期不宜推拿。

3. 常见症状儿童保健推拿

3.1 大便干　揉脾经、摩腹、推下七节。宜在清晨或饭前进行。

3.2 腹泻　揉脾经、摩腹、推上七节。宜在清晨或饭前进行。

3.3 食欲减退　揉脾经、揉板门、捏脊。宜在清晨或饭前进行。

3.4 腹胀　推脾经、摩腹、捏脊。宜在清晨或饭前进行。

3.5 夜寐不安　摩腹、揉足三里、捏脊。宜在睡前或下午进行。

3.6 出汗多　揉肺经、揉脾经、捏脊。宜在饭前进行。

3.7 反复感冒　推肺经、揉足三里、捏脊。宜在饭前进行。

3.8 尿床　揉足三里、推上七节、捏脊。宜在睡前或下午进行。

附注释：

（1）"四诊合参"概念：综合运用望、闻、问、切4种基本方法，对所获得的资料进行全面分析，为准确辨病辨证提供依据的中医诊断原则。

望、闻、问、切四诊，是中医调查了解疾病四种不同的诊断方法，各有其独特的作用，不应该相互取代，只能互相结合，取长补短。四诊之间是相互联系、不可分割的，因此在临床运用时，必须有机地结合起来，这就是"四诊合参"。只有这样才能全面系统地了解病情，作出正确的判断。

（2）"五迟五软"概念：五迟是指立迟、行迟、语迟、发迟、齿迟；五软是指头项软、口软、手软、足软、肌肉软，均属于小儿生长发育障碍。西医学上的脑发育不全、智力低下、脑性瘫痪，佝偻病等，均可见到五迟、五软证候。五迟以发育迟缓为特征，五软以痿软无力为主症，两者既可单独出现，也常互为并见。多数患儿由先天禀赋不足所致，证情较重，预后不良；少数由后天因素引起者，若症状较轻，治疗及时，也可康复。临床症状为：

1）小儿2~3岁还不能站立、行走为立迟、行迟；初生无发或少发，随年龄增长头发仍稀疏难长为发迟；牙齿届时未出或出之甚少为齿迟；1~2岁还不会说话为语迟。

2）小儿周岁前后头项软弱下垂为头项软；咀嚼无力，时流清涎为口软；手臂不能握举为手软；2~3岁还不能站立、行走为足软；皮宽肌肉松软无力为肌肉软。

五迟、五软之症见一、二症者，应建议转诊。

第二节　孕产妇中医健康管理

一、孕产妇中医健康管理服务要求

1. 开展孕产妇中医健康管理的乡镇卫生院、社区卫生服务中心应当具备孕产妇中医健康管理所需的基本设备和条件。

2. 从事孕产妇中医健康管理工作的人员应为接受过孕产妇中医保健知识技术培训的中医类别医师或其他类别医师。

3. 加强宣传，告知服务内容，提高服务质量，使更多的孕产妇愿意接受服务。

4. 孕产妇健康管理服务在时间上可以与产前检查及产后访视时间相结合。

5. 每次服务后及时记录相关信息，纳入孕产妇健康档案。

二、孕产妇中医健康管理程序

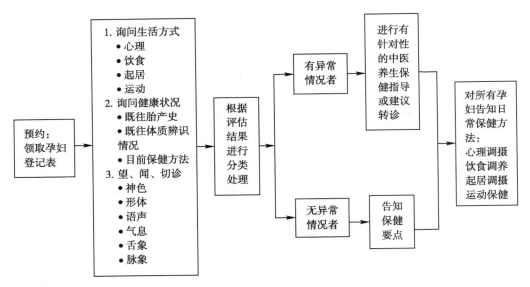

图 12-7　孕妇中医健康管理服务规范流程图

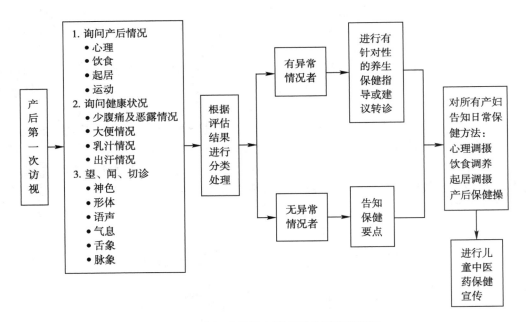

图 12-8　产妇中医健康管理服务规范流程图

各地区结合产前检查与产后访视的时间要求,至少进行一次中医健康指导,主要内容为:

1. 运用中医四诊合参方法对孕产妇健康状态进行辨识;

2. 提供孕产妇饮食调养、起居活动和合理应用中成药等指导,传授常用穴位按揉、产后恢复操等适宜居民自行操作的中医技术;

3. 对孕产妇常见疾病或潜在因素有针对性地提供中医干预方案或给予转诊建议；

4. 记录在健康档案中。

三、孕妇中医保健

中医学认为女性妊娠期间脏腑、经络的阴血下注冲任，以养胎元。因此整个机体出现"血感不足，气易偏盛"的特点，而有"产前一盆火"之说。妊娠初期，由于血聚于下，冲脉气盛，肝气上逆，胃气不降，则出现饮食偏嗜、恶心作呕、晨起头晕等现象，一般不严重，经过20～40 天左右，症状多能自然消失。另外，妊娠早期，孕妇可自觉乳房胀大。妊娠 3 个月后，白带稍增多，乳头乳晕的颜色加深。妊娠 4～5 个月后，孕妇可以自觉胎动，胎体逐渐增大，小腹部逐渐膨隆。妊娠 6 个月后，胎儿渐大，阻滞气机，水道不利，常可出现轻度肿胀。妊娠末期，由于胎儿先露部压迫膀胱与直肠，可见小便频数、大便秘结等现象。

1. 端正言行

孕妇要"端心正坐，清虚和一，坐无邪席，立无偏倚，行无邪径，目不邪视，耳不邪听，口勿邪言，心无邪念……无邪卧，无横足。应谨守礼仪，端正行为，目不视邪物，耳不闻邪音，口不出邪言，以修心养性。"此为胎教、胎养的根本。

2. 调养饮食

孕妇在受胎之后，应该调饮食，淡滋味，避寒暑，并根据妊娠不同时期给予不同的营养以逐月养胎。"妊娠一月始胎，二月始膏，三月始胞，四月形体成，五月能动，六月筋骨立，七月毛发生，八月脏腑具，九月谷气入胃，十月诸神备，日满即产矣。"多食酸则伤肝，多食苦则伤心，多食甘则伤脾，多食辛则伤肺。多食咸则伤肾，故孕妇宜均衡饮食，少食辛酸煎炒肥甘生冷。

3. 调畅情志

孕妇应保持心情舒畅，稳定情绪，避免精神紧张，以影响胎儿发育。孕妇应居舒适、优美、静雅的环境，以保持心情舒畅，气机调和。

4. 起居有常

在生活起居方面，孕妇应顺应四时气候的变化，随其时序而适其寒温，避免环境、天气等造成的损伤。提倡静养，勿劳。久视伤血，久卧伤气，久坐伤肉，久立伤骨，久行伤筋。慎起居，适度活动，以促进孕妇体内胎儿的发育和日后宝宝身体的灵活程度，减轻孕妇分娩时的难度和痛苦。另外，妊娠早期及 7 个月以后，应谨戒房事，以免损伤冲任、胞脉，而引起胎动不安或堕胎、小产或病邪内侵。孕期劳逸适度，使气血调和，百脉流畅，有利于胎儿生长发育和分娩。勿登高，勿临深，勿越险，勿负重。

5. 谨慎用药

凡峻下、滑利、祛瘀、破血、耗气及一切有毒药品，都应慎用或禁用。有妊娠疾患必须选用时，请在专业医师指导下应用。

6. 分期保健要点

6.1 早期养胎气　在此时期，胎未有定形，不宜服食药物，重要是调心。孕妇要做到：目不视恶色，耳不听淫声，口不吐傲言，心无邪念，心无恐怯等身心的调养。饮食方面要注意饥饱适中，食物要清淡，饮食要精熟，宜清热、滋补而不宜温补，否则导致胎热、胎动，容易流产。

6.2 中期助胎气　受孕中期,胎儿成长迅速,要调养身心以助胎气,孕妇要动作轻柔,心平气和,太劳会气衰,太逸会气滞,多晒太阳少受寒,少穿露脐露臀装。饮食方面要注意美味及多样化,营养丰富,但不能太饱,要多吃蔬果利通便。此期阴血常不足,易生内热,宜养阴补血。

6.3 后期利生产　怀孕后期,多数孕妇会脾气虚,不能制水而出现水肿,及阴虚血热,胎热不安,出现早产。此期孕妇衣着要宽松,不宜坐浴;宜适当运动;心静不可大怒。

7. 异常情况注意

7.1 妊娠呕吐　妊娠早期,出现头晕、乏力、食欲减退、喜酸食物或厌恶油腻、恶心、晨起呕吐等一系列反应,属于早孕反应范畴。可以通过以下几点保健方法达到减轻、缓解的目的。严重者应及时转诊。

7.1.1 含服少量鲜姜片、乌梅、陈皮等缓解或减轻妊吐,或可以橘皮竹茹饮啜饮频服,若服中药即吐者,可以热汤药熏鼻以止呕。

7.1.2 生活上调配饮食,宜清淡,易消化,及肥甘厚味及辛辣之品,鼓励进食,少食多餐,可适当食疗。

7.1.3 麦冬洋参茶:取麦冬、西洋参泡水代茶饮。

7.1.4 蔗姜饮:甘蔗汁 1 杯,鲜姜汁 1 汤匙,将两汁调匀加热,趁温服之。

7.1.5 取橘皮 20g,或柚子皮 9g,洗净入砂锅中,去渣取计,代茶饮。

7.1.6 佛手、苏梗各 15g,粳米 30～60g,白糖适量。先将佛手、苏梗分别清洗干净,水煎取汁,与粳米共煮成粥,放入白糖少许,每日 1 剂。

7.2 妊娠血虚　中医认为妊娠后血聚于下以养胎,故孕妇"血感不足,气易偏盛"。临床常见面色淡黄,或少华。适时适当增加营养,注意休息,也可食疗。严重者应及时转诊。

7.2.1 阿胶粥:阿胶 10g,糯米 50g,红糖适量。将糯米煮粥,待粥将熟时,放入捣碎的阿胶,边煮边搅匀,稍煮 1～2 沸,加入红糖即可。每日分 2 次服,3～5 日为 1 疗程。连续服用可有胸满气闷的感觉,宜间断服用,脾胃虚弱者不宜多食。

7.2.2 山药山萸粥:山萸 15g,山药 30g,粳米 100g,白糖适量。将前 2 味煎汁去渣,加入粳米、白糖,煮成稀粥。每日分 2 次,早晚温热食。

7.3 妊娠便秘　妊娠期妇女易出现便秘,久之易诱发痔疮或使原有痔疮加重。便秘未予改善,导致排便时孕妇腹压增大,易致胎动不安。妊娠便秘以预防为主,包括以下内容:

7.3.1 孕妇平素应多食富含粗纤维的蔬菜,可多食香蕉、蜂蜜等促进排便的食物。

7.3.2 保持适当运动,养成定时排便的良好习惯。

7.4 胎动不安　妊娠期妇女若出现小腹不适或隐痛,伴腰酸,或阴道极少量出血,可能为胎动不安先兆,应及早到医院就诊。

四、产妇日常中医保健知识

1. 产妇生理特点

1.1 阴血骤虚,元气耗损,百脉空虚　产妇由于分娩时的产创出血、产时用力、出汗等,导致产妇处于气血虚弱、百脉空虚的状态。容易出现虚弱、怕冷、怕风、多汗、微热等现象。

若失于调养,容易罹患"月子病"(中医称之为"产后病")。

1.2 易发生瘀血阻滞现象　"十月怀胎,一朝分娩"。元气亏虚,运血无力,气虚血滞,易出现产后腹痛、恶露不绝等症状。

1.3 泌乳育儿。

1.4 子宫缩痛,排出恶露。

2. 病理特点

产后病证种种,总以"虚"、"瘀"居多。无论何种病机,其发病因素不外乎:一是产后生理变化;二是素体禀赋不足;三是产后摄生失慎。其中前者是必然因素,若这种异常变化,超过生理常态,则可发生疾病。

3. 日常中医保健知识

3.1 重视"三审",防病于未然　产妇之产后身体状况,可以通过以下几方面进行判断:

3.1.1 审少腹痛与不痛,辨恶露有无停滞:若腹痛拒按、下腹有块为瘀阻;无腹痛或腹痛喜按为血虚。

3.1.2 审大便通与不通,验津液的盛衰:大便干结、秘涩不通为津液亏损;若大便通畅,为津液尚充。

3.1.3 审乳汁行与不行和饮食多寡,察胃气的强弱:乳汁量少、质清,乳房柔软不胀,纳谷不馨属脾胃虚弱;乳汁充足,胃纳如常,为胃气健旺。

3.2 须知

3.2.1 寒温适度,起居有方:根据气候变化,恰当着衣,以免伤寒或中暑;居室既要避风,又要保证空气流通,避免汗出当风。睡眠充足,适当运动,避免过分屏气努责,防止恶露不绝、阴挺下脱(子宫脱垂)等病症的发生。

3.2.2 饮食易清淡,有营养,好消化。产妇的饮食应注意:在保证足够的水分和均衡的营养的前提下,尊重产妇的饮食嗜好。注意食物的色、香、味、形,以增进食欲;保证食物种类的多样化,以少食多餐为原则,不宜多食寒凉、生冷或过于辛热、煎炸、肥腻的食品。

3.2.3 保持心情舒畅,创造安和的育儿环境。

3.2.4 产后百日内,不宜交合。

3.2.5 谨慎用药与进补,哺乳的产妇用药或进补要谨慎,以免给婴儿带来潜在的风险。

五、产妇日常中医保健适宜技术和方法

1. 常见病症的保健方法

产后经常出现下述症状:产后乳汁蓄积或缺乳、腹痛、便秘、多汗等。以下是常用的中医诊断及保健方法。

1.1 儿枕痛(产后宫缩痛)

1.1.1 临床表现:产后三、四天内,下腹部阵发性疼痛,哺乳时加重,不伴有寒热,恶露无异常。

1.1.2 适宜技术

1.1.2.1 饮食调理：

(1)山楂肉 30g,红糖 15g(冲),水煎服。

(2)益母草 30g,生姜 3 片,红糖 15g(冲),水煎服。

(3)红糖煮鸡蛋 1~2 个。

1.1.2.2 针灸调理：可以选用三阴交、足三里、关元、中极等穴针灸或穴位按压

1.2 产后乳汁蓄积

1.2.1 临床表现：乳房胀痛、乳腺结块触痛,乳汁难出或有结块；但局部无红肿灼热感,不伴有发热恶寒等症状。

1.2.2 适宜技术

1.2.2.1 乳房按摩：由乳房四周向乳头方向按摩,保证挤压乳头时每侧至少有 10 个乳腺管喷乳为佳。

1.2.2.2 外敷：

(1)芒硝 500g,分次纳布包内,敷于乳房处,芒硝结块后,更换。可以有效地缓解乳房疼痛的症状。

(2)如意金黄散用米醋调开外敷；随干随换。

(3)仙人掌去刺,捣泥外敷,一天 2~3 次。

1.3 产后缺乳

1.3.1 临床表现：产后哺乳时,乳汁缺乏,不足以喂养婴儿,或乳汁全无；乳房松软不胀不痛,挤压乳房,乳汁点滴而出。

1.3.2 适宜技术

1.3.2.1 饮食调理

(1)猪蹄 1 只,百爪鱼适量,木瓜 1 个,共煮汤。

(2)猪蹄汤：猪蹄 2 只(或用鲫鱼),通草 10g,同炖,去通草,食猪蹄饮汤。

(3)鲫鱼汤：活鲫鱼洗净、背上剖十字花刀。略煎两面后,烹黄酒,加清水、姜、葱等,小火焖炖 20 分钟。丝瓜洗净切片,投入鱼汤,旺火煮至汤呈乳白色后加盐,3 分钟后即可起锅。如根据口味和习惯,将丝瓜换成豆芽,效亦相仿。

1.3.2.2 针灸调理：可以选用乳根、膻中、少泽、足三里等穴,手指点穴,每日一次,每次每穴 3 分钟。

1.4 产后便秘

1.4.1 临床表现：产后大便干燥,或解时坚涩难下,饮食如常,且无腹胀及腹痛呕吐等症状。常伴面色萎黄,皮肤不润。

1.4.2 适宜技术

1.4.2.1 饮食调理：

(1)蜂蜜饮：清晨空腹顿服蜂蜜一匙,然后再饮温开水一大杯,轻症者有效。

(2)黑芝麻、胡桃、松子仁等分,研碎,加白糖或蜂蜜适量,分次服用。

1.4.2.2 穴位按摩：用双手各一指以适当的压力按压迎香穴 5~10 分钟。

1.5 产后多汗

1.5.1 临床表现：产后汗出过多,不能自止,动则益甚,时或恶风。

1.5.2 适宜技术：浮小麦 30~50g,煎水,代茶饮。

2. 产后塑身保健操（图 12-9）

预备，开始……

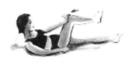

I 平躺，左腿保持笔直，右腿弯曲。保持腹部不动，慢慢起身，左手尽量碰触右膝盖，保持 5 秒钟，然后换个方向做同样动作。每个方向各做 10 次。

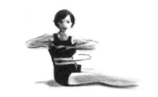

II 坐下，使得背部与地板成 30° 角，双腿微微分开，双手环成半圆状放于胸前，然后从左到右做扭腰运动。以上动作重复 5 次。

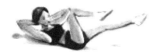

III 平躺，双手交叉于颈后，胸部稍稍抬离地板。扭转胸部，使右肘与左膝盖碰触，换个方向重复一次。以上动作重复 10 ～ 15 次。

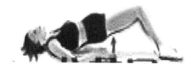

IV 平躺，屈膝，慢慢抬起臀部保持背部笔直，让肩膀、手臂和双脚着地，然后保持 5 ～ 10 秒钟。以上动作重复 5 ～ 10 次。

图 12-9　产后塑身保健操

第三节　老年人中医健康管理

一、老年人中医健康管理服务要求

1. 开展老年人中医健康管理的医疗机构应当具备老年人中医健康管理所需的基本设备和条件。

2. 从事老年人中医健康管理工作的人员应取得中医类别执业（助理）医师资格，或者由经过中医知识专门培训能够提供上述服务的临床类别执业（助理）医师提供服务。

3. 服务机构要加强与村（居）委会、派出所等相关部门的联系，掌握辖区内老年人口信息变化。

4. 服务机构要加强宣传，告知服务内容，使更多的老年居民愿意接受服务。

5. 预约 65 岁及以上居民到乡镇卫生院、社区卫生服务中心接受中医健康管理。对行动不便、卧床居民可提供预约上门服务。

6. 每次服务后及时记录相关信息,纳入老年人健康档案。

二、老年人中医健康管理程序

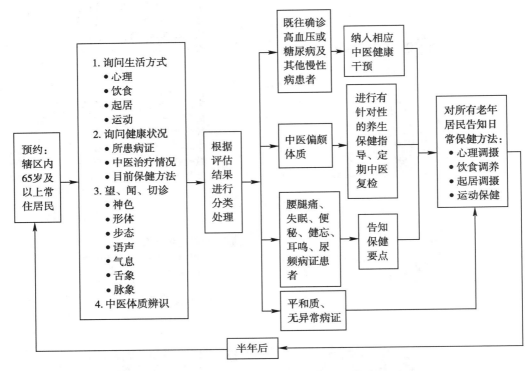

图 12-10　老年人中医健康管理服务规范流程

根据实际情况,各试点地区可结合老年人健康管理的时间要求,每年至少提供一次中医健康指导,半年后至少进行一次有中医内容的随访。主要内容为:

1. 生活方式和健康状况评估:包括心理、饮食、起居、运动和所患病证、中医治疗及目前保健方法。

2. 望、闻、切诊:包括神色、形体、步态、语声、气息、舌象、脉象。

3. 中医体质辨识。

4. 告知居民中医健康辨识的结果并进行相应干预。

4.1 对发现已确诊的高血压和糖尿病患者分别纳入《高血压患者中医健康干预》、《糖尿病患者中医健康干预》。

4.2 对存在中医偏颇体质的居民进行有针对性的养生保健指导,建议定期进行中医复检。

4.3 有常见病证的居民进行体穴、耳穴、推拿、饮食等养生保健指导,建议定期进行中医复检。

4.4 告知居民进行下一次有中医内容随访的时间。

4.5 对所有老年居民告知日常的心理调摄、饮食调养、起居调摄、运动保健等养生保健方法。

5. 有中医内容的随访可参照老年人中医健康管理服务的流程再次进行体质辨识后进行健康指导。

三、老年人中医基本体质的特征

中医体质是指人体生命过程中,在先天禀赋和后天获得的基础上所形成的形态结构、生理功能和心理状态方面综合的、相对稳定的固有特质。是人类在生长、发育过程中所形成的与自然、社会环境相适应的人体个性特征。

中华中医药学会 2009 年发布了《中医体质分类与判定》,将中医体质分为 9 种基本类型:平和质、气虚质、阳虚质、阴虚质、痰湿质、湿热质、血瘀质、气郁质、特禀质,每种体质有其独自的特征。

1. 平和质

总体特征:阴阳气血调和,以体态适中、面色红润、精力充沛等为主要特征。

形体特征:体型匀称健壮。

常见表现:面色、肤色润泽,头发稠密有光泽,目光有神,鼻色明润,嗅觉通利,唇色红润,不易疲劳,精力充沛,耐受寒热,睡眠良好,胃纳佳,二便正常,舌色淡红,苔薄白,脉和缓有力。

心理特征:性格随和开朗。

发病倾向:平素患病较少。

对外界环境适应能力:对自然环境和社会环境适应能力较强。

2. 气虚质

总体特征:元气不足,以疲乏、气短、自汗等气虚表现为主要特征。

形体特征:肌肉松软不实。

常见表现:平素语音低弱,气短懒言,容易疲乏,精神不振,易出汗,舌淡红,舌边有齿痕,脉弱。

心理特征:性格内向,不喜冒险。

发病倾向:易患感冒、内脏下垂等病;病后康复缓慢。

对外界环境适应能力:不耐受风、寒、暑、湿邪。

3. 阳虚质

总体特征:阳气不足,以畏寒怕冷、手足不温等虚寒表现为主要特征。

形体特征:肌肉松软不实。

常见表现:平素畏冷,手足不温,喜热饮食,精神不振,舌淡胖嫩,脉沉迟。

心理特征:性格多沉静、内向。

发病倾向:易患痰饮、肿胀、泄泻等病;感邪易从寒化。

对外界环境适应能力:耐夏不耐冬;易感风、寒、湿邪。

4. 阴虚质

总体特征:阴液亏少,以口燥咽干、手足心热等虚热表现为主要特征。

形体特征:体型偏瘦。

常见表现:手足心热,口燥咽干,鼻微干,喜冷饮,大便干燥,舌红少津,脉细数。

心理特征:性情急躁,外向好动,活泼。

发病倾向:易患虚劳、失精、不寐等病;感邪易从热化。

对外界环境适应能力:耐冬不耐夏;不耐受暑、热、燥邪。

5. 痰湿质

总体特征:痰湿凝聚,以形体肥胖、腹部肥满、口黏苔腻等痰湿表现为主要特征。

形体特征:体型肥胖,腹部肥满松软。

常见表现:面部皮肤油脂较多,多汗且黏,胸闷,痰多,口黏腻或甜,喜食肥甘甜腻,苔腻,脉滑。

心理特征:性格偏温和、稳重,多善于忍耐。

发病倾向:易患消渴、中风、胸痹等病。

对外界环境适应能力:对梅雨季节及湿重环境适应能力差。

6. 湿热质

总体特征:湿热内蕴,以面垢油光、口苦、苔黄腻等湿热表现为主要特征。

形体特征:形体中等或偏瘦。

常见表现:面垢油光,易生痤疮,口苦口干,身重困倦,大便黏滞不畅或燥结,小便短黄,男性易阴囊潮湿,女性易带下增多,舌质偏红,苔黄腻,脉滑数。

心理特征:容易心烦急躁。

发病倾向:易患疮疖、黄疸、热淋等病。

对外界环境适应能力:对夏末秋初湿热气候,湿重或气温偏高环境较难适应。

7. 血瘀质

总体特征:血行不畅,以肤色晦暗、舌质紫黯等血瘀表现为主要特征。

形体特征:胖瘦均见。

常见表现:肤色晦暗,色素沉着,容易出现瘀斑,口唇黯淡,舌黯或有瘀点,舌下络脉紫黯或增粗,脉涩。

心理特征:易烦,健忘。

发病倾向:易患癥瘕及痛证、血证等。

对外界环境适应能力:不耐受寒邪。

8. 气郁质

总体特征:气机郁滞,以神情抑郁、忧虑脆弱等气郁表现为主要特征。

形体特征:形体瘦者为多。

常见表现:神情抑郁,情感脆弱,烦闷不乐,舌淡红,苔薄白,脉弦。

心理特征:性格内向不稳定、敏感多虑。

发病倾向:易患脏躁、梅核气、百合病及郁证等。

对外界环境适应能力:对精神刺激适应能力较差;不适应阴雨天气。

9. 特禀质

总体特征:先天失常,以生理缺陷、过敏反应等为主要特征。

形体特征:过敏体质者一般无特殊;先天禀赋异常者或有畸形,或有生理缺陷。

常见表现:过敏体质者常见哮喘、风团、咽痒、鼻塞、喷嚏等;患遗传性疾病者有垂直遗传、先天性、家族性特征;患胎传性疾病者具有母体影响胎儿个体生长发育及相关疾病特征。

心理特征:随禀质不同情况各异。

发病倾向:过敏体质者易患哮喘、荨麻疹、花粉症及药物过敏等;遗传性疾病如血友病、21-三体综合征等;胎传性疾病如五迟(立迟、行迟、发迟、齿迟和语迟)、五软(头软、项软、手足软、肌肉软、口软)、解颅、胎惊、胎痫等。

对外界环境适应能力:适应能力差,如过敏体质者对易致过敏季节适应能力差,易引发宿疾。

四、老年人中医体质的判定方法

1. 判定方法

回答《中医体质分类与判定表》中的全部问题,每一问题按 5 级评分,计算原始分及转化分,依标准判定体质类型(表 12-1)。

原始分=各个条目分值相加。

转化分数=[(原始分-条目数)/(条目数×4)]×100。

表 12-1　中医体质分类与判定表

平和质

请根据近一年的体验和感觉,回答以下问题	没有(根本不)	很少(有一点)	有时(有些)	经常(相当)	总是(非常)
(1)您精力充沛吗?	1	2	3	4	5
(2)您容易疲乏吗?*	1	2	3	4	5
(3)您说话声音低弱无力吗?*	1	2	3	4	5
(4)您感到闷闷不乐、情绪低沉吗?*	1	2	3	4	5
(5)您比一般人耐受不了寒冷(冬天的寒冷,夏天的冷空调、电扇等)吗?*	1	2	3	4	5
(6)您能适应外界自然和社会环境的变化吗?	1	2	3	4	5
(7)您容易失眠吗?*	1	2	3	4	5
(8)您容易忘事(健忘)吗?*	1	2	3	4	5
判断结果:是□倾向是□否□					

气虚质

请根据近一年的体验和感觉,回答以下问题	没有(根本不)	很少(有一点)	有时(有些)	经常(相当)	总是(非常)
(1)您容易疲乏吗?	1	2	3	4	5
(2)您容易气短(呼吸短促,接不上气)吗?	1	2	3	4	5
(3)您容易心慌吗?	1	2	3	4	5
(4)您容易头晕或站起时晕眩吗?	1	2	3	4	5
(5)您比别人容易患感冒吗?	1	2	3	4	5
(6)您喜欢安静、懒得说话吗?	1	2	3	4	5

请根据近一年的体验和感觉,回答以下问题	没有(根本不)	很少(有一点)	有时(有些)	经常(相当)	总是(非常)
(7)您说话声音低弱无力吗?	1	2	3	4	5
(8)您活动量稍大就容易出虚汗吗?	1	2	3	4	5

判断结果:是□倾向是□否□

阳虚质

请根据近一年的体验和感觉,回答以下问题	没有(根本不)	很少(有一点)	有时(有些)	经常(相当)	总是(非常)
(1)您手脚发凉吗?	1	2	3	4	5
(2)您胃脘部、背部或腰膝部怕怜吗?	1	2	3	4	5
(3)您感到怕冷、衣服比别人穿得多吗?	1	2	3	4	5
(4)您比一般人耐受不了寒冷(冬天的寒冷,夏天的冷空调、电扇等)吗?	1	2	3	4	5
(5)您比别人容易患感冒吗?	1	2	3	4	5
(6)您吃(喝)凉的东西会感到不舒服或者怕吃(喝)凉东西吗?	1	2	3	4	5
(7)您受凉或吃(喝)凉的东西后,容易腹泻(拉肚子)吗?	1	2	3	4	5

判断结果:是□倾向是□否□

阴虚质

请根据近一年的体验和感觉,回答以下问题	没有(根本不)	很少(有一点)	有时(有些)	经常(相当)	总是(非常)
(1)您感到手脚心发热吗?	1	2	3	4	5
(2)您感觉身体、脸上发热吗?	1	2	3	4	5
(3)您皮肤或口唇干吗?	1	2	3	4	5
(4)您口唇的颜色比一般人红吗?	1	2	3	4	5
(5)您容易便秘或大便干燥吗?	1	2	3	4	5
(6)您面部两颧潮红或偏红吗?	1	2	3	4	5
(7)您感到眼睛干涩吗?	1	2	3	4	5
(8)您感到口干咽燥、总想喝水吗?	1	2	3	4	5

判断结果:是□倾向是□否□

痰湿质

请根据近一年的体验和感觉,回答以下问题	没有(根本不)	很少(有一点)	有时(有些)	经常(相当)	总是(非常)
(1)您感到胸闷或腹部胀满吗?	1	2	3	4	5
(2)您感到身体沉重不轻松或不爽快吗?	1	2	3	4	5
(3)您腹部肥满松软吗?	1	2	3	4	5
(4)您有额部油脂分泌多的现象吗?	1	2	3	4	5
(5)您上眼睑比别人肿(上眼睑有轻微隆起的现象)吗?	1	2	3	4	5
(6)您嘴里有黏黏的感觉吗?	1	2	3	4	5
(7)您平时痰多,特别是咽喉部总感到有痰堵着吗?	1	2	3	4	5
(8)您舌苔厚腻或有舌苔厚厚的感觉吗?	1	2	3	4	5

判断结果:是□倾向是□否□

湿热质

请根据近一年的体验和感觉,回答以下问题	没有(根本不)	很少(有一点)	有时(有些)	经常(相当)	总是(非常)
(1)您面部或鼻部有油腻感或者油亮发光吗?	1	2	3	4	5
(2)您容易生痤疮或疮疖吗?	1	2	3	4	5
(3)您感到口苦或嘴里有异味吗?	1	2	3	4	5
(4)您大便黏滞不爽、有解不尽的感觉吗?	1	2	3	4	5
(5)您小便时尿道有发热感、尿色浓(深)吗?	1	2	3	4	5
(6)您带下色黄(白带颜色发黄)吗?(限女性回答)	1	2	3	4	5
(7)您的阴囊部位潮湿吗?(限男性回答)	1	2	3	4	5

判断结果:是□倾向是□否□

血瘀质

请根据近一年的体验和感觉,回答以下问题	没有(根本不)	很少(有一点)	有时(有些)	经常(相当)	总是(非常)
(1)您的皮肤在不知不觉中会出现青紫瘀斑(皮下出血)吗?	1	2	3	4	5
(2)您两颧部有细微红丝吗?	1	2	3	4	5
(3)您身体上有哪里疼痛吗?	1	2	3	4	5
(4)您面色晦黯或容易出现褐斑吗?	1	2	3	4	5
(5)您容易有黑眼圈吗?	1	2	3	4	5
(6)您容易忘事(健忘)吗?	1	2	3	4	5
(7)您口唇颜色偏黯吗?	1	2	3	4	5

判断结果:是□ 倾向是□ 否□

气郁质

请根据近一年的体验和感觉,回答以下问题	没有(根本不)	很少(有一点)	有时(有些)	经常(相当)	总是(非常)
(1)您感到闷闷不乐、情绪低沉吗?	1	2	3	4	5
(2)您容易精神紧张、焦虑不安吗?	1	2	3	4	5
(3)您多愁善感、感情脆弱吗?	1	2	3	4	5
(4)您容易感到害怕或受到惊吓吗?	1	2	3	4	5
(5)您胁肋部或乳房胀痛吗?	1	2	3	4	5
(6)您无缘无故叹气吗?	1	2	3	4	5
(7)您咽喉部有异物感,且吐之不出、咽之不下吗?	1	2	3	4	5

判断结果:是□ 倾向是□ 否□

特禀质

请根据近一年的体验和感觉,回答以下问题	没有(根本不)	很少(有一点)	有时(有些)	经常(相当)	总是(非常)
(1)您没有感冒时也会打喷嚏吗?	1	2	3	4	5
(2)您没有感冒时也会鼻塞、流鼻涕吗?	1	2	3	4	5
(3)您有因季节变化、温度变化或异味等原因而咳喘的现象吗?	1	2	3	4	5

请根据近一年的体验和感觉,回答以下问题	没有(根本不)	很少(有一点)	有时(有些)	经常(相当)	总是(非常)
(4)您容易过敏(对药物、食物、气味、花粉或在季节交替、气候变化时)吗?	1	2	3	4	5
(5)您的皮肤容易起荨麻疹(风团、风疹块、风疙瘩)吗?	1	2	3	4	5
(6)您的皮肤因过敏出现过紫癜(紫红色瘀点、瘀斑)吗?	1	2	3	4	5
(7)您的皮肤一抓就红,并出现抓痕吗?	1	2	3	4	5
判断结果:是□ 倾向是□ 否□					

注:标有*的条目需先逆向计分,即:1→5,2→4,3→3,4→2,5→1,再用公式转化分

2. 判定标准

平和质为正常体质,其他 8 种体质为偏颇体质(表 12-2)。

表 12-2　平和质与偏颇体质判定标准表

体质类型条	条件	判定结果
平和质	转化分≥60 分	是
	其他 8 种体质转化分均<30 分	
	转化分≥60 分	基本是
	其他 8 种体质转化分均<40 分	
	不满足上述条件者	否
偏颇体质	转化分≥40 分	是
	转化分 30～39 分	倾向是
	转化分<30 分	否

3. 示例

示例 1:某人各体质类型转化分如下:平和质 75 分,气虚质 56 分,阳虚质 27 分,阴虚质 25 分,痰湿质 12 分,湿热质 15 分,血瘀质 20 分,气郁质 18 分,特禀质 10 分。根据判定标准,虽然平和质转化分≥60 分,但其他 8 种体质转化分并未全部<40 分,其中气虚质转化分≥40 分,故此人不能判定为平和质,应判定为是气虚质。

示例 2:某人各体质类型转化分如下:平和质 75 分,气虚质 16 分,阳虚质 27 分,阴虚质 25 分,痰湿质 32 分,湿热质 25 分,血瘀质 10 分,气郁质 18 分,特禀质 10 分。根据判定标准,平和质转化分≥60 分,且其他 8 种体质转化分均<40 分,可判定为基本是平和质,同时,痰湿质转化分在 30～39 分之间,可判定为痰湿质倾向,故此人最终体质判定结果基本是平和质,有痰湿质倾向。

五、老年人常用的养生保健知识

人到老年,机体的器官组织形态和功能都发生了退行性变化,脏腑气血生理功能自然衰退,阴阳失衡;同时社会角色和地位的改变,带来心理上的变化,易产生孤独寂寞、忧郁多疑、烦躁易怒、失落等心理状态。老年人的养生保健从心理调摄、饮食调养、起居调摄、运动保健等多方面进行。应遵循顺其自然,顺应四时,强调天人合一的原则。

1. 心理调摄

老年人心理调摄的关键在于培养乐观情绪,保持神志安定。老年人可以通过欣赏音乐、习字作画、垂钓怡情等方法进行心理调摄,寓情于物,达到身心愉悦的目的。

2. 饮食调养

老年人的消化系统功能较弱,中医认为"脾胃为后天之本",尤为重视固护脾胃,通过饮食调养保持脾胃健康,对老年人生活质量提升大有益处。因此老年人的饮食调养应以营养丰富、清淡易消化为原则,做到饮食多样化,食宜清淡、熟软,进食宜缓,食要定时、限量,少吃多餐。

3. 起居调摄

老年人的生活起居应当谨慎,做到起居规律,睡眠充足。中医提倡顺应一年四季气候消长的规律和特点来调节机体,及时增减衣物,合理安排劳寝时间,使人体与自然变化相应,以保持机体内外环境的协调统一,从而达到健康长寿的目的。老年人的居住环境以安静清洁、空气流通、阳光充足,温度、湿度适宜,生活起居方便为好。注意劳逸结合,保持良好的卫生习惯,定时大便,临睡前宜用热水泡脚。

4. 运动保健

老年人进行适量的体育锻炼可以畅通气血,强健脾胃,增强体质,延缓衰老,并可调节情志,对消除孤独垂暮、忧郁多疑、烦躁易怒等情绪有积极作用。老年人运动锻炼要遵循因人制宜、适时适量、循序渐进、持之以恒的原则,运动中应注意防止受凉感冒,避免运动损伤,防止运动过度。适合老年人的运动项目有太极拳、八段锦、慢跑、散步、游泳、乒乓球等,也可选择中医"叩齿","导引","咽津"等养生方法。但如果出现身体不适可暂时停止运动,不要勉强。一般来说,锻炼3个月后,应进行自我健康小结,总结睡眠、二便、食欲、心率、心律是否正常,适时调整。一旦发现异常情况,应及时就诊,采取措施。

六、老年人中医基本体质的保健方法

下面所列是9种基本体质的保健方法,兼夹体质的保健方法可参照执行。

1. 平和质

1.1 饮食保健　对于阴阳平和的老年人应丰富饮食的种类,形成多样化的饮食习惯,多吃五谷杂粮、蔬菜瓜果,少食过于油腻及辛辣之物。建议选择具有健脾、滋肾作用的饮食,如小麦、黄豆、山药、豆腐、木耳、苹果等。

推荐食疗方:山药扁豆粥——山药30g,白扁豆10g,粳米50g,白糖少许。制作:将粳米淘洗干净,山药切片,白扁豆洗净;将粳米、白扁豆放入锅内,加水适量,置武火上烧沸,再用文火熬煮至八成熟时,加入山药片、白糖,继续熬煮至熟即成。本粥有补益脾胃的作用。

1.2 穴位保健

选穴:足三里、气海。

定位：足三里穴位于外膝眼下三寸，胫骨前嵴外 1 横指处；气海穴位于前正中线上，脐下 1.5 寸。

操作：

点按法：用大拇指或中指按压足三里、气海穴，足三里穴可以两侧穴位同时操作。每次按压操作 5～10 分钟，每日两次，10 天 1 个疗程。

艾灸法：雀啄灸法：点燃艾条后对准足三里、气海穴，距离皮肤约 2cm，以皮肤感到温热舒适能耐受为度，每次 10～15 分钟，隔日一次，10 天为 1 疗程。

1.3 经络保健　平和质的经络按摩以通畅督脉为主。首先，将按摩油均匀滴到背部正中线及两侧，自颈部到腰骶部自上而下用手掌掌面进行推擦，与自颈部沿圆弧线到两侧腋窝的推擦相交替，各 12 次，再沿督脉及两侧第一侧线的膀胱经循行，每隔 1 寸左右即用拇指进行点、推、揉，3～5 遍后，右手五指稍微并拢，用指端自上而下对督脉、两侧竖脊肌进行叩击。

1.4 运动保健　建议平和质的老年人形成良好的运动习惯，每日进行半小时至 1 小时的有氧运动。推荐保健运动为八段锦、太极剑以及太极拳。

1.5 注意事项　应持之以恒地保持良好的生活起居习惯。不宜食后即睡，保持充足的睡眠时间。

2. 气虚质

2.1 饮食保健　对于气虚体质的老年人应多吃具有益气健脾作用的食物，如粳米、小米、黄米、大麦、黄豆、白扁豆、豇豆、蚕豆、豌豆、土豆、白薯、红薯、山药、胡萝卜、香菇、鲫鱼、鹌鹑、鹅肉、羊心、羊肚、莲子、蘑菇、芡实、栗子、人参等。少吃具有耗气作用的食物，如槟榔、空心菜等。

推荐食疗方：黄芪童子鸡——童子鸡 1 只，生黄芪 15g，葱、姜、盐、黄酒适量。制作：取童子鸡 1 只洗净，用纱布袋包好生黄芪，取一根细线，一端扎紧袋口，置于锅内，另一端则绑在锅柄上。在锅中加姜、葱及适量水煮汤，待鸡熟后，拿出黄芪包。加入盐、黄酒调味，即可食用。本汤具有补气补虚。

山药粥——山药 30g，粳米 180g。制作：将山药和粳米一起入锅加清水适量煮粥，煮熟即成。此粥可在每日晚饭时食用。本粥具有补中益气、益肺固精的作用。

2.2 穴位保健

选穴：足三里、关元、气海、神阙。

定位：关元穴位于前正中线上，脐下 3 寸；气海穴位于前正中线上，脐下 1.5 寸；神阙穴位于脐窝中央。

操作：艾灸法：平躺，借助温灸盒，对每个穴位进行温灸，每个穴位时间 10 分钟，隔日一次，10 天为 1 疗程。

2.3 运动保健　对于气虚体质的老年人应避免剧烈的体育活动，太极拳和八段锦比较适合这类群体。推荐：呼气提肛法。明代"养生十六宜"指出"谷道宜常撮"，谷道指肛门。首先吸气收腹，收缩并提升肛门，停顿 2～3 秒之后，再缓慢放松呼气，如此反复 10～15 次。八段锦的"两手攀足固肾腰"和"攒拳怒目增力气"加做 1～3 遍。

2.4 注意事项　注意保暖：气虚质者卫阳不足，易于感受外邪，应注意保暖，不要劳汗当风，防止外邪侵袭。避免劳累：劳则气耗，气虚质者尤当注意不可过于劳作，以免更伤正气。

3. 阳虚质

3.1 饮食保健　对于阳虚体质的老年人应多吃甘温益气的食物，比如牛羊狗肉、葱、姜、蒜、花椒、鳝鱼、韭菜、辣椒、胡椒等。少食生冷寒凉食物,如黄瓜、藕、梨、西瓜等。

推荐食疗方:当归生姜羊肉汤——当归 20g,生姜 30g,羊肉 500g,料酒、食盐适量。制作:生姜冲洗干净,当归用清水浸软,切片备用;羊肉剔去筋膜,放入开水锅中略烫,除去血水后捞出,切块备用;当归、生姜、羊肉放入砂锅中,加清水、料酒、食盐,旺火烧沸后撇去浮沫,再改用小火炖至羊肉熟烂即成。本汤具有温中补血,祛寒止痛的功效,尤其适合冬天服用。

3.2 穴位保健

● 选穴:足三里、命门、肾俞。

定位:命门穴位于后正中线上,第 2 腰椎棘突下凹陷中;肾俞穴位于第 2 腰椎棘突下,旁开 1.5 寸。

操作:艾灸法:俯卧,借助温灸盒,对穴位进行温灸,时间 10～15 分钟,隔日一次,10 天为 1 疗程。

● 耳穴选穴:肾穴。

定位:肾穴在对耳轮上下脚分叉处下方。

操作方法:将王不留行籽贴于肾穴上,用胶布固定,每穴用拇、示指对捏,以中等力量和速度按压 40 次,达到使耳廓轻度发热、发痛。每日自行按压 3～5 次,每次 3～5 分钟。两耳穴交替贴压,3～5 天一换,10 天为 1 个疗程。

3.3 推拿保健 采用摩擦腰肾法:以两手平掌的鱼际、掌根,或两手虚拳的拳眼,拳背着力,同时做上下左右摩擦两侧腰骶部。每次 15 分钟,每天 2 次,10 天 1 疗程。做坐式八段锦的"闭气搓手热,背后摩精门,左右辘轳转,两脚放舒伸。翻掌向上托,弯腰攀足频"。

3.4 运动保健 对于阳虚体质的老年人在运动中应注意避风寒,不宜大汗,适合做一些温和的有氧运动如慢走、太极剑、太极拳等。八段锦的"背后七颠百病消"和"两手攀足固肾腰"加做 1～3 遍。

3.5 注意事项 阳虚质者耐春夏不耐秋冬,秋冬季节要适当暖衣温食以养护阳气,尤其要注意腰部和下肢保暖,每天以热水泡脚为宜。夏季暑热多汗,也易导致阳气外泄,使阳气虚于内。建议尽量避免强力劳作和大汗,也不可恣意贪凉饮冷。多在阳光充足的情况下适当进行户外活动,不可在阴暗潮湿寒冷的环境下长期工作和生活。

4. 阴虚质

4.1 饮食保健 对于阴虚体质的老年人可以多吃甘凉滋润的食物,比如黑大豆、黑芝麻、蚌肉、兔肉、鸭肉、百合、豆腐、豆浆、猪头、猪髓、燕窝、银耳、木耳、甲鱼、牡蛎肉、鱼翅、干贝、麻油、番茄、葡萄、柑橘、荸荠、香蕉、梨、苹果、桑葚、柿子、甘蔗等。少吃羊肉、狗肉、辣椒、葱、蒜等性温燥烈之品。

推荐食疗方:莲子百合煲瘦肉——莲子(去芯)15g,百合 20g,猪瘦肉 100g,盐适量。制作:用莲子(去芯)、百合、猪瘦肉,加水适量同煲,肉熟烂后用盐调味食用。本汤具有清心润肺、益气安神的功效。

4.2 穴位保健

● 选穴:三阴交、太溪。

定位:三阴交穴位于内踝尖上 3 寸,胫骨后缘;太溪穴位于足内侧,内踝后方,内踝尖与跟腱之间的凹陷处。

操作方法:用大拇指或中指按压三阴交和太溪穴,两侧穴位同时操作。每次按压操作 5～10 分钟。每日 2 次,10 天 1 个疗程。

●耳穴选穴:肝穴、肾穴。

定位:肾穴位于对耳轮上下脚分叉处下方;肝穴位于耳甲艇的后下部。

操作方法:将王不留行籽贴于肾穴及肝穴上,用胶布固定,每穴用拇、示指对捏,以中等力量和速度按压 40 次,达到使耳廓轻度发热、发痛。每日自行按压 3～5 次,每次 3～5 分钟。两耳穴交替贴压,3～5 天一换,10 天为 1 个疗程。

4.3 运动保健 对于阴虚体质的老年人应保证每天半小时至 1 小时的有氧运动,如慢走、游泳、太极拳等。可做搅海、漱津,即齿常叩,津常咽。八段锦的"五劳七伤往后瞧"和"两手攀足固肾腰"加做 1～3 遍。

4.4 注意事项 熬夜、剧烈运动、高温酷暑的工作生活环境等能加重阴虚倾向,应尽量避免。

5. 痰湿质

5.1 饮食保健 对于痰湿体质的老年人饮食应以清淡为原则,多吃具有健脾、化痰、祛湿功用的食物如薏米、菌类、紫菜、竹笋、冬瓜、萝卜、金橘、芥末等食物。少吃肥肉、甜及油腻的食物。

推荐食疗方:薏米冬瓜汤——薏米 30g,冬瓜 150g。制作:薏米、冬瓜,置锅中慢火煲 30 分钟,调味后即可饮用。本汤具有健脾,益气,利湿的功效。

5.2 穴位保健

选穴:足三里、丰隆、水道。

定位:丰隆穴位于外踝尖上 8 寸,胫骨前嵴外 2 横指;水道穴位于下腹部,脐中下 3 寸,距前正中线 2 寸。

操作方法:用大拇指或中指按压丰隆穴、水道穴,丰隆穴两侧穴位同时操作。每次按压操作 5～10 分钟。每日 2 次,10 天 1 个疗程。

5.3 经络保健 将并拢的示指、中指、无名指按压中脘、气海、关元、天枢各 30 秒至 1 分钟(中脘:前正中线上,脐上 4 寸,或脐与胸剑联合连线的中点处;气海:前正中线上,脐下 1.5 寸;关元:前正中线上,脐下 3 寸;天枢:脐中旁开 2 寸)。

5.4 运动保健 对于痰湿体质的老年人每天应有规律的有氧运动,合理的饮食习惯,控制体重。八段锦的"双手托天理三焦"和"调理脾胃须单举"加做 1～3 遍。

5.5 注意事项 痰湿体质的人耐热的能力差,所以要尽量避免在炎热和潮湿的环境中锻炼。运动环境宜温暖宜人,不要在寒冷的环境中锻炼。痰湿体质的人一般体重较大,运动负荷强度较高时,要注意运动的节奏,循序渐进地进行锻炼,保障人身安全。

6. 湿热质

6.1 饮食保健 对于湿热体质的老年人应提倡饮食清淡,多吃甘寒、甘平、清利湿热的食物,如薏苡仁、莲子、茯苓、红小豆、绿豆、冬瓜、丝瓜、葫芦、苦瓜、黄瓜、西瓜、白菜、芹菜、卷心菜、莲藕、空心菜、苋菜等。少吃胡桃仁、鹅肉、羊肉、狗肉、鳝鱼、香菜、辣椒、花椒、酒、饴糖、胡椒、蜂蜜等甘酸滋腻之品及火锅、烹炸、烧烤等辛温助热食品。

推荐食疗方:薏米绿豆粥——薏米 30g,绿豆 30g,大米 50g。将薏米、绿豆和大米一起入锅加清水适量煮粥,煮熟即成。此粥可在每日早晚食用。本粥具有清利湿热的作用,特别适宜夏天食用。

6.2 穴位保健

选穴:阴陵泉、阳陵泉。

定位:阴陵泉穴位于胫骨内侧踝下方凹陷处;阳陵泉穴位于小腿外侧,当腓骨小头前下方凹陷处。

操作方法:用大拇指或中指按压阴陵泉穴和阳陵泉穴,两侧穴位同时操作。每次按压操作5～10分钟。每日2次,10天1个疗程。

6.3 运动保健　对于湿热体质的老年人每天应有规律的有氧运动如游泳、爬山、慢走、太极拳、八段锦等。八段锦的"摇头摆尾去心火"和"调理脾胃须单举"加做1～3遍。

6.4 注意事项　不宜熬夜,或过度疲劳。要保持二便通畅,防止湿热郁聚。注意个人卫生,预防皮肤病变。

7. 血瘀质

7.1 饮食保健　对于血瘀体质的老年人建议多吃具有活血化瘀的食物如黑豆、黄豆、香菇、茄子、油菜、羊血、芒果、木瓜、海藻、海带、紫菜、萝卜、胡萝卜、金橘、橙子、柚子、桃子、李子、山楂、醋、玫瑰花、绿茶、红糖、黄酒、葡萄酒、白酒等具有活血、散结、行气、疏肝解郁作用的食物。少吃肥猪肉等滋腻之品。应戒烟限酒。

推荐食疗方:黑豆川芎粥——川芎6g,黑豆20g,粳米50g,红糖适量。制作:川芎用纱布包裹,和黑豆、粳米一起水煎煮熟,加适量红糖,分次温服。本粥具有活血化瘀,行气止痛的功用。

7.2 穴位保健

选穴:血海、内关。

定位:屈膝,在髌骨内上缘上2寸,当股四头肌内侧头的隆起处。内关穴位于腕横纹上2寸,掌长肌腱与桡侧腕屈肌腱之间。

操作方法:用大拇指或中指按压血海穴及内关穴,两侧穴位同时操作。每次按压操作5～10分钟。每日2次,10天1个疗程。

7.3 运动保健　对于血瘀体质的老年人每天应有规律的有氧运动,避免剧烈以及过量的体育运动。可采用"步行健身法",通过步行运动,促进全身血液的运行,有活血化瘀的功效。八段锦的"左右开弓似射雕"和"双手托天理三焦"加做1～3遍。

7.4 注意事项　血得温则行,得寒则凝。血瘀质者要避免寒冷刺激。日常生活中应注意动静结合,不可贪图安逸,加重气血郁滞。气为血帅,故亦需注意情志舒畅,勿恼怒郁愤。

8. 气郁质

8.1 饮食保健　对于气郁体质的老年人建议多吃小麦、高粱、蒿子秆、香菜、葱、蒜、萝卜、洋葱、苦瓜、黄花菜、海带、海藻、橘子、柚子、槟榔、玫瑰花、梅花等行气、解郁、消食、醒神之品。睡前避免饮茶、咖啡等提神醒脑的饮料。

推荐食疗方:菊花玫瑰茶——杭白菊4朵,玫瑰花2朵,90℃水沏,可以经常服用。

8.2 穴位保健

选穴:太冲、膻中。

定位:太冲穴位于足背,第1、2跖骨结合部之前凹陷中;膻中穴位于胸部,当前正中线上,平第四肋间,两乳头连线的中点。

操作方法:用大拇指或中指按压太冲穴和膻中穴,太冲穴两侧穴位同时操作。每次按压操作5～10分钟。每日2次,10天1个疗程。

8.3 经络按摩　选取足厥阴肝经的循行路线,进行经络敲打,每次敲打1个来回,每日2

次,10 天 1 疗程。

8.4 运动保健　建议气郁体质的老年人每天有半小时至 1 小时的有氧运动。可选择下棋、打牌、瑜伽等体娱游戏,以促进人际交流。八段锦的"左右开弓似射雕"和"双手托天理三焦"加做 1～3 遍。

8.5 注意事项　气郁日久易致血行不畅,衣着方面宜选择宽松透气性好的款式,还应注意鞋袜也不宜约束过紧,否则易影响气血运行,出现肢体麻木或发凉等症状。居室环境宽敞明亮,温度、湿度适宜。

9. 特禀质

9.1 饮食保健　对于特禀体质的老年人饮食宜清淡、均衡、粗细搭配适当、荤素配伍合理。少吃荞麦、蚕豆、白扁豆、牛肉、鹅肉、鲤鱼、虾、蟹、茄子、酒、辣椒、浓茶、咖啡等辛辣之品、腥发及含致敏物质的食品。

推荐食疗方:黄芪山药粥——黄芪 10g,山药 50g,大米 100g。将黄芪、山药、大米一起入锅加清水适量煮粥,煮熟即成。本粥具有健脾益气的作用。

9.2 穴位保健

选穴:足三里、关元、神阙、肾俞。

定位:足三里位于外膝眼下 3 寸,胫骨前嵴外 1 横指处;关元穴位于前正中线上,脐下 3 寸;神阙穴位于脐窝中央;肾俞穴位于第 2 腰椎棘突下,旁开 1.5 寸。

操作:点按法:用大拇指或中指按压足三里穴,两侧穴位同时操作,每次按压操作 5～10 分钟,每日两次,10 天 1 个疗程。艾灸法:对足三里穴、关元穴、神阙穴、肾俞穴进行温灸,可以借助温灸器,每次时间 10～15 分钟即可,隔日一次,10 天为 1 疗程。

9.3 经络按摩

选取足少阴肾经的循行路线,进行经络敲打,每次敲打 1 个来回,每日 2 次,10 天 1 疗程。

9.4 运动保健　建议特禀体质的老年人每天有半小时至 1 小时的有氧运动。注意避风寒。

9.5 注意事项　避免过敏原的刺激,生活环境中接触的物品如枕头、棉被、床垫、地毯、窗帘、衣橱易附有尘螨,可引起过敏,应常清洗、日晒。外出也要避免处在花粉及粉刷油漆的空气中,以免刺激而诱发过敏病症。

七、老年人常见症状的保健方法

1. 腰腿痛

1.1 临床表现　主要为腰腿部疼痛,或以腰酸腿软为特点,每遇阴雨天或腰部感寒后加剧,喜揉喜按,体倦乏力。

1.2 保健要点

1.2.1 体穴疗法

常用穴位:委中、犊鼻。

定位:委中穴在腘横纹中点,当股二头肌肌腱与半腱肌肌腱的中间。犊鼻穴位于髌骨与髌韧带外侧凹陷中。正坐屈膝位,在髌骨下方,髌韧带外侧凹陷处取穴。

操作方法:可以用拇指点按双侧委中,点按的力量要适中。如此反复 5～10 次。10 天 1 个疗程。患者也可自行按压。

1.2.2 体育康复法

八段锦的双手托天理三焦和左右开弓似射雕。

太极拳、五禽戏均可使腰腿的筋骨得到缓和而充分的活动。体力较差者可练简化太极拳,如体力条件较好可练四十八式太极拳、五禽戏。

1.2.3 药物外敷法

可用伸筋草、川断煎汤,取汁用毛巾在腰部湿敷,每次 20 分钟,每日两次。

如有腰痛以酸软为主,喜按喜揉,劳动后加重者,可用肉桂、生姜炒至热后以绢包裹熨痛处,冷后再炒热敷。

1.2.4 饮食疗法

芝麻核桃粥:核桃仁(碾碎)、芝麻少许、大米 100g,将核桃、芝麻、大米一起入锅加清水适量煮粥,煮熟即成。

枸杞羊肾粥等:羊肾一个,枸杞子、大米,将羊肾、枸杞子、大米一起入锅加清水适量煮粥,煮熟即成。

以上两粥均具有补肾的作用。

1.2.5 足浴疗法

药物:补骨脂、威灵仙,如有遇寒后腰痛加重,可加肉桂、川椒。

操作方法:将所有药物加水煎取 3000ml,取药液置入药桶内,药液平面没膝,水温以 40℃为宜,每次 30～45 分钟,以全身微微出汗为佳,日 1～2 次。

疗程:30 天为一疗程。

注意:患严重心力衰竭、心肌梗死、有出血风险、皮肤破损或皮肤感染者不宜足浴,饭前、饭后 30 分钟不宜进行足浴。

2. 失眠

2.1 临床表现:表现为入睡困难,易醒,醒后不能再睡,严重者数日彻夜不睡。

2.2 保健要点

2.2.1 体穴疗法

常用穴位:内关、神门。

定位:内关穴位于前臂正中,腕横纹上 2 寸,在桡侧腕屈肌腱同掌长肌腱之间取穴;神门穴在腕部,腕掌侧横纹尺侧端,尺侧腕屈肌腱的桡侧凹陷处。

操作方法:用大拇指按压神门穴和内关穴,两侧交替进行,每次按压 10～15 分钟。10 天 1 疗程。

2.2.2 耳穴疗法

常用穴位:神门、心。

定位:神门在三角窝后 1/3 的上部,心在耳甲腔正中凹陷处。

操作方法:将王不留行贴于神门及心穴上,用胶布固定,每穴用拇、示指对捏,以中等力量和速度按压 40 次,达到使耳廓轻度发热、发痛。每日自行按压 3～5 次,每次 3～5 分钟,使之产生酸麻胀痛感。

疗程:两耳穴交替贴压,3～5 天一换,10 天为 1 个疗程。

2.2.3 推拿疗法:每日晨起或临睡时,两手十指自然分开,屈指成龙爪状,以指代梳,自前额发际梳起,经前额、头顶、脑后,由前往后,再由后往前,循环往复,轻重适当,计数 16 次为宜;同时,可配以点按太阳、上星、百会、四神聪、耳上、神庭、头维、风府、哑门、风池等穴位。

2.2.4 饮食疗法

酸枣仁粥:酸枣仁,大米,将酸枣仁、大米一起入锅加清水适量煮粥,煮熟即成。本粥具有安神养心的作用。

百合杏仁粥——百合,杏仁,大米,将百合、杏仁、大米一起入锅加清水适量煮粥,煮熟即成。

2.2.5 足浴疗法

材料:首乌藤,合欢花。

操作方法:将以上药材放入锅中,加水煎煮,取药液倒入药桶内,药液平面没膝,水温以40℃为宜,每次 30 分钟,以全身微微出汗为佳,日 1～2 次。

疗程:30 天为一疗程。

注意,患严重心力衰竭、心肌梗死、有出血风险、皮肤破损或皮肤感染者不宜足浴,饭前、饭后 30 分钟不宜进行足浴。

3. 便秘

3.1 临床表现:大便干结,排便周期延长;或周期不长,但粪质干结、排出困难;或粪质不硬,虽有便意,但排出不畅。

3.2 保健要点

3.2.1 体穴疗法

主穴:天枢、足三里。

定位:天枢穴在腹中部,平脐中,距脐中 2 寸;足三里在外膝眼下 3 寸,胫骨外侧约一横指处。

操作:采用用大拇指或中指按压以上穴位,两侧可同时进行。

疗程:每次按压 10～15 分钟,每日两次,10 天 1 个疗程。

3.2.2 耳穴疗法

主穴:便秘点。

定位:在三角窝下缘,对耳轮下脚中段上缘。

操作方法:将王不留行贴于便秘穴上,用胶布固定,每穴用拇、示指对捏,以中等力量和速度按压 40 次,达到使耳廓轻度发热、发痛。贴籽后,嘱患者每日自行按压 3～5 次,每次 3～5 分钟,使之产生酸麻胀痛感。

疗程:两耳穴交替贴压,3～5 天一换,10 天为 1 个疗程

3.2.3 饮食疗法

菠菜饮:以菠菜取自然汁冲饮之,常服可以治疗便秘。

麻苏粥:麻子仁,苏子 2 味研烂,水滤取汁,与大米一起煮粥。

3.2.4 推拿治疗:摩腹助运,顺时针摩腹,按左上腹—脐—小腹—右上腹—左上腹—左下腹顺序;推按降结肠,若在左下腹部摸到粪块,可向下方用力推按,若能听到肠鸣音为最佳;直擦腰骶,在腰骶部做上下的快速擦动以温阳助运,促进粪块排出。腹宜常摸防百病,顺逆各转三十六,力度适中宜肠胃,早晚坚持便秘除。

4. 健忘

4.1 临床表现　记忆力减退,遇事善忘,耳鸣,腰膝酸软,头重头晕,失眠多梦。

4.2 保健要点

4.2.1 体穴疗法

常用穴位:百会、四神聪。

定位:百会穴在头部,后发际正中直上7寸;四神聪在头顶部,百会穴前后左右各1寸,共四穴。

操作:采用用大拇指或中指依次按压以上穴位,两侧可同时进行。

疗程:每次20分钟以上,每天或隔天治疗1次,10次为一疗程,疗程间隔1周。

4.2.2 推拿疗法:患者取仰卧位,医生将两手掌按于两耳,两手置于后枕部。医生手掌轻轻用力。按压患者两耳,然后用手指轻弹枕后持续数次,然后两掌放松,每天1次。做坐式八段锦的"两手抱昆仑,左右敲玉枕"。

4.2.3 饮食疗法:如有耳鸣耳聋,腰膝酸软,可选用天门冬玄参炖猪肝——天冬,玄参,猪肝,将天冬、玄参、猪肝洗净煮汤。本汤具有滋肾养阴的作用。

5. 耳鸣

5.1 临床表现 自觉耳内鸣响,如闻蝉声,或如闻潮声,或如雷鸣,难以忍受,可伴有听力减退,腰膝酸软,夜尿频多,手脚怕冷。

5.2 穴位疗法

5.2.1 体穴疗法

主穴:听宫、太溪。

定位:耳屏前,下颌骨髁状突的后缘,张口时呈凹陷处。太溪位于在足内侧,内踝后方,当内踝尖与跟腱之间的凹陷处。

操作方法:采用用大拇指或中指依次按压以上穴位,两侧可同时进行,每次按压30次,每天2次。

疗程:每日或隔日1次,10次为1个疗程,疗程间隙3~5天。

5.2.2 耳穴疗法

选穴:耳。

定位:耳在屏上切迹前方近耳轮部。

方法:将王不留行籽贴于耳穴上,用胶布固定,每穴用拇、示指对捏,以中等力量和速度按压40次,达到使耳廓轻度发热、发痛。

疗程:两耳穴交替贴压,3~5天一换,10天为1个疗程。

5.2.3 饮食疗法:补中益气粥:炙黄芪,炒白术,党参,熟地,大米,将炙黄芪、炒白术、党参、熟地、大米一起入锅加清水适量煮粥,煮熟即成。本粥具有益气养阴补肾的作用。

5.2.4 推拿疗法:通常以自我推拿为主,可揉按听宫,即两手示指在听宫处揉按,并以中指叠加其上,以感到耳内有隆隆声为宜。吸气时向后上揉按,呼气时向下揉按,连做8次。做坐式八段锦的"两手抱昆仑,左右敲玉枕"。

6. 尿频

6.1 临床表现 夜尿频多,遗尿或小便频数不能自禁,咳嗽或谈笑是出现小便失禁,腰膝酸软。

6.2 保健要点

6.2.1 体穴疗法

主穴:中极穴、肾俞。

定位:中极穴位于下腹部,前正中线上,当脐中下4寸。肾俞穴位于第2腰椎棘突下,旁开1.5寸。

操作方法：采用大拇指或中指按压以上穴位，两侧可同时进行。

疗程：每次按压 10～15 分钟，每日两次，10 天 1 个疗程。

6.2.2 耳穴疗法

选穴：肾穴。

定位：肾穴位于对耳轮上下脚分叉处下方。

操作方法：将王不留行籽贴于肾穴上，用胶布固定，每穴用拇、示指对捏，以中等力量和速度按压 40 次，达到使耳廓轻度发热、发痛。贴籽后，嘱患者每日自行按压 3～5 次，每次 3～5 分钟，使之产生酸麻胀痛感。

疗程：两耳穴交替贴压，3～5 天一换，10 天为 1 个疗程。

6.2.3 推拿疗法：摩擦腰肾：以两手平掌的鱼际、掌根，或两手虚拳的拳眼，拳背着力，同时做上下左右摩擦两侧腰骶部。每次 15 分钟，每天 2 次，10 天 1 疗程。

6.2.4 饮食疗法：

巴戟鸡肠汤：巴戟天，鸡肠，将鸡肠剪开洗净，加清水适量与巴戟天同煎至一碗，用食盐调味饮汤食鸡肠，每日分 2 次服用。

6.2.5 体育康复法：主要适用于正虚体弱者，本法可扶助正气，增强体质。

做坐式八段锦的"闭气搓手热，背后摩精门，尽此一口气，意想体氤氲。左右辘轳转，两脚放舒伸。翻掌向上托，弯腰攀足频"。

第四节　高血压中医健康管理

一、高血压中医健康管理服务要求

1. 开展高血压中医健康管理的乡镇卫生院、社区卫生服务中心应当具备高血压中医健康管理所需的基本设备和条件。

2. 从事高血压中医健康管理工作的人员应为接受过高血压中医保健专业技术培训的中医类别医师或临床类别医师。

3. 按照社区有关高血压管理规范对患者进行健康管理。在高血压慢病管理的基础上联合中医保健治疗，每年中医健康管理不少于 1 次，有中医内容的随访不少于 1 次。

4. 加强宣传，告知服务内容，提高服务质量，使更多的高血压患者愿意接受服务。

5. 每次服务后及时记录相关信息，纳入居民健康档案。

二、高血压中医健康管理程序

根据各试点地区实际情况，各地区可结合高血压病患者健康管理的时间要求，每年至少 1 次中医健康指导和 1 次有中医内容的，主要内容为：

1. 运用中医四诊合参等方法对高血压患者进行证候辨识；

2. 对高血压患者进行饮食调养、起居活动等指导，传授四季养生、穴位按摩、足浴等适宜居民自行操作的中医技术；

3. 对不同证型的高血压患者有针对性地提供中医干预方案或给予转诊建议；

4. 记录在居民健康档案中。

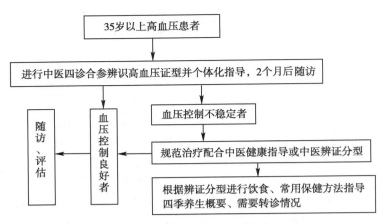

图 12-11　高血压患者中医健康管理服务流程

三、高血压日常中医保健方法

对于正常高值血压,食疗、导引、养生功法等可使平均血压下降。对高血压病人,食疗、导引及养生功法有助于血压的控制,配合中药内服,能使部分患者血压恢复正常,对顽固性高血压及合并有较多症状的患者,中医药方法可起到减轻症状,协助降压,减少减缓靶器官损伤的作用,从而起到未病先防、已病防变的作用。

1. 常用代茶饮推荐方

高血压常见辨证分型见表 12-3。

表 12-3　高血压常见辨证分型

1. 阴虚阳亢证

　主症:头部胀痛、烦躁易怒、腰膝酸软。

　次症:面红目赤,胁痛口苦,便秘溲黄,五心烦热,口干口渴,失眠梦遗。

　舌脉:舌红少苔,脉细数或弦细。

2. 气血两虚证

　主症:头晕时作、少气乏力。

　次症:动则气短,头部空痛,自汗或盗汗、心悸失眠。

　舌脉:舌质淡,脉沉细无力。

3. 痰瘀互结证

　主症:头重或痛。

　次症:头重如裹,胸脘痞闷,胸痛心悸,纳呆恶心,身重困倦,手足麻木。

　舌脉:苔腻脉滑。

4. 肾精不足证

　主症:心烦不寐、耳鸣腰酸。

　次症:心悸健忘、失眠梦遗、口干口渴等症。

　舌脉:舌淡暗,脉细大无力。

5. 肾阳亏虚证

　主症:背寒恶风,腰膝酸软。

　次症:头痛遇冷加重,手足发冷,夜尿频数。

　舌脉:舌淡,脉沉细。

续表

6. 冲任失调证

主症:妇女月经来潮或更年期前后出现头痛、头晕。次症:心烦、失眠、胁痛。

舌脉:舌淡暗,脉弦细。

以上凡具备一项主症和两项次症症状,即可诊断该证候成立,采取相应治疗。

证候计分及疗效评价:

中医证候计分定量标准:0 分:无证候;1 分:上证较轻,偶尔出现,不影响工作和生活;2 分:上证时轻时重,间断出现,不影响工作和生活;3 分:上证明显,经常出现,不影响工作和生活;4 分:上证持续出现,影响工作和生活。

1.1 阴虚阳亢证

1.1.1 茶饮

菊花茶:白菊花、绿茶,开水冲泡饮服。

苦丁桑叶茶:苦丁茶、菊花、桑叶、钩藤各适量,开水冲泡饮服。

菊楂决明饮:菊花,生山楂片,草决明子各适量。开水冲泡饮服。

1.1.2 推荐食物:芹菜、绿豆、绿豆芽、莴苣、西红柿、菊花、海蜇、山楂、荸荠、西瓜、茭白、茄子、柿子、胡萝卜、香蕉、黄瓜、苦瓜、紫菜、芦笋。

1.1.3 推荐食疗方:葛根粥:葛根、粳米、花生米,加适量水,用武火烧沸后,转用文火煮 1 小时,分次食用。

菊花粥:菊花摘去蒂,上笼蒸后,取出晒干或阴干,然后磨成细末,备用。粳米淘净放入锅内,加清水适量,用武火烧沸后,转用文火煮至半成熟,再加菊花细末,继续用文火煮至米烂成粥。每日 2 次,早、晚餐食用。

1.2 气血两虚证

1.2.1 茶饮

龙眼红枣茶:龙眼肉,红枣,白糖适量,开水冲泡饮服。

党参红枣茶:党参,红枣,茶叶各适量。开水冲泡饮服。亦可将党参、红枣、茶叶加水煎沸 3 分钟后饮用。

1.2.2 推荐食物:大枣、银耳、芝麻、桑葚。

1.2.3 推荐食疗方

当归炖猪蹄:将猪蹄洗净切成大块,在开水中煮两分钟,去其腥味,捞出。然后再在锅内加水烧开放入猪蹄,加入当归及调料适量,用旺火烧开,改用文火煮至猪蹄熟烂。

归芪蒸鸡:炙黄芪,当归,嫩母鸡 1 只。将黄芪、当归装入纱布袋,口扎紧。将鸡放入沸水锅内氽透、捞出,用凉水冲洗干净。将药袋装入鸡腹,置于蒸盆内,加入葱、姜、盐、黄酒、陈皮、胡椒粉及适量清水,上笼隔水蒸约 1 小时,食时弃去药袋,调味即成,佐餐食用。

1.3 痰瘀互结证

1.3.1 茶饮

降脂益寿茶:荷叶、山楂、丹参、菊花、绿茶各适量,开水冲泡饮服。

陈山乌龙茶:陈皮、山楂、乌龙茶各适量,开水冲泡饮服。

1.3.2 推荐食物:白萝卜、紫菜、白薯、玉米、花生、洋葱、木耳、山楂、海带、海蜇、大蒜、冬瓜。

1.3.3 推荐食疗方

马兰头伴海带:马兰头洗净,用沸水烫至色泽泛青,取出后沥水,切成丝备用。海带用温水浸泡 12 小时洗净,用沸水烫 10 分钟,取出切成丝,与马兰头同伴,加盐、味精、糖、麻油拌和均匀,佐餐用。

绿豆海带粥:绿豆、海带、大米适量。将海带切碎与其他 2 味同煮成粥,可当晚餐食用。

1.4 肾精不足证

1.4.1 茶饮

杞菊茶:枸杞子、白(杭)菊花、绿茶各适量,开水冲泡饮服。

黑芝麻茶:黑芝麻、绿茶各适量,开水冲泡饮服。

1.4.2 推荐食物:银耳、枸杞子、黑枣、核桃仁、海参、淡菜、芝麻。

1.4.3 推荐食疗方

桑葚粥:桑葚、粳米各适量,煮成粥,可早晚 2 次分服。

首乌豆枣香粥:何首乌、加水煎浓汁,去渣后加粳米、黑豆、黑芝麻,大枣 3～5 枚、冰糖适量,同煮为粥,服用不拘时。

1.5 肾阳亏虚证

1.5.1 茶饮

杜仲茶:杜仲、绿茶各适量。用开水冲泡,加盖 5 分钟后饮用。

胡桃蜜茶:胡桃仁、茶、蜂蜜各适量。将胡桃仁捣碎,与茶、蜂蜜共放入茶杯中,开水冲泡代茶饮。

1.5.2 推荐食物:韭菜、芝麻、胡桃仁、龙眼肉、羊肉、狗肉、鹿肉。

1.5.3 推荐食疗方

复元汤:淮山药、核桃仁、瘦羊肉、羊脊骨、粳米、葱白各适量,先羊脊骨半小时,加羊肉煮开,撇去浮沫,再加生姜、花椒、料酒、胡椒、八角、食盐即可。

杜仲羊肾汤:杜仲,五味子,羊肾,姜、葱、盐、料酒适量。杜仲、五味子洗净包好,加水煮约 1 小时后加入羊肾片(已去筋膜),加姜等调料再煮 30 分钟,去药包调味即成。

1.6. 冲任失调证

茶饮

归杞梅花茶:当归、枸杞子、白梅花各适量,开水冲泡代茶饮。

以上所有的代茶饮及食疗方仅为推荐服用,中医为辨证施治,强调个体化,因此社区医师在为患者做推荐时切勿盲目,以免对患者造成不必要的损害。

2. 常用中医针灸保健疗法

2.1 耳穴疗法

2.1.1 材料:一般常选用生王不留行。

2.1.2 选穴:降压沟、降压点、肝、皮质下、高血压点(图)等。

2.1.3 操作方法:将王不留行置于相应耳穴处,用胶布固定,每穴用拇、示指对捏,以中等力量和速度按压 30～40 次,达到使耳廓轻度发热、发痛。

疗程:两耳穴交替贴压,3～5 天一换,14 天 1 个疗程。

2.2 体穴按压

2.2.1 原理:对于高血压病患者可辨证施穴,穴位按压可起到以指代针、激发经络、疏通气血的效果。

2.2.2 选穴

阴虚阳亢证者,可选用太冲、太溪、三阴交、风池、内关。

气血两虚证者,可选用气海、血海、中脘、太阳、合谷、足临泣等。

痰瘀互结证,可按压中脘、丰隆、足三里、头维、血海、公孙。

肾精亏虚者,可选用肾俞、命门、志室、气海、关元、足三里、三阴交。

肾阳亏虚证者,可选用关元、百会、足三里、三阴交、神阙、大椎。

冲任失调者,可选用关元、中极、归来、三阴交、蠡沟、中都。

2.2.3 方法:用指尖或指节按压所选的穴位,每次按压5~10分钟,以有酸胀感觉为宜,14天1个疗程。

3. 推荐中医足浴疗法

3.1 基本原理及要求

3.1.1 原理:泡脚水选用温热(热水),通过温热刺激使腿及全身毛细血管扩张,周围血液分布增多,循环阻力减少,全身血压也随之下降。可以减轻高血压的症状。

3.1.2 材料:足浴盆或桶尽量选用木质的为好,桶高应不小于40cm,泡脚水选用温热(热水),水温为40°。

3.1.3 足浴时间:泡脚可每天2次进行,下午与晚间各1次,每次30~40分钟。

3.1.4 方法:双足浸泡,尽量让水没过足踝(有足浴桶者可至膝以下),水温保持在40°。

3.2 中药配方　阴虚阳亢证者可选用磁石降压方:磁石、石决明、当归、桑枝、枳壳、乌药、蔓荆子、白蒺藜、白芍、炒杜仲、牛膝各6g,独活18g。将诸药水煎取汁,放入浴盆中,待温时足浴,每日1次,每次10~30分钟,每剂药可用2~3次。

痰瘀互阻证,可法夏三皮汤:法半夏、陈皮、大腹皮、茯苓皮各30g。水煎取汁,待温时足浴,每次15~30分钟,每日2次,每日1剂,连续3~5天。

肾精亏虚者,可选用杜仲木瓜汤:杜仲、桑寄生、木瓜各30g。水煎取汁,放入浴盆中,用毛巾蘸药液热熨腰痛部位,待温时足浴,每日2次,每次10~30分钟,每日1剂,连续3~5天。

肾阳亏虚证者,可选用杜仲木瓜汤:杜仲、桑寄生、木瓜各30g。水煎取汁,放入浴盆中,用毛巾蘸药液热熨腰痛部位,待温时足浴,每日2次,每次10~30分钟,每日1剂,连续3~5天。

冲任失调者,可选用三藤汤:香瓜藤、黄瓜藤、西瓜藤各30g。水煎取汁,候温足浴,每日2次,每次10~15分钟,每日1剂,连续7~10天。

附:高血压足浴通用方——邓铁涛教授"浴足方"

怀牛膝、川芎各15g,天麻、钩藤(后下)、夏枯草、吴茱萸、肉桂各10g。上方加水2000ml煎煮,水沸后10分钟,取汁趁温热浴足30分钟,上、下午各1次,2~3周为1疗程。

4. 季节更替养生

中医理论中有"天人合一",即人与自然的统一性,季节更替时天气变化无常,如夏秋交替,冷热更迭,患者容易因气候突变而加重病情,出现头痛、头晕、耳鸣、目眩、心悸等症状。中医重在治未病,如能在气候多变的季节根据患者的个体特点在情志、饮食及运动方面加以调节,则可能起到比服用药物更好的效果。

4.1 情志调摄　人顺应四季变化规律,遵循四季养生法则,调摄情志,精神乐观、心境清净。孙思邈在《千金方·养性》中告诫人们"莫忧愁、莫大怒、莫悲恐、莫大惧……莫大笑、勿汲汲于所欲,勿悁悁怀忿恨……若能勿犯者,则得长生也。"诗词歌赋、琴棋书画、花鸟虫鱼,均可益人心智、怡神养性,有助于高血压病的调治。

4.2 平衡饮食　高血压患者在季节变换中要少吃酸性食品,多吃能补益脾胃的食物,如瘦肉、禽蛋、大枣、水果、干果等;多吃韭菜、菠菜、荠菜和葱等新鲜蔬菜,能有效降低胆固醇,减少胆固醇在血管壁上的沉积,利于血压的调控;多吃甘温食物,如大枣、花生、玉米、豆浆等。

4.3 运动调治　高血压患者在季节变换中应当遵循"动中有静、静中有动、动静结合、以静为主"的原则。坚持户外锻炼,以户外散步、慢跑、太极拳、气功锻炼等节律慢、运动量小、竞争不激烈,且不需要过度低头弯腰的项目为宜,并以自己活动后不觉疲倦为度。

4.4 顺应季节　在季节变化中,通过顺应四时变化,调整阴阳,使人与自然相和谐,从而达到阴平阳秘、养生保健之功效,使高血压患者在四季更替的过程中泰然自处,血压平稳少波动。春季肝气当令,万物生发,血压易偏高,应多做户外活动,注意戒怒;夏季炎热,暑湿为邪,注意饮食勿过油腻及生冷,勿使大汗伤津;秋季干燥,阴虚之人当注意勿使津伤阴亏;冬季寒冷,肾阳不足之人当注重保护阳气,宜足浴。

第五节　糖尿病患者中医健康管理

一、糖尿病中医健康管理服务要求

1. 开展 2 型糖尿病(以下简称糖尿病)中医健康管理的乡镇卫生院、社区卫生服务中心应当具备糖尿病中医健康管理所需的基本设备和条件。

2. 从事糖尿病中医健康管理工作的人员应为接受过糖尿病中医保健专业技术培训的中医类别医师或临床类别医师。

3. 按照社区有关糖尿病管理规范对患者进行健康管理。在糖尿病慢性病管理的基础上联合中医保健治疗,每年中医健康管理不少于 1 次,有中医内容的随访不少于 1 次。

4. 加强宣传,告知服务内容,提高服务质量,使更多的糖尿病患者愿意接受服务。

5. 每次服务后及时记录相关信息,纳入居民健康档案。

二、糖尿病中医健康管理程序

根据各试点地区实际情况,各地区可结合糖尿病患者健康管理的时间要求,每年至少 1 次中医健康指导和 1 次有中医内容的,主要内容为:

1. 运用中医四诊合参等方法对糖尿病患者进行证候辨识;

2. 对糖尿病患者进行饮食调养、起居活动等指导,传授四季养生、穴位按摩、足浴等适宜居民自行操作的中医技术;

3. 对不同证型的糖尿病患者有针对性地提供中医干预方案或给予转诊建议;

4. 记录在居民健康档案中。

图 12-12 为糖尿病患者中医服务的基本流程。

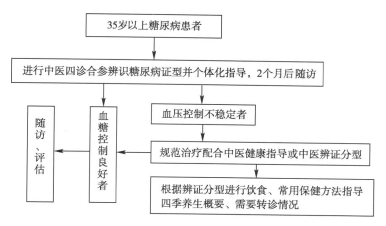

图 12-12 糖尿病患者中医健康管理服务流程

三、糖尿病日常中医保健方法

糖尿病是由于体内胰岛素分泌绝对或相对不足,而引起的以糖代谢紊乱为主的一种全身性疾病,属中医学消渴范畴。中医药在防治糖尿病及其并发症方面有着悠久的历史和丰富的临床实践经验,形成了从整体认识疾病、综合防治和个体化治疗的优势。特别是合理运用中成药、中草药,配合中医饮食调养、运动治疗、非药物防治技术等方面颇具特色。可以改善临床症状、减轻西药副作用、提高患者生活质量,有效防治并发症。

1. 常见中医辨证食疗推荐方

《素问·奇病论》云:"此人数食甘美而多肥也,肥者令人内热,甘者令人中满,故其气上溢,转为消渴。"孙思邈是世界上最早提出饮食治疗的先驱,他曾提出糖尿病患者"慎者有三,一饮酒、二房事、三咸食及面。"王焘还提出了限制米食、肉食及水果等。说明饮食养生法对防治消渴病尤为重要。糖尿病的发生和饮食有关,饮食控制的好坏直接影响到治疗的效果。历代医家在长期的医疗实践中也总结出不少药膳验方。具体应用应该在辨体质、辨病、辨证的基础上,合理选用。

1.1 阴虚燥热证 证见烦渴多饮,随饮随喝,咽干舌燥,多食善饥,溲赤便秘,舌红少津苔黄,脉滑数或弦数。食疗应以养阴消渴饮为基础。

食疗药膳方为:

(1)玉粉杞子蛋:天花粉、枸杞、玉竹煎水,沥出,打入鸡蛋,蒸。

(2)杞蓣粥:山药、枸杞适量,加粳米,煮粥。

(3)三豆饮:绿豆、黑豆、赤小豆,煎汤服用。

(4)乌梅生津茶:乌梅、麦冬,泡水当茶饮。

(5)石斛芩叶茶:石斛(干、鲜均可)、黄芩叶,开水沏泡,代茶饮。

主食以荞麦面粉为主。副食以冬瓜、南瓜、苦瓜、藕及绿叶菜等为主。

1.2 气阴两虚证 证见乏力、气短、自汗,动则加重,口干舌燥,多饮多尿,五心烦热,大便秘结,腰膝酸软,舌淡或红暗、边有齿痕,舌苔薄白少津或少苔,脉细弱。

食疗药膳方为:

(1)参杞粥:西洋参、山药、枸杞适量,加粳米煮粥。

(2)归芪鸡：黄芪、当归、母鸡剁大块，加水抄煮，去浮沫，纳入黄芪、当归炖至肉熟。

(3)苦瓜炒肉：鲜苦瓜、瘦猪肉，武火炒后食用等。

(4)首乌适量加水煎半小时，取汁煮鸡蛋，每日1个。

(5)益气生津茶：西洋参、石斛，开水沏泡，代茶饮。

主食以黄豆、玉米面粉为主。副食以洋葱、莲藕、豆腐、胡萝卜、黄瓜等为主。

1.3 阴阳两虚证　证见乏力自汗，形寒肢冷，腰膝酸软，耳轮焦干，多饮多尿，混浊如膏，或水肿少尿，或五更泻，阳痿早泄，舌淡苔白，脉沉细无力。

食疗药膳为：

(1)苁蓉山药苡仁粥：肉苁蓉、山药、薏苡仁适量，煮粥食，每日两次。

(2)枸杞明目茶：适用于2型糖尿病肝肾阴虚证，表现为头晕眼花、双目干涩者。用法用量：枸杞子、桑叶、菊花，开水沏泡代茶饮。

主食以未精加工面粉、全麦豆类等为主。副食以山药、蘑芋、南瓜、芋艿、芹菜、胡萝卜、油菜、洋葱等为主。用菊花泡水代茶饮。

对消渴而症见阳虚畏寒的患者，可酌加鹿茸粉，以启动元阳，助全身阳气之气化。本证见阴阳气血俱虚者，则可选用鹿茸丸以温肾滋阴，补益气血。上述食疗方均可酌加覆盆子、芡实、金樱子等以补肾固摄。

消渴多伴有瘀血的病变，故对于上述各种证型，尤其是对于舌质紫暗，或有瘀点瘀斑，脉涩或结或代，及兼见其他瘀血证候者，均可酌加活血化瘀的药品。如丹参、川芎、郁金、红花、山楂等，或配用降糖活血方药，如丹参、川芎、益母草、当归、赤芍等。

消渴容易发生多种并发症，应在治疗本病的同时，积极治疗并发症。白内障、雀盲、耳聋，主要病机为肝肾精血不足，不能上承耳目所致，宜滋补肝肾，益精补血，可用杞菊地黄，丸或明目地黄丸。对于并发疮毒痈疽者，则治宜清热解毒，消散痈肿，用五味消毒饮。在痈疽的恢复阶段，则治疗上要重视托毒生肌。

2. 预防保健操

隋·巢元方《诸病源候论》提出糖尿病患者应该"先行一百二十步，多者千步，然后食"。可见运动疗法是糖尿病治疗中的一项重要措施，适度而有规律的运动可以使血糖下降，增加热能消耗，使患者对胰岛素的敏感性得到改善，利于糖尿病病情的控制，改善患者全身状态，预防慢性并发症的发生和发展。

针对糖尿病运动调养的方法有很多，预防保健操可以通过全方位的手法达到调理脏腑，养阴清热，益气补肾从而辅助调节血糖的目的。主要操作方法如图12-13所示：

3. 情志调摄保健法

心理治疗，即精神治疗，中医学又称之为意疗。中医历来重视意疗在整个治疗中的意义，《素问·宝命全形论》就有："一曰治神，二曰知养生，三曰知毒药为真……"把治神放到了防治疾病的首位。在一定条件下，心理因素能改变生理活动，利用情绪对内脏功能气机的影响，通过精神因素去调动机体正气与疾病作斗争。从而达到扶正以祛邪，主明(心神活动正常)则下安(内脏安定)的治疗目的。躯体疾病，进行必要的意疗也是有裨益的。

糖尿病患者多阴虚阳亢，肝阳偏亢失于条达则性情易激易怒。故糖尿病患者应努力做到怡情悦志，胸襟开阔，保持情志舒畅，气血流通，如是则阴阳调和。由于糖尿病患者的善怒情绪，作为糖尿病患者的家人，应多理解沟通，幽默和谐的家庭氛围有助于调节糖尿病患者的情绪波动。三餐定时，细心照顾，常沟通多关爱，帮助其减轻压力与负担。

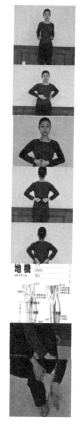

1. 固气转睛
拇指内叩掌心，其余四指握拳，扣住拇指，置于两胁，双脚五指抓地，同时环转眼球，顺时针逆时针各20遍。

2. 横推胰区
双手掌由外向内推腹部胰脏体表投影区，一推一拉交替操作20遍。

3. 揉腹部
以神阙为中心揉腹，顺时针逆时针各20遍。

4. 按揉腰背
双手握拳，以食指的掌指关节点揉脾俞、胃俞、三焦俞、肾俞，每穴各半分钟。

5. 推擦腰骶
双掌由脾俞自上而下推至八髎穴10遍。

6. 通调脾肾
揉脾经血海、地机、三阴交，揉肾经太溪穴，双手拇指沿胫骨内侧缘由阴陵泉推至太溪5遍。

7. 拳叩胃经
双手握空拳自上而下叩击小腿外侧胃经循行部位5遍，以酸胀为度。

8. 推擦涌泉
用手掌擦涌泉穴，以透热为度。

图 12-13　糖尿病中医预防保健操

　　常用的中医心理疗法有五种：以情胜情法，劝说开导法，移情易性法，暗示解惑法，顺情从欲法。

　　3.1 以情胜情疗法　　正确地运用情志之偏，可以纠正阴阳气血之偏，使机体恢复平衡协调而对病情有力。

　　3.2 劝说开导法　　运用言语对病人进行劝说开导，是意疗的基本方法。在一定条件下，言语刺激对心理、生理激动都会产生很大影响，因此，应正确地运用"言语"，对病人采取启发诱导的方法，宣传糖尿病的有关知识，提高其战胜疾病的信心，使之主动配合医生进行躯体和饮食治疗。劝说开导，要针对病人不同的思想实际和人格及个人特征，做到有的放矢，生动活泼，耐心细致。

　　3.3 移情易性法　　就是排遣情思，改易心志。分散病人对疾病的注意力，使思想焦点从病所移于他处，或改变其周围环境，免予与不良因素接触，或改变病人的内心虑恋的指向性，使其从某种情感纠葛中解放出来，转移于另外的人或物身上等，称之为"移情"。

　　3.4 暗示解惑法　　采用含蓄、间接的方式，影响病人的心理状态，以诱导病人"无形中"接受医生的治疗性意见或产生某种信念或改变其情绪和行为，甚或影响人体的生理功能，从而达到治疗的目的。暗示疗法一般多用语言，也可采用手势、表情、暗示性药物及其他暗号来进行。

　　3.5 顺情从欲法　　顺从病人的意志、情绪，满足病人心身的需要，仅用前几种方法是不够的,只有当其生活的基本欲望得到满足时,疾病才有可能自愈。对于心理上的欲望,应当有分析地对待,若是合理的欲望,客观条件又能允许时,应尽力满足其所求或所恶,如创造条件以改变其所处环境,或对其想法表示同情,理解和支持,保证等。

4. 中医适宜技术保健法

中医防治糖尿病重视综合调治,除了饮食、运动、药物以外,还常用按摩、艾灸、针刺、足浴等多种特色疗法。

4.1 按摩穴位

4.1.1 按摩背腰部:手掌匀力推揉脊柱两侧,或用按摩棒、老头乐,敲打后颈到腰骶,重点按揉胰俞(第八胸椎棘突下旁开 1.5 寸)、胃俞(第 12 胸椎棘突下旁开 1.5 寸)、肾俞(第 2 腰椎棘突下旁开 1.5 寸)和局部阿是穴(痛点),适合于 2 型糖尿病乏力、腰背酸痛者(图 12-14)。

4.1.2 按摩腹部:双手掌互擦至掌热,左手掌压右手掌紧贴神阙穴(肚脐),从右上腹部向左上腹部,从左上腹部向左下腹部,用力推揉,适合于 2 型糖尿病腹满、大便不畅者。

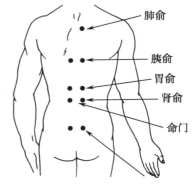

图 12-14　按摩背腰部

4.1.3 按摩肢体:以手指揉点按足三里(外膝眼向下4 横指)、三阴交(内踝上 3 寸)2 分钟,以酸胀为度。手擦涌泉穴(前脚掌心)以透热为度,适合于 2 型糖尿病头晕、乏力、眠差,或下肢麻痛者(图 12-15)。

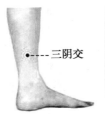
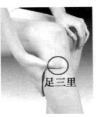
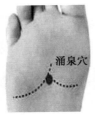
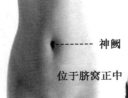
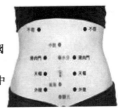

图 12-15　按摩肢体

4.2 艾灸

4.2.1 灸足三里:将艾条一端点燃,对准足三里(外膝眼向下 4 横指),约距 0.5～1 寸左右,进行熏灸,每侧 10～15 分钟。适用于 2 型糖尿病乏力、抵抗力降低、下肢无力者。

4.2.2 灸关元:将艾条一端点燃,对准关元穴(下腹部肚脐下 3 寸),约距 0.5～1 寸左右,进行熏灸,每次 10～15 分钟。适用于 2 型糖尿病畏寒肢冷,或男子阳痿,抵抗力降低者。

4.2.3 注意事项:防止烫伤。糖尿病患者不适宜于化脓灸。

4.3 针刺疗法　针刺治疗糖尿病常用选穴方法有以下几种:

主穴为脾俞、膈俞、胰俞、足三里、三阴交。配穴为肺俞、胃俞、肝俞、中脘、关元、神门、然谷、阴陵泉等。针刺方法以缓慢捻转,中度刺激平补平泻法,每日或隔日一次,每次留针15～20 分钟,10 次为一疗程。疗程间隔 3～5 日。

4.4 耳穴　耳穴按压治疗糖尿病常选用的穴位有:

主穴为胰、胆、肝、肾、缘中、屏间、交感、下屏尖。配穴为三焦、渴点、饥点。根据主证及辨证分型,每次选穴 5～6 个。

选定耳穴寻得敏感点后,将王不留行置于相应耳穴处,用胶布固定,用食、拇指捻压至酸沉麻痛,每日自行按压 3 次。每次贴一侧耳,两耳交替。

4.5 足浴

推荐方:药物组成:当归,赤芍,川芎,桂枝,红花,鸡血藤,希莶草,伸筋草。

适应证:糖尿病周围神经病变及下肢血管病变。

用法用量:上述中草药加水 3000ml 煎熬,现配现用,水温 38～42℃(注意水温不宜太热,以防烫伤),药剂以浸没两足内外踝关节上 2 寸为准,隔日 1 次,每次 30 分钟。10 次为一疗程,总计 5 个疗程。

(常淑玲 严华国 王和天 施永兴 衷敬柏 魏军平 王建辉 郑 军 华 苓 吴力群 杨晓辉)

附　　　录

附录一　健康档案

1. 个人基本信息

附表1-1　个人基本信息表

姓名：　　　　　　　　　　　　　　　　　　　　　　　编号□□□-□□□□□

性　　别	0 未知的性别　1 男　2 女　9 未说明的性别　□		出生日期	□□□□ □□ □□
身份证号			工作单位	
本人电话		联系人姓名	联系人电话	
常住类型	1 户籍　2 非户籍　　　　　　　　　□	民　　族	1 汉族　2 少数民族_____　□	
血型	1 A 型　2 B 型　3 O 型　4 AB 型　5 不详/RH 阴性:1 否　2 是　3 不详　□/□			
文化程度	1 文盲及半文盲　2 小学　3 初中　4 高中/技校/中专　5 大学专科及以上　6 不详　□			
职业	1 国家机关、党群组织、企业、事业单位负责人　2 专业技术人员　3 办事人员和有关人员　4 商业、服务业人员　5 农、林、牧、渔、水利业生产人员　6 生产、运输设备操作人员及有关人员　7 军人　8 不便分类的其他从业人员　□			
婚姻状况	1 未婚　2 已婚　3 丧偶　4 离婚　5 未说明的婚姻状况　□			
医疗费用支付方式	1 城镇职工基本医疗保险　2 城镇居民基本医疗保险　3 新型农村合作医疗　4 贫困救助　5 商业医疗保险　6 全公费　7 全自费　8 其他_____　□/□/□			
药物过敏史	1 无　有:2 青霉素　3 磺胺　4 链霉素　5 其他_____　□/□/□/□			
暴露史	1 无　有:2 化学品　3 毒物　4 射线　　　　　　　　□/□/□			
既往史	疾病	1 无　2 高血压　3 糖尿病　4 冠心病　5 慢性阻塞性肺疾病　6 恶性肿瘤_____ 7 卒中　8 重性精神疾病　9 结核病　10 肝炎　11 其他法定传染病　12 职业病_____ 13 其他_____ □ 确诊时间　年　月/□ 确诊时间　年　月/ □ 确诊时间　年　月 □ 确诊时间　年　月/□ 确诊时间　年　月/ □ 确诊时间　年　月		
	手术	1 无　2 有:名称 1_____时间_____/名称 2_____时间_____□		
	外伤	1 无　2 有:名称 1_____时间_____/名称 2_____时间_____□		
	输血	1 无　2 有:原因 1_____时间_____/原因 2_____时间_____□		

性 别	0 未知的性别 1 男 2 女 9 未说明的性别 □		出生日期	□□□□ □□ □□
家族史	父亲	□/□/□/□/□/□_____	母 亲	□/□/□/□/□/□___
	兄弟姐妹	□/□/□/□/□/□_____	子 女	□/□/□/□/□/□___
	1 无 2 高血压 3 糖尿病 4 冠心病 5 慢性阻塞性肺疾病 6 恶性肿瘤 7 卒中 8 重性精神疾病 9 结核病 10 肝炎 11 先天畸形 12 其他			
遗传病史	1 无 2 有:疾病名称＿＿＿＿＿＿＿＿＿＿			□
残疾情况	1 无残疾 2 视力残疾 3 听力残疾 4 言语残疾 5 肢体残疾 6 智力残疾 7 精神残疾 8 其他残疾 □/□/□/□/□/□			
生活环境*	厨房排风设施	1 无 2 油烟机 3 换气扇 4 烟囱		□
	燃料类型	1 液化气 2 煤 3 天然气 4 沼气 5 柴火 6 其他		□
	饮水	1 自来水 2 经净化过滤的水 3 井水 4 河湖水 5 塘水 6 其他		□
	厕所	1 卫生厕所 2 一格或二格粪池式 3 马桶 4 露天粪坑 5 简易棚厕		□
	禽畜栏	1 单设 2 室内 3 室外		□

填表说明

1. 本表用于居民首次建立健康档案时填写。如果居民的个人信息有所变动,可在原条目处修改,并注明修改时间。

2. 性别:按照国标分为未知的性别、男、女及未说明的性别。

3. 出生日期:根据居民身份证的出生日期,按照年(4 位)、月(2 位)、日(2 位)顺序填写,如 19490101。

4. 工作单位:应填写目前所在工作单位的全称。离退休者填写最后工作单位的全称;下岗待业或无工作经历者须具体注明。

5. 联系人姓名:填写与建档对象关系紧密的亲友姓名。

6. 民族:少数民族应填写全称,如彝族、回族等。

7. 血型:在前一个"□"内填写与 ABO 血型对应编号的数字;在后一个"□"内填写是否为"RH 阴性"对应编号的数字。

8. 文化程度:指截至建档时间,本人接受国内外教育所取得的最高学历或现有水平所相当的学历。

9. 药物过敏史:表中药物过敏主要列出青霉素、磺胺或者链霉素过敏,如有其他药物过敏,请在其他栏中写明名称,可以多选。

10. 既往史:包括疾病史、手术史、外伤史和输血史。

(1)疾病:填写现在和过去曾经患过的某种疾病,包括建档时还未治愈的慢性病或某些反复发作的疾病,并写明确诊时间,如有恶性肿瘤,请写明具体的部位或疾病名称,如有职业病,请填写具体名称。对于经医疗单位明确诊断的疾病都应以一级及以上医院的正式诊断为依据,有病史卡的以卡上的疾病名称为准,没有病史卡的应有证据证明是经过医院明确诊断的。可以多选。

(2)手术:填写曾经接受过的手术治疗。如有,应填写具体手术名称和手术时间。

(3)外伤:填写曾经发生的后果比较严重的外伤经历。如有,应填写具体外伤名称和发生时间。

(4)输血:填写曾经接受过的输血情况。如有,应填写具体输血原因和发生时间。

11. 家族史:指直系亲属(父亲、母亲、兄弟姐妹、子女)中是否患过所列出的具有遗传性或遗传倾向的疾病或症状。有则选择具体疾病名称对应编号的数字,没有列出的请在"_____"上写明。可以多选。

12. 生活环境:农村地区在建立居民健康档案时需根据实际情况选择填写此项。

2. 健康体检表

附表1-2 健康体检表

姓名:_____ 编号□□□-□□□□□

体检日期	年 月 日		责任医生		
内容	检查项目				
症状	1无症状 2头痛 3头晕 4心悸 5胸闷 6胸痛 7慢性咳嗽 8咳痰 9呼吸困难 10多饮 11多尿 12体重下降 13乏力 14关节肿痛 15视力模糊 16手脚麻木 17尿急 18尿痛 19便秘 20腹泻 21恶心呕吐 22眼花 23耳鸣 24乳房胀痛 25其他 □/□/□/□/□/□/□/□/□/□				
一般状况	体温	℃		脉率	次/分钟
	呼吸频率	次/分	血压	左侧 / mmHg	
				右侧 / mmHg	
	身高	cm	体重	kg	
	腰围	cm	体质指数(BMI)	kg/m²	
	老年人健康状态自我评估*	1满意 2基本满意 3说不清楚 4不太满意 5不满意			□
	老年人生活自理能力自我评估*	1可自理(0~3分) 2轻度依赖(4~8分) 3中度依赖(9~18分) 4不能自理(≥19分)			□
	老年人认知功能*	1粗筛阴性 2粗筛阳性,简易智力状态检查,总分_____			□
	老年人情感状态*	1粗筛阴性 2粗筛阳性,老年人抑郁评分检查,总分_____			□
生活方式	体育锻炼	锻炼频率	1每天 2每周一次以上 3偶尔 4不锻炼		
		每次锻炼时间	分钟	坚持锻炼时间	年
		锻炼方式			
	饮食习惯	1荤素均衡 2荤食为主 3素食为主 4嗜盐 5嗜油 6嗜糖			□/□/□
	吸烟情况	吸烟状况	1从不吸烟 2已戒烟 3吸烟		□
		日吸烟量	平均 支		
		开始吸烟年龄	岁	戒烟年龄	岁

续表

生活方式	饮酒情况	饮酒频率	1 从不　2 偶尔　3 经常　4 每天　　　□
		日饮酒量	平均　　　　　两
		是否戒酒	1 未戒酒　2 已戒酒,戒酒年龄:_____岁　　□
		开始饮酒年龄　　岁	近一年内是否曾醉酒　1 是　2 否 □
		饮酒种类	1 白酒　2 啤酒　3 红酒　4 黄酒 5 其他_____　　　　　　□/□/□/□
	职业病危害因素接触史		1 无　2 有(工种_____从业时间___年) 毒物种类　粉尘_____　防护措施 1 无　2 有____　□ 　　　放射物质_____　防护措施 1 无　2 有____　□ 　　　　　物理因素_____　防护措施 1 无　2 有____　□ 化学物质_____　防护措施 1 无　2 有____　□ 其他_____　防护措施 1 无　2 有____　□
脏器功能	口腔		口唇　1 红润　2 苍白　3 发干　4 皲裂　5 疱疹　　　□ 齿列　1 正常　2 缺齿　3 龋齿　4 义齿(假牙)　　　□ 咽部　1 无充血　2 充血　3 淋巴滤泡增生　　　　　□
	视力		左眼_____右眼_____(矫正视力:左眼_____右眼_____)
	听力		1 听见　2 听不清或无法听见　　　　　　　　　　　　□
	运动功能		1 可顺利完成　2 无法独立完成其中任何一个动作　　□
查体	眼底*		1 正常　2 异常_____　　　　　　　　　　　　□
	皮肤		1 正常　2 潮红　3 苍白　4 发绀　5 黄染　6 色素沉着　7 其他 _____　　　　　　　　　　　　　　　　　　　　□
	巩膜		1 正常　2 黄染　3 充血　4 其他_____　　　　　　□
	淋巴结		1 未触及　2 锁骨上　3 腋窝　4 其他_____　　　　□
	肺		桶状胸:1 否　2 是　　　　　　　　　　　　　　　　□
			呼吸音:1 正常　2 异常_____　　　　　　　　　　□
			啰音:1 无　2 干啰音　3 湿啰音　4 其他_____　　□
	心脏		心率_____次/分钟　　心律:1 齐　2 不齐　3 绝对不齐　□
			杂音:1 无　2 有_____　　　　　　　　　　　　　□
	腹部		压痛:1 无　2 有_____　　　　　　　　　　　　　□
			包块:1 无　2 有_____　　　　　　　　　　　　　□
			肝大:1 无　2 有_____　　　　　　　　　　　　　□
			脾大:1 无　2 有_____　　　　　　　　　　　　　□
			移动性浊音:1 无　2 有_____　　　　　　　　　　　□

续表

查体	下肢水肿		1 无　2 单侧　3 双侧不对称　4 双侧对称	□
	足背动脉搏动		1 未触及　2 触及双侧对称　3 触及左侧弱或消失　4 触及右侧弱或消失	□
	肛门指诊*		1 未及异常　2 触痛　3 包块　4 前列腺异常　5 其他＿＿＿	□
	乳腺*		1 未见异常　2 乳房切除　3 异常泌乳　4 乳腺包块 5 其他＿＿＿＿	□/□/□/□
	妇科*	外阴	1 未见异常　2 异常＿＿＿＿＿＿＿＿＿＿＿＿＿	□
		阴道	1 未见异常　2 异常＿＿＿＿＿＿＿＿＿＿＿＿＿	□
		宫颈	1 未见异常　2 异常＿＿＿＿＿＿＿＿＿＿＿＿＿	□
		宫体	1 未见异常　2 异常＿＿＿＿＿＿＿＿＿＿＿＿＿	□
		附件	1 未见异常　2 异常＿＿＿＿＿＿＿＿＿＿＿＿＿	□
	其他*			
辅助检查	血常规*		血红蛋白＿＿＿＿g/L 白细胞＿＿＿＿×10⁹/L 血小板＿＿＿＿×10⁹/L 其他＿＿＿＿	
	尿常规*		尿蛋白＿＿＿　尿糖＿＿＿　尿酮体＿＿＿　尿潜血＿＿＿ 其他＿＿＿＿＿＿＿	
	空腹血糖*		＿＿＿＿＿＿＿mmol/L 或＿＿＿＿＿＿＿mg/dl	
	心电图*		1 正常　2 异常＿＿＿＿＿＿＿＿＿＿＿＿＿＿＿	□
	尿微量白蛋白*		＿＿＿＿＿＿＿＿＿＿＿＿mg/dl	
	大便潜血*		1 阴性　2 阳性	□
	糖化血红蛋白*		＿＿＿＿＿＿＿％	
	乙型肝炎表面抗原*		1 阴性　2 阳性	□
	肝功能*		血清谷丙转氨酶＿＿＿＿U/L　　血清谷草转氨酶＿＿＿＿U/L 白蛋白＿＿＿＿g/L　　　　总胆红素＿＿＿＿μmol/L 结合胆红素＿＿＿＿μmol/L	
	肾功能*		血清肌酐＿＿＿＿μmol/L　　血尿素氮＿＿＿＿mmol/L 血钾浓度＿＿＿＿mmol/L　　血钠浓度＿＿＿＿mmol/L	
	血脂*		总胆固醇＿＿＿＿mmol/L　甘油三酯＿＿＿＿mmol/L 血清低密度脂蛋白胆固醇＿＿＿＿mmol/L 血清高密度脂蛋白胆固醇＿＿＿＿mmol/L	
	胸部 X 线片*		1 正常　2 异常＿＿＿＿＿＿＿＿＿	□
	B 超*		1 正常　2 异常＿＿＿＿＿＿＿＿＿	□
	宫颈涂片*		1 正常　2 异常＿＿＿＿＿＿＿＿＿	□
	其他*			

中医体质辨识*	平和质	1 是　　2 基本是	□
	气虚质	1 是　　2 倾向是	□
	阳虚质	1 是　　2 倾向是	□
	阴虚质	1 是　　2 倾向是	□
	痰湿质	1 是　　2 倾向是	□
	湿热质	1 是　　2 倾向是	□
	血瘀质	1 是　　2 倾向是	□
	气郁质	1 是　　2 倾向是	□
	特禀质	1 是　　2 倾向是	□
现存主要健康问题	脑血管疾病	1 未发现　2 缺血性卒中　3 脑出血　4 蛛网膜下腔出血　5 短暂性脑缺血发作　6 其他＿＿＿＿＿＿＿	□/□/□/□/□
	肾脏疾病	1 未发现　2 糖尿病肾病　3 肾功能衰竭　4 急性肾炎　5 慢性肾炎　6 其他＿＿＿＿＿＿＿	□/□/□/□/□
	心脏疾病	1 未发现　2 心肌梗死　3 心绞痛　4 冠状动脉血运重建　5 充血性心力衰竭　6 心前区疼痛　7 其他＿＿＿＿＿＿＿	□/□/□/□/□
	血管疾病	1 未发现　2 夹层动脉瘤　3 动脉闭塞性疾病　4 其他＿＿＿＿	□/□/□
	眼部疾病	1 未发现　2 视网膜出血或渗出　3 视乳头水肿　4 白内障　5 其他＿＿＿＿＿＿＿	□/□/□
	神经系统疾病	1 未发现　2 有＿＿＿＿＿＿＿＿＿＿＿＿＿	□
	其他系统疾病	1 未发现　2 有＿＿＿＿＿＿＿＿＿＿＿＿＿	□

住院治疗情况	住院史	入/出院日期	原因	医疗机构名称	病案号
		/			
		/			
	家庭病床史	建/撤床日期	原因	医疗机构名称	病案号
		/			
		/			

主要用药情况	药物名称	用法	用量	用药时间	服药依从性 1 规律　2 间断　3 不服药
	1				
	2				
	3				
	4				
	5				
	6				

续表

非免疫规划预防接种史	名称	接种日期	接种机构
	1		
	2		
	3		

健康评价	1 体检无异常 2 有异常 异常1 ＿＿＿＿＿＿＿＿＿＿ 异常2 ＿＿＿＿＿＿＿＿＿＿ 异常3 ＿＿＿＿＿＿＿＿＿＿ 异常4 ＿＿＿＿＿＿＿＿＿＿ □

健康指导	1 纳入慢性病患者健康管理 2 建议复查 3 建议转诊 □/□/□/□	危险因素控制：　　　□/□/□/□/□/□ 1 戒烟　2 健康饮酒　3 饮食　4 锻炼 5 减体重(目标＿＿＿＿＿＿＿＿＿＿) 6 建议接种疫苗＿＿＿＿＿＿＿＿ 7 其他＿＿＿＿＿＿＿＿＿＿

填表说明

1. 本表用于居民首次建立健康档案以及老年人、高血压、2 型糖尿病和重性精神疾病患者等的年度健康检查

2. 表中带有 * 号的项目,在为一般居民建立健康档案时不作为免费检查项目,不同重点人群的免费检查项目按照各专项服务规范的要求执行。

3. 一般状况

体质指数＝体重(kg)/[身高(m)]²。

老年人生活自理能力评估:65 岁及以上老年人需填写此项,详见老年人健康管理服务规范附表。

老年人认知功能粗筛方法:告诉被检查者"我将要说三件物品的名称(如铅笔、卡车、书),请您立刻重复"。过 1 分钟后请其再次重复。如被检查者无法立即重复或 1 分钟后无法完整回忆三件物品名称为粗筛阳性,需进一步行"简易智力状态检查量表"检查。

老年人情感状态粗筛方法:询问被检查者"你经常感到伤心或抑郁吗"或"你的情绪怎么样"。如回答"是"或"我想不是十分好",为粗筛阳性,需进一步行"老年抑郁量表"检查。

4. 生活方式

体育锻炼:指主动锻炼,即有意识地为强体健身而进行的活动。不包括因工作或其他需要而必须进行的活动,如为上班骑自行车、做强体力工作等。锻炼方式填写最常采用的具体锻炼方式。

吸烟情况:"从不吸烟者"不必填写"日吸烟量"、"开始吸烟年龄"、"戒烟年龄"等。

饮酒情况:"从不饮酒者"不必填写其他有关饮酒情况项目。"日饮酒量"应折合相当于白酒"××两"。白酒 1 两折合葡萄酒 4 两、黄酒半斤、啤酒 1 瓶、果酒 4 两。

职业暴露情况:指因患者职业原因造成的化学品、毒物或射线接触情况。如有,需填写

具体化学品、毒物、射线名或填不详。

职业病危险因素接触史：指因患者职业原因造成的粉尘、放射物质、物理因素、化学物质的接触情况。如有，需填写具体粉尘、放射物质、物理因素、化学物质的名称或填不详。

5. 脏器功能

视力：填写采用对数视力表测量后的具体数值，对佩戴眼镜者，可戴其平时所用眼镜测量矫正视力。

听力：在被检查者耳旁轻声耳语"你叫什么姓名"（注意检查时检查者的脸应在被检查者视线之外），判断被检查者听力状况。

运动功能：请被检查者完成以下动作："两手触枕后部"、"捡起这支笔"、"从椅子上站起，行走几步，转身，坐下。"判断被检查者运动功能。

6. 查体

如有异常请在横线上具体说明，如可触及的淋巴结部位、个数；心脏杂音描述；肝脾肋下触诊大小等。建议有条件的地区开展眼底检查，特别是针对高血压或糖尿病患者。

眼底：如果有异常，具体描述异常结果。

足背动脉搏动：糖尿病患者必须进行此项检查。

乳腺：检查外观有无异常，有无异常泌乳及包块。

妇科：外阴　记录发育情况及婚产式（未婚、已婚未产或经产式），如有异常情况请具体描述。

阴道　记录是否通畅，黏膜情况，分泌物量、色、性状以及有无异味等。

宫颈　记录大小、质地、有无糜烂、撕裂、息肉、腺囊肿；有无接触性出血、举痛等。

宫体　记录位置、大小、质地、活动度；有无压痛等。

附件　记录有无块物、增厚或压痛；若扪及块物，记录其位置、大小、质地；表面光滑与否、活动度、有无压痛以及与子宫及盆壁关系。左右两侧分别记录。

7. 辅助检查

该项目根据各地实际情况及不同人群情况，有选择地开展。老年人，高血压、2 型糖尿病和重性精神疾病患者的免费辅助检查项目按照各专项规范要求执行。

尿常规中的"尿蛋白、尿糖、尿酮体、尿潜血"可以填写定性检查结果，阴性填"－"，阳性根据检查结果填写"＋"、"＋＋"、"＋＋＋"或"＋＋＋＋"，也可以填写定量检查结果，定量结果需写明计量单位。

大便潜血、肝功能、肾功能、胸部 X 线片、B 超检查结果若有异常，请具体描述异常结果。其中 B 超写明检查的部位。

其他：表中列出的检查项目以外的辅助检查结果填写在"其他"一栏。

8. 中医体质辨识

该项由有条件的地区基层医疗卫生机构中医医务人员或经过培训的其他医务人员填写。根据不同的体质辨识，提供相应的健康指导。

体质辨识方法：采用量表的方法，依据中华中医药学会颁布的《中医体质分类与判定标准》进行测评。

9. 现存主要健康问题：指曾经出现或一直存在，并影响目前身体健康状况的疾病。可以多选。（本栏内容老年人健康管理年度体检时不需填写）

10. 住院治疗情况：指最近 1 年内的住院治疗情况。应逐项填写。日期填写年月，年份必须写 4 位。如因慢性病急性发作或加重而住院/家庭病床，请特别说明。医疗机构名称应写全称。

11. 主要用药情况（老年人健康管理年度体检时不需填写"服药依从性"一栏）：对长期服药的慢性病患者了解其最近 1 年内的主要用药情况，西药填写化学名（通用名）而非商品名，中药填写药品名称或中药汤剂，用法、用量按医生医嘱填写。用药时间指在此时间段内一共服用此药的时间，单位为年、月或天。服药依从性是指对此药的依从情况，"规律"为按医嘱服药，"间断"为未按医嘱服药，频次或数量不足，"不服药"即为医生开了处方，但患者未使用此药。

12. 非免疫规划预防接种史：填写最近 1 年内接种的疫苗的名称、接种日期和接种机构。疫苗名称填写应完整准确。

3. 高血压患者随访表

附表 1-3　高血压患者随访服务记录表

姓名：　　　　　　　　　　　　　　　　　　　　　　　编号□□□-□□□□□

随访日期	年　月　日	年　月　日	年　月　日	年　月　日
随访方式	1门诊　2家庭 3电话　□	1门诊　2家庭 3电话　□	1门诊　2家庭 3电话　□	1门诊　2家庭 3电话　□
症状 1无症状 2头痛头晕 3恶心呕吐 4眼花耳鸣 5呼吸困难 6心悸胸闷 7鼻出血不止 8四肢发麻 9下肢水肿	□/□/□/□/□/ □/□/ 其他：	□/□/□/□/□/ □/□/ 其他：	□/□/□/□/□/ □/□/ 其他：	□/□/□/□/□/ □/□/ 其他：
体征 血压(mmHg)				
体重(kg)	/	/	/	/
体质指数	/	/	/	/
心率				
其他				
生活方式指导 日吸烟量(支)	/	/	/	/
日饮酒量(两)	/	/	/	/
运动	次/周　　分 钟/次	次/周　　分 钟/次	次/周　　分 钟/次	次/周　　分 钟/次
摄盐情况(咸淡)	轻/中/重	/轻/中/重	轻/中/重	轻/中/重
心理调整	1良好　2一般 3差　□	1良好　2一般 3差　□	1良好　2一般 3差　□	1良好　2一般 3差　□
遵医行为	1良好　2一般 3差　□	1良好　2一般 3差　□	1良好　2一般 3差　□	1良好　2一般 3差　□

辅助检查*								
服药依从性	1 规律　2 间断 3 不服药 □		1 规律　2 间断 3 不服药 □		1 规律　2 间断 3 不服药 □		1 规律　2 间断 3 不服药 □	
药物不良反应	1 无　2 有＿＿＿ □		1 无　2 有＿＿＿ □		1 无　2 有＿＿＿ □		1 无　2 有＿＿ □	
此次随访分类	1 控制满意　2 控制不满意　3 不良反应　4 并发症 □		1 控制满意　2 控制不满意　3 不良反应　4 并发症 □		1 控制满意　2 控制不满意　3 不良反应　4 并发症 □		1 控制满意　2 控制不满意　3 不良反应　4 并发症 □	
用药情况	药物名称 1							
	用法用量	每日　次	每次　mg	每日　次	每次　mg	每日　次	每次　mg	每日　次	每次　mg
	药物名称 2							
	用法用量	每日　次	每次　mg	每日　次	每次　mg	每日　次	每次　mg	每日　次	每次　mg
	药物名称 3							
	用法用量	每日　次	每次　mg	每日　次	每次　mg	每日　次	每次　mg	每日　次	每次　mg
	其他药物							
	用法用量	每日　次	每次　mg	每日　次	每次　mg	每日　次	每次　mg	每日　次	每次　mg
转诊	原因							
	机构及科别							
下次随访日期								
随访医生签名								

填表说明

1. 本表为高血压患者在接受随访服务时由医生填写。每年的健康体检后填写城乡居民健康档案管理服务规范的健康体检表。

2. 体征:体重指数＝体重(kg)/[身高(m)]^2,体重和体重指数斜线前填写目前情况,斜线后下填写下次随访时应调整到的目标。如果是超重或是肥胖的高血压患者,要求每次随访时测量体重并指导患者控制体重;正常体重人群可每年测量一次体重及体重指数。如有其他阳性体征,请填写在"其他"一栏。

3. 生活方式指导:在询问患者生活方式时,同时对患者进行生活方式指导,与患者共同制定下次随访目标。

日吸烟量:斜线前填写目前吸烟量,不吸烟填"0",吸烟者写出每天的吸烟量"××支",斜线后填写吸烟者下次随访目标吸烟量"××支"。

日饮酒量:斜线前填写目前饮酒量,不饮酒填"0",饮酒者写出每天的饮酒量相当于白酒"××两",斜线后填写饮酒者下次随访目标饮酒量相当于白酒"××两"。白酒 1 两相当于葡萄酒 4 两,黄酒半斤,啤酒 1 瓶,果酒 4 两。

运动:填写每周几次,每次多少分钟。即"××次/周,××分钟/次"。横线上填写目前情况,横线下填写下次随访时应达到的目标。

摄盐情况:斜线前填写目前摄盐的咸淡情况。根据患者饮食的摄盐情况,按咸淡程度在列出的"轻、中、重"之一上画"√"分类,斜线后填写患者下次随访目标摄盐情况。

心理调整:根据医生印象选择对应的选项。

遵医行为:指患者是否遵照医生的指导去改善生活方式。

4. 辅助检查:记录患者在上次随访到这次随访之间到各医疗机构进行的辅助检查结果。

5. 服药依从性:"规律"为按医嘱服药,"间断"为未按医嘱服药,频次或数量不足,"不服药"即为医生开了处方,但患者未使用此药。

6. 药物不良反应:如果患者服用的降压药物有明显的药物不良反应,具体描述哪种药物,何种不良反应。

7. 此次随访分类:根据此次随访时的分类结果,由随访医生在 4 种分类结果中选择一项在"□"中填上相应的数字。"控制满意"意为血压控制满意,无其他异常、"控制不满意"意为血压控制不满意,无其他异常、"不良反应"意为存在药物不良反应、"并发症"意为出现新的并发症或并发症出现异常。如果患者同时并存几种情况,填写最严重的一种情况,同时结合上次随访情况确定患者下次随访时间,并告知患者。

8. 用药情况:根据患者整体情况,为患者开具处方,并填写在表格中,写明用法、用量。

9. 转诊:如果转诊要写明转诊的医疗机构及科室类别,如××市人民医院心内科,并在原因一栏写明转诊原因。

10. 下次随访日期:根据患者此次随访分类,确定下次随访日期,并告知患者。

11. 随访医生签名:随访完毕,核查无误后随访医生签署其姓名。

4. 糖尿病患者随访表

附表 1-4　糖尿病患者随访服务记录表

姓名:　　　　　　　　　　　　　　　　　　　　　　　编号□□-□□□□□

随访日期					
随访方式		1门诊2家庭3电话　□	1门诊2家庭3电话　□	1门诊2家庭3电话　□	1门诊2家庭3电话　□
症状	1 无症状 2 多饮 3 多食 4 多尿 5 视力模糊 6 感染 7 手脚麻木 8 下肢水肿	□/□/□/□/□/□/□/□ 其他	□/□/□/□/□/□/□/□ 其他	□/□/□/□/□/□/□/□ 其他	□/□/□/□/□/□/□/□ 其他
体征	血压(mmHg)				
	体重(kg)	/	/	/	/
	体质指数				
	足背动脉搏动	1 未触及　2 触及　□	1 未触及　2 触及　□	1 未触及　2 触及　□	1 未触及　2 触及　□
	其他				

续表

生活方式指导	日吸烟量	/ 支	/ 支	/ 支	/ 支
	日饮酒量	/ 两	/ 两	/ 两	/ 两
	运动	次/周 分钟/次	次/周 分钟/次	次/周 分钟/次	次/周 分钟/次
	主食（克/天）	/	/	/	/
	心理调整	1良好 2一般 3差 □	1良好 2一般 3差 □	1良好 2一般 3差 □	1良好 2一般 3差 □
	遵医行为	1良好 2一般 3差 □	1良好 2一般 3差 □	1良好 2一般 3差 □	1良好 2一般 3差 □
辅助检查	空腹血糖值	——— mmol/L	——— mmol/L	——— mmol/L	——— mmol/L
	其他检查*	糖化血红蛋白 ____% 检查日期：____月____日 ——— ——— ———	糖化血红蛋白 ____% 检查日期：____月____日 ——— ——— ———	糖化血红蛋白 ____% 检查日期：____月____日 ——— ——— ———	糖化血红蛋白 ____% 检查日期：____月____日 ——— ——— ———
服药依从性		1规律 2间断 3不服药 □	1规律 2间断 3不服药 □	1规律 2间断 3不服药 □	1规律 2间断 3不服药 □
药物不良反应		1无 2有 □	1无 2有 □	1无 2有 □	1无 2有 □
低血糖反应		1无 2偶尔 3频繁 □	1无 2偶尔 3频繁 □	1无 2偶尔 3频繁 □	1无 2偶尔 3频繁 □
此次随访分类		1控制满意 2控制不满意 3不良反应 4并发症 □	1控制满意 2控制不满意 3不良反应 4并发症 □	1控制满意 2控制不满意 3不良反应 4并发症 □	1控制满意 2控制不满意 3不良反应 4并发症 □
用药情况	药物名称1				
	用法	每日 次 每次 mg	每日 次 每次 mg	每日 次 每次 mg	每日 次 每次 mg
	药物名称2				
	用法	每日 次 每次 mg	每日 次 每次 mg	每日 次 每次 mg	每日 次 每次 mg
	药物名称3				
	用法	每日 次 每次 mg	每日 次 每次 mg	每日 次 每次 mg	每日 次 每次 mg
	胰岛素				

续表

转诊	原因				
	机构及科别				
下次随访日期					
随访医生签名					

填表说明

1. 本表为 2 型糖尿病患者在接受随访服务时由医生填写。每年的综合评估填写居民健康档案的健康体检表。

2. 体征:体质指数=体重(kg)/身高的平方(m²)。如有其他阳性体征,请填写在"其他"一栏。体重斜线前填写目前情况,斜线后下填写下次随访时应调整到的目标。

3. 生活方式指导:询问患者生活方式的同时对患者进行生活方式指导,与患者共同制定下次随访目标。

日吸烟量:斜线前填写目前吸烟量,不吸烟填"0",吸烟者写出每天的吸烟量"××支",斜线后填写吸烟者下次随访目标吸烟量"××支"。

日饮酒量:斜线前填写目前饮酒量,不饮酒填"0",饮酒者写出每天的饮酒量相当于白酒"××两",斜线后填写饮酒者下次随访目标饮酒量相当于白酒"××两"。白酒 1 两相当于葡萄酒 4 两,黄酒半斤,啤酒 1 瓶,果酒 4 两。

运动:填写每周几次,每次多少分钟。即"××次/周,××分钟/次"。横线上填写目前情况,横线下填写下次随访时应达到的目标。

主食:根据患者的实际情况估算主食(米饭、面食、饼干等淀粉类食物)的摄入量。为每天各餐的合计量。

心理调整:根据医生印象选择对应的选项。

遵医行为:指患者是否遵照医生的指导去改善生活方式。

4. 辅助检查:为患者进行空腹血糖检查,记录检查结果。若患者在上次随访到此次随访之间到各医疗机构进行过糖化血红蛋白或其他辅助检查,应如实记录。

5. 服药依从性:"规律"为按医嘱服药,"间断"为未按医嘱服药,频次或数量不足,"不服药"即为医生开了处方,但患者未使用此药。

6. 药物不良反应:如果患者服用上述药物有明显的药物不良反应,具体描述哪种药物,何种不良反应。

7. 低血糖反应:根据上次随访到此次随访之间患者出现的低血糖反应情况。

8. 此次随访分类:根据此次随访时的分类结果,由随访医生在 4 种分类结果中选择一项在"□"中填上相应的数字。"控制满意"意为血糖控制满意,无其他异常、"控制不满意"意为血糖控制不满意,无其他异常、"不良反应"意为存在药物不良反应、"并发症"意为出现新的并发症或并发症出现异常。如果患者并存几种情况,填写最严重的一种情况,同时结合上次随访情况,决定患者下次随访时间,并告知患者。

9. 用药情况:根据患者整体情况,为患者开具处方,填写患者即将服用的降糖药物名称,写明用法。胰岛素具体写明胰岛素的种类、时间、剂量。

10. 转诊:如果转诊要写明转诊的医疗机构及科室类别,如××市人民医院心内科,并在原因一栏写明转诊原因。

11. 随访医生签名:随访完毕,核查无误后随访医生签署其姓名。

5. 重性精神疾病患者记录表

附表 1-5-1　重性精神疾病患者个人信息补充表

姓名:　　　　　　　　　　　　　　　　　　　　　　编号□□□-□□□□□

监护人姓名		与患者关系	
监护人住址		监护人电话	
辖区村(居)委会联系人、电话			
知情同意	1 同意参加管理　0 不同意参加管理 签字:_____ 签字时间_____年___月___日		□
初次发病时间	_____年___月___日		
既往主要症状	1 幻觉　2 交流困难　3 猜疑　4 喜怒无常　5 行为怪异　6 兴奋话多　7 伤人毁物　8 悲观厌世　9 无故外走　10 自语自笑　11 孤僻懒散　12 其他_____ _____ 　　　　　　　　　□/□/□/□/□/□/□/□/□/□/□/		
既往治疗情况	门诊	1 未治　2 间断门诊治疗　3 连续门诊治疗　□ 首次抗精神病药治疗时间_____年__月__日	
	住院	曾住精神专科医院/综合医院精神专科_____次	
目前诊断情况	诊断_____　确诊医院_____　确诊日期_____		
最近一次治疗效果	1 痊愈　2 好转　3 无变化　4 加重　　　　□		
患病对家庭社会的影响	1 轻度滋事_____次　2 肇事_____次　3 肇祸_____次 4 自伤_____次　5 自杀未遂_____次　6 无		
关锁情况	1 无关锁　2 关锁　3 关锁已解除　　　　　□		
经济状况	1 贫困,在当地贫困线标准以下　2 非贫困　3 不详　□		
专科医生的意见(如果有请记录)			
填表日期	年　月　　日	医 生 签 字	

填表说明

1. 对于重性精神疾病患者,在建立居民健康档案时,除填写个人基本信息表外,还应填写此表。在随访中发现个人信息有所变更时,要及时变更。

2. 监护人姓名:法律规定的、目前行使监护职责的人。

3. 监护人住址及监护人电话:填写患者监护人目前的居住地址及可以随时联系的电话。

4. 初次发病时间:患者首次出现精神症状的时间,尽可能精确,可只填写到年份。

5. 既往主要症状:根据患者从第一次发病到填写此表之时的情况,填写患者曾出现过的主要症状。

6. 既往治疗情况:根据患者接受的门诊和住院治疗情况填写。首次抗精神病药治疗时间,尽可能精确,可只填写到年份。若未住过精神专科医院或综合医院精神科,填写"0",住过院的填写次数。

7. 目前诊断情况:填写患者目前所患精神疾病的诊断名称,并填写确诊医院名称和日期。

8. 患病对家庭社会的影响:根据患者从第一次发病到填写此表之时的情况,若未发生过,填写"0";若发生过,填写相应的次数。

轻度滋事:是指公安机关出警但仅作一般教育等处理的案情,例如患者打、骂他人或者扰乱秩序,但没有造成生命财产损害的,属于此类。

肇事:是指患者的行为触犯了我国《治安管理处罚法》但未触犯《刑法》,例如患者有行凶伤人毁物等,但未导致被害人轻、重伤的。

肇祸:是指患者的行为触犯了《刑法》,属于犯罪行为的。

9. 关锁情况:关锁指出于非医疗目的,使用某种工具(如绳索、铁链、铁笼等)限制患者的行动自由。

10. 经济状况:指患者经济状况。贫困指低保户。

11. 专科医生意见:是指建档时由家属提供或患者原治疗医疗机构提供的精神专科医生的意见。如没有相关信息则填写"无"。

附表 1-5-2　重性精神疾病患者随访服务记录表

姓名:　　　　　　　　　　　　　　　　　　　　　　　　编号□□□-□□□□□

随访日期	_____年_____月_____日	
危险性	0（0级）1（1级）2（2级）　3（3级）　4（4级）　5（5级）	□
目前症状	1幻觉　2交流困难　3猜疑　4喜怒无常　5行为怪异　6兴奋话多　7伤人毁物　8悲观厌世　9无故外走　10自语自笑　11孤僻懒散　12其他_____ □/□/□/□/□/□/□/□/□/□/□	
自知力	1自知力完全　　2自知力不全　　3自知力缺失	□
睡眠情况	1良好　　2一般　　3较差	□
饮食情况	1良好　　2一般　　3较差	□
社会功能情况	个人生活料理　1良好　2一般　3较差	□
	家务劳动　1良好　2一般　3较差	□
	生产劳动及工作　1良好　2一般　3较差　9此项不适用	□
	学习能力　1良好　2一般　3较差	□
	社会人际交往　1良好　2一般　3较差	□

续表

患病对家庭社会的影响	1轻度滋事_____次　　2肇事_____次　　3肇祸_____次 4自伤_____次　　5自杀未遂_____次　　6无
关锁情况	1无关锁　2关锁　3关锁已解除　　　　　　　　　　□
住院情况	0从未住院　1目前正在住院　2既往住院,现未住院 末次出院时间_____年_____月_____日　　　　□
实验室检查	1无　　2有_____　　　　　　　　　　　　　　□
服药依从性	1规律　2间断　3不服药　　　　　　　　　　　　□
药物不良反应	1无　　2有_____　　　　　　　　　　　　　　□
治疗效果	1痊愈　2好转　3无变化　4加重　　　　　　　　□
是否转诊	1否　2是 转诊原因:_____ 转诊至机构及科室:_____　　　　　□
用药情况	药物1:　　　　用法:每日(月)　次　　每次剂量　mg 药物2:　　　　用法:每日(月)　次　　每次剂量　mg 药物3:　　　　用法:每日(月)　次　　每次剂量　mg
康复措施	1生活劳动能力　2职业训练　3学习能力　4社会交往　5其他___　□/□/□/□
本次随访分类	1不稳定　2基本稳定　3稳定　0未访到　　　　　□
下次随访日期	_____年_____月_____日　　随访医生签名

填表说明

1. 目前症状:填写从上次随访到本次随访期间发生的情况。

2. 自知力:是患者对其自身精神状态的认识能力。

自知力完全:患者精神症状消失,真正认识到自己有病,能透彻认识到哪些是病态表现,并认为需要治疗。

自知力不全:患者承认有病,但缺乏正确认识和分析自己病态表现的能力。

自知力缺失:患者否认自己有病。

3. 患病对家庭社会的影响:填写从上次随访到本次随访期间发生的情况。若未发生过,填写"0";若发生过,填写相应的次数。

4. 实验室检查:记录从上次随访到此次随访期间的实验室检查结果,包括在上级医院或其他医院的检查。

5. 服药依从性:"规律"为按医嘱服药,"间断"为未按医嘱服药,服药频次或数量不足,"不服药"即为医生开了处方,但患者未使用此药。

6. 药物不良反应:如果患者服用的药物有明显的药物不良反应,应具体描述哪种药物,以及何种不良反应。

7. 此次随访分类:根据从上次随访到此次随访期间患者的总体情况进行选择。未访到指本次随访阶段因各种情况未能直接或间接访问到患者。

8. 是否转诊:根据患者此次随访的情况,确定是否要转诊,若给出患者转诊建议,填写转诊医院的具体名称。

9. 用药情况:根据患者的总体情况,填写患者即将服用的抗精神病药物名称,并写明用法。

10. 康复措施:根据患者此次随访的情况,给出应采取的康复措施,可以多选。

11. 下次随访日期:根据患者的情况确定下次随访时间,并告知患者和家属。

6. 儿童健康档案

附表1-6-1　新生儿家庭访视记录表

姓名:＿＿＿＿＿　　　　　　　　　　　　　　编号□□□-□□□□□

性　别	0 未知的性别　1 男　2 女 9 未说明的性别　　　　　□	出生日期	□□□□ □□ □□
身份证号		家庭住址	

父　亲	姓名	职业	联系电话	出生日期
母　亲	姓名	职业	联系电话	出生日期

出生孕周＿＿＿＿＿周	母亲妊娠期患病情况　1 糖尿病　　2 妊娠期高血压　3 其他＿＿＿＿　□
助产机构名称＿＿＿＿＿	出生情况　1 顺产　2 胎头吸引　3 产钳　4 剖宫　5 双多胎　6 臀位 7 其他＿＿＿＿　　　　　　　　　　　　　　　　　　　□/□

新生儿窒息　1 无　2 有 (Apgar 评分:1 分钟　　5 分钟　　不详)　　□	是否有畸型　　1 无　　2 有＿＿＿＿　□

新生儿听力筛查　1 通过　2 未通过　3 未筛查　4 不详　　　　　　　　　　　　□
新生儿疾病筛查:1 甲低 2 苯丙酮尿症 3 其他遗传代谢病＿＿＿＿　　　　　　□

新生儿出生体重＿＿＿＿＿kg	目前体重　＿＿＿＿＿kg	出生身长＿＿＿＿＿cm
喂养方式 1 纯母乳 2 混合 3 人工　□	*吃奶量　＿＿＿＿＿ml/次	*吃奶次数　＿＿＿＿＿次/日
*呕吐　1 无 2 有　　　　　□	*大便　1 糊状 2 稀　□	*大便次数＿＿＿＿＿次/日
体温＿＿＿＿＿℃	脉率＿＿＿＿＿次/分钟	呼吸频率 ＿＿＿＿＿次/分钟

面色 1 红润　2 黄染 3 其他＿＿＿＿	黄疸部位 1 面部 2 躯干 3 四肢 4 手足　□
前囟　＿＿＿cm×＿＿＿cm　1 正常　2 膨隆　3 凹陷　4 其他＿＿＿＿　　　　　□	
眼外观　1 未见异常　2 异常＿＿＿＿　　　　　□	四肢活动度 1 未见异常　2 异常＿＿＿＿　□
耳外观　1 未见异常　2 异常＿＿＿＿　　　　　□	颈部包块　1 无　　　　2 有＿＿＿＿　□
鼻　　　1 未见异常　2 异常＿＿＿＿　　　　　□	皮肤　1 未见异常　2 湿疹　3 糜烂 4 其他＿＿＿＿　　　　　　　　　　□
口腔　1 未见异常　2 异常＿＿＿＿　　　　　□	肛门　　　1 未见异常　2 异常＿＿＿＿　□
心肺听诊　1 未见异常　2 异常＿＿＿＿　　　□	外生殖器 1 未见异常　2 异常＿＿＿＿　□
腹部触诊　1 未见异常　2 异常＿＿＿＿　　　□	脊柱　　　1 未见异常　2 异常＿＿＿＿　□

脐带　1未脱　2脱落　3脐部有渗出　4其他_____	□

转诊建议　　1无　2有	
原因:_____	
机构及科室:_____	□

指导　1喂养指导　2发育指导　3防病指导　4预防伤害指导　5口腔保健指导	□/□/□/□/□

本次访视日期　　　　年　　月　　日	下次随访地点
下次随访日期　　　　年　　月　　日	随访医生签名

填表说明

1. 姓名:填写新生儿的姓名。如没有取名则填写母亲姓名+之男或之女。

2. 出生日期:按照年(4位)、月(2位)、日(2位)顺序填写,如19490101。

3. 身份证号:填写新生儿身份证号,若无,可暂时空缺,待户口登记后再补填。

4. 父亲、母亲情况:分别填写新生儿父母的姓名、职业、联系电话、出生日期。

5. 出生孕周:指新生儿出生时母亲怀孕周数。

6. 新生儿听力筛查:询问是否做过新生儿听力筛查,将询问结果相应在"通过"、"未通过"、"未筛查"上画"√"。若不清楚在"不详"上画"√"。

7. 新生儿疾病筛查:询问是否做过新生儿甲低、新生儿苯丙酮尿症及其他遗传代谢病的筛查,筛查过的在相应疾病上面画"√";若是其他遗传代谢病,将筛查的疾病名称填入。

8. 喂养方式:

母乳喂养　指婴儿只吃母乳,不加任何其他食品,但允许在有医学指征的情况下,加喂药物、维生素和矿物质。

混合喂养　指婴儿在喂母乳同时,喂其他乳类及乳制品。

人工喂养　指无母乳,完全喂其他乳类和代乳品。将询问结果在相应方式上画"√"。

9. "＊"为低出生体重、双胎或早产儿需询问项目。

10. 查体

眼外观:婴儿有目光接触,眼球能随移动的物体移动,结膜无充血、溢泪、溢脓时,判断为未见异常,否则为异常。

耳外观:当外耳无畸形、外耳道无异常分泌物,无外耳湿疹,判断为未见异常,否则为异常。

鼻:当外观正常且双鼻孔通气良好时,判断为未见异常,否则为异常。

口腔:当无唇腭裂、高腭弓、诞生牙、口腔炎症(口炎或鹅口疮)及其他口腔异常时,判断为未见异常,否则为异常。

心肺:当未闻及心脏杂音,心率和肺部呼吸音无异常时,判断为未见异常,否则为异常。

腹部:肝脾触诊无异常时,判断为未见异常,否则为异常。

四肢活动度:上下肢活动良好且对称,判断为未见异常,否则为异常。

颈部包块:触摸颈部是否有包块,根据触摸结果,在"有"或"无"上画"√"。

皮肤:当无色素异常、无黄疸、发绀、苍白、皮疹、包块、硬肿、红肿等,腋下、颈部、腹股沟部、臀部等皮肤皱褶处无潮红或糜烂时,判断为未见异常,否则为其他相应异常。

肛门:当肛门完整无畸形时,判断为未见异常,否则为异常。

外生殖器:当男孩无阴囊水肿、鞘膜积液、隐睾,女孩无阴唇粘连,外阴颜色正常时,判断为未见异常,否则为异常。

11. 指导:做了哪些指导请在对应的选项上画"√",可以多选,未列出的其他指导请具体填写。

12. 下次随访日期:根据儿童情况确定下次随访的日期,并告知家长。

附表 1-6-2   1 岁以内儿童健康检查记录表

姓名:　　　　　　　　　　　　　　　　　　　　　　　　　编号□□□-□□□□□

	月龄	满月	3 月龄	6 月龄	8 月龄
	随访日期				
	体重(kg)	_____上 中 下	_____上 中 下	_____上 中 下	_____上 中 下
	身长(cm)	_____上 中 下	_____上 中 下	_____上 中 下	_____上 中 下
	头围(cm)				
体格检查	面色	1 红润 2 黄染 3 其他	1 红润 2 黄染 3 其他	1 红润　2 其他	1 红润　2 其他
	皮肤	1 未见异常　2 异常	1 未见异常　2 异常	1 未见异常　2 异常	1 未见异常　2 异常
	前囟	1 闭合　2 未闭 ____cm×____cm	1 闭合　2 未闭 ____cm×____cm	1 闭合　2 未闭 ____cm×____cm	1 闭合　2 未闭 ____cm×____cm
	颈部包块	1 有　2 无	1 有　2 无	1 有　2 无	_____
	眼外观	1 未见异常 2 异常	1 未见异常 2 异常	1 未见异常 2 异常	1 未见异常 2 异常
	耳外观	1 未见异常 2 异常	1 未见异常 2 异常	1 未见异常 2 异常	1 未见异常 2 异常
	听力	—	—	1 通过 2 未通过	—
	口腔	1 未见异常 2 异常	1 未见异常 2 异常	出牙数(颗)_____	出牙数(颗)_____
	心肺	1 未见异常 2 异常	1 未见异常 2 异常	1 未见异常 2 异常	1 未见异常 2 异常
	腹部	1 未见异常 2 异常	1 未见异常 2 异常	1 未见异常 2 异常	1 未见异常 2 异常
	脐部	1 未脱　2 脱落 3 脐部有渗出 4 其他	1 未见异常 2 异常	—	—
	四肢	1 未见异常 2 异常	1 未见异常 2 异常	1 未见异常 2 异常	1 未见异常 2 异常
	可疑佝偻病症状	—	1 无　2 夜惊 3 多汗　4 烦躁	1 无　2 夜惊 3 多汗　4 烦躁	1 无　2 夜惊 3 多汗　4 烦躁
	可疑佝偻病体征	1 无 2 颅骨软化 3 方颅 4 枕秃	1 无 2 颅骨软化 3 方颅 4 枕秃	1 肋串珠 2 肋外翻 3 肋软骨沟 4 鸡胸 5 手镯征	1 肋串珠 2 肋外翻 3 肋软骨沟 4 鸡胸 5 手镯征
	肛门/外生殖器	1 未见异常 2 异常	1 未见异常 2 异常	1 未见异常 2 异常	1 未见异常 2 异常
	血红蛋白值	_____g/L	_____g/L	_____g/L	_____g/L

户外活动	_____小时/日	_____小时/日	_____小时/日	_____小时/日
服用维生素 D	_____IU/日	_____IU/日	_____IU/日	_____IU/日
发育评估	1 通过 2 未过	1 通过 2 未过	1 通过 2 未过	1 通过 2 未过
两次随访间患病情况	1 未患病 2 患病	1 未患病 2 患病	1 未患病 2 患病	1 未患病 2 患病
其他				
转诊建议	1 无 2 有 原因:_____ 机构及科室: _____	1 无 2 有 原因:_____ 机构及科室: _____	1 无 2 有 原因:_____ 机构及科室: _____	1 无 2 有 原因:_____ 机构及科室: _____
指导	1 科学喂养 2 生长发育 3 疾病预防 4 预防意外伤害 5 口腔保健	1 科学喂养 2 生长发育 3 疾病预防 4 预防意外伤害 5 口腔保健	1 科学喂养 2 生长发育 3 疾病预防 4 预防意外伤害 5 口腔保健	1 科学喂养 2 生长发育 3 疾病预防 4 预防意外伤害 5 口腔保健
下次随访日期				
随访医生签名				

填表说明

1. 填表时,按照项目栏的文字表述,将在对应的选项上画"√"。若有其他异常,请具体描述。"—"表示本次随访时该项目不用检查。

2. 体重、身长:指检查时实测的具体数值。并根据卫生部选用的儿童生长发育参照标准,判断儿童体格发育情况,在相应的"上"、"中"、"下"上画"√"。

3. 体格检查

(1)满月:皮肤、颈部包块、眼外观、耳外观、心肺、腹部、脐部、四肢、肛门/外生殖器的未见异常判定标准同新生儿家庭访视。满月及 3 月龄时,当无口腔炎症(口炎或鹅口疮)及其他口腔异常时,判断为未见异常,否则为异常。

(2)3、6、8 月龄:

皮肤:当无皮疹、湿疹、增大的体表淋巴结等,判断为未见异常,否则为异常。

眼外观:结膜无充血、溢泪、溢脓判断为未见异常,否则为异常。

耳外观:当外耳无湿疹、畸形、外耳道无异常分泌物时,判断为未见异常,否则为异常。

听力:6 月龄时使用行为测听的方法进行听力筛查。检查时应避开婴儿视线,分别从不同的方向给予不同强度的声音,观察孩子的反应,大致地估测听力正常与否。

口腔:3 月龄时,当无口腔炎症(口炎或鹅口疮)及其他口腔异常时,判断为未见异常,否则为异常,6 月龄和 8 月龄时按实际出牙数填写。

心肺:当未闻及心脏杂音,肺部呼吸音也无异常时,判断为未见异常,否则为异常。

腹部:肝脾触诊无异常,判断为未见异常,否则为异常。

脐部:无脐疝,判断为未见异常,否则为异常。

四肢:上下肢活动良好且对称,判断为未见异常,否则为异常。

可疑佝偻病症状:根据症状的有无在对应选项上画"√"。

可疑佝偻病体征:根据体征的有无在对应选项上画"√"。

肛门/外生殖器:男孩无阴囊水肿,无睾丸下降不全;女孩无阴唇粘连,肛门完整无畸形,判断为未见异常,否则为异常。

4. 户外活动:询问家长儿童在户外活动的平均时间后填写。

5. 服用维生素 D:填写具体的维生素 D 名称、每日剂量,按实际补充量填写,未补充,填写"0"。

6. 发育评估:按照"儿童生长发育监测图"的运动发育指标进行评估每项发育指标至箭头右侧月龄通过的,为通过。否则为不通过。

7. 两次随访间患病情况:填写上次随访(访视)到本次随访间儿童所患疾病情况,若有,填写具体疾病名称。

8. 指导:做了哪些指导请在对应的选项上画"√",可以多选,未列出的其他指导请具体填写。

9. 下次随访日期:根据儿童情况确定下次随访日期,并告知家长。

附表 1-6-3　1～2 岁儿童健康检查记录表

姓名:　　　　　　　　　　　　　　　　　　　　　　　编号□□□-□□□□□

月(年)龄		12 月龄	18 月龄	24 月龄	30 月龄
随访日期					
体重(kg)		_____上 中 下	_____上 中 下	_____上 中 下	_____上 中 下
身长(cm)		_____上 中 下	_____上 中 下	_____上 中 下	_____上 中 下
体格检查	面色	1 红润　2 其他	1 红润　2 其他	1 红润　2 其他	1 红润　2 其他
	皮肤	1 未见异常　2 异常	1 未见异常　2 异常	1 未见异常　2 异常	1 未见异常　2 异常
	前囟	1 闭合　2 未闭 ____ cm×____ cm	1 闭合　2 未闭 ____ cm×____ cm	1 闭合　2 未闭 ____ cm×____ cm	—
	眼外观	1 未见异常　2 异常	1 未见异常　2 异常	1 未见异常　2 异常	1 未见异常　2 异常
	耳外观	1 未见异常　2 异常	1 未见异常　2 异常	1 未见异常　2 异常	1 未见异常　2 异常
	听力	1 通过 2 未通过	—	1 通过 2 未通过	—
	出牙/龋 齿数(颗)	/	/	/	/
	心肺	1 未见异常　2 异常	1 未见异常　2 异常	1 未见异常　2 异常	1 未见异常　2 异常
	腹部	1 未见异常　2 异常	1 未见异常　2 异常	1 未见异常　2 异常	1 未见异常　2 异常
	四肢	1 未见异常　2 异常	1 未见异常　2 异常	1 未见异常　2 异常	1 未见异常　2 异常
	步态	—	1 未见异常　2 异常	1 未见异常　2 异常	1 未见异常　2 异常

可疑佝偻病体征	1"O"形腿 2"X"形腿	1"O"形腿 2"X"形腿	1"O"形腿 2"X"形腿	—
血红蛋白值	—	＿＿＿＿g/L	—	＿＿＿＿g/L
户外活动	＿＿＿小时/日	＿＿＿小时/日	＿＿＿小时/日	＿＿＿小时/日
服用维生素 D	＿＿＿IU/日	＿＿＿IU/日	＿＿＿IU/日	—
发育评估	1 通过　　2 未过	1 通过　　2 未过	1 通过　　2 未过	—
两次随访间患病情况	1 未患病　2 患病	1 未患病　2 患病	1 未患病　2 患病	1 未患病　2 患病
其他				
转诊建议	1 无　　2 有 原因:＿＿＿＿ 机构及科室: ＿＿＿＿＿＿	1 无　　2 有 原因:＿＿＿＿ 机构及科室: ＿＿＿＿＿＿	1 无　　2 有 原因:＿＿＿＿ 机构及科室: ＿＿＿＿＿＿	1 无　　2 有 原因:＿＿＿＿ 机构及科室: ＿＿＿＿＿＿
指　导	1 科学喂养 2 生长发育 3 疾病预防 4 预防意外伤害 5 口腔保健	1 科学喂养 2 生长发育 3 疾病预防 4 预防意外伤害 5 口腔保健	1 合理膳食 2 生长发育 3 疾病预防 4 预防意外伤害 5 口腔保健	1 合理膳食 2 生长发育 3 疾病预防 4 预防意外伤害 5 口腔保健
下次随访日期				
随访医生签名				

填表说明

1. 填表时,按照项目栏的文字表述,根据查体结果在对应的序号上画"√"。"—"表示本次随访时该项目不用检查。

2. 体重、身长:指检查时实测的具体数值。并根据卫生部选用的儿童生长发育参照标准,判断儿童体格发育情况,在相应的"上"、"中"、"下"上画"√"。

3. 体格检查

皮肤:当无皮疹、湿疹、增大的体表淋巴结等,判断为未见异常,否则为异常。

前囟:如果未闭,请填写具体的数值。

眼外观:结膜无充血、无溢泪、无流脓判断为未见异常,否则为异常。

耳外观:外耳无湿疹、畸形、外耳道无异常分泌物,判断为未见异常,否则为异常。

听力:使用行为测听的方法进行听力筛查。检查时应避开小儿的视线,分别从不同的方向给予不同强度的声音,观察孩子的反应,根据所给声音的大小,大致地估测听力正常与否。

出牙数/龋齿数(颗):填入出牙颗数和龋齿颗数。出现褐色或黑褐色斑点或斑块,表面粗糙,甚至出现明显的牙体结构破坏为龋齿。

心肺:当未闻及心脏杂音,肺部呼吸音也无异常时,判断为未见异常,否则为异常。

腹部:肝脾触诊无异常,判断为未见异常,否则为异常。

四肢:上下肢活动良好且对称,判断为未见异常,否则为异常。

步态:无跛行,判断为未见异常,否则为异常。

佝偻病体征:根据体征的有无在对应选项上画"√"。

4. 户外活动:询问家长儿童在户外活动的平均时间后填写。

5. 服用维生素 D:填写具体的维生素 D 名称、每日剂量,按实际补充量填写,未补充,填写"0"。

6. 发育评估:按照"儿童生长发育监测图"的运动发育指标进行评估(见服务规范指南)。每项发育指标至箭头右侧月龄通过的,为通过。否则为不通过。

7. 两次随访间患病情况:填写上次随访到本次随访间儿童所患疾病情况,若有,填写具体疾病名称。

8. 其他:将需要记录又不在标目限制范围之内的内容时记录在此。

9. 转诊建议:转诊无、有在相应数字上画"√"。并将转诊原因及接诊机构名称填入。

10. 指导:做了哪些指导请在对应的选项上画"√",可以多选,未列出的其他指导请具体填写。

11. 下次随访日期:根据儿童情况确定下次随访的日期,并告知家长。

附表 1-6-4 3～6 岁儿童健康检查记录表

姓名: 编号 □□□-□□□□□

年龄		3 岁	4 岁	5 岁	6 岁
随访日期					
体重(kg)		_____上 中 下	_____上 中 下	_____上 中 下	_____上 中 下
身长(cm)		_____上 中 下	_____上 中 下	_____上 中 下	_____上 中 下
体格发育评价		1 正常　2 低体重 3 消瘦　4 发育迟缓　5 超重	1 正常　2 低体重 3 消瘦　4 发育迟缓　5 超重	1 正常　2 低体重 3 消瘦　4 发育迟缓　5 超重	1 正常　2 低体重 3 消瘦　4 发育迟缓　5 超重
体格检查	视力	—			
	听力	1 通过　2 未过	—	—	—
	牙数(颗)/龋齿数	/	/	/	/
	心肺	1 未见异常2 异常	1 未见异常2 异常	1 未见异常2 异常	1 未见异常2 异常
	腹部	1 未见异常2 异常	1 未见异常2 异常	1 未见异常2 异常	1 未见异常2 异常
	血红蛋白值	_____g/L	_____g/L	_____g/L	_____g/L
	其他				

两次随访间 患病情况	1 无 2 肺炎_____次 3 腹泻_____次 4 外伤_____次 5 其他_____	1 无 2 肺炎_____次 3 腹泻_____次 4 外伤_____次 5 其他_____	1 无 2 肺炎_____次 3 腹泻_____次 4 外伤_____次 5 其他_____	1 无 2 肺炎_____次 3 腹泻_____次 4 外伤_____次 5 其他_____
转诊建议	1 无 2 有 原因:_____ 机构及科室: _____	1 无 2 有 原因:_____ 机构及科室: _____	1 无 2 有 原因:_____ 机构及科室: _____	1 无 2 有 原因:_____ 机构及科室: _____
指导	1 合理膳食 2 生长发育 3 疾病预防 4 预防意外伤害 5 口腔保健 _____	1 合理膳食 2 生长发育 3 疾病预防 4 预防意外伤害 5 口腔保健 _____	1 合理膳食 2 生长发育 3 疾病预防 4 预防意外伤害 5 口腔保健 _____	1 合理膳食 2 生长发育 3 疾病预防 4 预防意外伤害 5 口腔保健 _____
下次随访日期				
随访医生签名				

填表说明

1. 填表时,按照项目栏的文字表述,在对应的选项前画"√"。若有其他异常,请具体描述。"—"表示本次随访时该项目不用检查。

2. 体重、身长:指检查时实测的具体数值。并根据卫生部选用的儿童生长发育参照标准,判断儿童体格发育情况,在相应的"上"、"中"、"下"上画"√",并作出体格发育评价。

3. 体格检查

(1)视力检查:填写具体数据,使用国际视力表或对数视力表均可。

(2)听力检查:3 岁时使用行为测听的方法进行听力筛查,将结果在相应数字上画"√"。

(3)牙齿数与龋齿数:据实填写牙齿数和龋齿数。出现褐色或黑褐色斑点或斑块,表面粗糙,甚至出现明显的牙体结构破坏为龋齿。

(4)心肺:当未闻及心脏杂音,肺部呼吸音也无异常时,判断为未见异常,否则为异常。

(5)腹部:肝脾触诊无异常,判断为未见异常,否则为异常。

(6)血红蛋白值:填写实际测查数据。

(7)其他:将体格检查中需要记录又不在标目限制范围之内的内容时记录在此。

4. 两次随访间患病情况:在所患疾病后填写住院次数。

5. 其他:当有表格上未列入事宜,但须记录时,在"其他"栏目上填写。

6. 指导:做了哪些指导请在对应的选项上画"√",可以多选,未列出的其他指导请具体填写。

7. 下次随访日期:根据儿童情况确定下次随访的日期,并告知家长。

附图 1-6 儿童生长发育监测图

附件 1

0～3 岁男童身长(身高)/年龄、体重/年龄
百分位标准曲线图

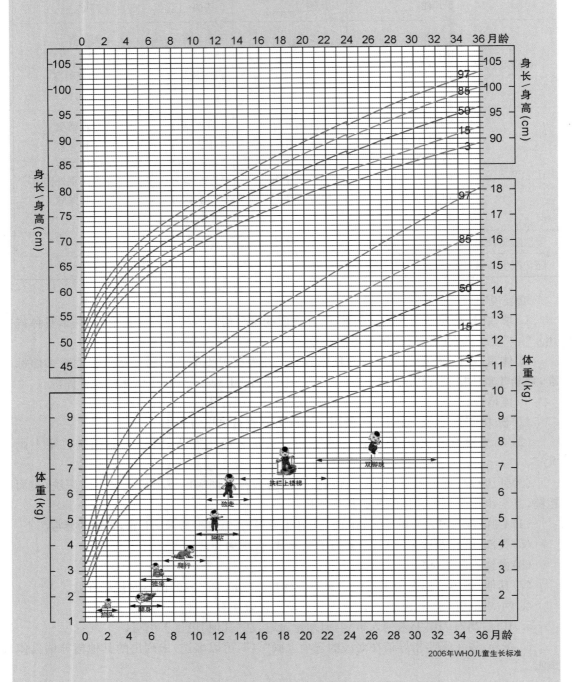

2006年WHO儿童生长标准

附件 2

0～3 岁男童头围/年龄、体重/身长
百分位标准曲线图

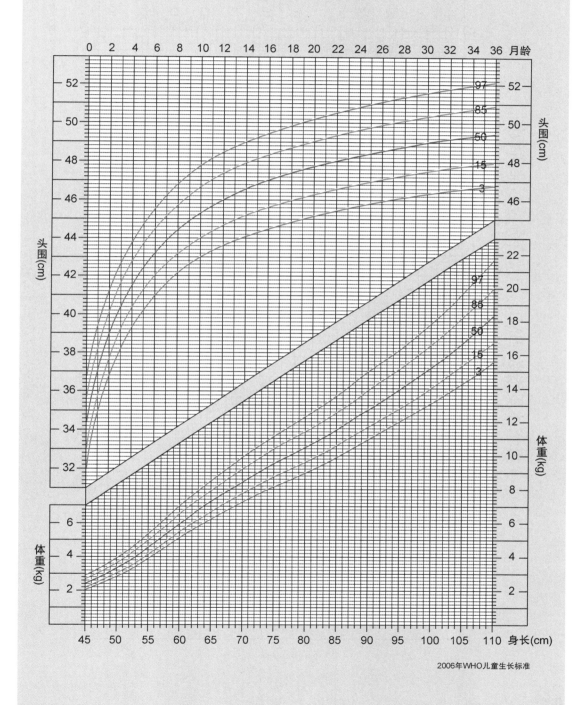

2006年WHO儿童生长标准

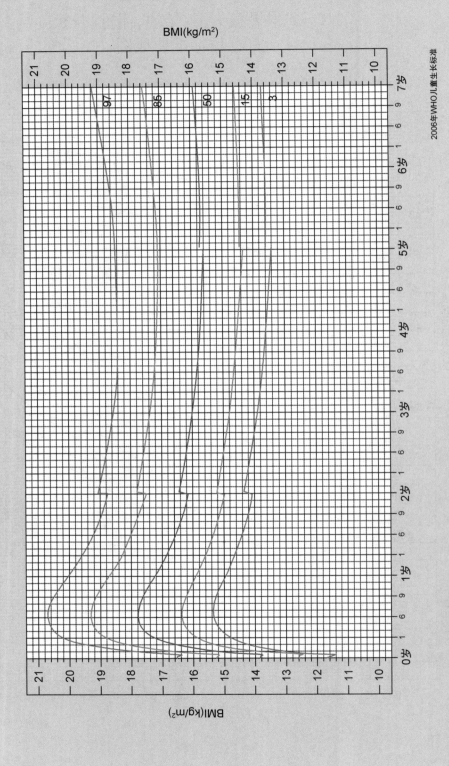

0～7 岁男童体质指数（BMI）/年龄百分位标准曲线图

附件 3

附件 4

0～3 岁女童身长（身高）/年龄、体重/年龄
百分位标准曲线图

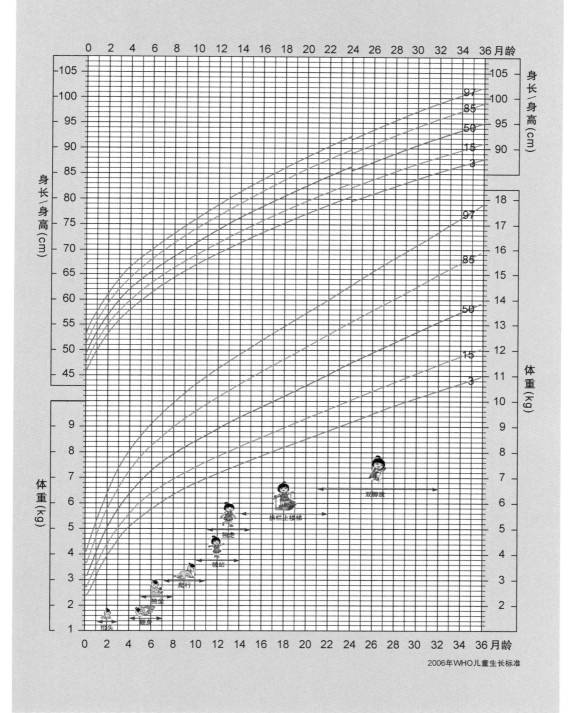

2006年WHO儿童生长标准

附件5

0～3 岁女童头围/年龄、体重/身长
百分位标准曲线图

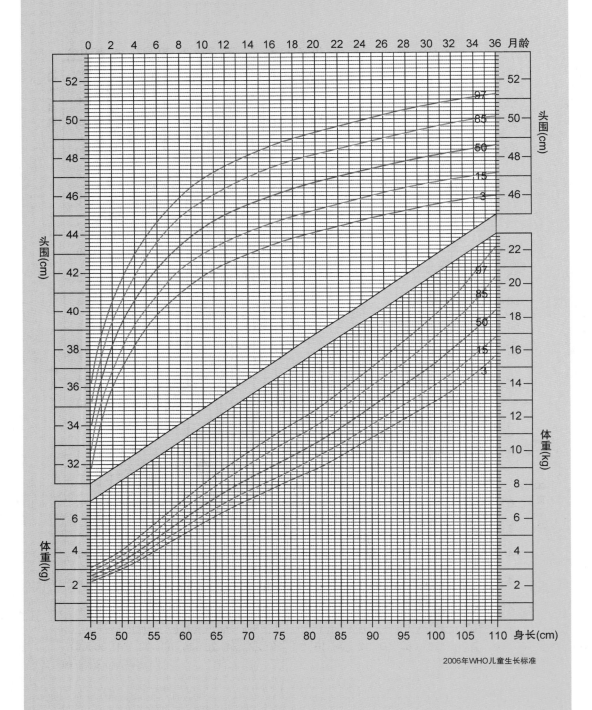

2006年WHO儿童生长标准

0～7岁女童体质指数（BMI）/年龄百分位标准曲线图

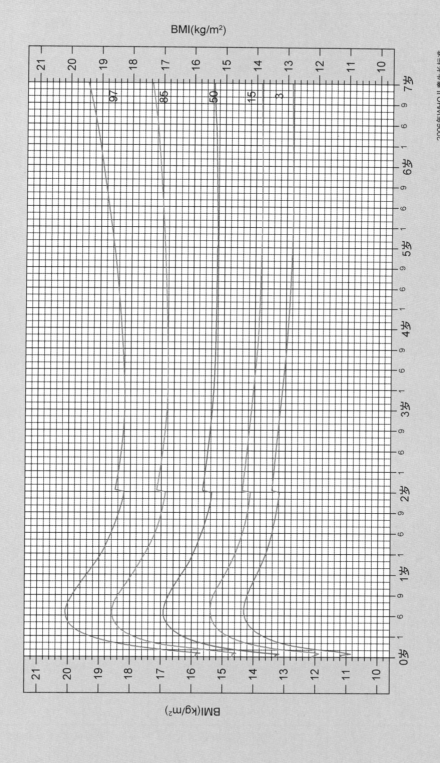

BMI(kg/m²)

2006年WHO儿童生长标准

附件6

附件7

0～2岁男童身长/年龄、体重/年龄标准差数值表

年龄		身长（cm）							体重（kg）						
岁	月	−3SD	−2SD	−1SD	中位数	+1SD	+2SD	+3SD	−3SD	−2SD	−1SD	中位数	+1SD	+2SD	+3SD
0	0	44.2	46.1	48.0	49.9	51.8	53.7	55.6	2.1	2.5	2.9	3.3	3.9	4.4	5.0
	1	48.9	50.8	52.8	54.7	56.7	58.6	60.6	2.9	3.4	3.9	4.5	5.1	5.8	6.6
	2	52.4	54.4	56.4	58.4	60.4	62.4	64.4	3.8	4.3	4.9	5.6	6.3	7.1	8.0
	3	55.3	57.3	59.4	61.4	63.5	65.5	67.6	4.4	5.0	5.7	6.4	7.2	8.0	9.0
	4	57.6	59.7	61.8	63.9	66.0	68.0	70.1	4.9	5.6	6.2	7.0	7.8	8.7	9.7
	5	59.6	61.7	63.8	65.9	68.0	70.1	72.2	5.3	6.0	6.7	7.5	8.4	9.3	10.4
0	6	61.2	63.3	65.5	67.6	69.8	71.9	74.0	5.7	6.4	7.1	7.9	8.8	9.8	10.9
	7	62.7	64.8	67.0	69.2	71.3	73.5	75.7	5.9	6.7	7.4	8.3	9.2	10.3	11.4
	8	64.0	66.2	68.4	70.6	72.8	75.0	77.2	6.2	6.9	7.7	8.6	9.6	10.7	11.9
	9	65.2	67.5	69.7	72.0	74.2	76.5	78.7	6.4	7.1	8.0	8.9	9.9	11.0	12.3
	10	66.4	68.7	71.0	73.3	75.6	77.9	80.1	6.6	7.4	8.2	9.2	10.2	11.4	12.7
	11	67.6	69.9	72.2	74.5	76.9	79.2	81.5	6.8	7.6	8.4	9.4	10.5	11.7	13.0
1	0	68.6	71.0	73.4	75.7	78.1	80.5	82.9	6.9	7.7	8.6	9.6	10.8	12.0	13.3
	1	69.6	72.1	74.5	76.9	79.3	81.8	84.2	7.1	7.9	8.8	9.9	11.0	12.3	13.7
	2	70.6	73.1	75.6	78.0	80.5	83.0	85.5	7.2	8.1	9.0	10.1	11.3	12.6	14.0
	3	71.6	74.1	76.6	79.1	81.7	84.2	86.7	7.4	8.3	9.2	10.3	11.5	12.8	14.3
	4	72.5	75.0	77.6	80.2	82.8	85.4	88.0	7.5	8.4	9.4	10.5	11.7	13.1	14.6
	5	73.3	76.0	78.6	81.2	83.9	86.5	89.2	7.7	8.6	9.6	10.7	12.0	13.4	14.9
1	6	74.2	76.9	79.6	82.3	85.0	87.7	90.4	7.8	8.8	9.8	10.9	12.2	13.7	15.3
	7	75.0	77.7	80.5	83.2	86.0	88.8	91.5	8.0	8.9	10.0	11.1	12.5	13.9	15.6
	8	75.8	78.6	81.4	84.2	87.0	89.8	92.6	8.1	9.1	10.1	11.3	12.7	14.2	15.9
	9	76.5	79.4	82.3	85.1	88.0	90.9	93.8	8.3	9.2	10.3	11.5	12.9	14.5	16.2
	10	77.2	80.2	83.1	86.0	89.0	91.9	94.9	8.4	9.4	10.5	11.8	13.2	14.7	16.5
	11	78.0	81.0	83.9	86.9	89.9	92.9	95.9	8.5	9.5	10.7	12.0	13.4	15.0	16.8
2	0	78.7	81.7	84.8	87.8	90.9	93.9	97.0	8.6	9.7	10.8	12.2	13.6	15.3	17.1

注：若24月龄的男童使用立式身高计测量身高，则数值请参见"2～5岁男童身高、体重标准差单位数值表"的24月龄数据

2006年WHO儿童生长标准

附件8

2～7岁男童身高/年龄、体重/年龄标准差数值表

年龄		身长（cm）							体重（kg）						
岁	月	−3SD	−2SD	−1SD	中位数	+1SD	+2SD	+3SD	−3SD	−2SD	−1SD	中位数	+1SD	+2SD	+3SD
2	0	78.0	81.0	84.1	87.1	90.2	93.2	96.3	8.6	9.7	10.8	12.2	13.6	15.3	17.1
	1	78.6	81.7	84.9	88.0	91.1	94.2	97.3	8.8	9.8	11.0	12.4	13.9	15.5	17.5
	2	79.3	82.5	85.6	88.8	92.0	95.2	98.3	8.9	10.0	11.2	12.5	14.1	15.8	17.8
	3	79.9	83.1	86.4	89.6	92.9	96.1	99.3	9.0	10.1	11.3	12.7	14.3	16.1	18.1
	4	80.5	83.8	87.1	90.4	93.7	97.0	100.3	9.1	10.2	11.5	12.9	14.5	16.3	18.4
	5	81.1	84.5	87.8	91.2	94.5	97.9	101.2	9.2	10.4	11.7	13.1	14.8	16.6	18.7
2	6	81.7	85.1	88.5	91.9	95.3	98.7	102.1	9.4	10.5	11.8	13.3	15.0	16.9	19.0
	7	82.3	85.7	89.2	92.7	96.1	99.6	103.0	9.5	10.7	12.0	13.5	15.2	17.1	19.3
	8	82.8	86.4	89.9	93.4	96.9	100.4	103.9	9.6	10.8	12.1	13.7	15.4	17.4	19.6
	9	83.4	86.9	90.5	94.1	97.6	101.2	104.8	9.7	10.9	12.3	13.8	15.6	17.6	19.9
	10	83.9	87.5	91.1	94.8	98.4	102.0	105.6	9.8	11.0	12.4	14.0	15.8	17.8	20.2
	11	84.4	88.1	91.8	95.4	99.1	102.7	106.4	9.9	11.2	12.6	14.2	16.0	18.1	20.4
3	0	85.0	88.7	92.4	96.1	99.8	103.5	107.2	10.0	11.3	12.7	14.3	16.2	18.3	20.7
	1	85.5	89.2	93.0	96.7	100.5	104.2	108.0	10.1	11.4	12.9	14.5	16.4	18.6	21.0
	2	86.0	89.8	93.6	97.4	101.2	105.0	108.8	10.2	11.5	13.0	14.7	16.6	18.8	21.3
	3	86.5	90.3	94.2	98.0	101.8	105.7	109.5	10.3	11.6	13.1	14.8	16.8	19.0	21.6
	4	87.0	90.9	94.7	98.6	102.5	106.4	110.3	10.4	11.8	13.3	15.0	17.0	19.3	21.9
	5	87.5	91.4	95.3	99.2	103.2	107.1	111.0	10.5	11.9	13.4	15.2	17.2	19.5	22.1
3	6	88.0	91.9	95.9	99.9	103.8	107.8	111.7	10.6	12.0	13.6	15.3	17.4	19.7	22.4
	7	88.4	92.4	96.4	100.4	104.5	108.5	112.5	10.7	12.1	13.7	15.5	17.6	20.0	22.7
	8	88.9	93.0	97.0	101.0	105.1	109.1	113.2	10.8	12.2	13.8	15.7	17.8	20.2	23.0
	9	89.4	93.5	97.5	101.6	105.7	109.8	113.9	10.9	12.4	14.0	15.8	18.0	20.5	23.3
	10	89.8	94.0	98.1	102.2	106.3	110.4	114.6	11.0	12.5	14.1	16.0	18.2	20.7	23.6
	11	90.3	94.4	98.6	102.8	106.9	111.1	115.2	11.1	12.6	14.3	16.2	18.4	20.9	23.9
4	0	90.7	94.9	99.1	103.3	107.5	111.7	115.9	11.2	12.7	14.4	16.3	18.6	21.2	24.2
	1	91.2	95.4	99.7	103.9	108.1	112.4	116.6	11.3	12.8	14.5	16.5	18.8	21.4	24.5
	2	91.6	95.9	100.2	104.4	108.7	113.0	117.3	11.4	12.9	14.7	16.7	19.0	21.7	24.8
	3	92.1	96.4	100.7	105.0	109.3	113.6	117.9	11.5	13.1	14.8	16.8	19.2	21.9	25.1
	4	92.5	96.9	101.2	105.6	109.9	114.2	118.6	11.6	13.2	15.0	17.0	19.4	22.2	25.4
	5	93.0	97.4	101.7	106.1	110.5	114.9	119.2	11.7	13.3	15.1	17.2	19.6	22.4	25.7

年龄		身长(cm)							体重(kg)						
岁	月	-3SD	-2SD	-1SD	中位数	+1SD	+2SD	+3SD	-3SD	-2SD	-1SD	中位数	+1SD	+2SD	+3SD
4	6	93.4	97.8	102.3	106.7	111.1	115.5	119.9	11.8	13.4	15.2	17.3	19.8	22.7	26.0
	7	93.9	98.3	102.8	107.2	111.7	116.1	120.6	11.9	13.5	15.4	17.5	20.0	22.9	26.3
	8	94.3	98.8	103.3	107.8	112.3	116.7	121.2	12.0	13.6	15.5	17.7	20.2	23.2	26.6
	9	94.7	99.3	103.8	108.3	112.8	117.4	121.9	12.1	13.7	15.6	17.8	20.4	23.4	26.9
	10	95.2	99.7	104.3	108.9	113.4	118.0	122.6	12.2	13.8	15.8	18.0	20.6	23.7	27.2
	11	95.6	100.2	104.8	109.4	114.0	118.6	123.2	12.3	14.0	15.9	18.2	20.8	23.9	27.6
5	0	96.1	100.7	105.3	110.0	114.6	119.2	123.9	12.4	14.1	16.0	18.3	21.0	24.2	27.9
	1	96.5	101.1	105.7	110.3	114.9	119.4	124.0	12.7	14.4	16.3	18.5	21.1	24.2	27.8
	2	96.9	101.6	106.2	110.8	115.4	120.0	124.7	12.8	14.5	16.4	18.7	21.3	24.4	28.1
	3	97.4	102.0	106.7	111.3	116.0	120.6	125.3	13.0	14.6	16.6	18.9	21.5	24.7	28.4
	4	97.8	102.5	107.2	111.9	116.5	121.2	125.9	13.1	14.8	16.7	19.0	21.7	24.9	28.8
	5	98.2	103.0	107.7	112.4	117.1	121.8	126.5	13.2	14.9	16.9	19.2	22.0	25.2	29.1
5	6	98.7	103.4	108.2	112.9	117.7	122.4	127.1	13.3	15.0	17.0	19.4	22.2	25.5	29.4
	7	99.1	103.9	108.7	113.4	118.2	123.0	127.8	13.4	15.2	17.2	19.6	22.4	25.7	29.8
	8	99.5	104.3	109.1	113.9	118.7	123.6	128.4	13.6	15.3	17.4	19.8	22.6	26.0	30.1
	9	99.9	104.8	109.6	114.5	119.3	124.1	129.0	13.7	15.4	17.5	19.9	22.8	26.3	30.4
	10	100.4	105.2	110.1	115.0	119.8	124.7	129.6	13.8	15.6	17.7	20.1	23.1	26.6	30.8
	11	100.8	105.7	110.6	115.5	120.4	125.2	130.1	13.9	15.7	17.8	20.3	23.3	26.8	31.2
6	0	101.2	106.1	111.0	116.0	120.9	125.8	130.7	14.1	15.9	18.0	20.5	23.5	27.1	31.5
	1	101.6	106.5	111.5	116.4	121.4	126.4	131.3	14.2	16.0	18.2	20.7	23.7	27.4	31.9
	2	102.0	107.0	111.9	116.9	121.9	126.9	131.9	14.3	16.2	18.3	20.9	24.0	27.7	32.2
	3	102.4	107.4	112.4	117.4	122.4	127.5	132.5	14.5	16.3	18.5	21.1	24.2	28.0	32.6
	4	102.8	107.8	112.9	117.9	123.0	128.0	133.0	14.6	16.5	18.7	21.3	24.4	28.3	33.0
	5	103.2	108.2	113.3	118.4	123.5	128.5	133.6	14.7	16.6	18.8	21.5	24.7	28.6	33.3
6	6	103.6	108.7	113.8	118.9	124.0	129.1	134.2	14.9	16.8	19.0	21.7	24.9	28.9	33.7
	7	103.9	109.1	114.2	119.4	124.5	129.6	134.8	15.0	16.9	19.2	21.9	25.2	29.2	34.1
	8	104.3	109.5	114.7	119.8	125.0	130.2	135.3	15.1	17.1	19.3	22.1	25.4	29.5	34.5
	9	104.7	109.9	115.1	120.3	125.5	130.7	135.9	15.3	17.2	19.5	22.3	25.6	29.8	34.9
	10	105.1	110.3	115.6	120.8	126.0	131.2	136.5	15.4	17.4	19.7	22.5	25.9	30.1	35.3
	11	105.5	110.8	116.0	121.3	126.5	131.8	137.0	15.5	17.5	19.9	22.7	26.1	30.4	35.7
7	0	105.9	111.2	116.4	121.7	127.0	132.3	137.6	15.7	17.7	20.0	22.9	26.4	30.7	36.1

附件 9

男童体重/身长标准差数值表

身长（cm）	体重（kg）						
	−3SD	−2SD	−1SD	中位数	+1SD	+2SD	+3SD
45.0	1.9	2.0	2.2	2.4	2.7	3.0	3.3
45.5	1.9	2.1	2.3	2.5	2.8	3.1	3.4
46.0	2.0	2.2	2.4	2.6	2.9	3.1	3.5
46.5	2.1	2.3	2.5	2.7	3.0	3.2	3.6
47.0	2.1	2.3	2.5	2.8	3.0	3.3	3.7
47.5	2.2	2.4	2.6	2.9	3.1	3.4	3.8
48.0	2.3	2.5	2.7	2.9	3.2	3.6	3.9
48.5	2.3	2.6	2.8	3.0	3.3	3.7	4.0
49.0	2.4	2.6	2.9	3.1	3.4	3.8	4.2
49.5	2.5	2.7	3.0	3.2	3.5	3.9	4.3
50.0	2.6	2.8	3.0	3.3	3.6	4.0	4.4
50.5	2.7	2.9	3.1	3.4	3.8	4.1	4.5
51.0	2.7	3.0	3.2	3.5	3.9	4.2	4.7
51.5	2.8	3.1	3.3	3.6	4.0	4.4	4.8
52.0	2.9	3.2	3.5	3.8	4.1	4.5	5.0
52.5	3.0	3.3	3.6	3.9	4.2	4.6	5.1
53.0	3.1	3.4	3.7	4.0	4.4	4.8	5.3
53.5	3.2	3.5	3.8	4.1	4.5	4.9	5.4
54.0	3.3	3.6	3.9	4.3	4.7	5.1	5.6
54.5	3.4	3.7	4.0	4.4	4.8	5.3	5.8
55.0	3.6	3.8	4.2	4.5	5.0	5.4	6.0
55.5	3.7	4.0	4.3	4.7	5.1	5.6	6.1
56.0	3.8	4.1	4.4	4.8	5.3	5.8	6.3
56.5	3.9	4.2	4.6	5.0	5.4	5.9	6.5
57.0	4.0	4.3	4.7	5.1	5.6	6.1	6.7
57.5	4.1	4.5	4.9	5.3	5.7	6.3	6.9
58.0	4.3	4.6	5.0	5.4	5.9	6.4	7.1
58.5	4.4	4.7	5.1	5.6	6.1	6.6	7.2

身长（cm）	体重（kg）						
	−3SD	−2SD	−1SD	中位数	+1SD	+2SD	+3SD
59.0	4.5	4.8	5.3	5.7	6.2	6.8	7.4
59.5	4.6	5.0	5.4	5.9	6.4	7.0	7.6
60.0	4.7	5.1	5.5	6.0	6.5	7.1	7.8
60.5	4.8	5.2	5.6	6.1	6.7	7.3	8.0
61.0	4.9	5.3	5.8	6.3	6.8	7.4	8.1
61.5	5.0	5.4	5.9	6.4	7.0	7.6	8.3
62.0	5.1	5.6	6.0	6.5	7.1	7.7	8.5
62.5	5.2	5.7	6.1	6.7	7.2	7.9	8.6
63.0	5.3	5.8	6.2	6.8	7.4	8.0	8.8
63.5	5.4	5.9	6.4	6.9	7.5	8.2	8.9
64.0	5.5	6.0	6.5	7.0	7.6	8.3	9.1
64.5	5.6	6.1	6.6	7.1	7.8	8.5	9.3
65.0	5.7	6.2	6.7	7.3	7.9	8.6	9.4
65.5	5.8	6.3	6.8	7.4	8.0	8.7	9.6
66.0	5.9	6.4	6.9	7.5	8.2	8.9	9.7
66.5	6.0	6.5	7.0	7.6	8.3	9.0	9.9
67.0	6.1	6.6	7.1	7.7	8.4	9.2	10.0
67.5	6.2	6.7	7.2	7.9	8.5	9.3	10.2
68.0	6.3	6.8	7.3	8.0	8.7	9.4	10.3
68.5	6.4	6.9	7.5	8.1	8.8	9.6	10.5
69.0	6.5	7.0	7.6	8.2	8.9	9.7	10.6
69.5	6.6	7.1	7.7	8.3	9.0	9.8	10.8
70.0	6.6	7.2	7.8	8.4	9.2	10.0	10.9
70.5	6.7	7.3	7.9	8.5	9.3	10.1	11.1
71.0	6.8	7.4	8.0	8.6	9.4	10.2	11.2
71.5	6.9	7.5	8.1	8.8	9.5	10.4	11.3
72.0	7.0	7.6	8.2	8.9	9.6	10.5	11.5
72.5	7.1	7.6	8.3	9.0	9.8	10.6	11.6

身长（cm）	体重（kg）						
	−3SD	−2SD	−1SD	中位数	+1SD	+2SD	+3SD
73.0	7.2	7.7	8.4	9.1	9.9	10.8	11.8
73.5	7.2	7.8	8.5	9.2	10.0	10.9	11.9
74.0	7.3	7.9	8.6	9.3	10.1	11.0	12.1
74.5	7.4	8.0	8.7	9.4	10.2	11.2	12.2
75.0	7.5	8.1	8.8	9.5	10.3	11.3	12.3
75.5	7.6	8.2	8.8	9.6	10.4	11.4	12.5
76.0	7.6	8.3	8.9	9.7	10.6	11.5	12.6
76.5	7.7	8.3	9.0	9.8	10.7	11.6	12.7
77.0	7.8	8.4	9.1	9.9	10.8	11.7	12.8
77.5	7.9	8.5	9.2	10.0	10.9	11.9	13.0
78.0	7.9	8.6	9.3	10.1	11.0	12.0	13.1
78.5	8.0	8.7	9.4	10.2	11.1	12.1	13.2
79.0	8.1	8.7	9.5	10.3	11.2	12.2	13.3
79.5	8.2	8.8	9.5	10.4	11.3	12.3	13.4
80.0	8.2	8.9	9.6	10.4	11.4	12.4	13.6
80.5	8.3	9.0	9.7	10.5	11.5	12.5	13.7
81.0	8.4	9.1	9.8	10.6	11.6	12.6	13.8
81.5	8.5	9.1	9.9	10.7	11.7	12.7	13.9
82.0	8.5	9.2	10.0	10.8	11.8	12.8	14.0
82.5	8.6	9.3	10.1	10.9	11.9	13.0	14.2
83.0	8.7	9.4	10.2	11.0	12.0	13.1	14.3
83.5	8.8	9.5	10.3	11.2	12.1	13.2	14.4
84.0	8.9	9.6	10.4	11.3	12.2	13.3	14.6
84.5	9.0	9.7	10.5	11.4	12.4	13.5	14.7
85.0	9.1	9.8	10.6	11.5	12.5	13.6	14.9
85.5	9.2	9.9	10.7	11.6	12.6	13.7	15.0
86.0	9.3	10.0	10.8	11.7	12.8	13.9	15.2
86.5	9.4	10.1	11.0	11.9	12.9	14.0	15.3
87.0	9.5	10.2	11.1	12.0	13.0	14.2	15.5

续表

身长（cm）	体重（kg）						
	−3SD	−2SD	−1SD	中位数	+1SD	+2SD	+3SD
87.5	9.6	10.4	11.2	12.1	13.2	14.3	15.6
88.0	9.7	10.5	11.3	12.2	13.3	14.5	15.8
88.5	9.8	10.6	11.4	12.4	13.4	14.6	15.9
89.0	9.9	10.7	11.5	12.5	13.5	14.7	16.1
89.5	10.0	10.8	11.6	12.6	13.7	14.9	16.2
90.0	10.1	10.9	11.8	12.7	13.8	15.0	16.4
90.5	10.2	11.0	11.9	12.8	13.9	15.1	16.5
91.0	10.3	11.1	12.0	13.0	14.1	15.3	16.7
91.5	10.4	11.2	12.1	13.1	14.2	15.4	16.8
92.0	10.5	11.3	12.2	13.2	14.3	15.6	17.0
92.5	10.6	11.4	12.3	13.3	14.4	15.7	17.1
93.0	10.7	11.5	12.4	13.4	14.6	15.8	17.3
93.5	10.7	11.6	12.5	13.5	14.7	16.0	17.4
94.0	10.8	11.7	12.6	13.7	14.8	16.1	17.6
94.5	10.9	11.8	12.7	13.8	14.9	16.3	17.7
95.0	11.0	11.9	12.8	13.9	15.1	16.4	17.9
95.5	11.1	12.0	12.9	14.0	15.2	16.5	18.0
96.0	11.2	12.1	13.1	14.1	15.3	16.7	18.2
96.5	11.3	12.2	13.2	14.3	15.5	16.8	18.4
97.0	11.4	12.3	13.3	14.4	15.6	17.0	18.5
97.5	11.5	12.4	13.4	14.5	15.7	17.1	18.7
98.0	11.6	12.5	13.5	14.6	15.9	17.3	18.9
98.5	11.7	12.6	13.6	14.8	16.0	17.5	19.1
99.0	11.8	12.7	13.7	14.9	16.2	17.6	19.2
99.5	11.9	12.8	13.9	15.0	16.3	17.8	19.4
100.0	12.0	12.9	14.0	15.2	16.5	18.0	19.6
100.5	12.1	13.0	14.1	15.3	16.6	18.1	19.8
101.0	12.2	13.2	14.2	15.4	16.8	18.3	20.0

身长（cm）	体重（kg）						
	−3SD	−2SD	−1SD	中位数	+1SD	+2SD	+3SD
101.5	12.3	13.3	14.4	15.6	16.9	18.5	20.2
102.0	12.4	13.4	14.5	15.7	17.1	18.7	20.4
102.5	12.5	13.5	14.6	15.9	17.3	18.8	20.6
103.0	12.6	13.6	14.8	16.0	17.4	19.0	20.8
103.5	12.7	13.7	14.9	16.2	17.6	19.2	21.0
104.0	12.8	13.9	15.0	16.3	17.8	19.4	21.2
104.5	12.9	14.0	15.2	16.5	17.9	19.6	21.5
105.0	13.0	14.1	15.3	16.6	18.1	19.8	21.7
105.5	13.2	14.2	15.4	16.8	18.3	20.0	21.9
106.0	13.3	14.4	15.6	16.9	18.5	20.2	22.1
106.5	13.4	14.5	15.7	17.1	18.6	20.4	22.4
107.0	13.5	14.6	15.9	17.3	18.8	20.6	22.6
107.5	13.6	14.7	16.0	17.4	19.0	20.8	22.8
108.0	13.7	14.9	16.2	17.6	19.2	21.0	23.1
108.5	13.8	15.0	16.3	17.8	19.4	21.2	23.3
109.0	14.0	15.1	16.5	17.9	19.6	21.4	23.6
109.5	14.1	15.3	16.6	18.1	19.8	21.7	23.8
110.0	14.2	15.4	16.8	18.3	20.0	21.9	24.1

2006 年 WHO 儿童生长标准

附件 10

男童体重/身高标准差数值表

身长（cm）	体重（kg）						
	−3SD	−2SD	−1SD	中位数	+1SD	+2SD	+3SD
65.0	5.9	6.3	6.9	7.4	8.1	8.8	9.6
65.5	6.0	6.4	7.0	7.6	8.2	8.9	9.8
66.0	6.1	6.5	7.1	7.7	8.3	9.1	9.9
66.5	6.1	6.6	7.2	7.8	8.5	9.2	10.1
67.0	6.2	6.7	7.3	7.9	8.6	9.4	10.2
67.5	6.3	6.8	7.4	8.0	8.7	9.5	10.4

身长(cm)	体重(kg)						
	-3SD	-2SD	-1SD	中位数	+1SD	+2SD	+3SD
68.0	6.4	6.9	7.5	8.1	8.8	9.6	10.5
68.5	6.5	7.0	7.6	8.2	9.0	9.8	10.7
69.0	6.6	7.1	7.7	8.4	9.1	9.9	10.8
69.5	6.7	7.2	7.8	8.5	9.2	10.0	11.0
70.0	6.8	7.3	7.9	8.6	9.3	10.2	11.1
70.5	6.9	7.4	8.0	8.7	9.5	10.3	11.3
71.0	6.9	7.5	8.1	8.8	9.6	10.4	11.4
71.5	7.0	7.6	8.2	8.9	9.7	10.6	11.6
72.0	7.1	7.7	8.3	9.0	9.8	10.7	11.7
72.5	7.2	7.8	8.4	9.1	9.9	10.8	11.8
73.0	7.3	7.9	8.5	9.2	10.0	11.0	12.0
73.5	7.4	7.9	8.6	9.3	10.2	11.1	12.1
74.0	7.4	8.0	8.7	9.4	10.3	11.2	12.2
74.5	7.5	8.1	8.8	9.5	10.4	11.3	12.4
75.0	7.6	8.2	8.9	9.6	10.5	11.4	12.5
75.5	7.7	8.3	9.0	9.7	10.6	11.6	12.6
76.0	7.7	8.4	9.1	9.8	10.7	11.7	12.8
76.5	7.8	8.5	9.2	9.9	10.8	11.8	12.9
77.0	7.9	8.5	9.2	10.0	10.9	11.9	13.0
77.5	8.0	8.6	9.3	10.1	11.0	12.0	13.1
78.0	8.0	8.7	9.4	10.2	11.1	12.1	13.3
78.5	8.1	8.8	9.5	10.3	11.2	12.2	13.4
79.0	8.2	8.8	9.6	10.4	11.3	12.3	13.5
79.5	8.3	8.9	9.7	10.5	11.4	12.4	13.6
80.0	8.3	9.0	9.7	10.6	11.5	12.6	13.7
80.5	8.4	9.1	9.8	10.7	11.6	12.7	13.8
81.0	8.5	9.2	9.9	10.8	11.7	12.8	14.0
81.5	8.6	9.3	10.0	10.9	11.8	12.9	14.1
82.0	8.7	9.3	10.1	11.0	11.9	13.0	14.2

身长(cm)	体重(kg)						
	−3SD	−2SD	−1SD	中位数	+1SD	+2SD	+3SD
82.5	8.7	9.4	10.2	11.1	12.1	13.1	14.4
83.0	8.8	9.5	10.3	11.2	12.2	13.3	14.5
83.5	8.9	9.6	10.4	11.3	12.3	13.4	14.6
84.0	9.0	9.7	10.5	11.4	12.4	13.5	14.8
84.5	9.1	9.9	10.7	11.5	12.5	13.7	14.9
85.0	9.2	10.0	10.8	11.7	12.7	13.8	15.1
85.5	9.3	10.1	10.9	11.8	12.8	13.9	15.2
86.0	9.4	10.2	11.0	11.9	12.9	14.1	15.4
86.5	9.5	10.3	11.1	12.0	13.1	14.2	15.5
87.0	9.6	10.4	11.2	12.2	13.2	14.4	15.7
87.5	9.7	10.5	11.3	12.3	13.3	14.5	15.8
88.0	9.8	10.6	11.5	12.4	13.5	14.7	16.0
88.5	9.9	10.7	11.6	12.5	13.6	14.8	16.1
89.0	10.0	10.8	11.7	12.6	13.7	14.9	16.3
89.5	10.1	10.9	11.8	12.8	13.9	15.1	16.4
90.0	10.2	11.0	11.9	12.9	14.0	15.2	16.6
90.5	10.3	11.1	12.0	13.0	14.1	15.3	16.7
91.0	10.4	11.2	12.1	13.1	14.2	15.5	16.9
91.5	10.5	11.3	12.2	13.2	14.4	15.6	17.0
92.0	10.6	11.4	12.3	13.4	14.5	15.8	17.2
92.5	10.7	11.5	12.4	13.5	14.6	15.9	17.3
93.0	10.8	11.6	12.6	13.6	14.7	16.0	17.5
93.5	10.9	11.7	12.7	13.7	14.9	16.2	17.6
94.0	11.0	11.8	12.8	13.8	15.0	16.3	17.8
94.5	11.1	11.9	12.9	13.9	15.1	16.5	17.9
95.0	11.1	12.0	13.0	14.1	15.3	16.6	18.1
95.5	11.2	12.1	13.1	14.2	15.4	16.7	18.3
96.0	11.3	12.2	13.2	14.3	15.5	16.9	18.4
96.5	11.4	12.3	13.3	14.4	15.7	17.0	18.6

身长(cm)	体重(kg)						
	−3SD	−2SD	−1SD	中位数	+1SD	+2SD	+3SD
97.0	11.5	12.4	13.4	14.6	15.8	17.2	18.8
97.5	11.6	12.5	13.6	14.7	15.9	17.4	18.9
98.0	11.7	12.6	13.7	14.8	16.1	17.5	19.1
98.5	11.8	12.8	13.8	14.9	16.2	17.7	19.3
99.0	11.9	12.9	13.9	15.1	16.4	17.9	19.5
99.5	12.0	13.0	14.0	15.2	16.5	18.0	19.7
100.0	12.1	13.1	14.2	15.4	16.7	18.2	19.9
100.5	12.2	13.2	14.3	15.5	16.9	18.4	20.1
101.0	12.3	13.3	14.4	15.6	17.0	18.5	20.3
101.5	12.4	13.4	14.5	15.8	17.2	18.7	20.5
102.0	12.5	13.6	14.7	15.9	17.3	18.9	20.7
102.5	12.6	13.7	14.8	16.1	17.5	19.1	20.9
103.0	12.8	13.8	14.9	16.2	17.7	19.3	21.1
103.5	12.9	13.9	15.1	16.4	17.8	19.5	21.3
104.0	13.0	14.0	15.2	16.5	18.0	19.7	21.6
104.5	13.1	14.2	15.4	16.7	18.2	19.9	21.8
105.0	13.2	14.3	15.5	16.8	18.4	20.1	22.0
105.5	13.3	14.4	15.6	17.0	18.5	20.3	22.2
106.0	13.4	14.5	15.8	17.2	18.7	20.5	22.5
106.5	13.5	14.7	15.9	17.3	18.9	20.7	22.7
107.0	13.7	14.8	16.1	17.5	19.1	20.9	22.9
107.5	13.8	14.9	16.2	17.7	19.3	21.1	23.2
108.0	13.9	15.1	16.4	17.8	19.5	21.3	23.4
108.5	14.0	15.2	16.5	18.0	19.7	21.5	23.7
109.0	14.1	15.3	16.7	18.2	19.8	21.8	23.9
109.5	14.3	15.5	16.8	18.3	20.0	22.0	24.2
110.0	14.4	15.6	17.0	18.5	20.2	22.2	24.4
110.5	14.5	15.8	17.1	18.7	20.4	22.4	24.7
111.0	14.6	15.9	17.3	18.9	20.7	22.7	25.0

身长（cm）	体重（kg）						
	−3SD	−2SD	−1SD	中位数	+1SD	+2SD	+3SD
111.5	14.8	16.0	17.5	19.1	20.9	22.9	25.2
112.0	14.9	16.2	17.6	19.2	21.1	23.1	25.5
112.5	15.0	16.3	17.8	19.4	21.3	23.4	25.8
113.0	15.2	16.5	18.0	19.6	21.5	23.6	26.0
113.5	15.3	16.6	18.1	19.8	21.7	23.9	26.3
114.0	15.4	16.8	18.3	20.0	21.9	24.1	26.6
114.5	15.6	16.9	18.5	20.2	22.1	24.4	26.9
115.0	15.7	17.1	18.6	20.4	22.4	24.6	27.2
115.5	15.8	17.2	18.8	20.6	22.6	24.9	27.5
116.0	16.0	17.4	19.0	20.8	22.8	25.1	27.8
116.5	16.1	17.5	19.2	21.0	23.0	25.4	28.0
117.0	16.2	17.7	19.3	21.2	23.3	25.6	28.3
117.5	16.4	17.9	19.5	21.4	23.5	25.9	28.6
118.0	16.5	18.0	19.7	21.6	23.7	26.1	28.9
118.5	16.7	18.2	19.9	21.8	23.9	26.4	29.2
119.0	16.8	18.3	20.0	22.0	24.1	26.6	29.5
119.5	16.9	18.5	20.2	22.2	24.4	26.9	29.8
120.0	17.1	18.6	20.4	22.4	24.6	27.2	30.1

2006 年 WHO 儿童生长标准

附件 11

0～2 岁女童身长/年龄、体重/年龄标准差数值表

年龄		身长（cm）							体重（kg）						
岁	月	−3SD	−2SD	−1SD	中位数	+1SD	+2SD	+3SD	−3SD	−2SD	−1SD	中位数	+1SD	+2SD	+3SD
0	0	43.6	45.4	47.3	49.1	51.0	52.9	54.7	2.0	2.4	2.8	3.2	3.7	4.2	4.8
	1	47.8	49.8	51.7	53.7	55.6	57.6	59.5	2.7	3.2	3.6	4.2	4.8	5.5	6.2
	2	51.0	53.0	55.0	57.1	59.1	61.1	63.2	3.4	3.9	4.5	5.1	5.8	6.6	7.5
	3	53.5	55.6	57.7	59.8	61.9	64.0	66.1	4.0	4.5	5.2	5.8	6.6	7.5	8.5
	4	55.6	57.8	59.9	62.1	64.3	66.4	68.6	4.4	5.0	5.7	6.4	7.3	8.2	9.3
	5	57.4	59.6	61.8	64.0	66.2	68.5	70.7	4.8	5.4	6.1	6.9	7.8	8.8	10.0

续表

年龄		身长（cm）							体重（kg）						
岁	月	−3SD	−2SD	−1SD	中位数	+1SD	+2SD	+3SD	−3SD	−2SD	−1SD	中位数	+1SD	+2SD	+3SD
0	6	58.9	61.2	63.5	65.7	68.0	70.3	72.5	5.1	5.7	6.5	7.3	8.2	9.3	10.6
	7	60.3	62.7	65.0	67.3	69.6	71.9	74.2	5.3	6.0	6.8	7.6	8.6	9.8	11.1
	8	61.7	64.0	66.4	68.7	71.1	73.5	75.8	5.6	6.3	7.0	7.9	9.0	10.2	11.6
	9	62.9	65.3	67.7	70.1	72.6	75.0	77.4	5.8	6.5	7.3	8.2	9.3	10.5	12.0
	10	64.1	66.5	69.0	71.5	73.9	76.4	78.9	5.9	6.7	7.5	8.5	9.6	10.9	12.4
	11	65.2	67.7	70.3	72.8	75.3	77.8	80.3	6.1	6.9	7.7	8.7	9.9	11.2	12.8
1	0	66.3	68.9	71.4	74.0	76.6	79.2	81.7	6.3	7.0	7.9	8.9	10.1	11.5	13.1
	1	67.3	70.0	72.6	75.2	77.8	80.5	83.1	6.4	7.2	8.1	9.2	10.4	11.8	13.5
	2	68.3	71.0	73.7	76.4	79.1	81.7	84.4	6.6	7.4	8.3	9.4	10.6	12.1	13.8
	3	69.3	72.0	74.8	77.5	80.2	83.0	85.7	6.7	7.6	8.5	9.6	10.9	12.4	14.1
	4	70.2	73.0	75.8	78.6	81.4	84.2	87.0	6.9	7.7	8.7	9.8	11.1	12.6	14.5
	5	71.1	74.0	76.8	79.7	82.5	85.4	88.2	7.0	7.9	8.9	10.0	11.4	12.9	14.8
1	6	72.0	74.9	77.8	80.7	83.6	86.5	89.4	7.2	8.1	9.1	10.2	11.6	13.2	15.1
	7	72.8	75.8	78.8	81.7	84.7	87.6	90.6	7.3	8.2	9.2	10.4	11.8	13.5	15.4
	8	73.7	76.7	79.7	82.7	85.7	88.7	91.7	7.5	8.4	9.4	10.6	12.1	13.7	15.7
	9	74.5	77.5	80.6	83.7	86.7	89.8	92.9	7.6	8.6	9.6	10.9	12.3	14.0	16.0
	10	75.2	78.4	81.5	84.6	87.7	90.8	94.0	7.8	8.7	9.8	11.1	12.5	14.3	16.4
	11	76.0	79.2	82.3	85.5	88.7	91.9	95.0	7.9	8.9	10.0	11.3	12.8	14.6	16.7
2	0	76.7	80.0	83.2	86.4	89.6	92.9	96.1	8.1	9.0	10.2	11.5	13.0	14.8	17.0

注：若24月龄的女童使用立式身高计测量身高，则数值请参见"2～5岁女童身高、体重标准差单位数值表"的24月龄数据

2006年WHO儿童生长标准

附件12

2～7岁女童身高/年龄、体重/年龄标准差数值表

年龄		身长（cm）							体重（kg）						
岁	月	−3SD	−2SD	−1SD	中位数	+1SD	+2SD	+3SD	−3SD	−2SD	−1SD	中位数	+1SD	+2SD	+3SD
2	0	76.0	79.3	82.5	85.7	88.9	92.2	95.4	8.1	9.0	10.2	11.5	13.0	14.8	17.0
	1	76.8	80.0	83.3	86.6	89.9	93.1	96.4	8.2	9.2	10.3	11.7	13.3	15.1	17.3
	2	77.5	80.8	84.1	87.4	90.8	94.1	97.4	8.4	9.4	10.5	11.9	13.5	15.4	17.7

年龄		身长（cm）							体重（kg）						
岁	月	-3SD	-2SD	-1SD	中位数	+1SD	+2SD	+3SD	-3SD	-2SD	-1SD	中位数	+1SD	+2SD	+3SD
	3	78.1	81.5	84.9	88.3	91.7	95.0	98.4	8.5	9.5	10.7	12.1	13.7	15.7	18.0
	4	78.8	82.2	85.7	89.1	92.5	96.0	99.4	8.6	9.7	10.9	12.3	14.0	16.0	18.3
	5	79.5	82.9	86.4	89.9	93.4	96.9	100.3	8.8	9.8	11.1	12.5	14.2	16.2	18.7
2	6	80.1	83.6	87.1	90.7	94.2	97.7	101.3	8.9	10.0	11.2	12.7	14.4	16.5	19.0
	7	80.7	84.3	87.9	91.4	95.0	98.6	102.2	9.0	10.1	11.4	12.9	14.7	16.8	19.3
	8	81.3	84.9	88.6	92.2	95.8	99.4	103.1	9.1	10.3	11.6	13.1	14.9	17.1	19.6
	9	81.9	85.6	89.3	92.9	96.6	100.3	103.9	9.3	10.4	11.7	13.3	15.1	17.3	20.0
	10	82.5	86.2	89.9	93.6	97.4	101.1	104.8	9.4	10.5	11.9	13.5	15.4	17.6	20.3
	11	83.1	86.8	90.6	94.4	98.1	101.9	105.6	9.5	10.7	12.0	13.7	15.6	17.9	20.6
3	0	83.6	87.4	91.2	95.1	98.9	102.7	106.5	9.6	10.8	12.2	13.9	15.8	18.1	20.9
	1	84.2	88.0	91.9	95.7	99.6	103.4	107.3	9.7	10.9	12.4	14.0	16.0	18.4	21.3
	2	84.7	88.6	92.5	96.4	100.3	104.2	108.1	9.8	11.1	12.5	14.2	16.3	18.7	21.6
	3	85.3	89.2	93.1	97.1	101.0	105.0	108.9	9.9	11.2	12.7	14.4	16.5	19.0	22.0
	4	85.8	89.8	93.8	97.7	101.7	105.7	109.7	10.1	11.3	12.8	14.6	16.7	19.2	22.3
	5	86.3	90.4	94.4	98.4	102.4	106.4	110.5	10.2	11.5	13.0	14.8	16.9	19.5	22.7
3	6	86.8	90.9	95.0	99.0	103.1	107.2	111.2	10.3	11.6	13.1	15.0	17.2	19.8	23.0
	7	87.4	91.5	95.6	99.7	103.8	107.9	112.0	10.4	11.7	13.3	15.2	17.4	20.1	23.4
	8	87.9	92.0	96.2	100.3	104.5	108.6	112.7	10.5	11.8	13.4	15.3	17.6	20.4	23.7
	9	88.4	92.5	96.7	100.9	105.1	109.3	113.5	10.6	12.0	13.6	15.5	17.8	20.7	24.1
	10	88.9	93.1	97.3	101.5	105.8	110.0	114.2	10.7	12.1	13.7	15.7	18.1	20.9	24.5
	11	89.3	93.6	97.9	102.1	106.4	110.7	114.9	10.8	12.2	13.9	15.9	18.3	21.2	24.8
4	0	89.8	94.1	98.4	102.7	107.0	111.3	115.7	10.9	12.3	14.0	16.1	18.5	21.5	25.2
	1	90.3	94.6	99.0	103.3	107.7	112.0	116.4	11.0	12.4	14.2	16.3	18.8	21.8	25.5
	2	90.7	95.1	99.5	103.9	108.3	112.7	117.1	11.1	12.6	14.3	16.4	19.0	22.1	25.9
	3	91.2	95.6	100.1	104.5	108.9	113.3	117.7	11.2	12.7	14.5	16.6	19.2	22.4	26.3
	4	91.7	96.1	100.6	105.0	109.5	114.0	118.4	11.3	12.8	14.6	16.8	19.4	22.6	26.6
	5	92.1	96.6	101.1	105.6	110.1	114.6	119.1	11.4	12.9	14.8	17.0	19.7	22.9	27.0
4	6	92.6	97.1	101.6	106.2	110.7	115.2	119.8	11.5	13.0	14.9	17.2	19.9	23.2	27.4
	7	93.0	97.6	102.2	106.7	111.3	115.9	120.4	11.6	13.2	15.1	17.3	20.1	23.5	27.7

年龄		身长（cm）							体重（kg）						
岁	月	−3SD	−2SD	−1SD	中位数	+1SD	+2SD	+3SD	−3SD	−2SD	−1SD	中位数	+1SD	+2SD	+3SD
	8	93.4	98.1	102.7	107.3	111.9	116.5	121.1	11.7	13.3	15.2	17.5	20.3	23.8	28.1
	9	93.9	98.5	103.2	107.8	112.5	117.1	121.8	11.8	13.4	15.3	17.7	20.6	24.1	28.5
	10	94.3	99.0	103.7	108.4	113.0	117.7	122.4	11.9	13.5	15.5	17.9	20.8	24.4	28.8
	11	94.7	99.5	104.2	108.9	113.6	118.3	123.1	12.0	13.6	15.6	18.0	21.0	24.6	29.2
5	0	95.2	99.9	104.7	109.4	114.2	118.9	123.7	12.1	13.7	15.8	18.2	21.2	24.9	29.5
	1	95.3	100.1	104.8	109.6	114.4	119.1	123.9	12.4	14.0	15.9	18.3	21.2	24.8	29.5
	2	95.7	100.5	105.3	110.1	114.9	119.7	124.5	12.5	14.1	16.0	18.4	21.4	25.1	29.8
	3	96.1	101.0	105.8	110.6	115.5	120.3	125.2	12.6	14.2	16.2	18.6	21.6	25.4	30.2
	4	96.5	101.4	106.3	111.2	116.0	120.9	125.8	12.7	14.3	16.3	18.8	21.8	25.6	30.5
	5	97.0	101.9	106.8	111.7	116.6	121.5	126.4	12.8	14.4	16.5	19.0	22.0	25.9	30.9
5	6	97.4	102.3	107.2	112.2	117.1	122.0	127.0	12.9	14.6	16.6	19.1	22.2	26.2	31.3
	7	97.8	102.7	107.7	112.7	117.6	122.6	127.6	13.0	14.7	16.8	19.3	22.5	26.5	31.6
	8	98.2	103.2	108.2	113.2	118.2	123.2	128.2	13.1	14.8	16.9	19.5	22.7	26.7	32.0
	9	98.6	103.6	108.6	113.7	118.7	123.7	128.8	13.2	14.9	17.0	19.6	22.9	27.0	32.3
	10	99.0	104.0	109.1	114.2	119.2	124.3	129.1	13.3	15.0	17.2	19.8	23.1	27.3	32.7
	11	99.4	104.5	109.6	114.6	119.7	124.8	129.9	13.4	15.2	17.3	20.0	23.3	27.6	33.1
6	0	99.8	104.9	110.0	115.1	120.2	125.4	130.5	13.5	15.3	17.5	20.2	23.5	27.8	33.4
	1	100.2	105.3	110.5	115.6	120.8	125.9	131.1	13.6	15.4	17.6	20.3	23.8	28.1	33.8
	2	100.5	105.7	110.9	116.1	121.3	126.4	131.6	13.7	15.5	17.8	20.5	24.0	28.4	34.2
	3	100.9	106.1	111.3	116.6	121.8	127.0	132.2	13.8	15.6	17.9	20.7	24.2	28.7	34.6
	4	101.3	106.6	111.8	117.0	122.3	127.5	132.7	13.9	15.8	18.0	20.9	24.4	29.0	35.0
	5	101.7	107.0	112.2	117.5	122.8	128.0	133.3	14.0	15.9	18.2	21.0	24.6	29.3	35.4
6	6	102.1	107.4	112.7	118.0	123.3	128.6	133.9	14.1	16.0	18.3	21.2	24.9	29.6	35.8
	7	102.5	107.8	113.1	118.4	123.8	129.1	134.4	14.2	16.1	18.5	21.4	25.1	29.9	36.2
	8	102.9	108.2	113.6	118.9	124.2	129.6	135.0	14.3	16.3	18.6	21.6	25.3	30.2	36.6
	9	103.2	108.6	114.0	119.4	124.8	130.2	135.5	14.4	16.4	18.8	21.8	25.6	30.5	37.0
	10	103.6	109.0	114.5	119.9	125.3	130.7	136.1	14.5	16.5	18.9	22.0	25.8	30.8	37.4
	11	104.0	109.5	114.9	120.3	125.8	131.2	136.7	14.6	16.6	19.1	22.2	26.1	31.1	37.8
7	0	104.4	109.9	115.3	120.8	126.3	131.7	137.2	14.8	16.8	19.3	22.4	26.3	31.4	38.3

2006 年 WHO 儿童生长标准

附件 13

女童体重/身长标准差数值表

身长（cm）	体重（kg）						
	−3SD	−2SD	−1SD	中位数	+1SD	+2SD	+3SD
45.0	1.9	2.1	2.3	2.5	2.7	3.0	3.3
45.5	2.0	2.1	2.3	2.5	2.8	3.1	3.4
46.0	2.0	2.2	2.4	2.6	2.9	3.2	3.5
46.5	2.1	2.3	2.5	2.7	3.0	3.3	3.6
47.0	2.2	2.4	2.6	2.8	3.1	3.4	3.7
47.5	2.2	2.4	2.6	2.9	3.2	3.5	3.8
48.0	2.3	2.5	2.7	3.0	3.3	3.6	4.0
48.5	2.4	2.6	2.8	3.1	3.4	3.7	4.1
49.0	2.4	2.6	2.9	3.2	3.5	3.8	4.2
49.5	2.5	2.7	3.0	3.3	3.6	3.9	4.3
50.0	2.6	2.8	3.1	3.4	3.7	4.0	4.5
50.5	2.7	2.9	3.2	3.5	3.8	4.2	4.6
51.0	2.8	3.0	3.3	3.6	3.9	4.3	4.8
51.5	2.8	3.1	3.4	3.7	4.0	4.4	4.9
52.0	2.9	3.2	3.5	3.8	4.2	4.6	5.1
52.5	3.0	3.3	3.6	3.9	4.3	4.7	5.2
53.0	3.1	3.4	3.7	4.0	4.4	4.9	5.4
53.5	3.2	3.5	3.8	4.2	4.6	5.0	5.5
54.0	3.3	3.6	3.9	4.3	4.7	5.2	5.7
54.5	3.4	3.7	4.0	4.4	4.8	5.3	5.9
55.0	3.5	3.8	4.2	4.5	5.0	5.5	6.1
55.5	3.6	3.9	4.3	4.7	5.1	5.7	6.3
56.0	3.7	4.0	4.4	4.8	5.3	5.8	6.4
56.5	3.8	4.1	4.5	5.0	5.4	6.0	6.6
57.0	3.9	4.3	4.6	5.1	5.6	6.1	6.8
57.5	4.0	4.4	4.8	5.2	5.7	6.3	7.0
58.0	4.1	4.5	4.9	5.4	5.9	6.5	7.1
58.5	4.2	4.6	5.0	5.5	6.0	6.6	7.3

续表

身长(cm)	体重(kg)						
	−3SD	−2SD	−1SD	中位数	+1SD	+2SD	+3SD
59.0	4.3	4.7	5.1	5.6	6.2	6.8	7.5
59.5	4.4	4.8	5.3	5.7	6.3	6.9	7.7
60.0	4.5	4.9	5.4	5.9	6.4	7.1	7.8
60.5	4.6	5.0	5.5	6.0	6.6	7.3	8.0
61.0	4.7	5.1	5.6	6.1	6.7	7.4	8.2
61.5	4.8	5.2	5.7	6.3	6.9	7.6	8.4
62.0	4.9	5.3	5.8	6.4	7.0	7.7	8.5
62.5	5.0	5.4	5.9	6.5	7.1	7.8	8.7
63.0	5.1	5.5	6.0	6.6	7.3	8.0	8.8
63.5	5.2	5.6	6.2	6.7	7.4	8.1	9.0
64.0	5.3	5.7	6.3	6.9	7.5	8.3	9.1
64.5	5.4	5.8	6.4	7.0	7.6	8.4	9.3
65.0	5.5	5.9	6.5	7.1	7.8	8.6	9.5
65.5	5.5	6.0	6.6	7.2	7.9	8.7	9.6
66.0	5.6	6.1	6.7	7.3	8.0	8.8	9.8
66.5	5.7	6.2	6.8	7.4	8.1	9.0	9.9
67.0	5.8	6.3	6.9	7.5	8.3	9.1	10.0
67.5	5.9	6.4	7.0	7.6	8.4	9.2	10.2
68.0	6.0	6.5	7.1	7.7	8.5	9.4	10.3
68.5	6.1	6.6	7.2	7.9	8.6	9.5	10.5
69.0	6.1	6.7	7.3	8.0	8.7	9.6	10.6
69.5	6.2	6.8	7.4	8.1	8.8	9.7	10.7
70.0	6.3	6.9	7.5	8.2	9.0	9.9	10.9
70.5	6.4	6.9	7.6	8.3	9.1	10.0	11.0
71.0	6.5	7.0	7.7	8.4	9.2	10.1	11.1
71.5	6.5	7.1	7.7	8.5	9.3	10.2	11.3
72.0	6.6	7.2	7.8	8.6	9.4	10.3	11.4
72.5	6.7	7.3	7.9	8.7	9.5	10.5	11.5
73.0	6.8	7.4	8.0	8.8	9.6	10.6	11.7

续表

身长（cm）	体重（kg）						
	−3SD	−2SD	−1SD	中位数	+1SD	+2SD	+3SD
73.5	6.9	7.4	8.1	8.9	9.7	10.7	11.8
74.0	6.9	7.5	8.2	9.0	9.8	10.8	11.9
74.5	7.0	7.6	8.3	9.1	9.9	10.9	12.0
75.0	7.1	7.7	8.4	9.1	10.0	11.0	12.2
75.5	7.1	7.8	8.5	9.2	10.1	11.1	12.3
76.0	7.2	7.8	8.5	9.3	10.2	11.2	12.4
76.5	7.3	7.9	8.6	9.4	10.3	11.4	12.5
77.0	7.4	8.0	8.7	9.5	10.4	11.5	12.6
77.5	7.4	8.1	8.8	9.6	10.5	11.6	12.8
78.0	7.5	8.2	8.9	9.7	10.6	11.7	12.9
78.5	7.6	8.2	9.0	9.8	10.7	11.8	13.0
79.0	7.7	8.3	9.1	9.9	10.8	11.9	13.1
79.5	7.7	8.4	9.1	10.0	10.9	12.0	13.3
80.0	7.8	8.5	9.2	10.1	11.0	12.1	13.4
80.5	7.9	8.6	9.3	10.2	11.2	12.3	13.5
81.0	8.0	8.7	9.4	10.3	11.3	12.4	13.7
81.5	8.1	8.8	9.5	10.4	11.4	12.5	13.8
82.0	8.1	8.8	9.6	10.5	11.5	12.6	13.9
82.5	8.2	8.9	9.7	10.6	11.6	12.8	14.1
83.0	8.3	9.0	9.8	10.7	11.8	12.9	14.2
83.5	8.4	9.1	9.9	10.9	11.9	13.1	14.4
84.0	8.5	9.2	10.1	11.0	12.0	13.2	14.5
84.5	8.6	9.3	10.2	11.1	12.1	13.3	14.7
85.0	8.7	9.4	10.3	11.2	12.3	13.5	14.9
85.5	8.8	9.5	10.4	11.3	12.4	13.6	15.0
86.0	8.9	9.7	10.5	11.5	12.6	13.8	15.2
86.5	9.0	9.8	10.6	11.6	12.7	13.9	15.4
87.0	9.1	9.9	10.7	11.7	12.8	14.1	15.5

续表

身长(cm)	体重(kg)						
	−3SD	−2SD	−1SD	中位数	+1SD	+2SD	+3SD
87.5	9.2	10.0	10.9	11.8	13.0	14.2	15.7
88.0	9.3	10.1	11.0	12.0	13.1	14.4	15.9
88.5	9.4	10.2	11.1	12.1	13.2	14.5	16.0
89.0	9.5	10.3	11.2	12.2	13.4	14.7	16.2
89.5	9.6	10.4	11.3	12.3	13.5	14.8	16.4
90.0	9.7	10.5	11.4	12.5	13.7	15.0	16.5
90.5	9.8	10.6	11.5	12.6	13.8	15.1	16.7
91.0	9.9	10.7	11.7	12.7	13.9	15.3	16.9
91.5	10.0	10.8	11.8	12.8	14.1	15.5	17.0
92.0	10.1	10.9	11.9	13.0	14.2	15.6	17.2
92.5	10.1	11.0	12.0	13.1	14.3	15.8	17.4
93.0	10.2	11.1	12.1	13.2	14.5	15.9	17.5
93.5	10.3	11.2	12.2	13.3	14.6	16.1	17.7
94.0	10.4	11.3	12.3	13.5	14.7	16.2	17.9
94.5	10.5	11.4	12.4	13.6	14.9	16.4	18.0
95.0	10.6	11.5	12.6	13.7	15.0	16.5	18.2
95.5	10.7	11.6	12.7	13.8	15.2	16.7	18.4
96.0	10.8	11.7	12.8	14.0	15.3	16.8	18.6
96.5	10.9	11.8	12.9	14.1	15.4	17.0	18.7
97.0	11.0	12.0	13.0	14.2	15.6	17.1	18.9
97.5	11.1	12.1	13.1	14.4	15.7	17.3	19.1
98.0	11.2	12.2	13.3	14.5	15.9	17.5	19.3
98.5	11.3	12.3	13.4	14.6	16.0	17.6	19.5
99.0	11.4	12.4	13.5	14.8	16.2	17.8	19.6
99.5	11.5	12.5	13.6	14.9	16.3	18.0	19.8
100.0	11.6	12.6	13.7	15.0	16.5	18.1	20.0
100.5	11.7	12.7	13.9	15.2	16.6	18.3	20.2
101.0	11.8	12.8	14.0	15.3	16.8	18.5	20.4
101.5	11.9	13.0	14.1	15.5	17.0	18.7	20.6

身长（cm）	体重（kg）						
	−3SD	−2SD	−1SD	中位数	+1SD	+2SD	+3SD
102.0	12.0	13.1	14.3	15.6	17.1	18.9	20.8
102.5	12.1	13.2	14.4	15.8	17.3	19.0	21.0
103.0	12.3	13.3	14.5	15.9	17.5	19.2	21.3
103.5	12.4	13.5	14.7	16.1	17.6	19.4	21.5
104.0	12.5	13.6	14.8	16.2	17.8	19.6	21.7
104.5	12.6	13.7	15.0	16.4	18.0	19.8	21.9
105.0	12.7	13.8	15.1	16.5	18.2	20.0	22.2
105.5	12.8	14.0	15.3	16.7	18.4	20.2	22.4
106.0	13.0	14.1	15.4	16.9	18.5	20.5	22.6
106.5	13.1	14.3	15.6	17.1	18.7	20.7	22.9
107.0	13.2	14.4	15.7	17.2	18.9	20.9	23.1
107.5	13.3	14.5	15.9	17.4	19.1	21.1	23.4
108.0	13.5	14.7	16.0	17.6	19.3	21.3	23.6
108.5	13.6	14.8	16.2	17.8	19.5	21.6	23.9
109.0	13.7	15.0	16.4	18.0	19.7	21.8	24.2
109.5	13.9	15.1	16.5	18.1	20.0	22.0	24.4
110.0	14.0	15.3	16.7	18.3	20.2	22.3	24.7

2006 年 WHO 儿童生长标准

附件 14

女童体重/身高标准差数值表

身长（cm）	体重（kg）						
	−3SD	−2SD	−1SD	中位数	+1SD	+2SD	+3SD
65.0	5.6	6.1	6.6	7.2	7.9	8.7	9.7
65.5	5.7	6.2	6.7	7.4	8.1	8.9	9.8
66.0	5.8	6.3	6.8	7.5	8.2	9.0	10.0
66.5	5.8	6.4	6.9	7.6	8.3	9.1	10.1
67.0	5.9	6.4	7.0	7.7	8.4	9.3	10.2
67.5	6.0	6.5	7.1	7.8	8.5	9.4	10.4
68.0	6.1	6.6	7.2	7.9	8.7	9.5	10.5
68.5	6.2	6.7	7.3	8.0	8.8	9.7	10.7

身长（cm）	体重（kg）						
	−3SD	−2SD	−1SD	中位数	＋1SD	＋2SD	＋3SD
69.0	6.3	6.8	7.4	8.1	8.9	9.8	10.8
69.5	6.3	6.9	7.5	8.2	9.0	9.9	10.9
70.0	6.4	7.0	7.6	8.3	9.1	10.0	11.1
70.5	6.5	7.1	7.7	8.4	9.2	10.1	11.2
71.0	6.6	7.1	7.8	8.5	9.3	10.3	11.3
71.5	6.7	7.2	7.9	8.6	9.4	10.4	11.5
72.0	6.7	7.3	8.0	8.7	9.5	10.5	11.6
72.5	6.8	7.4	8.1	8.8	9.7	10.6	11.7
73.0	6.9	7.5	8.1	8.9	9.8	10.7	11.8
73.5	7.0	7.6	8.2	9.0	9.9	10.8	12.0
74.0	7.0	7.6	8.3	9.1	10.0	11.0	12.1
74.5	7.1	7.7	8.4	9.2	10.1	11.1	12.2
75.0	7.2	7.8	8.5	9.3	10.2	11.2	12.3
75.5	7.2	7.9	8.6	9.4	10.3	11.3	12.5
76.0	7.3	8.0	8.7	9.5	10.4	11.4	12.6
76.5	7.4	8.0	8.7	9.6	10.5	11.5	12.7
77.0	7.5	8.1	8.8	9.6	10.6	11.6	12.8
77.5	7.5	8.2	8.9	9.7	10.7	11.7	12.9
78.0	7.6	8.3	9.0	9.8	10.8	11.8	13.1
78.5	7.7	8.4	9.1	9.9	10.9	12.0	13.2
79.0	7.8	8.4	9.2	10.0	11.0	12.1	13.3
79.5	7.8	8.5	9.3	10.1	11.1	12.2	13.4
80.0	7.9	8.6	9.4	10.2	11.2	12.3	13.6
80.5	8.0	8.7	9.5	10.3	11.3	12.4	13.7
81.0	8.1	8.8	9.6	10.4	11.4	12.6	13.9
81.5	8.2	8.9	9.7	10.6	11.6	12.7	14.0
82.0	8.3	9.0	9.8	10.7	11.7	12.8	14.1
82.5	8.4	9.1	9.9	10.8	11.8	13.0	14.3
83.0	8.5	9.2	10.0	10.9	11.9	13.1	14.5

身长（cm）	体重（kg）						
	−3SD	−2SD	−1SD	中位数	+1SD	+2SD	+3SD
83.5	8.5	9.3	10.1	11.0	12.1	13.3	14.6
84.0	8.6	9.4	10.2	11.1	12.2	13.4	14.8
84.5	8.7	9.5	10.3	11.3	12.3	13.5	14.9
85.0	8.8	9.6	10.4	11.4	12.5	13.7	15.1
85.5	8.9	9.7	10.6	11.5	12.6	13.8	15.3
86.0	9.0	9.8	10.7	11.6	12.7	14.0	15.4
86.5	9.1	9.9	10.8	11.8	12.9	14.2	15.6
87.0	9.2	10.0	10.9	11.9	13.0	14.3	15.8
87.5	9.3	10.1	11.0	12.0	13.2	14.5	15.9
88.0	9.4	10.2	11.1	12.1	13.3	14.6	16.1
88.5	9.5	10.3	11.2	12.3	13.4	14.8	16.3
89.0	9.6	10.4	11.4	12.4	13.6	14.9	16.4
89.5	9.7	10.5	11.5	12.5	13.7	15.1	16.6
90.0	9.8	10.6	11.6	12.6	13.8	15.2	16.8
90.5	9.9	10.7	11.7	12.8	14.0	15.4	16.9
91.0	10.0	10.9	11.8	12.9	14.1	15.5	17.1
91.5	10.1	11.0	11.9	13.0	14.3	15.7	17.3
92.0	10.2	11.1	12.0	13.1	14.4	15.8	17.4
92.5	10.3	11.2	12.1	13.3	14.5	16.0	17.6
93.0	10.4	11.3	12.3	13.4	14.7	16.1	17.8
93.5	10.5	11.4	12.4	13.5	14.8	16.3	17.9
94.0	10.6	11.5	12.5	13.6	14.9	16.4	18.1
94.5	10.7	11.6	12.6	13.8	15.1	16.6	18.3
95.0	10.8	11.7	12.7	13.9	15.2	16.7	18.5
95.5	10.8	11.8	12.8	14.0	15.4	16.9	18.6
96.0	10.9	11.9	12.9	14.1	15.5	17.0	18.8
96.5	11.0	12.0	13.1	14.3	15.6	17.2	19.0
97.0	11.1	12.1	13.2	14.4	15.8	17.4	19.2

身长(cm)	体重(kg)						
	−3SD	−2SD	−1SD	中位数	+1SD	+2SD	+3SD
97.5	11.2	12.2	13.3	14.5	15.9	17.5	19.3
98.0	11.3	12.3	13.4	14.7	16.1	17.7	19.5
98.5	11.4	12.4	13.5	14.8	16.2	17.9	19.7
99.0	11.5	12.5	13.7	14.9	16.4	18.0	19.9
99.5	11.6	12.7	13.8	15.1	16.5	18.2	20.1
100.0	11.7	12.8	13.9	15.2	16.7	18.4	20.3
100.5	11.9	12.9	14.1	15.4	16.9	18.6	20.5
101.0	12.0	13.0	14.2	15.5	17.0	18.7	20.7
101.5	12.1	13.1	14.3	15.7	17.2	18.9	20.9
102.0	12.2	13.3	14.5	15.8	17.4	19.1	21.1
102.5	12.3	13.4	14.6	16.0	17.5	19.3	21.4
103.0	12.4	13.5	14.7	16.1	17.7	19.5	21.6
103.5	12.5	13.6	14.9	16.3	17.9	19.7	21.8
104.0	12.6	13.8	15.0	16.4	18.1	19.9	22.0
104.5	12.8	13.9	15.2	16.6	18.2	20.1	22.3
105.0	12.9	14.0	15.3	16.8	18.4	20.3	22.5
105.5	13.0	14.2	15.5	16.9	18.6	20.5	22.7
106.0	13.1	14.3	15.6	17.1	18.8	20.8	23.0
106.5	13.3	14.5	15.8	17.3	19.0	21.0	23.2
107.0	13.4	14.6	15.9	17.5	19.2	21.2	23.5
107.5	13.5	14.7	16.1	17.7	19.4	21.4	23.7
108.0	13.7	14.9	16.3	17.8	19.6	21.7	24.0
108.5	13.8	15.0	16.4	18.0	19.8	21.9	24.3
109.0	13.9	15.2	16.6	18.2	20.0	22.1	24.5
109.5	14.1	15.4	16.8	18.4	20.3	22.4	24.8
110.0	14.2	15.5	17.0	18.6	20.5	22.6	25.1
110.5	14.4	15.7	17.1	18.8	20.7	22.9	25.4
111.0	14.5	15.8	17.3	19.0	20.9	23.1	25.7
111.5	14.7	16.0	17.5	19.2	21.2	23.4	26.0

身长(cm)	体重(kg)						
	−3SD	−2SD	−1SD	中位数	+1SD	+2SD	+3SD
112.0	14.8	16.2	17.7	19.4	21.4	23.6	26.2
112.5	15.0	16.3	17.9	19.6	21.6	23.9	26.5
113.0	15.1	16.5	18.0	19.8	21.8	24.2	26.8
113.5	15.3	16.7	18.2	20.0	22.1	24.4	27.1
114.0	15.4	16.8	18.4	20.2	22.3	24.7	27.4
114.5	15.6	17.0	18.6	20.5	22.6	25.0	27.8
115.0	15.7	17.2	18.8	20.7	22.8	25.2	28.1
115.5	15.9	17.3	19.0	20.9	23.0	25.5	28.4
116.0	16.0	17.5	19.2	21.1	23.3	25.8	28.7
116.5	16.2	17.7	19.4	21.3	23.5	26.1	29.0
117.0	16.3	17.8	19.6	21.5	23.8	26.3	29.3
117.5	16.5	18.0	19.8	21.7	24.0	26.6	29.6
118.0	16.6	18.2	19.9	22.0	24.2	26.9	29.9
118.5	16.8	18.4	20.1	22.2	24.5	27.2	30.3
119.0	16.9	18.5	20.3	22.4	24.7	27.4	30.6
119.5	17.1	18.7	20.5	22.6	25.0	27.7	30.9
120.0	17.3	18.9	20.7	22.8	25.2	28.0	31.2

2006 年 WHO 儿童生长标准

7. 孕产妇健康档案

附表 1-7-1　基本情况

姓名：　　　　　　　　　　　　　　　　　　　编号□□-□□□□□

住院号		本人年龄		户口		本市　　外地	
丈夫姓名		丈夫年龄		孕次		产次	
联系电话			丈夫电话				
户 口 地 址							
产后休养地址							
末次月经		年　月　日		预 产 期		年　月　日	
建册日期		年　月　日		建册孕周			

附表 1-7-2　第 1 次产前随访服务记录表

姓名：　　　　　　　　　　　　　　　　　　　编号□□□-□□□□□

填表日期	年　月　日		填表孕周	周	
孕妇年龄					
丈夫姓名		丈夫年龄		丈夫电话	
孕次		产次	阴道分娩＿＿＿次　剖宫产＿＿＿次		
末次月经	年　月　日　或不详	预产期	年　月　日		
既往史	1无 2心脏病 3肾脏疾病 4肝脏疾病 5高血压 6贫血 7糖尿病 8其他＿＿＿＿ □/□/□/□/□/□				
家族史	1遗传性疾病史 2精神疾病史　3其他＿＿＿＿			□/□/□	
个人史	1吸烟　2饮酒　3服用药物　4接触有毒有害物质　5接触放射线　6其他＿＿＿＿			□/□/□/□/□	
妇科手术史	1无　2有＿＿＿＿			□	
孕产史	1流产＿＿＿ 2死胎＿＿＿ 3死产＿＿＿ 4新生儿死亡＿＿＿ 5出生缺陷儿＿＿＿				
身高	cm		体重	kg	
体质指数			血压	／　mmHg	
听诊	心脏：1未见异常2异常＿＿＿ □		肺部：1未见异常2异常＿＿＿ □		
妇科检查	外阴：1未见异常2异常＿＿＿ □		阴道：1未见异常2异常＿＿＿ □		
	宫颈：1未见异常2异常＿＿＿ □		子宫：1未见异常2异常＿＿＿ □		
	附件：1未见异常2异常＿＿＿ □				

324

辅助检查	血常规	血红蛋白值_____ g/L　白细胞计数值_____ /L 血小板计数值_____ /L　其他_____
	尿常规	尿蛋白_____尿糖_____尿酮体_____尿潜血_____ 其他_____
	血型　ABO 　　　　Rh*	
	血糖*	_____ mmol/L
	肝功能	血清谷丙转氨酶_____ U/L 血清谷草转氨酶_____ U/L 白蛋白_____ g/L 总胆红素_____ μmol/L 结合胆红素 _____ μmol/L
	肾功能	血清肌酐_____ μmol/L　血尿素氮_____ mmol/L
	阴道分泌物*	1 未见异常　2 滴虫　3 假丝酵母菌　4 其他_____ □/□/□ 阴道清洁度:1 Ⅰ度　2 Ⅱ度　3 Ⅲ度　4 Ⅳ度　　□
	乙型肝炎五项	乙型肝炎表面抗原_____　　乙型肝炎表面抗体_____ 乙型肝炎 e 抗原_____　　　乙型肝炎 e 抗体_____ 乙型肝炎核心抗体_____
	梅毒血清学试验*	1 阴性　2 阳性　　　　　　　　　　　　　　　　□
	HIV 抗体检测*	1 阴性　2 阳性　　　　　　　　　　　　　　　　□
	B 超*	
总体评估	1 未见异常　2 异常_____	□
保健指导	1 个人卫生　2 心理　　3 营养　4 避免致畸因素和疾病对胚胎的不良影响 5 产前筛查宣传告知　　　6 其他_____	□/□/□/□/□

转诊　1 无　2 有　　　　　　　　　　　　　　　　　　　　　　　□
原因:_____机构及科室:_____

下次随访日期	年　　月　　日	随访医生签名	

填表说明

1. 本表由医生在第一次接诊孕妇(尽量在孕 12 周前)时填写。若未建立居民健康档案,需同时建立。随访时填写各项目对应情况的数字。

2. 填表孕周:为填写此表时孕妇的怀孕周数。

3. 孕次:怀孕的次数,包括本次妊娠。

4. 产次:指此次怀孕前,孕期超过 28 周的分娩次数。

5. 末次月经:此怀孕前最后一次月经的第一天。

6. 预产期:可按照末次月经推算,为末次月经日期的月份加 9 或减 3,为预产期月份数;天数加 7,为预产期日数。

7. 既往史:孕妇曾经患过的疾病,可以多选。

8. 家族史:填写孕妇父亲、母亲、丈夫、兄弟姐妹或其他子女中是否曾患遗传性疾病或精神疾病,若有,请具体说明。

9. 个人史:可以多选。

10. 孕产史:根据具体情况填写,若有,填写次数,若无,填写"0"。

11. 体质指数=体重(kg)/[身高(m)]^2。

12. 体格检查、妇科检查及辅助检查:进行相应检查,并填写检查结果。

13. 总体评估:根据孕妇总体情况进行评估,若发现异常,具体描述异常情况。

14. 保健指导:填写相应的保健指导内容,可以多选。

15. 转诊:若有需转诊的情况,具体填写。

16. 下次随访日期:根据孕妇情况确定下次随访查日期,并告知孕妇。

17. 随访医生签名:随访完毕,核查无误后随访医生签署其姓名。

附表 1-7-3　初筛分类表

姓名:　　　　　　　　　　　　　　　　　　　　　　　　　　编号□□-□□□□□

项目	内容	有	无
妇产科病史	不良产史及不孕史		
	出生缺陷和先天残疾儿史		
	生殖道手术史		
本次妊娠	年龄≥35 岁或<18 岁		
	身高<1.45m 或躯体残疾		
	体重		
	BMI>24		
	阴道出血		
	现患或曾患高血压、心、肝、肾、肺病及糖尿病等内分泌疾病,血液系统,免疫系统,精神神经疾病,传染性疾病		
家族史	高血压、糖尿病		
	遗传性疾病		
	传染病		
初检结果异常	血红蛋白<110g/L,血常规异常		
	尿常规有异常		
	肝肾功能异常		
	乙型肝炎五项异常		
	梅毒筛查阳性		
	HIV 检测阳性		
	生殖道畸形、妇科肿瘤		
	心肺听诊异常		

注:有斜体字项目阳性者需急转至上级医院。

附表 1-7-4　第 2～5 次产前随访服务记录表

姓名：　　　　　　　　　　　　　　　　　　　　　　　编号□□□-□□□□□

项目		第 2 次	第 3 次	第 4 次 *	第 5 次 *
随访日期					
孕周(周)					
主诉					
体重 (kg)					
产科检查	宫底高度(cm)				
	腹围(cm)				
	胎位				
	胎心率(次/分钟)				
血压(mmHg)		/	/	/	/
血红蛋白(g/L)					
尿蛋白					
其他辅助检查 *					
分类		1 未见异常　□ 2 异常 _____	1 未见异常　□ 2 异常 _____	1 未见异常　□ 2 异常 _____	1 未见异常　□ 2 异常 _____
指导		1. 个人卫生 2. 膳食 3. 心理 4. 运动 5 其他_____	1. 个人卫生 2. 膳食 3. 心理 4. 运动 5. 自我监护 6. 母乳喂养 7 其他_____	1. 个人卫生 2. 膳食 3. 心理 4. 运动 5. 自我监测 6. 分娩准备 7. 母乳喂养 8 其他_____	1. 个人卫生 2. 膳食 3. 心理 4. 运动 5. 自我监测 6. 分娩准备 7. 母乳喂养 8 其他_____
转诊		1 无 2 有　□ 原因：_____ 机构及科室： _____	1 无　2 有　□ 原因：_____ 机构及科室： _____	1 无 2 有　□ 原因：_____ 机构及科室： _____	1 无 2 有　□ 原因：_____ 机构及科室： _____
下次随访日期					
随访医生签名					

填表说明

1. 孕周：为此次随访时的妊娠周数。

2. 主诉：填写孕妇自述的主要症状和不适。

3. 体重：填写此次测量的体重。

4. 产科检查：按照要求进行产科检查，填写具体数值。

5. 血红蛋白、尿蛋白：填写血红蛋白、尿蛋白检测结果。

6. 其他检查：若有其他辅助检查，填写此处。

7. 分类：根据此次随访的情况，对孕妇进行分类，若发现异常，写明具体情况。

8. 指导：可以多选，未列出的其他指导请具体填写。

9. 转诊:若有需转诊的情况,具体填写。

10. 下次随访日期:根据孕妇情况确定下次随访日期,并告知孕妇。

11. 随访医生签名:随访完毕,核查无误后医生签名。

12. 第4次和第5次产前随访服务,应该在确定好的分娩医疗卫生机构或有助产资质的医疗卫生机构进行相应的检查,由乡镇卫生院和社区卫生服务中心提供健康管理服务和记录。

附表 1-7-5 产后访视记录表

姓名:　　　　　　　　　　　　　　　　　　　　　　　编号□□□-□□□□□

随访日期	年　月　日	
体温	℃	
一般健康情况		
一般心理状况		
血压	/　　　　　　　mmHg	
乳房	1 未见异常　2 异常_____	□
恶露	1 未见异常　2 异常_____	□
子宫	1 未见异常　2 异常_____	□
伤口	1 未见异常　2 异常_____	□
其他		
分类	1 未见异常　2 异常_____	□
指导	1 个人卫生 2 心理 3 营养 4 母乳喂养 5 新生儿护理与喂养 6 其他_____	□/□/□/□/□
转诊	1 无　2 有 原因:_____ 机构及科室:_____	□
下次随访日期		
随访医生签名		

填表说明

1. 本表为产妇出院后3~7天内由医务人员到产妇家中进行产后检查时填写,产妇情况填写此表,新生儿情况填写"新生儿家庭访视表"。

2. 一般健康状况:对产妇一般情况进行检查,具体描述并填写。

3. 血压:测量产妇血压,填写具体数值。

4. 乳房、恶露、子宫、伤口:对产妇进行检查,若有异常,具体描述。

5. 分类:根据此次随访情况,对产妇进行分类,若为其他异常,具体写明情况。

6. 指导:可以多选,未列出的其他指导请具体填写。

7. 转诊:若有需转诊的情况,具体填写。

8. 随访医生签名:随访完毕,核查无误后随访医生签名。

附表 1-7-6　产后 42 天健康检查记录表

姓名：　　　　　　　　　　　　　　　　　　　　编号□□□-□□□□□

随访日期	年　　月　　日	
一般健康情况		
一般心理状况		
血压	／　　　mmHg	
乳房	1 未见异常　2 异常＿＿＿＿＿＿＿＿	□
恶露	1 未见异常　2 异常＿＿＿＿＿＿＿＿	□
子宫	1 未见异常　2 异常＿＿＿＿＿＿＿＿	□
伤口	1 未见异常　2 异常＿＿＿＿＿＿＿＿	□
其他		
分类	1 已恢复　　2 未恢复＿＿＿＿＿＿＿＿	□
指导	1 性保健 2 避孕 3 婴儿喂养及营养 4 其他 ＿＿＿＿＿＿＿＿＿	□/□/□/□/□
处理	1 结案 2 转诊 原因：＿＿＿＿＿＿＿＿＿＿ 机构及科室：＿＿＿＿＿＿＿＿	□
随访医生签名		

填表说明

1. 一般健康状况：对产妇一般情况进行检查，具体描述并填写。

2. 血压：如有必要，测量产妇血压，填写具体数值。

3. 乳房、恶露、子宫、伤口：对产妇进行检查，若有异常，具体描述。

4. 分类：根据此次随访情况，对产妇进行分类，若为未恢复，具体写明情况。

5. 指导：可以多选，未列出的其他指导请具体填写。

6. 处理：若产妇已恢复正常，则结案。若有需转诊的情况，具体填写。

7. 随访医生签名：检查完毕，核查无误后检查医生签名。

8. 老年人评估量表

附表 1-8-1　抑郁自评量表和焦虑自评量表

抑郁自评量表是由美国杜克大学医学院的 Zung 于 1965 年编制的,共计 20 题。其特点是计分简便,并能相当直观地反映抑郁者的主观感受。

抑郁自评量表(self-rating depression scale,SDS)的使用对象是有抑郁症状的成年人。该量表为自评量表,由受试者自己填写。

SDS 按症状出现的频度分 4 个等级:没有或很少时间;少部分时间;相当多时间;绝大部分或全部时间。其中,10 题是负性陈述的,为正向评分题,依次评为 1、2、3、4 分;另 10 题(带 * 号的第 2,5,6,11,12,14,16,17,18,20 题)是正性陈述的,为反向评分题,即评为 4、3、2、1 分。分数分布范围为 20～80 分。一般来说,抑郁总分低于 50 分者为正常;50～60 分者为轻度抑郁,61～70 分者为中度抑郁,70 分以上者为重度抑郁。

抑郁自评量表(SDS)作为一种自评量表,在自评者评定之前,一定要让他把整个量表的填写方法及每个问题的含义都弄明白,然后作出独立的、不受他人影响的自我评定。评定时须根据最近一星期的实际情况来回答。否则,测验的结果不可信。

一次评定约需时 10 分钟。评定结束时,应仔细检查一下有无漏评或重复评定。注意:测验中的每一个问题都要回答,不要遗漏,以避免影响测验结果的准确性。请受检者仔细阅读每一条,把意思弄明白。然后根据您最近一星期的实际情况,在适当的方格里画一个"√"。

抑郁自评量表

	没有或很少时间	小部分时间	相当多时间	决大部分或全部时间		工作人员
1. 觉得闷闷不乐,情绪低沉	□	□	□	□	1	□
*2 觉得一天中早晨最好	□	□	□	□	2	□
3. 一阵阵哭出来或觉得想哭	□	□	□	□	3	□
4. 晚上睡眠不好	□	□	□	□	4	□
*5 吃得和平常一样多	□	□	□	□	5	□
*6. 与异性密切接触时和以往一样感到愉快	□	□	□	□	6	□
7. 发觉自己的体重在下降	□	□	□	□	7	□
8. 有便秘的苦恼	□	□	□	□	8	□
9. 心跳比平常快	□	□	□	□	9	□
10. 无缘无故地感到疲乏	□	□	□	□	10	□
*11 头脑和平常一样清楚	□	□	□	□	11	□
*12 感到经常做的事情并没有困难	□	□	□	□	12	□
13 觉得不安而平静不下来	□	□	□	□	13	□
*14. 对将来抱有希望	□	□	□	□	14	□
15. 比平常容易生气激动	□	□	□	□	15	□
*16. 觉得做出决定是容易的	□	□	□	□	16	□

	没有或很少时间	小部分时间	相当多时间	决大部分或全部时间		工作人员
*17. 觉得自己是个有用的人,有人需要	☐	☐	☐	☐	17	☐
*18. 感到生活过得很有意思	☐	☐	☐	☐	18	☐
19. 认为如果自己死了,别人会生活的好些	☐	☐	☐	☐	19	☐
*20. 平常感兴趣的事仍然照样感兴趣	☐	☐	☐	☐	20	☐

焦虑自评量表(self-rating anxiey scale,SAS)由 Zung 编于 1965 年,从量表构造形式到具体评定方法,都与抑郁自评量表(SDS)十分相似,用于评定焦虑病人的主观感受。评定时须根据最近一星期的实际情况来回答。

焦虑自评量表含有 20 个题目,分为 4 级评分,主要评定题目所定义的症状出现的频度,其标准为:"1"没有或很少时间,"2"小部分时间,"3"相当多时间,"4"绝大部分时间或全部时间。其中,带 * 号的第 5、9、13、17、19 题是反向评分题:"4"没有,"3"小部分时间,"2"相当多时间,"1"绝大部分时间或全部时间。

此系统的结果剖析图给出的是标准分,分数越高,表示这方面的症状越严重。一般来说,焦虑总分低于 50 分者为正常;50~60 分者为轻度焦虑,61~70 分者为中度焦虑,70 分以上者为重度焦虑。

焦虑自评量表

	没有或很少时间	小部分时间	相当多时间	决大部分或全部时间		工作人员
1. 我觉得比平常容易紧张或着急	☐	☐	☐	☐	1	☐
2. 我无缘无故地感到害怕	☐	☐	☐	☐	2	☐
3. 我容易心里烦乱或觉得惊恐	☐	☐	☐	☐	3	☐
4. 我觉得我可能将要发疯	☐	☐	☐	☐	4	☐
*5. 我觉得一切都很好,也不会发生什么不幸	☐	☐	☐	☐	5	☐
6. 我手脚发抖、打战	☐	☐	☐	☐	6	☐
7. 我因为头痛、颈痛和背痛而苦恼	☐	☐	☐	☐	7	☐
8. 我感觉容易衰弱和疲乏	☐	☐	☐	☐	8	☐
*9. 我觉得心平气和,并且容易安静坐着	☐	☐	☐	☐	9	☐
10. 我觉得心跳得很快	☐	☐	☐	☐	10	☐
11. 我因为一阵阵头晕而苦恼	☐	☐	☐	☐	11	☐
12. 我有晕倒发作,或觉得要晕倒似的	☐	☐	☐	☐	12	☐
*13. 我吸气、呼气都感到很容易	☐	☐	☐	☐	13	☐
14. 我的手脚麻木和刺痛	☐	☐	☐	☐	14	☐
15. 我因为胃痛和消化不良而苦恼	☐	☐	☐	☐	15	☐
16. 我常常要小便	☐	☐	☐	☐	16	☐

续表

	没有或很少时间	小部分时间	相当多时间	决大部分或全部时间		工作人员
*17. 我的手脚常常是干燥温暖的	☐	☐	☐	☐	17	☐
18. 我脸红发热	☐	☐	☐	☐	18	☐
*19. 我容易入睡并且一夜睡得很好	☐	☐	☐	☐	19	☐
20. 我做噩梦	☐	☐	☐	☐	20	☐

附表 1-8-2　简易智力状态检查量表(MMSE)

分数	项目
5　(　)	1. 时间定向力 问:今天是? 哪一年:_____(1),季节:_____(1),月份:_____(1),日期:_____(1),星期几:_____(1)
5　(　)	2. 地点定向力 问:我们现在在哪里? 国家:_____(1),城市:_____(1),城市的哪一部分:_____(1),建筑物:_____(1),第几层:_____(1)
3　(　)	3. 即刻回忆　记录三个词 说:仔细听。我要说三个词,请在我说完以后重复。准备好了吗? 三个词是:球(停一秒钟),旗子(停一秒钟),树(停一秒钟)。请马上重复这三个词是什么? _____(1) _____(1) _____(1)
5　(　)	4. 注意力与计算力 问:从 100 减去 7,顺序往下减,直至我让你停止。100 减 7 等于? _____(1)继续:_____(1)_____(1)_____(1)_____(1)
3　(　)	5. 回忆那三个词 问:我刚才让你记住的三个词是什么? 每个正确一分。_____(1)_____(1)_____(1)
2　(　)	6. 命名 问:这是什么? (展示铅笔)_____(1)(展示手表)_____(1)
1　(　)	7. 语言重复 说:我现在让你重复我说的话。准备好了吗? 瑞雪兆丰年 　你说一遍　_____(1)
3　(　)	8. 理解力 说:仔细听并按照我说的做。 左手拿着这张纸(1),把它对折(1),把它放在您的右腿上(1)。

分数	项目
1　(　)	9. 阅读 说:读下面的句子,并按照做。(1) 　　　　闭上你的眼睛。
1　(　)	10. 写 说:写一个句子。 ——————————————— (1)　———————————————
1　(　)	11. 画画 说:照下图画。
总分———————————	

注:总分范围为 0~30 分,正常与不正常的分界值与受教育程度有关,划分痴呆标准:

文盲(未受教育)≤17 分;

小学程度(受教育年限≤6 年)≤20 分;

中学(包括中专)程度≤22 分;

大学(包括大专)程度≤23 分。

1. 日期和星期差一天可算正确。

3. 即刻回忆只许主试者讲 1 遍;不要求受试者按物品次序回答。为第 5 题“回忆”做准备,

可让受试者重复学习最多 5 次。

4. 不能用笔算。若 1 项算错,则扣该项的分;若后 1 项正确,则得该项的分。如 100-7=93(正确,得分),93-7=88

(应为 86,不正确,不得分)。但如从 88-7=81(正确,得分)。

7. 只许说一遍,只有正确、咬字清楚才计 1 分。

8. 操作要求次序正确

10. 句子必须有主语、谓语,且有意义。

11. 只有绘出两个五边形的图案,交叉处形成 1 个小四边形,才算对,计 1 分。

附表 1-8-3　老年抑郁量表

选择过去一周内最适合你的答案		
1. 你对你的生活基本满意吗?	是□	否□
2. 你是否丧失了很多你的兴趣和爱好?	是□	否□
3. 你感到生活很空虚吗?	是□	否□
4. 你经常感到很无聊吗?	是□	否□
5. 你对未来充满希望吗?	是□	否□
6. 你是否感到烦恼,无法摆脱头脑中的想法?	是□	否□
7. 大部分时间你都精神抖擞吗?	是□	否□
8. 你是否觉得有什么不好的事情要发生而感到很害怕?	是□	否□
9. 大部分时间你都觉得快乐吗?	是□	否□
10. 你经常感到无助吗?	是□	否□
11. 你是否经常感到不安宁或坐立不安?	是□	否□
12. 你是否宁愿待在家里而不愿出去干新鲜事?	是□	否□
13. 你是否经常担心未来?	是□	否□
14. 你是否觉得你的记忆力有问题?	是□	否□
15. 你是否觉得现在活着很精彩?	是□	否□
16. 你是否经常感到垂头丧气、无精打采?	是□	否□
17. 你是否感到你现在很没用?	是□	否□
18. 你是否为过去的事担心很多?	是□	否□
19. 你觉得生活很兴奋吗?	是□	否□
20. 你是否觉得学习新鲜事物很困难?	是□	否□
21. 你觉得精力充沛吗?	是□	否□
22. 你觉得你的现状是毫无希望的吗?	是□	否□
23. 你是否觉得大部分人都比你活得好?	是□	否□
24. 你是否经常把小事情都弄得很糟糕?	是□	否□
25. 你经常有想哭的感觉吗?	是□	否□
26. 你对集中注意力有困难吗?	是□	否□
27. 你喜欢每天早晨起床的感觉吗?	是□	否□
28. 你是否宁愿不参加社交活动?	是□	否□
29. 你做决定容易吗?	是□	否□
30. 你的头脑还和以前一样清楚吗?	是□	否□
每个提示抑郁的回答得 1 分(问题 1、5、7、9、15、19、21、27、29 和 30 回答"否",其他问题回答"是"提示抑郁可能)。≥15 分,提示老年抑郁可能,转上级医院神经科处理。		

注:抑郁是一种复杂的负性情绪体验,以主观的痛苦感为核心成分,表现在个体的情感、心境、认知、生理症状等多方面,如悲观、失败感、不满、社交退缩、犹豫不决、食欲下降、睡眠障碍、厌倦、敌意等。每个人都会有一些抑郁性的体验,而持续和严重的情况下,抑郁就可能成为一种精神障碍。抑郁与个体的人格特点有关,但很大程度上受社会因素的影响,如家庭环境压抑、人际关系紧张、多次经历失败等。老年人的躯体主诉较多,如食欲下降、睡眠障碍等,在老年阶段属于正常范围,但使用一般抑郁量表时可能会因此误诊为抑郁症。故对老年人,应使用老年抑郁量表(GDS)。

附表 1-8-4　老年人生活自理能力评估表

该表为自评表,根据下表中 5 个方面进行评估,将各方面判断评分汇总后,0～3 分者为可自理;4～8 分者为轻度依赖;9～18 分者为中度依赖;≥19 分者为不能自理。

评估事项、内容与评分	程度等级				
	可自理	轻度依赖	中度依赖	不能自理	判断评分
(1)进餐:使用餐具将饭菜送入口、咀嚼、吞咽等活动	独立完成	—	需要协助,如切碎、搅拌食物等	完全需要帮助	
评分	0	0	3	5	
(2)梳洗:梳头、洗脸、刷牙、剃须洗澡等活动	独立完成	能独立地洗头、梳头、洗脸、刷牙、剃须等;洗澡需要协助	在协助下和适当的时间内,能完成部分梳洗活动	完全需要帮助	
评分	0	1	3	7	
(3)穿衣:穿衣裤、袜子、鞋子等活动	独立完成	—	需要协助,在适当的时间内完成部分穿衣	完全需要帮助	
评分	0	0	3	5	
(4)如厕:小便、大便等活动及自控	不需协助,可自控	偶尔失禁,但基本上能如厕或使用便具	经常失禁,在很多提示和协助下尚能如厕或使用便具	完全失禁,完全需要帮助	
评分	0	1	5	10	
(5)活动:站立、室内行走、上下楼梯、户外活动	独立完成所有活动	借助较小的外力或辅助装置能完成站立、行走、上下楼梯等	借助较大的外力才能完成站立、行走,不能上下楼梯	卧床不起,活动完全需要帮助	
评分	0	1	5	10	
总评分					

附表 1-8-5 如何估测冠心病 10 年患病风险（framingham risk score）

第一步:将每项危险因素分值相加

危险因素	男性	女性
年龄（岁）		
20～34	−9	−7
35～39	−4	−3
40～44	0	0
45～49	3	3
50～54	6	6
55～59	8	8
60～64	11	10
65～69	12	12
70～74	13	14
75～79	14	16

总胆固醇(CHO) (mg/dl)	年龄 20～39	年龄 40～49	年龄 50～59	年龄 60～69	年龄 70～79	年龄 20～39	年龄 40～49	年龄 50～59	年龄 60～69	年龄 70～79
＜160	0	0	0	0	0	0	0	0	0	0
160～199	4	3	2	1	0	4	3	2	1	1
200～239	7	5	3	1	0	8	6	4	2	1
240～279	9	6	4	2	1	11	8	5	3	2
280	11	8	5	3	1	13	10	7	4	2

吸烟者	年龄 20～39	年龄 40～49	年龄 50～59	年龄 60～69	年龄 70～79	年龄 20～39	年龄 40～49	年龄 50～59	年龄 60～69	年龄 70～79
否	0	0	0	0	0	0	0	0	0	0
是	8	5	3	1	1	9	7	4	2	1

高密度脂蛋白 (HDL-C)(mg/dl)	男性	女性
	−1	−1
≥60	0	0
50～59	1	1
40～49	2	2
＜40		

收缩压(mmHg)	未治疗	治疗	未治疗	治疗
＜120	0	0	0	0
120～129	0	1	1	3
130～139	1	2	2	4
140～159	1	2	3	5
≥160	2	3	4	6

总分 _____

第二步:根据总分查下表预测 10 年心血管病患病几率

总分	男性患病几率(%)	总分	女性患病几率(%)
<0	<1	<9	<1
0	1	9	1
1	1	10	1
2	1	11	1
3	1	12	1
4	1	13	2
5	2	14	2
6	2	15	3
7	3	16	4
8	4	17	5
9	5	18	6
10	6	19	8
11	8	20	11
12	10	21	14
13	12	22	17
14	16	23	22
15	20	24	27
16	25	≥25	≥30
17	≥30		

患病几率_____

9. 医疗卫生服务记录表

附表 1-9-1　接诊记录表

姓名：　　　　　　　　　　　　　　　　　　　　　　编号□□□-□□□□□

就诊者的主观资料：

就诊者的客观资料：

评估：

处置计划：

　　　　　　　　　　　　　　　　　　　　　　医生签字：

　　　　　　　　　　　　　　　　　　　　　　接诊日期：_____年_____月_____日

　　填表说明

　　1. 本表供居民由于急性或短期健康问题接受咨询或医疗卫生服务时使用,应以能够如实反映居民接受服务的全过程为目的、根据居民接受服务的具体情况填写。

　　2. 就诊者的主观资料:包括主诉、咨询问题和卫生服务要求等。

　　3. 就诊者的客观资料:包括查体、实验室检查、影像检查等结果。

　　4. 评估:根据就诊者的主、客观资料作出的初步印象、疾病诊断或健康问题评估。

　　5. 处置计划:指在评估基础上制定的处置计划,包括诊断计划、治疗计划、病人指导计划等。

附表 1-9-2　会诊记录表

姓名：

编号□□□-□□□□□

会诊原因：

会诊意见：

会诊医生及其所在医疗卫生机构：

医疗卫生机构名称	会诊医生签字		
_____	_____	_____	_____
_____	_____	_____	_____
_____	_____	_____	_____
_____	_____	_____	_____

责任医生：_____

会诊日期：_____年_____月_____日

填表说明

1. 本表供居民接受会诊服务时使用。

2. 会诊原因：责任医生填写患者需会诊的主要情况。

3. 会诊意见：责任医生填写会诊医生的主要处置、指导意见。

4. 会诊医生及其所在医疗卫生机构：填写会诊医生所在医疗卫生机构名称并签署会诊医生姓名。来自同一医疗卫生机构的会诊医生可以只填写一次机构名称，然后在同一行依次签署姓名。

附表 1-9-3　双向转诊单

存　根

患者姓名_____性别_____年龄_____档案编号_____

家庭住址_____ 联系电话_____

于_____年_____月_____日因病情需要,转入_____单位

_____ 科室_____接诊医生。

转诊医生(签字):

年　月　日

双向转诊(转出)单

_____(机构名称):

现有患者_____性别_____年龄_____ 因病情需要,需转入贵单位,请予以接诊。

初步印象:

主要现病史(转出原因):

主要既往史:

治疗经过:

转诊医生(签字):

联系电话:

_____(机构名称)

年　月　日

填表说明

1. 本表供居民双向转诊转出时使用,由转诊医生填写。
2. 初步印象:转诊医生根据患者病情做出的初步判断。
3. 主要现病史:患者转诊时存在的主要临床问题。
4. 主要既往史:患者既往存在的主要疾病史。
5. 治疗经过:经治医生对患者实施的主要诊治措施。

存　根

患者姓名_____性别_____年龄_____病案号_____

家庭住址_____ 联系电话_____

于_____年_____月_____日因病情需要,转回_____单位

_____接诊医生。

转诊医生(签字):

年　月　日

双向转诊(回转)单

_____(机构名称):

现有患者_____ 因病情需要,现转回贵单位,请予以接诊。

诊断结果_____ 住院病案号_____

主要检查结果：

治疗经过、下一步治疗方案及康复建议：

　　　　　　　　　　　　　　　转诊医生（签字）：

联系电话：

　　　　　　　　　　　　　_____（机构名称）

　年　月　日

填表说明

1. 本表供居民双向转诊回转时使用，由转诊医生填写。
2. 主要检查结果：填写患者接受检查的主要结果。
3. 治疗经过：经治医生对患者实施的主要诊治措施。
4. 康复建议：填写经治医生对患者转出后需要进一步治疗及康复提出的指导建议。

附录二　相关工作表

1. 健康教育活动记录表

附表 2-1-1　健康教育活动记录表

活动时间：	活动地点：
活动形式：	
活动主题：	
组织者：	
接受健康教育人员类别：	接受健康教育人数：
健康教育资料发放种类及数量：	
活动内容：	
活动总结评价：	

续表

存档材料请附后
□书面材料　　□图片材料　　□印刷材料　　□影音材料　　□签到表 □其他材料

填表人(签字)：　　　　　　　　　　　　　负责人(签字)：

填表时间：　年　月　日

2. 预防接种相关表单

附表 2-2-1　疫苗免疫程序

疫苗	接种对象月(年)龄	接种剂次	接种部位	接种途径	接种剂量/剂次	备注
乙肝疫苗	0、1、6月龄	3	上臂三角肌	肌内注射	酵母苗 5μg/0.5ml,CHO苗 10μg/1ml、20μg/1ml	出生后 24 小时内接种第 1 剂次,第 1、2 剂次间隔≥28 天
卡介苗	出生时	1	上臂三角肌中部略下处	皮内注射	0.1ml	
脊灰疫苗	2、3、4 月龄,4 周岁	4		口服	1 粒	第 1、2 剂次,第 2、3 剂次间隔均≥28 天
百白破疫苗	3、4、5 月龄,18～24 月龄	4	上臂外侧三角肌	肌内注射	0.5ml	第 1、2 剂次,第 2、3 剂次间隔均≥28 天
白破疫苗	6 周岁	1	上臂三角肌	肌内注射	0.5ml	
麻风疫苗(麻疹疫苗)	8 月龄	1	上臂外侧三角肌下缘附着处	皮下注射	0.5ml	
麻腮风疫苗(麻腮疫苗、麻疹疫苗)	18～24 月龄	1	上臂外侧三角肌下缘附着处	皮下注射	0.5ml	
乙脑(减毒)	8 月龄,2 周岁	2	上臂外侧三角肌下缘附着处	皮下注射	0.5ml	
A 群流脑疫苗	6～18 月龄	2	上臂外侧三角肌附着处	皮下注射	30μg/0.5ml	第 1、2 剂次间隔 3 个月

342

疫苗	接种对象月(年)龄	接种剂次	接种部位	接种途径	接种剂量/剂次	备注
A＋C群流脑疫苗	3周岁,6周岁	2	上臂外侧三角肌附着处	皮下注射	100μg/0.5ml	2剂次间隔≥3年;第1剂次与A群流脑疫苗第2剂次间隔≥12个月
甲肝(减毒)	18月龄	1	上臂外侧三角肌附着处	皮下注射	1ml	
出血热疫苗(双价)	16~60周岁	3	上臂外侧三角肌	肌内注射	1ml	接种第1剂次后14天接种第2剂次,第3剂次在第1剂次接种后6个月接种
炭疽疫苗	炭疽疫情发生时,病例或病畜间接接触者及疫点周围高危人群	1	上臂外侧三角肌附着处	皮上划痕	0.05ml(2滴)	病例或病畜的直接接触者不能接种
钩体疫苗	流行地区可能接触疫水的7~60岁高危人群	2	上臂外侧三角肌附着处	皮下注射	成人第1剂0.5ml,第2剂1.0ml 7~13岁剂量减半,必要时7岁以下儿童依据年龄、体重酌量注射,不超过成人剂量1/4	接种第1剂次后7~10天接种第2剂次
乙脑灭活疫苗	8月龄(2剂次),2周岁,6周岁	4	上臂外侧三角肌下缘附着处	皮下注射	0.5ml	第1、2剂次间隔7~10天
甲肝灭活疫苗	18月龄,24~30月龄	2	上臂三角肌附着处	肌内注射	0.5ml	2剂次间隔≥6个月

注:1. CHO疫苗用于新生儿母婴阻断的剂量为20μg/ml。

2. 未收入药典的疫苗,其接种部位、途径和剂量参见疫苗使用说明书。

附表 2-2-2　预防接种卡

姓名_____　　　　　　　　　　　　　编号□□□-□□□□□

性别：_____　出生日期：____年____月____日

监护人姓名：_____与儿童关系：_____联系电话：_____

家庭现住址：_____县（区）_____乡镇（街道）

户籍地址：1 同家庭地址　2____省____市____县（区）____乡镇（街道）

迁入时间：____年__月__日　迁出时间：____年__月__日　迁出原因：_____

疫苗异常反应史：_____

接种禁忌：_____

传染病史：_____

建卡日期：_____年____月____日　　　　　建卡人：_____

疫苗与剂次		接种日期	接种部位	疫苗批号	接种医生	备注
乙肝疫苗	1					
	2					
	3					
卡介苗						
脊灰疫苗	1					
	2					
	3					
	4					
百白破疫苗	1					
	2					
	3					
	4					
白破疫苗						
麻风疫苗						
麻腮风疫苗	1					
	2					
麻腮疫苗						
麻疹疫苗	1					
	2					
A 群流脑疫苗	1					
	2					
A＋C 群流脑疫苗	1					
	2					

乙脑(减毒)活疫苗	1					
	2					
乙脑灭活疫苗	1					
	2					
	3					
	4					
甲肝减毒活疫苗						
甲肝灭活疫苗	1					
	2					
其他疫苗						

填表说明

1. 姓名:根据儿童居民身份证的姓名填写。可暂缺,儿童取名后应及时补充记录。

2. 出生日期:按照年(4 位)、月(2 位)、日(2 位)顺序填写,如 19490101。

3. 监护人姓名:只填写一个,并在"与儿童关系"中注明母亲、父亲或其他关系。

4. 家庭现住址:只填写至乡级。

5. 户籍住址:若同家庭现住址,则在"同家庭现住址"前数字 1 上画"√",若不同,请具体填写只填写至乡级。

6. 异常反应史、接种禁忌和传染病史:在每次接种前询问后填写。

7. 每次完成接种后,接种医生应将接种日期、接种部位、疫苗批号、生产企业、接种单位等内容登记到预防接种证中,并及时签名;同时将接种日期、接种部位、疫苗批号、接种医生等内容登记到儿童预防接种卡中。其中,"接种部位"只填写注射用疫苗的接种部位:左侧用 1 表示,右侧用 2 表示;"有效日期"指有效截止日期。

8. "备注"栏用于记录某疫苗某剂次接种的其他重要信息,例如:接种乙肝疫苗的种类(酵母苗/CHO 苗)、接种百白破疫苗的种类(全细胞苗/无细胞苗)、特殊情况下的不同接种剂量等等。

9. 接种其他疫苗时,按上述内容进行登记。

3. 传染病及突发公共卫生事件报告和处理相关附件

附表 2-3-1　中华人民共和国法定管理传染病分类及病名

类别	病名
甲类	鼠疫、霍乱
乙类*	传染性非典型肺炎、艾滋病、病毒性肝炎、脊髓灰质炎、人感染高致病性禽流感、甲型H1N1流感、麻疹、流行性出血热、狂犬病、流行性乙型脑炎、登革热、炭疽、细菌性和阿米巴性痢疾、肺结核、伤寒和副伤寒、流行性脑脊髓膜炎、百日咳、白喉、新生儿破伤风、猩红热、布鲁司菌病、淋病、梅毒、钩端螺旋体病、血吸虫病、疟疾
丙类	流行性感冒、流行性腮腺炎、风疹、急性出血性结膜炎、麻风病、流行性和地方性斑疹伤寒、黑热病、包虫病、丝虫病,其他(指除霍乱、细菌性和阿米巴性痢疾、伤寒和副伤寒以外的)感染性腹泻病、手足口病

* 其中,传染性非典型肺炎、炭疽中的肺炭疽和人感染高致病性禽流感,采取甲类传染病的预防、控制措施。

附表 2-3-2　中华人民共和国传染病报告卡

卡片编号:＿＿＿＿＿＿＿＿＿＿　　　　　　报卡类别:1. 初次报告　2. 订正报告

姓名＊:＿＿＿＿＿＿＿＿＿(患儿家长姓名:＿＿＿＿＿＿)

身份证号:□□□□□□□□□□□□□□□□□□　性别＊:男□　女□

出生日期＊:＿＿＿＿年＿＿月＿＿日(如出生日期不详,实足年龄:＿＿＿　年龄单位:□ 岁 □ 月 □ 天)

工作单位:＿＿＿＿＿＿＿＿＿＿　　　联系电话:＿＿＿＿＿＿＿＿＿

病人属于＊:□ 本县区　□ 本市其他县区　□ 本省其他地市　□ 外省　□ 港澳台外籍

现住址(详填)＊:＿＿＿省＿＿＿市＿＿＿县(区)＿＿＿乡(镇、街道)＿＿＿村＿＿＿(门牌号)

患者职业＊:

□ 幼托儿童、□ 散居儿童、□ 学生(大中小学)、□ 教师、□ 保育员及保姆、□ 餐饮食品业、□ 商业服务、□ 医务人员、□ 工人、□ 民工、□ 农民、□ 牧民、□ 渔(船)民、□ 干部职员、□ 离退人员、□ 家务及待业、□ 其他(　)、□ 不详

病例分类＊:(1)□ 疑似病例、□ 临床诊断病例、□ 实验室确诊病例、□ 病原携带者、□ 阳性检测结果(献血员)

　　　　　　(2)□ 急性、□ 慢性(乙型肝炎、血吸虫病)

发病日期＊:＿＿＿＿年＿＿月＿＿日

诊断日期＊:＿＿＿＿年＿＿月＿＿日

死亡日期:＿＿＿＿年＿＿月＿＿日

甲类传染病＊:

□ 鼠疫、□ 霍乱

乙类传染病 ＊：

☐ 传染性非典型肺炎、☐ 艾滋病、病毒性肝炎(☐ 甲型、☐ 乙型、☐ 丙型、☐ 戊型、☐ 未分型)、☐ 脊髓灰质炎、☐ 人感染高致病性禽流感、☐ 甲型 H1N1 流感☐ 麻疹、☐ 流行性出血热、☐ 狂犬病、☐ 流行性乙型脑炎、☐ 登革热、炭疽(☐ 肺炭疽、☐ 皮肤炭疽、☐ 未分型)、痢疾(☐ 细菌性、☐ 阿米巴性)、肺结核(☐ 涂阳、☐ 仅培阳、☐ 菌阴、☐ 未痰检)、伤寒(☐ 伤寒、☐ 副伤寒)、☐ 流行性脑脊髓膜炎、☐ 百日咳、☐ 白喉、☐ 新生儿破伤风、☐ 猩红热、☐ 布鲁司菌病、☐ 淋病、梅毒(☐ Ⅰ期、☐ Ⅱ期、☐ Ⅲ期、☐ 胎传、☐ 隐性)、☐ 钩端螺旋体病、☐ 血吸虫病、疟疾(☐ 间日疟、☐ 恶性疟、☐ 未分型)

丙类传染病 ＊：

☐ 流行性感冒、☐ 流行性腮腺炎、☐ 风疹、☐ 急性出血性结膜炎、☐ 麻风病、☐ 流行性和地方性斑疹伤寒、☐ 黑热病、☐ 包虫病、☐ 丝虫病、☐ 除霍乱、细菌性和阿米巴性痢疾、伤寒和副伤寒以外的感染性腹泻病、☐ 手足口病

其他法定管理以及重点监测传染病：

订正病名：_____　　　　　退卡原因：_____

报告单位：_____　　　　　联系电话：_____

报告人：_____　　　　　填卡日期 ＊：_____年___月___日

备注：

《中华人民共和国传染病报告卡》填卡说明：

卡片编码：由报告单位自行编制填写。

姓　　名：填写患者或献血员的名字(性病/AIDS 等可填写代号)，姓名应该和身份证上的姓名一致。

家长姓名：14 岁以下的患儿要求填写患者家长姓名。

身份证号：尽可能填写 18 位身份证号。

性　　别：在相应的性别前打√。

出生日期：出生日期与年龄栏只要选择一栏填写即可，不必既填出生日期，又填年龄。

实足年龄：对出生日期不详的用户填写年龄。

年龄单位：对于新生儿和只有月龄的儿童请注意选择年龄单位，默认为岁。

工作单位：填写患者的工作单位，如果无工作单位则可不填写。

联系电话:填写患者的联系方式。

病例属于:在相应的类别前打√。用于标识病人现住地址与就诊医院所在地区的关系。

现住地址:至少须详细填写到乡镇(街道)。现住址的填写,原则是指病人发病时的居住地,不是户籍所在地址。如献血员不能提供本人现住地址,则填写该采供血机构地址。

职　　业:在相应的职业名前打√。

病例分类:在相应的类别前打√。采供血机构报告填写献血员阳性检测结果;乙肝、血吸虫病例须分急性或慢性填写。

发病日期:本次发病日期;病原携带者填初检日期或就诊时间;采供血机构报告填写献血员献血日期。

诊断日期:本次诊断日期;采供血机构报告填写HIV第二次初筛阳性结果检出日期。

死亡日期:死亡病例或死亡订正时填入。

疾病名称:在作出诊断的病名前打√。

其他传染病:如有,则分别填写病种名称,也可填写不明原因传染病和新发传染病名称。

订正病名:直接填写订正后的病种名称。

退卡原因:填写卡片填报不合格的原因。

报告单位:填写报告传染病的单位。

报 告 人:填写报告人的姓名。

填卡日期:填写本卡日期。

备　　注:用户可填写一些文字信息,如传染途径、最后确诊非传染病病名等。

注:报告卡带"＊"部分为必填项目。

附表2-3-3　国家突发公共卫生事件相关信息报告标准及内容

一、传染病

1. 鼠疫:发现1例及以上鼠疫病例。

2. 霍乱:发现1例及以上霍乱病例。

3. 传染性非典型肺炎:发现1例及以上传染性非典型肺炎病例或疑似病例。

4. 人感染高致病性禽流感:发现1例及以上人感染高致病性禽流感病例。

5. 炭疽:发生1例及以上肺炭疽病例;或1周内,同一学校、幼儿园、自然村寨、社区、建筑工地等集体单位发生3例及以上皮肤炭疽或肠炭疽病例;或1例及以上职业性炭疽病例。

6. 甲肝/戊肝:1周内,同一学校、幼儿园、自然村寨、社区、建筑工地等集体单位发生5例及以上甲肝/戊肝病例。

7. 伤寒(副伤寒):1周内,同一学校、幼儿园、自然村寨、社区、建筑工地等集体单位发生5例及以上伤寒(副伤寒)病例,或出现2例及以上死亡。

8. 细菌性和阿米巴性痢疾:3天内,同一学校、幼儿园、自然村寨、社区、建筑工地等集体单位发生10例及以上细菌性和阿米巴性痢疾病例,或出现2例及以上死亡。

9. 麻疹:1周内,同一学校、幼儿园、自然村寨、社区、建筑工地等集体单位发生10例及以上麻疹病例。

10. 风疹:1周内,同一学校、幼儿园、自然村寨、社区等集体单位发生10例及以上风疹病例。

11. 流行性脑脊髓膜炎:3天内,同一学校、幼儿园、自然村寨、社区、建筑工地等集体单位发生3例及以上流脑病例,或者有2例及以上死亡。

12. 登革热:1周内,一个县(市、区)发生5例及以上登革热病例;或首次发现病例。

13. 流行性出血热:1周内,同一自然村寨、社区、建筑工地、学校等集体单位发生5例(高发地区10例)及以上流行性出血热病例,或者死亡1例及以上。

14. 钩端螺旋体病:1周内,同一自然村寨、建筑工地等集体单位发生5例及以上钩端螺旋体病病例,或者死亡1例及以上。

15. 流行性乙型脑炎:1周内,同一乡镇、街道等发生5例及以上乙脑病例,或者死亡1例及以上。

16. 疟疾:以行政村为单位,1个月内,发现5例(高发地区10例)及以上当地感染的病例;或在近3年内无当地感染病例报告的乡镇,以行政村为单位,1个月内发现5例及以上当地感染的病例;在恶性疟流行地区,以乡(镇)为单位,1个月内发现2例及以上恶性疟死亡病例;在非恶性疟流行地区,出现输入性恶性疟继发感染病例。

17. 血吸虫病:在未控制地区,以行政村为单位,2周内发生急性血吸虫病病例10例及以上,或在同一感染地点1周内连续发生急性血吸虫病病例5例及以上;在传播控制地区,以行政村为单位,2周内发生急性血吸虫病5例及以上,或在同一感染地点1周内连续发生急性血吸虫病例3例及以上;在传播阻断地区或非流行区,发现当地感染的病人、病牛或感染性钉螺。

18. 流感:1周内,在同一学校、幼儿园或其他集体单位发生30例及以上流感样病例,或5例及以上因流感样症状住院病例,或发生1例及以上流感样病例死亡。

19. 流行性腮腺炎:1周内,同一学校、幼儿园等集体单位中发生10例及以上流行性腮腺炎病例。

20. 感染性腹泻(除霍乱、痢疾、伤寒和副伤寒以外):1周内,同一学校、幼儿园、自然村寨、社区、建筑工地等集体单位中发生20例及以上感染性腹泻病例,或死亡1例及以上。

21. 猩红热:1周内,同一学校、幼儿园等集体单位中,发生10例及以上猩红热病例。

22. 水痘:1周内,同一学校、幼儿园等集体单位中,发生10例及以上水痘病例。

23. 输血性乙肝、丙肝、HIV:医疗机构、采供血机构发生3例及以上输血性乙肝、丙肝病例或疑似病例或HIV感染。

24. 新发或再发传染病:发现本县(区)从未发生过的传染病或发生本县近5年从未报告的或国家宣布已消灭的传染病。

25. 不明原因肺炎:发现不明原因肺炎病例。

二、食物中毒

1. 一次食物中毒人数10人及以上或死亡1人及以上。

2. 学校、幼儿园、建筑工地等集体单位发生食物中毒,一次中毒人数5人及以上或死亡1人及以上。

3. 地区性或全国性重要活动期间发生食物中毒,一次中毒人数5人及以上或死亡1人及以上。

三、职业中毒:发生急性职业中毒。

四、其他中毒:出现食物中毒、职业中毒以外的急性中毒病例3例及以上的事件。

五、环境因素事件:发生环境因素改变所致的急性病例3例及以上。

六、意外辐射照射事件:出现意外辐射照射人员1例及以上。

七、传染病菌、毒种丢失:发生鼠疫、炭疽、非典、艾滋病、霍乱、脊灰等菌毒种丢失事件。

八、预防接种和预防服药群体性不良反应:

1. 群体性预防接种反应:一个预防接种单位一次预防接种活动中出现群体性疑似异常反应;或发生死亡。

2. 群体预防性服药反应:一个预防服药点一次预防服药活动中出现不良反应(或心因性反应)10例及以上;或死亡1例及以上。

九、医源性感染事件:医源性、实验室和医院感染暴发。

十、群体性不明原因疾病:2周内,一个医疗机构或同一自然村寨、社区、建筑工地、学校等集体单位发生有相同临床症状的不明原因疾病3例及以上。

十一、各级人民政府卫生行政部门认定的其他突发公共卫生事件。

附表 2-3-4　突发公共卫生事件相关信息报告卡

□初步报告　□进程报告（　次）　□结案报告

填报单位（盖章）：＿＿＿＿＿＿　填报日期：＿＿年＿＿月＿＿日

报告人：＿＿＿＿＿＿　联系电话：＿＿＿＿＿＿

事件名称：＿＿＿＿＿＿＿＿＿＿＿＿

信息类别：1. 传染病；2. 食物中毒；3. 职业中毒；4. 其他中毒事件；5. 环境卫生；6. 免疫接种；7. 群体性不明原因疾病；8. 医疗机构内感染；9. 放射性卫生；10. 其他公共卫生

突发事件等级：1. 特别重大；2. 重大；3. 较大；4. 一般；5. 未分级；6. 非突发事件

初步诊断：＿＿＿＿＿＿　初步诊断时间：＿＿＿＿＿年＿＿＿＿月＿＿＿＿日

订正诊断：＿＿＿＿＿＿　订正诊断时间：＿＿＿＿年＿＿＿＿月＿＿＿＿日

确认分级时间：＿＿＿＿年＿＿＿＿月＿＿＿＿日　订正分级时间：＿＿＿年＿＿＿月＿＿＿日

报告地区：＿＿＿＿＿省＿＿＿＿市＿＿＿＿县（区）

发生地区：＿＿＿＿＿省＿＿＿＿市＿＿＿＿县（区）＿＿＿＿乡（镇）

详细地点：＿＿＿＿＿＿＿＿＿＿＿＿＿＿＿＿＿＿＿＿＿＿＿＿＿

事件发生场所：1. 学校；2. 医疗卫生机构；3. 家庭；4. 宾馆饭店写字楼；5. 餐饮服务单位；6. 交通运输工具；7. 菜场、商场或超市；8. 车站、码头或机场；9. 党政机关办公场所；10. 企事业单位办公场所；11. 大型厂矿企业生产场所；12. 中小型厂矿企业生产场所；13. 城市住宅小区；14. 城市其他公共场所；15. 农村村庄；16. 农村农田野外；17. 其他重要公共场所；18. 如是医疗卫生机构，则：(1)类别：①公办医疗机构；②疾病预防控制机构；③采供血机构；④检验检疫机构；⑤其他及私立机构；(2)感染部门：①病房；②手术室；③门诊；④化验室；⑤药房；⑥办公室；⑦治疗室；⑧特殊检查室；⑨其他场所；19. 如是学校，则类别：(1)托幼机构；(2)小学；(3)中学；(4)大、中专院校；(5)综合类学校；(6)其他

事件信息来源：1. 属地医疗机构；2. 外地医疗机构；3. 报纸；4. 电视；5. 特服号电话 95120；6. 互联网；7. 市民电话报告；8. 上门直接报告；9. 本系统自动预警产生；10. 广播；11. 填报单位人员目睹；12. 其他

事件信息来源详细：＿＿＿＿＿＿＿＿＿＿＿＿＿＿＿＿＿＿＿＿＿＿＿

事件波及的地域范围：＿＿＿＿＿＿＿＿＿＿＿＿＿＿＿＿＿＿＿＿＿

新报告病例数：＿＿＿＿＿　新报告死亡数：＿＿＿＿＿　排除病例数：＿＿＿＿＿

累计报告病例数：＿＿＿＿＿　累计报告死亡数：＿＿＿＿＿

事件发生时间：＿＿＿＿＿年＿＿＿＿月＿＿＿＿日＿＿＿＿时＿＿＿＿分

接到报告时间：＿＿＿＿＿年＿＿＿＿月＿＿＿＿日＿＿＿＿时＿＿＿＿分

首例病人发病时间：＿＿＿＿＿年＿＿＿＿月＿＿＿＿日＿＿＿＿时＿＿＿＿分

末例病人发病时间：＿＿＿＿＿年＿＿＿＿月＿＿＿＿日＿＿＿＿时＿＿＿＿分

主要症状：1. 呼吸道症状；2. 胃肠道症状；3. 神经系统症状；4. 皮肤黏膜症状；5. 精神症状；6. 其他（对症状的详细描述可在附表中详填）

主要体征：（对体征的详细描述可在附表中详填）

主要措施与效果：（见附表中的选项）

附表：传染病、食物中毒、职业中毒、农药中毒、其他化学中毒、环境卫生事件、群体性不明原因疾病、免疫接种事件、医疗机构内感染、放射卫生事件、其他公共卫生事件相关信息表

注：请在相应选项处画"○"

《突发公共卫生事件相关信息报告卡》填卡说明：

填报单位（盖章）：填写本报告卡的单位全称。

填报日期：填写本报告卡的日期。

报告人：填写事件报告人的姓名，如事件由某单位上报，则填写单位。

联系电话：事件报告人的联系电话。

事件名称：本起事件的名称，一般不宜超过 30 字，名称一般应包含事件的基本特征，如发生地，事件类型及级别等。

信息类别：在做出明确的事件类型前画"○"。

突发事件等级：填写事件的级别，未经过分级的填写"未分级"，非突发事件仅适用于结案报告时填写。

确认分级时间：本次报告级别的确认时间。

初步诊断及时间：事件的初步诊断及时间。

订正诊断及时间：事件的订正诊断及时间。

报告地区：至少填写到县区，一般指报告单位所在的县区。

发生地区：须详细填写到乡镇（街道），如发生地区已超出一个乡镇范围，则填写事件的源发地或最早发生的乡镇（街道），也可直接填写发生场所所在的地区。

详细地点：事件发生场所所处的详细地点，越精确越好。

事件发生场所：在做出明确的事件类型前画"○"

如是医疗机构，其类别：选择相应类别，并选择事件发生的部门。

如是学校，其类别：选择学校类别，如发生学校既有中学，又有小学，则为综合类学校，余类似事件信息来源：填写报告单位接收到事件信息的途径。

事件信息来源详细：填写报告单位接收到事件信息的详细来源，机构需填写机构详细名称，报纸注明报纸名称，刊号、日期、版面；电视注明哪个电视台，几月几日几时哪个节目；互联网注明哪个 URL 地址；市民报告需注明来电号码等个人详细联系方式；广播需注明哪个电台、几时几分哪个节目。

事件波及的地域范围：指传染源可能污染的范围。

新报告病例数：上次报告后到本次报告前新增的病例数。

新报告死亡数：上次报告后到本次报告前新增的死亡数。

排除病例数：上次报告后到本次报告前排除的病例数。

累计报告病例数：从事件发生始到本次报告前的总病例数。

累计报告死亡数：从事件发生始到本次报告前的总死亡数。

事件发生时间：指此起事件可能的发生时间或第一例病例发病的时间。

接到报告时间：指网络报告人接到此起事件的时间。

首例病人发病时间：此起事件中第一例病人的发病时间。

末例病人发病时间：此起事件中到本次报告前最后一例病例的发病时间。

主要症状体征：填写症状的分类。

主要措施与效果：选择采取的措施与效果。

附表：填写相关类别的扩展信息

附表 2-3-4-1　传染病相关信息表

填报单位(盖章)：＿＿＿＿＿　填报日期：＿＿年＿＿月＿＿日

事件名称：＿＿＿＿＿

传染病类别：1. 甲类传染病；2. 乙类传染病；3. 丙类传染病；4. 其他

初步诊断：

1. 甲类：(1)鼠疫；(2)霍乱

2. 乙类：(1)传染性非典型肺炎；(2)艾滋病；(3)病毒性肝炎(□甲型、□乙型、□丙型、□戊型、□未分型)；(4)脊髓灰质炎；(5)人感染高致病性禽流感；(6)甲型 H1N1 流感(7)麻疹；(8)流行性出血热；(9)狂犬病；(10)流行性乙型脑炎；(11)登革热；(12)炭疽(□肺炭疽、□皮肤炭疽、□未分型)；(13)痢疾(□细菌性、□阿米巴性)；(14)肺结核(□涂阳、□仅培阳、□菌阴、□未痰检)；(15)伤寒(□伤寒、□副伤寒)；(16)流行性脑脊髓膜炎；(17)百日咳；(18)白喉；(19)新生儿破伤风；(20)猩红热；(21)布鲁司菌病；(22)淋病；(23)梅毒(□Ⅰ期、□Ⅱ期、□Ⅲ期、□胎传、□隐性)；(24)钩端螺旋体病；(25)血吸虫病；(26)疟疾(□间日疟、□恶性疟、□未分型)

3. 丙类：(1)流行性感冒；(2)流行性腮腺炎；(3)风疹；(4)急性出血性结膜炎；(5)麻风病；(6)流行性和地方性斑疹伤寒；(7)黑热病；(8)包虫病；(9)丝虫病；(10)除霍乱、细菌性和阿米巴性痢疾、伤寒和副伤寒以外的感染性腹泻病；(11)手足口病

4. 其他：＿＿＿＿＿

致病因素：

1. 细菌性：(1)沙门菌；(2)变形杆菌；(3)致泻性大肠埃希菌；(4)副溶血性弧菌；(5)肉毒梭菌；(6)葡萄球菌肠毒素；(7)蜡样芽胞杆菌；(8)链球菌；(9)椰毒假单胞菌酵米面亚种；(10)伤寒杆菌；(11)布鲁司菌；(12)志贺菌属；(13)李斯特菌；(14)空肠弯曲杆菌；(15)产气荚膜梭菌；(16)霍乱弧菌；(17)肠球菌；(18)气单胞菌；(19)小肠结肠炎耶尔森菌；(20)类志贺邻单胞菌；(21)炭疽杆菌；(22)其他致病细菌

2. 病毒性：(1)甲型肝炎病毒；(2)乙型肝炎病毒；(3)丙型肝炎病毒；(4)戊型肝炎病毒等；(5)SARS 病毒；(6)其他病毒

3. 衣原体支原体：(1)肺炎衣原体；(2)其他衣原体支原体

4. 霉菌性：(1)真菌毒素；(2)其他霉菌。

5. 其他新发或不明原因：(1)SARS；(2)禽流感病毒；(3)其他

事件发生原因：

1. 饮用水污染；2. 食物污染；3. 院内感染；4. 医源性传播；5. 生活接触传播；6. 媒介动植物传播；7. 原发性；8. 输入性；9. 不明；10. 其他

病人处理过程：

1. 对症治疗；2. 就地观察；3. 就地治疗；4. 公安机关协助强制执行；5. 免费救治；6. 医学观察；7. 转送定点医院；8. 隔离观察；9. 特异性治疗；10. 明确诊断；11. 采样检验；12. 就地隔离；13. 其他

事件控制措施：

1. 隔离传染病病人；2. 区域实行疫情零报；3. 开展流行病学调查；4. 筹资免费救治；5. 多部门协作，群防群治；6. 落实各项公共卫生措施；7. 政府成立专项工作组织；8. 区域实行疫情日报；9. 卫生部已公布该事件信息；10. 启动本县区级应急预案；11. 预防性服药；12. 启动本省级应急预案；13. 启动全国应急预案；14. 专家评估；15. 上级督察和指导；16. 针对新病种出台新方案；17. 调拨贮备急需物资药品；18. 宣传教育；19. 消毒；20. 疫苗接种；21. 疫点封锁；22. 医疗救护；23. 现场救援；24. 群体卫生防护；25. 其他

注：请在相应选项处画"○"。

附表 2-3-4-2　食物中毒事件相关信息表

填报单位(盖章)：_____　填报日期：___年___月___日

事件名称：_____

食物中毒类别：1. 动物性 2. 植物性 3. 其他 4. 不明

初步诊断：1. 伤寒；2. 霍乱；3. 菌痢；4. 甲肝；5. 腹泻；6. 中毒；7. 皮肤病；8. 神经系统疾病；9. 其他疾病；10. 环境生物效应；11. 其他

致病因素：

1. 生物性：(1)肉毒梭菌；(2)椰毒假单胞菌；(3)志贺菌属；(4)霍乱弧菌；(5)类志贺邻单胞菌；(6)牛绦虫、猪绦虫；(7)变形杆菌；(8)葡萄球菌肠毒素；(9)米面亚种菌；(10)李斯特菌；(11)肠球菌；(12)炭疽杆菌；(13)溶组织内阿米巴；(14)致泻性大肠埃希菌；(15)蜡样芽胞杆菌；(16)真菌毒素；(17)空肠弯曲杆菌；(18)气单胞菌；(19)甲型、戊型肝炎病毒；(20)布鲁司菌；(21)副溶血性弧菌；(22)链球菌；(23)伤寒杆菌；(24)产气荚膜梭菌；(25)小肠结肠炎耶尔森菌；(26)旋毛线虫；(27)沙门菌；(28)其他细菌微生物

2. 农药及化学性：(1)有机磷类；(2)除草剂类；(3)杀鼠剂类；(4)杀虫剂类；(5)氨基甲酸酯类；(6)菊酯类；(7)其他农药及化学物

3. 有毒动植物：(1)菜豆；(2)白果；(3)高组胺鱼类河豚；(4)发芽马铃薯；(5)含氰苷类植物；(6)鱼胆；(7)毒蘑菇；(8)大麻油；(9)有毒贝类；(10)曼陀罗；(11)桐油；(12)动物甲状腺；(13)毒麦；(14)其他有毒动植物

4. 其他

事件发生原因：1. 食物污染或变质；2. 原料污染或变质；3. 加热温度不够；4. 生熟交叉污染；5. 熟食储存(温度/时间)不当；6. 误服有毒品；7. 加工人员污染；8. 用具容器污染；9. 投毒；10. 不明；11. 其他

引发中毒食物：1. 果蔬类；2. 腌肉制品；3. 豆及豆制品类；4. 鲜活肉制品；5. 腌菜制品；6. 其他

责任单位：1. 食品加工厂；2. 批发零售单位；3. 饮食服务单位；4. 集体食堂；5. 食品摊贩；6. 家庭；7. 其他

病人处理过程：1. 催吐导泻；2. 明确诊断；3. 对症治疗；4. 抗生素治疗；5. 使用解药药物；6. 抢救病人；7. 采样检验；8. 中毒情况调查；9. 特异性治疗；10. 其他

事件控制措施：1. 封存可疑食品；2. 抢收中毒病人；3. 宣传教育；4. 检验可疑食品；5. 追查事件原因；6. 加强食品卫生安全管理；7. 其他

注：请在相应选项处画"○"。

附表 2-3-4-3　职业中毒事件相关信息表

填报单位(盖章)：_____　填报日期：___年___月___日

事件名称：_____

现场初步急救措施：1. 有；2. 无

职业病报告：1. 有　2. 无

引发中毒事件毒物名称：_____

责任单位：_____

致病因素：1. 偏二甲基肼；2. 有机锡；3. 羰基镍；4. 苯；5. 甲苯；6. 二甲苯；7. 正己烷；8. 汽油；9. 一甲胺；10. 有机氟聚合物单体及其热裂解物；11. 二氯乙烷；12. 氮氧化合物；13. 四氯化碳；14. 氯乙烯；15. 三氯乙烯；16. 氯丙烯；17. 氯丁二烯；18. 苯的氨基及硝基化合物(不包括三硝基甲苯)；19. 三硝基甲苯；20. 甲醇；21. 酚；22. 五氯酚(钠)；23. 一氧化碳；24. 甲醛；25. 硫酸二甲酯；26. 丙烯酰胺；27. 二甲基甲酰胺；28. 有机磷农药；29. 氨基甲酸酯类农药；30. 杀虫脒；31. 溴甲烷；32. 拟除虫菊酯类农药；33. 职业性中毒性肝病；34. 二硫化碳；35. 铅及其化合物(不包括四乙基铅)；36. 汞及其化合物；37. 锰及其化合物；38. 镉及其化合物；39. 铍病；40. 铊及其化合物；41. 钡及其化合物；42. 钒及其化合物；43. 磷及其化合物；44. 硫化氢；45. 砷及其化合物；46. 砷化氢；47. 氯气；48. 二氧化硫；49. 光气；50. 氨；51. 磷化氢/磷化锌/磷化铝；52. 工业性氟病；53. 氰及腈类化合物；54. 四乙基铅；55. 其他

事件发生原因：1. 无"三同时"；2. 无卫生防护设备或效果不好；3. 设备跑、冒、滴、漏；4. 无个人卫生防护用品或使用不当；5. 无违反安全操作规程；6. 违章指挥、违章操作；7. 无职业卫生教育和危害告知；8. 产品包装或作业岗位无警示标志；9. 首次使用，未报送毒性鉴定资料和注册登记；10. 其他

病人处理过程：1. 对症治疗；2. 特异性治疗；3. 医学观察；4. 明确诊断；5. 采样检验；6. 其他

事件控制措施：1. 停业整顿；2. 追查责任；3. 宣传教育；4. 更新设备；5. 改善生产环境；6. 严格制度；7. 其他

注：请在相应选项处画"○"。

附表 2-3-4-4　农药中毒事件相关信息表

填报单位(盖章)：_____　　填报日期：____年____月____日

事件名称：_____

中毒类型：1. 生产型；2. 非生产型

引发事件农药：1. 敌敌畏；2. 呋喃丹；3. 灭多威；4. 其他氨基甲酸酯；5. 杀虫脒；6. 杀虫双；7. 有机氯类；8. 其他杀虫剂；9. 杀菌剂；10. 毒鼠强；11. 氟乙酰胺等；12. 甲胺磷；13. 抗凝血；14. 其他杀鼠剂；15. 百草枯；16. 其他除草剂；17. 混合制剂；18.1605(含甲基 1605)；19. 氧化乐果(含乐果)；20. 敌百虫；21. 水胺硫磷；22. 其他有机磷；23. 溴氰菊酯；24. 其他菊酯类；25. 其他农药

致病因素：1. 同引发事件农药；2. 其他

事件发生原因：1. 生产性；2. 误服(用)；3. 自杀；4. 投毒；5. 其他

病人处理过程：1. 排毒治疗；2. 对症治疗；3. 特异性治疗；4. 急症抢救；5. 明确诊断；6. 采样检验；7. 其他

处理事件控制措施：1. 宣传教育；2. 加强管理；3. 限制生产销售；4. 研究解药；5. 救援防护；6. 维护现场人员安全；7. 急救处理病人；8. 其他

注：请在相应选项处画"○"。

附表 2-3-4-5　其他化学中毒事件相关信息表

填报单位(盖章):_____　填报日期:____年____月____日

事件名称:_____

致病因素:_____

事件发生原因:_____

中毒类型:1. 生产型;2. 非生产型

病人处理过程:

事件控制措施:

注:请在相应选项处画"〇"。

附表 2-3-4-6　环境卫生事件相关信息表

填报单位(盖章)：_____　填报日期：____年____月____日

事件名称：_____

环境卫生事件类别：1. 空气污染 2. 水污染 3. 土壤污染

致病因素：

1. 空气：(1)氯；(2)氨；(3)一氧化碳；(4)硫化物

2. 水污染：(1)生活污水；(2)医院污水；(3)农药

3. 土壤

4. 其他

事件发生原因：

1. 室内装修

2. 违章操作

3. 设备故障

4. 其他生物性污染：(1)污水排放；(2)设备故障；(3)下水道堵塞；(4)无消毒措施

5. 其他室内污染：(1)煤气中毒；(2)室内养殖

6. 其他工业污染：(1)工业三废

7. 其他原因

引发事件污染物：1. 氯；2. 氨；3. 煤气；4. 硫化物；5. 生活污水；6. 医院污水；7. 农药；8. 其他

被污染环境：1. 大气；2. 室内空气；3. 自来水管网；4. 二次供水；5. 自来水源；6. 分散供水源；7. 土壤；8. 河流；9. 其他

责任单位：_____

病人处理过程：1. 集中收治；2. 特异性治疗；3. 对症治疗；4. 其他处理；5. 明确诊断；6. 采样检验；7. 其他

事件控制措施：1. 发布新的规章制度；2. 现场防护措施；3. 严格操作程序；4. 综合治理污染源；5. 宣传教育；6. 恢复被污染环境；7. 救助受害人员；8. 毒物鉴定分析；9. 样本采集分析；10. 其他

注：请在相应选项处画"○"。

附表 2-3-4-7 群体性不明原因疾病相关信息表

填报单位(盖章):_____ 填报日期:____年____月____日

事件名称:_____

引发事件可疑污染物:

事件发生原因:

危害因素:

病人处理过程:

事件控制措施:

注:请在相应选项处画"○"。

附表 2-3-4-8　免疫接种事件相关信息表

填报单位(盖章):_____　填报日期:____年____月____日

事件名称:_____

致病因素:1. 麻疹疫苗;2. 百白破混合制剂;3. 乙肝疫苗;4. 脊髓灰质炎糖丸;5. 狂犬病疫苗;6. 流行性感冒疫苗;7. 风疹疫苗;8. 水痘疫苗;9. 流行性出血热疫苗;10. 流行性腮腺炎疫苗;11. 甲肝疫苗;12. 伤寒疫苗;13. A 群流脑多糖菌苗;14. 白破二联类毒素;15. 乙型脑炎疫苗;16. 卡介苗;17. 轮状病毒疫苗;18. 碘油胶丸;19. 其他

事件发生原因:1. 心因性反应;2. 不良反应;3. 异常反应;4. 偶合反应;5. 不规范接种;6. 其他

病人处理过程:1. 对症治疗;2. 特异性治疗;3. 安慰剂治疗;4. 居家休息;5. 医学观察;6. 心理治疗;7. 明确诊断;8. 采样检验;9. 其他

事件控制措施:1. 宣传教育 2. 暂停接种 3. 规范制度 4. 停课放假 5. 其他

接种时间:____年____月____日____时____分

注:请在相应选项处画"○"。

附表 2-3-4-9 医院内感染事件相关信息表

填报单位(盖章):_____ 填报日期:___年___月___日
事件名称:_____

致病因素:1. 医源性;2. 非医源性;3. 其他
事件发生原因:1. 交叉感染;2. 医院内污染;3. 其他
引发事件污染物:_____
病人处理过程:1. 对症治疗;2. 急症救护;3. 明确诊断;4. 采样检验;5. 其他
事件控制措施:

责任单位:

注:请在相应选项处画"○"。

附表 2-3-4-10　放射性卫生事件相关信息表

填报单位(盖章):_____　　填报日期:____年____月____日

事件名称:_____

核和辐射事件类别:1. 放射性同位素　2. 射线装置　3. 核设施

辐射源名称:_____

辐射源活度(Bq):_____

集体剂量当量(Gy):

最大受照剂量(Gy):

直接经济损失(万元):

责任单位:1. 使用单位;2. 保管单位;3. 其他

事件发生原因:1. 丢失;2. 泄漏;3. 被盗;4. 流散;5. 其他

病人处理过程:1. 住院观察;2. 对症治疗;3. 特异性治疗;4. 明确诊断;5. 采样检验;6. 其他处理

事件控制措施:1. 控制放射源;2. 公共安全警报;3. 疏散人员;4. 其他

注:请在相应选项处画"○"。

附表 2-3-4-11　其他公共卫生事件相关信息表

填报单位(盖章):_____　　填报日期:____年____月____日

事件名称:_____

引发事件可疑污染物:

事件发生原因:

危害因素:

病人处理过程:

事件控制措施:

报告单位领导签字:_____

注:请在相应选项处画"○"。

附表 2-3-4-12　突发事件紧急医疗救援信息初次报告参考格式

标　题：×省(自治区、直辖市)×市(县)×事件紧急医疗救援情况

事件类别：(按自然灾害、事故灾难、社会安全事件或更细致分类填写)

发生时间：×年×月×日×时×分

发生地点：×省(自治区、直辖市)×市(州、盟)×县(区、旗)×地点或单位

医疗机构接诊或收治的伤员总人数：×人

伤情初步分类：救治无效死亡×人，危重×人，重症×人，轻症×人(根据具体掌握情况提供)

伤员在不同医院的人数分布：(如已掌握则提供)

已采取的紧急医疗救援措施：

是否需上级卫生部门提供支持：(如需支持请注明具体需求)

报告单位：××卫生厅(局)

报告时间：×年×月×日

附表 2-3-4-13　突发事件伤病员救治情况统计表

(统计单位：人数)

报告单位：

截止时间：×年×月×日×时

医院名称	现住院				已出院	已转出	累计住院	当日门诊治疗	累计门诊治疗
	小计	危重	重	轻					
合计									

附1 各种污染对象的常用消毒方法

1. 地面、墙壁、门窗

对细菌繁殖体和病毒的污染，用 0.2%～0.5% 过氧乙酸溶液或 500～1000mg/L 二溴海因溶液或 1000～2000mg/L 有效氯含氯消毒剂溶液喷雾。泥土墙吸液量为 150～300ml/m²，水泥墙、木板墙、石灰墙为 100ml/m²。对上述各种墙壁的喷洒消毒剂溶液不宜超过其吸液量。地面消毒先由外向内喷雾一次，喷药量为 200～300ml/m²，待室内消毒完毕后，再由内向外重复喷雾一次。以上消毒处理，作用时间应不少于 60 分钟。有芽胞污染时应用 0.5%～1.0% 过氧乙酸溶液或 30 000mg/L 有效氯含氯消毒剂进行喷洒。喷洒量与繁殖体污染时相同，作用时间不少于 120 分钟。

2. 空气

房屋经密闭后，对细菌繁殖体和病毒的污染，每立方米用 15% 过氧乙酸溶液 7ml（1g/m³），对细菌芽胞的污染用 20ml（3g/m³），放置瓷或玻璃器皿中加热蒸发，熏蒸 2 小时，即可开门窗通风。或以 2% 过氧乙酸溶液（8ml/m³）气溶胶喷雾消毒，作用 30～60 分钟。

3. 衣服、被褥

被细菌繁殖体或病毒污染时，耐热、耐湿的纺织品可煮沸消毒 30 分钟，或流通蒸汽消毒 30 分钟，或 250～500mg/L 有效氯的含氯消毒剂浸泡 30 分钟；不耐热的毛衣、毛毯、被褥、化纤尼龙制品等，可采取过氧乙酸熏蒸消毒。熏蒸消毒时，将欲消毒衣物悬挂室内（勿堆集一处），密闭门窗，糊好缝隙，每立方米用 15% 过氧乙酸 7ml（1g/m³），放置瓷或玻璃容器中，加热熏蒸 1～2 小时。被细菌芽胞污染时，也可采用过氧乙酸熏蒸消毒。熏蒸消毒方法与被繁殖体污染时相同，用药量为每立方米 15% 过氧乙酸 20ml（3g/m³）；或将被消毒物品置于环氧乙烷消毒柜中，在温度为 54℃，相对湿度为 80% 条件下，用环氧乙烷气体（800mg/L）消毒 4～6 小时；或用压力蒸汽灭菌消毒。

4. 病人排泄物和呕吐物

稀薄的排泄物或呕吐物，每 1000ml 可加漂白粉 50g 或 20 000mg/L 有效氯含氯消毒剂溶液 2000ml，搅匀放置 2 小时。无粪的尿液每 1000ml 加入干漂白粉 5g 或次氯酸钙 1.5g 或 10 000mg/L 有效氯含氯消毒剂溶液 100ml 混匀放置 2 小时。成形粪便不能用干漂白粉消毒，可用 20% 漂白粉乳剂（含有效氯 5%），或 50 000mg/L 有效氯含氯消毒剂溶液 2 份加于 1 份粪便中，混匀后，作用 2 小时。

5. 餐（饮）具

首选煮沸消毒 15～30 分钟，或流通蒸汽消毒 30 分钟。也可用 0.5% 过氧乙酸溶液或 250～500mg/L 二溴海因溶液或 250～500mg/L 有效氯含氯消毒剂溶液浸泡 30 分钟后，再用清水洗净。

6. 食物

瓜果、蔬菜类可用 0.2%～0.5% 过氧乙酸溶液浸泡 10 分钟，或用 12mg/L 臭氧水冲洗 60～90 分钟。病人的剩余饭菜不可再食用，煮沸 30 分钟，或用 20% 漂白粉乳剂、50 000mg/L 有效氯含氯消毒剂溶液浸泡消毒 2 小时后处理。也可焚烧处理。

7. 盛排泄物或呕吐物的容器

可用 2% 漂白粉澄清液（含有效氯 5000mg/L）或 5000mg/L 有效氯含氯消毒剂溶液、或

0.5%过氧乙酸溶液浸泡 30 分钟,浸泡时,消毒液要漫过容器。

8. 家用物品、家具、玩具

可用 0.2%～0.5%过氧乙酸溶液或 1000～2000mg/L 有效氯含氯消毒剂进行浸泡、喷洒或擦洗消毒。布制玩具尽量作焚烧处理。

9. 纸张、书报

可采用过氧乙酸或环氧乙烷气体熏蒸(消毒剂量和方法同 3),无保存价值的纸张、书报焚烧即可。

10. 手与皮肤

用 0.5% 碘伏溶液(含有效碘 5000mg/L)或 0.5%氯己定醇溶液涂擦,作用 1～3 分钟。也可用 75%乙醇或 0.1%苯扎溴铵溶液浸泡 1～3 分钟。必要时,用 0.2% 过氧乙酸溶液浸泡,或用 0.2%过氧乙酸棉球、纱布块擦拭。

11. 病人尸体

对鼠疫、霍乱和炭疽病人的尸体用 0.5%过氧乙酸溶液浸湿的布单严密包裹,口、鼻、耳、肛门、阴道要用浸过 0.5%过氧乙酸的棉球堵塞后尽快火化。土葬时,应远离水源 50m以上,棺木应在距地面 2m 以下深埋,棺内尸体两侧及底部铺垫厚达 3～5cm 漂白粉,棺外底部铺垫厚 3～5cm 漂白粉。

12. 动物尸体

因鼠疫、炭疽、狂犬病等死亡的动物尸体,一经发现立即深埋或焚烧。并应向死亡动物周围(鼠为 30～50cm,大动物为 2m)喷洒漂白粉。

13. 运输工具

车、船内外表面和空间,可用 0.5%过氧乙酸溶液或 10 000mg/L 有效氯含氯消毒剂溶液喷洒至表面湿润,作用 60 分钟。密封空间,可用过氧乙酸溶液熏蒸消毒。对细菌繁殖体的污染,每立方米用 15%过氧乙酸 7ml(1g/m³),对细菌芽胞的污染用 20ml(3g/m³)熏蒸消毒 2 小时。对密闭空间还可用 2%过氧乙酸进行气溶胶喷雾,用量为 8ml/m³,作用 60分钟。

14. 厕所

厕所的四壁和地面的消毒,方法同 1。粪坑内的粪便可按粪便量的 1/10 加漂白粉,或加其他含氯消毒剂干粉或溶液(使有效氯作用浓度为 20 000mg/L),搅匀作用 12～24 小时。

15. 垃圾

可燃物质尽量焚烧,也可喷洒 10 000mg/L 有效氯含氯消毒剂溶液,作用 60 分钟以上。消毒后深埋。

16. 污水消毒

(1)疫点内的生活污水,应尽量集中在缸、桶中进行消毒。每 10L 污水加入 10 000mg/L有效氯含氯消毒溶液 10ml,或加漂白粉 4g。混匀后作用 1.5～2 小时,余氯为 4～6mg/L 时即可排放。

(2)对疫区内污染的生活污水,可使用含氯消毒剂进行消毒。消毒静止的污水水体时,应先测定污水的容积,而后按有效氯 80～100mg/L 的量将消毒剂投入污水中。搅拌均匀,作用 1～1.5 小时。检查余氯在 4～6mg/L 时,即可排放。对流动污水的水体,应作分期截流。在截流后,测污水容量,再按消毒静止污水水体的方法和要求进行消毒与检测。符合要求后,放流,再引入并截流新来的污水,如此分期依次进行消毒处理。

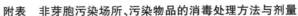

附表　非芽胞污染场所、污染物品的消毒处理方法与剂量

消毒场所及物品	消毒方法	用量	消毒时间
室外污染表面	500～1000mg/L 二溴海因喷洒	500ml /m²	30 分钟
	1000～2000mg/L 含氯消毒剂喷洒	500ml /m²	60～120 分钟
	漂白粉喷洒	20～40g/m²	2～4 小时
室内表面	250～500mg/L 含氯消毒剂擦拭	适量	
	0.5％苯扎溴铵擦拭	适量	
	0.5％过氧乙酸熏蒸	适量	60～90 分钟
	500～1000mg/L 二溴海因喷洒	100～500ml /m²	30 分钟
	1000～2000mg/L 含氯消毒剂喷洒	100～500ml /m²	60～120 分钟
	2％过氧乙酸气溶胶喷雾	8ml /m³	60 分钟
	0.2％～0.5％过氧乙酸喷洒	350ml /m²	60 分钟
室内地面	0.1％过氧乙酸拖地	适量	
	0.2％～0.5％过氧乙酸喷洒	200～350ml /m²	60 分钟
	1000～2000mg/L 含氯消毒剂喷洒	100～500ml /m²	60～120 分钟
室内空气	紫外线照射	1W/m³	30～60 分钟
	臭氧消毒	30mg/m³	30 分钟
	0.5％过氧乙酸熏蒸	1g/m³	120 分钟
餐、饮具	蒸煮	100℃	10～30 分钟
	臭氧水冲洗	≥12mg/L	60～90 分钟
	含氯消毒剂浸泡	250～500mg/L	15～30 分钟
	远红外线照射	120～150℃	15～20 分钟
被褥、书籍	环氧乙烷简易熏蒸	1500mg/L	16 分钟～24
电器电话机	0.2％～0.5％过氧乙酸擦拭	适量	小时
服装、被单	煮沸	100℃	30 分钟
	250～500mg/L 含氯消毒剂浸泡	淹没被消毒物品	30 分钟
	0.04％过氧乙酸浸泡	淹没被消毒物品	120 分钟
游泳池水	加入含氯消毒剂	余氯 0.5～5mg/L	30 分钟
	加入二氧化氯		5 分钟
污水	10％～20％漂白粉溶液搅匀	余氯 4～6mg/L	30～120 分钟
	30 000～50 000mg/L 溶液搅匀		
粪便、分泌物	漂白粉干粉搅匀	1：5	2～6 小时
	30 000～50 000mg/L 含氯消毒剂	2：1	2～6 小时
尿	漂白粉干粉搅匀	3％	2～6 小时
	10 000mg/L 含氯消毒剂搅匀	1：10	2～6 小时
便器	0.5％过氧乙酸浸泡	浸没便器	30～60 分钟
	5000mg/L 含氯消毒剂溶液浸泡	浸没便器	30～60 分钟
手	2％碘酒、0.5％碘伏、0.5％氯己定醇液擦拭	适量	1～2 分钟
	75％乙醇、0.1％苯扎溴铵浸泡	适量	5 分钟
运输工具	2％过氧乙酸气溶胶喷雾	8ml /m³	60 分钟

附 2　医疗废物管理

医疗废物,是指医疗卫生机构在医疗、预防、保健以及其他相关活动中产生的具有直接或者间接感染性、毒性以及其他危害性的废物。医疗卫生机构收治的传染病病人或者疑似传染病病人产生的生活垃圾,按照医疗废物进行管理和处置。医疗卫生机构废弃的麻醉、精神、放射性、毒性等药品及其相关的废物的管理,依照有关法律、行政法规和国家有关规定、标准执行。

1. 医疗废物收集

基层医疗机构将医疗废物分类收集到相应包装物或容器,按照《医疗废物分类目录》,对医疗废物进行登记,登记内容应当包括医疗废物的来源、种类、重量或者数量、交接时间、最终去向以及经办人签名等项目。基层医疗机构应当按照就近的原则将医疗废物交由医疗废物集中处置单位处置,同时,应依照危险废物转移联单制度填写和保存转移联单,登记资料至少保存 3 年。禁止基层医疗机构及其工作人员转让、买卖医疗废物。禁止在非收集、非暂时贮存地点倾倒、堆放医疗废物,禁止将医疗废物混入其他废物和生活垃圾。

2. 医疗废物暂时贮存

对于不能做到医疗废物日产日清的基层医疗机构,可由基层医疗机构暂时贮存,时间最多不得超过两天,然后由专业单位统一收集和处置。

应建立规范的医疗废物暂时贮存场所、设施,分类包装的医疗废物应盛放在周转箱内,置于专用暂时贮存柜(箱)中,加入消毒剂浸泡,柜(箱)应密闭并采取安全措施,如加锁和固定装置,外部设置警示标志。

3. 医疗废物的自行就地处置

不具备集中处置医疗废物条件的基层医疗机构,应当按照当地卫生行政部门和环境保护部门的要求自行就地处置其产生的医疗废物,并接受其监督指导。

自行处置医疗废物应当符合以下基本要求:①使用后的一次性医疗器具和容易致人损伤的医疗废物应当消毒并作毁形处理。②能够焚烧的,应当及时焚烧;焚烧的选址应当远离住宅、耕地和饮用水源地,并且在周围设置避免畜禽和无关人员接近的防护设施。③不能焚烧的医疗废物,应当消毒后集中填埋。集中填埋应当远离水源,并且设置固定警示标志。

附 3　医务人员防护用品的使用

1. 防护用品应符合国家相关标准,在有效期内使用

2. 口罩的使用

2.1 应根据不同的操作要求选用不同种类的口罩。

2.2 一般诊疗活动,可佩戴纱布口罩或外科口罩;手术室工作或护理免疫功能低下患者、进行体腔穿刺等操作时应戴外科口罩,接触经空气传播或近距离接触经飞沫传播的呼吸道传染病患者时,应戴医用防护口罩。

2.3 纱布口罩应保持清洁,每天更换、清洁与消毒,遇污染时及时更换。

3. 护目镜、防护面罩的使用

3.1 下列情况应使用护目镜或防护面罩:

a)在进行诊疗、护理操作,可能发生患者血液、体液、分泌物等喷溅时。

b)近距离接触经飞沫传播的传染病患者时。

c)为呼吸道传染病患者进行气管切开、气管插管等近距离操作,可能发生患者血液、体液、分泌物喷溅时,应使用全面型防护面罩。

3.2 佩戴前应检查有无破损,佩戴装置有无松懈。每次使用后应清洁与消毒。

4. 手套的使用

应根据不同操作的需要,选择合适种类和规格的手套。

接触患者的血液、体液、分泌物、排泄物、呕吐物及污染物品时,应戴清洁手套。

进行手术等无菌操作、接触患者破损皮肤、黏膜时,应戴无菌手套。

一次性手套应一次性使用。

5. 隔离衣与防护服的使用

5.1 应根据诊疗工作的需要,选用隔离衣或防护服。

5.2 下列情况应穿隔离衣。

a)接触经接触传播的感染性疾病患者如传染病患者、多重耐药菌感染患者等时。

b)对患者实行保护性隔离时,如大面积烧伤患者、骨髓移植患者等患者的诊疗、护理时。

c)可能受到患者血液、体液、分泌物、排泄物喷溅时。

5.3 下列情况应穿防护服:

a)临床医务人员在接触甲类或按甲类传染病管理的传染病患者时。

b)接触经空气传播或飞沫传播的传染病患者,可能受到患者血液、体液、分泌物、排泄物喷溅时。

6. 鞋套的使用

6.1 鞋套应具有良好的防水性能,并一次性应用。

6.2 从潜在污染区进入污染区时和从缓冲间进入负压病室时应穿鞋套。

6.3 应在规定区域内穿鞋套,离开该区域时应及时脱掉。发现破损应及时更换。

7. 防水围裙的使用

7.1 分为重复使用的围裙和一次性使用的围裙。

7.2 可能受到患者的血液、体液、分泌物及其他污染物质喷溅、进行复用医疗器械清洗时,应穿防水围裙。

7.3 重复使用的围裙,每班使用后应及时清洗消毒。遇有破损或渗透时,应及时更换。

7.4 一次性使用围裙应一次性使用,受到明显污染时应及时更换。

8. 帽子的使用

8.1 分为布制帽子和一次性帽子。

8.2 进入污染区和洁净环境前、进行无菌操作等时应戴帽子。

8.3 被患者血液、体液污染时,应立即更换。

8.4 布制帽子应保持清洁,每次或每天更换与清洁。

8.5 一次性帽子应一次性使用。

附4 医务人员的防护

1. 接触经接触传播的疾病如肠道感染、多重耐药菌感染、皮肤感染的患者等。

接触隔离患者的血液、体液、分泌物、排泄物等物质时,应戴手套;离开隔离病室前,接触污染物品后应摘除手套,洗手和(或)手消毒。手上有伤口时应戴双层手套。

进入隔离病室,从事可能污染工作服的操作时,应穿隔离衣;离开病室前,脱下隔离衣,按要求悬挂,每天更换清洗与消毒;或使用一次性隔离衣,用后按医疗废物管理要求进行处置。接触甲类传染病应按要求穿脱防护服,离开病室前,脱去防护服,防护服按医疗废物管理要求进行处置。

2. 接触经空气传播的疾病,如肺结核、麻疹等。

应严格按照区域流程,在不同的区域,穿戴不同的防护用品,离开时按要求摘脱,并正确处理使用后物品。

进入确诊或可疑传染病患者房间时,应戴帽子、医用防护口罩;进行可能产生喷溅的诊疗操作时,应戴护目镜或防护面罩,穿防护服,当接触患者及其血液、体液、分泌物、排泄物等物质时应戴手套。

3. 接触经飞沫传播的疾病,如百日咳、白喉、流行性感冒、病毒性腮腺炎、流行性脑脊髓膜炎等。

应严格按照区域流程,在不同的区域,穿戴不同的防护用品,离开时按要求摘脱,并正确处理使用后物品。

与患者近距离(1m 以内)接触,应戴帽子、医用防护口罩;进行可能产生喷溅的诊疗操作时,应戴护目镜或防护面罩,穿防护服;当接触患者及其血液、体液、分泌物、排泄物等物质时应戴手套。

4. 其他传播途径疾病的隔离与预防　应根据疾病的特性,采取相应的隔离与防护措施。

附 5　医务人员防护用品穿脱程序

1. 穿戴防护用品应遵循的程序

a)清洁区进入潜在污染区:洗手→戴帽子→戴医用防护口罩→穿工作衣裤→换工作鞋后→进入潜在污染区。手部皮肤破损的戴乳胶手套。

b)潜在污染区进入污染区:穿隔离衣或防护服→戴护目镜/防护面罩→戴手套→穿鞋套→进入污染区。

c)为患者进行吸痰、气管切开、气管插管等操作,可能被患者的分泌物及体内物质喷溅的诊疗护理工作前,应戴防护面罩或全面型呼吸防护器。

2. 脱防护用品应遵循的程序

a)医务人员离开污染区进入潜在污染区前:摘手套、消毒双手→摘护目镜/防护面屏→脱隔离衣或防护服→脱鞋套→洗手和(或)手消毒→进入潜在污染区,洗手或手消毒。用后物品分别放置于专用污物容器内。

b)从潜在污染区进入清洁区前:洗手和(或)手消毒→脱工作服→摘医用防护口罩→摘帽子→洗手和(或)手消毒后,进入清洁区。

c)离开清洁区:沐浴、更衣→离开清洁区。

3. 穿脱防护用品的注意事项

医用防护口罩的效能持续应用 6～8 小时,遇污染或潮湿,应及时更换。

离开隔离区前应对佩戴的眼镜进行消毒。

医务人员接触多个同类传染病患者时,防护服可连续应用。

接触疑似患者,防护服应每个患者之间进行更换。

防护服被患者血液、体液、污物污染时,应及时更换。

戴医用防护口罩或全面型呼吸防护器应进行面部密合性试验。

4. 卫生监督协管相关附件

附表 2-4-1　卫生监督协管信息报告登记表

机构名称:

序号	发现时间	信息类别	信息内容	报告时间	报告人

注:①信息类别:食品安全、饮用水卫生、职业病危害、学校卫生、非法行医(采供血)。

②信息内容:注明发现问题(隐患)的地点、内容等有关情况简单描述。

附表 2-4-2　卫生监督协管巡查(访)登记表

机构名称:

序号	巡查(访)地点与内容	发现的主要问题	巡查(访)日期	巡查(访)人	备注

注:对饮用水卫生安全、学校卫生、非法行医(采供血)开展巡查(访),填写本表。备注栏填写发现问题后的处置方式(如报告卫生监督机构或帮助整改等内容)。

附表 2-4-3　卫生监督协管服务(宣传教育、咨询、指导)记录表

时间：		地点：	
形式：		主办单位：	
合作单位：		参与人数：	
宣传教育、咨询、指导材料发放种类及数量：			
主题：			
小结：			
活动评价： 负责人(签字)：　　　　　　填表时间：　年　月　　日			
存档材料附后：书面材料、图片材料、印刷材料、影音材料、签到表、其他材料			

附 1　卫生监督协管服务相关法律法规及政策

一、食品安全信息报告相关法律法规

(一)《中华人民共和国食品安全法》

第十一条　国家建立食品安全风险监测制度,对食源性疾病、食品污染以及食品中有害因素进行监测。

第七十一条　发生食品安全事故的单位应当立即予以处置,防止事故扩大。事故发生单位和接收病人进行治疗的单位应当及时向事故发生地县级卫生行政部门报告。

农业行政、质量监督、工商行政管理、食品药品监督管理部门在日常监督管理中发现食品安全事故,或者接到有关食品安全事故的举报,应当立即向卫生行政部门通报。

任何单位或者个人不得对食品安全事故隐瞒、谎报、缓报,不得毁灭有关证据。

第七十二条　县级以上卫生行政部门接到食品安全事故的报告后,应当立即会同有关农业行政、质量监督、工商行政管理、食品药品监督管理部门进行调查处理,并采取下列措施,防止或者减轻社会危害：

(一)开展应急救援工作,对因食品安全事故导致人身伤害的人员,卫生行政部门应当

立即组织救治；

（二）封存可能导致食品安全事故的食品及其原料，并立即进行检验；对确认属于被污染的食品及其原料，责令食品生产经营者依照本法第五十三条的规定予以召回、停止经营并销毁；

（三）封存被污染的食品用工具及用具，并责令进行清洗消毒；

（四）做好信息发布工作，依法对食品安全事故及其处理情况进行发布，并对可能产生的危害加以解释、说明。

（二）《中华人民共和国食品安全法实施条例》

第八条　医疗机构发现其接受的病人属于食源性疾病病人、食物中毒病人或者疑似食源性疾病病人、疑似食物中毒病人的，应当及时向所在地县级卫生行政部门报告有关疾病信息。

第四十三条　发生食品安全事故的单位对导致或者可能导致食品安全事故的食品及原料、工具、设备等，应当立即采取封存等控制措施，并自事故发生之时起2小时内向所在地县级人民政府卫生行政部门报告。

第四十四条　调查食品安全事故，应当坚持实事求是、尊重科学的原则，及时、准确查清事故性质和原因，认定事故责任，提出整改措施。

参与食品安全事故调查的部门应当在卫生行政部门的统一组织协调下分工协作、相互配合，提高事故调查处理的工作效率。

食品安全事故的调查处理办法由国务院卫生行政部门会同国务院有关部门制定。

第四十五条　参与食品安全事故调查的部门有权向有关单位和个人了解与事故有关的情况，并要求提供相关资料和样品。

有关单位和个人应当配合食品安全事故调查处理工作，按照要求提供相关资料和样品，不得拒绝。

第四十六条　任何单位或者个人不得阻挠、干涉食品安全事故的调查处理。

（三）《突发公共卫生事件应急条例》

第五条　突发事件应急工作，应当遵循预防为主、常备不懈的方针，贯彻统一领导、分级负责、反应及时、措施果断、依靠科学、加强合作的原则。

第十九条　国家建立突发事件应急报告制度。

国务院卫生行政主管部门制定突发事件应急报告规范，建立重大、紧急疫情信息报告系统。

有下列情形之一的，省、自治区、直辖市人民政府应当在接到报告1小时内，向国务院卫生行政主管部门报告：

（一）发生或者可能发生传染病暴发、流行的；

（二）发生或者发现不明原因的群体性疾病的；

（三）发生传染病菌种、毒种丢失的；

（四）发生或者可能发生重大食物和职业中毒事件的。

国务院卫生行政主管部门对可能造成重大社会影响的突发事件，应当立即向国务院报告。

第二十条　突发事件监测机构、医疗卫生机构和有关单位发现有本条例第十九条规定情形之一的，应当在2小时内向所在地县级人民政府卫生行政主管部门报告；接到报告的卫生行政主管部门应当在2小时内向本级人民政府报告,并同时向上级人民政府卫生行政主管部门和国务院卫生行政主管部门报告。

县级人民政府应当在接到报告后2小时内向设区的市级人民政府或者上一级人民政府报告;设区的市级人民政府应当在接到报告后2小时内向省、自治区、直辖市人民政府报告。

第二十一条　任何单位和个人对突发事件,不得隐瞒、缓报、谎报或者授意他人隐瞒、缓报、谎报。

第二十二条　接到报告的地方人民政府、卫生行政主管部门依照本条例规定报告的同时,应当立即组织力量对报告事项调查核实、确证,采取必要的控制措施,并及时报告调查情况。

第二十四条　国家建立突发事件举报制度,公布统一的突发事件报告、举报电话。

任何单位和个人有权向人民政府及其有关部门报告突发事件隐患,有权向上级人民政府及其有关部门举报地方人民政府及其有关部门不履行突发事件应急处理职责,或者不按照规定履行职责的情况。接到报告、举报的有关人民政府及其有关部门,应当立即组织对突发事件隐患、不履行或者不按照规定履行突发事件应急处理职责的情况进行调查处理。

对举报突发事件有功的单位和个人,县级以上各级人民政府及其有关部门应当予以奖励。

(四)《城市社区卫生服务机构管理办法(试行)》

第六条　社区卫生服务机构提供以下公共服务:

······

(十一)协助处置辖区内的突发公共卫生事件。

(十二)政府卫生行政部门规定的其他公共服务。

二、职业卫生咨询指导相关法律法规及政策

(一)《中华人民共和国职业病防治法》

第二条　本法所称职业病,是指企业、事业单位和个体经济组织等用人单位的劳动者在职业活动中,因接触粉尘、放射性物质和其他有毒、有害因素而引起的疾病。

职业病的分类和目录由国务院卫生行政部门会同国务院安全生产监督管理部门、劳动保障行政部门制定、调整并公布。

第十一条　县级以上人民政府职业卫生监督管理部门应当加强对职业病防治的宣传教育,普及职业病防治的知识,增强用人单位的职业病防治观念,提高劳动者的职业健康意识、自我保护意识和行使职业卫生保护权利的能力。

第五十一条　用人单位和医疗卫生机构发现职业病病人或者疑似职业病病人时,应当及时向所在地卫生行政部门和安全生产监督管理部门报告。确诊为职业病的,用人单位还应当向所在地劳动保障行政部门报告。接到报告的部门应当依法作出处理。

第五十六条　医疗卫生机构发现疑似职业病病人时,应当告知劳动者本人并及时通知用人单位。

(二)卫生部、劳动保障部关于印发《职业病目录》的通知(卫法监发〔2002〕108号)(节选)

1. 尘肺

2. 职业中毒

2.1 铅及其化合物中毒

2.2 汞及其化合物中毒

2.3 锰及其化合物中毒

2.4 氯气中毒

2.5 一氧化碳中毒

2.6 硫化氢中毒

2.7 苯中毒

2.8 正己烷中毒

2.9 二甲基甲酰胺中毒

2.10 职业性中毒性肝病

（三）《城市社区卫生服务机构管理办法（试行）》

第六条　社区卫生服务机构提供以下公共服务：

......

（十一）协助处置辖区内的突发公共卫生事件。

（十二）政府卫生行政部门规定的其他公共服务。

三、饮用水卫生安全巡查相关法律法规

（一）《中华人民共和国传染病防治法》

第十四条　地方各级人民政府应当有计划地建设和改造公共卫生设施，改善饮用水卫生条件，对污水、污物、粪便进行无害化处置。

第二十九条　饮用水供水单位供应的饮用水和涉及饮用水卫生安全的产品，应当符合国家卫生标准和卫生规范。饮用水供水单位从事生产或者供应活动，应当依法取得卫生许可证。

（二）《生活饮用水卫生监督管理办法》

第二条　本办法适用于集中式供水、二次供水单位和涉及饮用水卫生安全的产品的卫生监督管理。

第四条　国家对供水单位和涉及饮用水卫生安全的产品实行卫生许可制度。

第六条　供水单位供应的饮用水必须符合国家生活饮用水卫生标准。

第十条　集中式供水单位必须有水质净化消毒设施及必要的水质检验仪器、设备和人员，对水质进行日常性检验。

第十三条　饮用水水源地必须设置水源保护区。保护区内严禁修建任何可能危害水源水质卫生的设施及一切有碍水源水水质卫生的行为。

第十四条　二次供水设施选址、设计、施工及所用材料，应保证不使饮用水水质受到污染，并有利于清晰和消毒。各类蓄水设施要加强卫生防护，定期清洗和消毒。

第十八条　医疗单位发现因饮用水污染出现的介水传染病或化学中毒病例时，应及时向当地人民政府卫生行政部门和卫生防疫机构报告。

（三）《城市社区卫生服务机构管理办法（试行）》

第六条　社区卫生服务机构提供以下公共服务：

......

（十一）协助处置辖区内的突发公共卫生事件。

（十二）政府卫生行政部门规定的其他公共服务。

四、学校卫生服务相关法律法规

（一）《中华人民共和国传染病防治法》（2004 年 8 月 28 日第十届全国人民代表大会常务委员会第十一次会议修订）

第六条　国务院卫生行政部门主管全国传染病防治及其监督管理工作。县级以上地方人民政府卫生行政部门负责本行政区域内的传染病防治及其监督管理工作。县级以上人民政府其他部门在各自的职责范围内负责传染病防治工作。

第十条　国家开展预防传染病的健康教育。各级各类学校应当对学生进行健康知识和传染病预防知识的教育。

第二十九条　用于传染病防治的消毒产品、饮用水供水单位供应的饮用水和涉及饮用水卫生安全的产品，应当符合国家卫生标准和卫生规范。饮用水供水单位从事生产或者供应活动，应当依法取得卫生许可证。

第三十条　疾病预防控制机构、医疗机构和采供血机构及其执行职务的人员发现本法规定的传染病疫情或者发现其他传染病暴发、流行以及突发原因不明的传染病时，应当遵循疫情报告属地管理原则，按照国务院规定的或者国务院卫生行政部门规定的内容、程序、方式和时限报告。

第三十一条　任何单位和个人发现传染病病人或者疑似传染病病人时，应当及时向附近的疾病预防控制机构或者医疗机构报告。

第三十七条　依照本法的规定负有传染病疫情报告职责的人民政府有关部门、疾病预防控制机构、医疗机构、采供血机构及其工作人员，不得隐瞒、谎报、缓报传染病疫情。

（二）《中华人民共和国未成年人保护法》（2006 年 12 月 29 日第十届全国人民代表大会常务委员会第二十五次会议修订）

第十九条　学校应当根据未成年学生身心发展的特点，对他们进行社会生活指导、心理健康辅导和青春期教育。

第二十三条　教育行政等部门和学校、幼儿园、托儿所应当根据需要，制定应对各种灾害、传染性疾病、食物中毒、意外伤害等突发事件的预案，配备相应设施并进行必要的演练，增强未成年人的自我保护意识和能力。

第四十四条　卫生部门和学校应当对未成年人进行卫生保健和营养指导，提供必要的卫生保健条件，做好疾病预防工作，卫生部门应当做好对儿童的预防接种工作，国家免疫规划项目的预防接种实行免费；积极防治儿童常见病、多发病，加强对传染病防治工作的监督管理，加强对幼儿园、托儿所卫生保健的业务指导和监督检查。

（三）《学校卫生工作条例》（1990 年 6 月 4 日国家教育委员会令第 10 号、卫生部令第 1 号发布）

第二条　学校卫生工作的主要任务是：监测学生健康状况；对学生进行健康教育，培养学生良好的卫生习惯；改善学校卫生环境和教学卫生条件；加强对传染病、学生常见病的预防和治疗。

第四条　教育行政部门负责学校卫生工作的行政管理。卫生行政部门负责对学校卫生工作的监督指导。

第七条　学校应当为学生提供充足的符合卫生标准的饮用水。学校应当把健康教育纳入教学计划。

第十三条　普通中小学必须开设健康教育课,普通高等学校、中等专业学校、技工学校、农业中学、职业中学应当开设健康教育选修课或者讲座。学校应当开展学生健康咨询活动。

第十七条　学校应当认真贯彻执行传染病防治法律、法规,做好急、慢性传染病的预防和控制管理工作,同时做好地方病的预防和控制管理工作。

第十九条　普通高等学校、中等专业学校、技工学校和规模较大的农业中学、职业中学、普通中小学,可以设立卫生管理机构,管理学校的卫生工作。

第二十条　普通高等学校设校医院或者卫生科。校医院应当设保健科(室),负责师生的卫生保健工作。城市普通中小学、农村中心小学和普通中学设卫生室,按学生人数六百比一的比例配备专职卫生技术人员。

(四)《学校和托幼机构传染病疫情报告工作规范(试行)》

1.卫生行政部门

(1)根据本工作规范,负责制定本地区学校和托幼机构传染病疫情等突发公共卫生事件监测与报告工作相关要求或规范;

(2)配合同级教育行政部门开展对学校和托幼机构传染病疫情等突发公共卫生事件监测与报告工作的督促与检查;

(3)与同级教育行政部门共同组织开展学校和托幼机构传染病防控及传染病疫情等突发公共卫生事件监测与报告工作相关知识的培训;

(4)负责及时向同级教育行政部门通报本地区学校和托幼机构传染病疫情等突发公共卫生事件相关信息。

2.学校和托幼机构

(1)负责建立、健全本单位传染病疫情等突发公共卫生事件的发现、收集、汇总与报告管理工作制度;

(2)负责指定专人或兼职教师负责本单位内传染病疫情等突发公共卫生事件、因病缺勤等健康信息的收集、汇总与报告工作;

(3)协助疾病预防控制机构对本单位发生的传染病疫情等突发公共卫生事件进行调查和处理,接受教育行政部门与卫生行政部门对学校传染病疫情等突发公共卫生事件的督促、检查;

(4)负责组织开展对本单位全体人员传染病防治知识的宣传教育;

(5)学校校长或者托幼机构主要领导是传染病疫情等突发公共卫生事件报告的第一责任人。

(五)《中共中央 国务院关于加强青少年体育增强青少年体质的意见》(中发〔2007〕7号)

要积极开展疾病预防、科学营养、卫生安全、禁毒控烟等青少年健康教育,并保证必要的健康教育时间。建立和完善学生健康体检制度,使青少年学生每年都能进行一次健康检查。

要切实加强对学校卫生的监督与指导。学校卫生是国家公共卫生服务体系建设的重点。要把城乡中小学生作为城镇居民基本医疗保险试点和新型农村合作医疗的重点覆盖人群。各级疾病预防控制机构和相关卫生医疗机构要明确专人负责指导和协助学校的卫生工作,按照国家有关规定为行政区域内学校提供预防保健等公共卫生服务,定期对学校的食品卫生、饮用水、传染病防治等开展卫生监督、监测,依法进行免疫预防接种,所需费用纳入公共卫生经费支付范围。

（六）《卫生部关于认真贯彻落实〈中共中央、国务院关于加强青少年体育增强青少年体质的意见〉的通知》》（卫疾控发〔2007〕214 号）

各级卫生行政部门要指导各类学校落实突发公共卫生事件报告制度,提高报告的时效性和准确性,制订学校突发公共卫生事件应急预案。

要建立社区卫生服务机构对口联系学校卫生的制度,专人负责对口联系所在社区学校卫生工作,定期到学校开展健康教育、营养教育。乡镇卫生院和村卫生室,协助学校开展学校卫生相关工作。

（七）《国家学校体育卫生条件试行基本标准》

《国家学校体育卫生条件试行基本标准》在中小学校生活设施基本标准中对学校生活饮用水的要求:学校必须为学生提供充足、安全卫生的饮水以及相关设施;供学校生活用水的自备井、二次供水的储水池（罐）,应有安全防护和消毒设施,自备水源必须远离污染源;采用二次供水的学校应取得有效的二次供水卫生许可证后方可向学生供水。

在对中小学校卫生（保健）室建设基本标准中,该标准规定卫生（保健）室设置:卫生室是指取得《医疗机构执业许可证》的学校卫生机构,承担学校预防保健、健康教育、常见病和传染病预防与控制、学校卫生日常检查并为师生提供必要的医疗服务;保健室是指未取得《医疗机构执业许可证》的学校卫生机构,在卫生专业人员指导下开展学校预防保健、健康教育、常见病和传染病预防与控制、学校卫生日常检查;寄宿制学校必须设立卫生室,非寄宿制学校可视学校规模设立卫生室或保健室。对卫生（保健）室人员配备要求:寄宿制学校或 600 名学生以上的非寄宿制学校应配备卫生专业技术人员。卫生专业技术人员应持有卫生专业执业资格证书;600 名学生以下的非寄宿制学校,应配备保健教师或卫生专业技术人员。保健教师由现任具有教师资格的教师担任;卫生专业技术人员和保健教师应接受学校卫生专业知识和急救技能培训,并取得相应的合格证书。

（八）《卫生部、教育部关于进一步加强学校卫生管理与监督工作的通知》（办监督发〔2010〕30 号）

要强化学校传染病防控措施的监督检查、加强学校饮用水卫生监督检查、督促学校落实各项基本卫生条件及开展突发事件卫生应急工作监督检查。

五、非法行医和非法采供血信息报告相关法律法规及制度

（一）《中华人民共和国刑法》

第三百三十六条第一款　未取得医生执业资格的人非法行医,情节严重的,处三年以下有期徒刑、拘役或者管制,并处或者单处罚金;严重损害就诊人身体健康的,处三年以上十年以下有期徒刑,并处罚金;造成就诊人死亡的,处十年以上有期徒刑,并处罚金。

第三百三十四条第一款　非法采集、供应血液或者制作、供应血液制品,不符合国家规定的标准,足以危害人体健康的,处五年以下有期徒刑或者拘役,并处罚金;对人体健康造成严重危害的,处五年以上十年以下有期徒刑,并处罚金;造成特别严重后果的,处十年以上有期徒刑或者无期徒刑,并处罚金或者没收财产。

（二）《中华人民共和国执业医师法》

第三十九条　未经批准擅自开办医疗机构行医或者非医师行医的,由县级以上人民政府卫生行政部门予以取缔,没收其违法所得及其药品、器械,并处十万元以下的罚款;

对医师吊销其执业证书;给患者造成损害的,依法承担赔偿责任;构成犯罪的,依法追究刑事责任。

(三)《中华人民共和国献血法》

第十八条　非法采集血液的,由县级以上地方人民政府卫生行政部门予以取缔,没收违法所得,可以并处十万元以下的罚款;构成犯罪的,依法追究刑事责任:

1. 非法采集血液的;

2. 血站、医疗机构出售无偿献血的血液的;

3. 非法组织他人出卖血液的。

(四)司法解释

1.《最高人民法院关于审理非法行医刑事案件具体应用法律若干问题的解释》(法释〔2008〕5号)

第一条　具有下列情形之一的,应认定为刑法第三百三十六条第一款规定的"未取得医生执业资格的人非法行医":

(一)未取得或者以非法手段取得医师资格从事医疗活动的;

(二)个人未取得《医疗机构执业许可证》开办医疗机构的;

(三)被依法吊销医师执业证书期间从事医疗活动的;

(四)未取得乡村医生执业证书,从事乡村医疗活动的;

(五)家庭接生员实施家庭接生以外的医疗行为的。

第二条　具有下列情形之一的,应认定为刑法第三百三十六条第一款规定的"情节严重的":

(一)造成就诊人轻度残疾、器官组织损伤导致一般功能障碍的;

(二)造成甲类传染病传播、流行或者有传播、流行危险的;

(三)使用假药、劣药或不符合国家规定标准的卫生材料、医疗器械,足以严重危害人体健康的;

(四)非法行医被卫生行政部门行政处罚两次以后,再次非法行医的;

(五)其他情节严重的情形。

2.《最高人民法院、最高人民检察院关于办理非法采供血液等刑事案件具体应用法律若干问题的解释》。

第一条　对未经国家主管部门批准或者超过批准的业务范围,采集、供应血液或者制作、供应血液制品的,应认定为刑法第三百三十四条第一款规定的"非法采集、供应血液或者制作、供应血液制品"。

(五)《医疗机构管理条例》

第四十四条　违反本条例第二十四条规定,未取得《医疗机构执业许可证》擅自执业的,由县级以上人民政府卫生行政部门责令其停止执业活动,没收非法所得和药品、器械,并可以根据情节处以1万元以下的罚款。

(六)《血液制品管理条例》

第三十四条　违反本条例规定,未取得省、自治区、直辖市人民政府卫生行政部门核发的《单采血浆许可证》,非法从事组织、采集、供应、倒卖原料血浆活动的,由县级以上地方人民政府卫生行政部门予以取缔,没收违法所得和从事违法活动的器材、设备,并处违法所得5倍以上10倍以下的罚款,没有违法所得的,并处5万元以上10万元以下的罚款；造成经血液途径传播的疾病传播、人身伤害等危害，构成犯罪的，依法追究刑事责任。

（七）医疗、采供血机构执业许可制度

开办医疗机构，如诊所、中医坐堂诊所等医疗机构行医，必须取得执业许可，未取得《医疗机构执业许可证》不得开展诊疗活动。

采供血机构包括血站、单采血浆站

血站是指不以营利为目的，采集、提供临床用血的公益性卫生机构。血站开展采供血活动，应当向所在省、自治区、直辖市人民政府卫生行政部门申请办理执业登记，取得《血站执业许可证》。没有取得《血站执业许可证》的，不得开展采供血活动。

单采血浆站是指根据地区血源资源，按照有关标准和要求并经严格审批设立，采集供应血液制品生产用原料血浆的单位。单采血浆站由血液制品生产单位设置，具有独立的法人资格，并经省、自治区、直辖市人民政府卫生行政部门批准并核发《单采血浆许可证》。其他任何单位和个人不得从事单采血浆活动。

（八）行医人员执业注册制度

我国目前对医师、护士、乡村医生等医务人员实行执业注册制度进行管理。经执业注册的人员，需在注册的执业地点（医疗机构内）从事相应的执业活动。

医护人员离开注册的医疗机构到其他医疗机构执业，应当依法办理执业注册变更手续。

（九）《供血浆证》制度

供血浆者是指提供血液制品生产用原料血浆的人员。供血浆者实行《供血浆证》制度。申请登记为供血浆者的基本条件为：具有划定采浆区域内的当地户口的公民、年龄在18岁到55岁之间、身体健康。成为供血浆者后，由县级人民政府卫生行政部门发给《供血浆证》。未取得《供血浆证》，没有供血浆者资格。

附2　卫生监督协管的基本常识

一、食物中毒、食源性疾病、食品污染的信息及其收集与报告

食品安全信息包括食物中毒、食源性疾病和食品污染相关的信息。

（一）有关定义解释

食物中毒，指食用了被有毒有害物质污染的食品或者食用了含有毒有害物质的食品后出现的急性、亚急性疾病。

食源性疾病，指食品中致病因素进入人体引起的感染性、中毒性等疾病。

食品污染是指在食品生产经营过程中，可能对人体健康产生危害的物质介入食品的过程或状况。

可能对人体健康产生危害的物质大致可以分成五个方面：

1. 由于外界污染造成的问题。如被致病微生物、寄生虫、农药、重金属及其他有害化学物及放射性物质污染等；

2. 加入食品中的各种添加剂使用不当引起的食品添加剂污染；

3. 食品本身含有的有毒物质。如河豚、毒蘑菇等；

4. 在食品加工过程中产生的或加入的有害物质，如酒中的甲醇、发芽土豆产生的龙葵素等；

5. 为了掺假或掩盖食品的不良性状而有意加入的非食用物质,如:在食品生产中食用禁止使用的"塑化剂"、"三聚氰胺"、"甲醛"、"吊白块"等。

（二）食品安全信息来源

一般来说,食品安全信息可以通过食品安全事故发生单位的报告、受害群众的举报投诉、监管部门的巡查监督、医疗机构的报告等来获知。

根据食品安全法的规定,食品生产经营单位和个人发生食品安全事故,必须按照食品安全法的规定及时向卫生行政部门报告。除此之外,收治病人的医疗机构、食品安全监管机构（农业行政、质量监督、工商行政管理、食品药品监督管理部门）、疾病预防控制机构都有责任报告所了解的食品安全事故信息。具体来源有以下方面:

1. 事故发生单位报告的信息;

2. 医疗卫生机构收治食物中毒、食源性疾病病人的信息;

3. 县级以上农业行政、质量监督、工商行政管理、食品药品监督管理部门在日常监督管理中发现或在事故调查中发现的食品安全相关信息;

4. 食品安全监管部门接到食品安全投诉、举报信息;

5. 疾病预防控制机构对食品安全事故现场进行卫生处理,并开展流行病学调查的信息;

6. 技术鉴定机构开展检验检测得到的食品安全相关信息。

7. 电视、报刊、网络等媒体曝光出来的食品安全相关信息。

（三）食物中毒的流行病学特征

食品安全事故中最常见的是食物中毒。食物中毒的诊断应符合以下特征:

1. 食物中毒病人在相近的时间内均食用过某种共同的中毒食品,未食用者不中毒。停止食用中毒食品后,发病很快停止;

2. 潜伏期较短,发病急剧,病程亦较短;

3. 所有中毒病人的临床表现基本相似;

4. 一般无人与人之间的直接传染。

除第 2 项之外,食源性疾病与食物中毒的流行病学基本类似,但有的食源性疾病可能存在人与人之间的传染,如:伤寒、痢疾、霍乱和大肠杆菌 O157 等。

（四）食物中毒的疾病分类及举例

食物中毒按照引起的致病因素可分为细菌性、真菌毒素、化学性、动物性和植物性食物中毒。

1. 细菌性食物中毒

细菌性食物中毒是指人们摄入含有细菌或细菌毒素的食品而引起的食物中毒。

引起细菌性食物中毒的常见原因为:

（1）生熟交叉污染。如熟食品被生的食品原料污染,或被与生的食品原料接触过的表面（如容器、手、操作台等）污染,或接触熟食品的容器、手、操作台等被生的食品原料污染。

（2）食品贮存不当。如熟食品被长时间存放在 10℃ 至 60℃ 之间的温度条件下（在此温度下的存放时间应小于 2 小时）,或易腐原料、半成品食品在不适合温度下长时间贮存。

（3）食品未烧熟煮透。如食品烧制时间不足、烹调前未彻底解冻等原因使食品加工时中心温度未达到 70℃。

（4）从业人员带菌污染食品。从业人员患有传染病或是带菌者，操作时通过手部接触等方式污染食品。

（5）经长时间贮存的食品食用前未彻底再加热至中心温度 70℃ 以上。

（6）进食未经加热处理的生食品。

下面以副溶血性弧菌食物中毒为例，介绍细菌性食物中毒特点：

近年来，我国副溶血性弧菌食物中毒的发生率占细菌性食物中毒发生率之首。

中毒症状：潜伏期 2～48 小时，平均约为 12 小时。上腹部阵发性绞痛，继而腹泻，多数患者腹泻后出现恶心、呕吐。病程一般 2～4 天，轻者数小时症状即消失，重症患者可出现脱水、休克的现象，个别病人出现血压下降，面色苍白以至意识不清，病程可延至 10 天。

常见食物：副溶血性弧菌广泛生存近岸海水和鱼贝类食物中，温热地带较多。夏秋季海产品中副溶血性弧菌污染严重，检出率较高。海产鱼虾的带菌率平均为 45％～48％，夏季高达 90％。腌渍的鱼贝类带菌率也达 42.4％。

中毒原因：生食海产品；海产品未烧熟煮透；凉菜尤其是熟食卤味在加工储存过程中受到海水产品的交叉污染。

2. 真菌毒素食物中毒

真菌在谷物或其他食品中生长繁殖产生有毒的代谢产物，称为真菌毒素。人们和动物食入这种毒性物质发生的中毒称为真菌毒素食物中毒。

真菌毒素引发食物中毒的常见原因：

（1）误食库存病麦或霉麦引起中毒。由于谷物在收货后未及时晾晒或保存不当，致使真菌继续生长繁殖、产生毒素。一般有比较明显的地区性和季节性，如，赤霉病麦中毒多发生在产麦区新麦收割以后。

（2）贮存不当。如，甘蔗产于南方于 11 月运至北方，置于地窖、仓库或庭院堆放过冬，次年春季气温转暖，堆放的甘蔗因贮存时间过长，发热霉变。如，霉变甘蔗中毒，在北方地区多发生于 1～3 月或 4 月。

下面以霉变甘蔗中毒为例，介绍真菌毒素食物中毒的主要特点：

霉变甘蔗中毒常见于河南、河北、山东、山西、辽宁等 13 个省。

中毒症状：发病急、潜伏期最短的只有十几分钟，长的十余小时；最初为呕吐、头晕、视力障碍，进而眼球偏侧凝视，阵发性抽搐，抽搐时四肢强直、屈曲、内旋，手呈鸡爪状，继而昏迷，甚至死亡；脑电图呈弥散性变化；脑部 CT 检查可见双侧豆状核区密度减低，提示为缺血性软化灶。

重症病人多为儿童。严重者 1～3 天死亡，幸存者常留有终生残疾，轻度中毒病人预后较好。

中毒原因：未成熟的甘蔗收割后容易霉变；成熟甘蔗收割后若长期贮存、积压后也易霉变，产节菱孢繁殖并产生致病毒素 3-硝基丙酸。3-硝基丙酸主要损害中枢神经系统，引起大脑水肿、豆状核缺血软化等病变。

3. 化学性食物中毒

化学性食物中毒是指食用了污染到食品中的化学物质引起的一类中毒，中毒发生的常见原因如下：

（1）误食，即将有毒化学物当食品或原料使用。贮藏的化学物质，如杀虫剂、灭鼠剂、洗涤剂或消毒剂、食品添加剂等，因不小心而误用或污染食物所致。如果这些物质存放在没有标记的容器里，就很容易误将有毒化学物质作食品或调料使用；

（2）容器污染，使用装过杀虫剂和洗涤剂的容器未清洗而又盛放食物；

（3）农药残留或兽药残留，如购买使用了禁止使用的农药的蔬菜，或采集蔬菜未在安全间隔期，加之蔬菜未清洗干净即可引发农药残留导致的食物中毒。畜、禽、水产等动物在养殖过程中使用禁止使用的兽药可引发兽药中毒，如瘦肉精中毒；

（4）非法添加非食品用化学物质，如牛奶中添加三聚氰胺。

下面以有亚硝酸盐食物中毒为例介绍化学性食物中毒。

近年来，在化学性食物中毒中，亚硝酸盐食物中毒发生率最高。食源性急性亚硝酸盐中毒是进食了含有较大量的亚硝酸盐食物后，在短期内引起的以高铁血红蛋白症为主的全身性疾病。

中毒症状：轻者有头晕、头痛、乏力、胸闷、恶心、呕吐，口唇、耳廓、指（趾）甲轻度发绀等，高铁血红蛋白在 10%～30%。重者可有心悸、呼吸困难，甚至心律失常、惊厥、休克、昏迷、皮肤、黏膜明显发绀，高铁血红蛋白往往超过 50%。

中毒原因：

（1）误食，亚硝酸盐存放无交接手续和明显标识，误将亚硝酸盐当食品原辅料用；

（2）污染，如用盛放亚硝酸盐的口袋装面粉；

（3）熟肉加工不当，在肉制品中违规超量使用发色剂亚硝酸盐；

（4）进食大量未腌透的腌菜、存放过久的熟蔬菜或变质蔬菜；

4. 动物性食物中毒

食用含有毒成分的动物性食物引起的一类食源性疾病称为动物性毒素中毒，也称动物性食源性疾病。引起动物性毒素中毒的食品（通常称有毒动物）主要有两种：一种是天然含有有毒成分的动物或动物的某一部分含有有毒成分；另一种是在一定条件下产生大量有毒成分的可食性动物性食品。常见的引起动物性毒素中毒的食物有：含高组胺的鱼类、河豚、织纹螺、猪甲状腺、狗肝等。

下面以河豚为例介绍有毒动物引起的食物中毒。

中毒症状：河豚毒素中毒后发病相当快，快者 10 多分钟，最慢也不超过 3 个小时。中毒症状有口唇、舌尖、指端麻木，眼睑下垂，四肢无力，继而四肢肌肉麻痹，甚至瘫痪，也会出现胃肠道症状，如恶心呕吐、腹痛、腹泻，严重时可引起呼吸中枢麻痹或心脏房室传导阻滞，如不及时抢救即可死亡。

中毒原因：河豚又名鲀，是味道鲜美又含剧毒的鱼类。自古以来就有"拼死吃河豚"的说法，误食或未将毒素去除干净的河豚很容易造成死亡，死亡率高达 50% 以上，因此河豚中毒被认为是世界上最严重的动物性食物中毒。河豚的肝、脾、胃、卵巢、卵子、睾丸、皮肤以及血液均含有河豚毒素，其中以卵和卵巢的毒性最大。河豚毒素是一种强烈的神经毒，剧毒，其毒性比氰化钠高 1000 倍。河豚毒素的毒性很稳定，在 100℃ 下处理 24 小时或于 120℃ 下处理 20～60 分钟方可使其完全破坏，炒、煮、盐腌、日晒等方法均不能使其破坏。

5. 植物性食物中毒

植物性中毒食品，主要有以下三种：

（1）天然含有有毒成分的植物或者其加工制成的产品（如毒蕈、桐油）；

（2）在加工过程中未能破坏或除去有毒成分的植物（如未烧熟的豆浆、木薯、苦杏仁）；

（3）在一定条件下，产生大量有毒成分的可食性植物（发芽马铃薯）。植物性中毒食品中含有的有毒物质是多种多样的，故毒性强弱差别很大，中毒后的表现轻重不一，除急性胃肠炎症状外，一些植物性食物中毒引起的神经症状较为常见，如抢救不及时可引起死亡。植物性毒素中毒一般无特效疗法，因此，对一些严重的中毒，尽早将毒物排除对救治十分关键。现有的资料显示能够引起中毒的植物至少有 60 多种，餐饮单位发生植物性毒素中毒最常见的是豆类食物，发病起数和人数最多。

以下以毒蘑菇中毒为例介绍有毒植物性食物中毒。

中毒症状：蘑菇毒素中毒的临床表现复杂多样，一般分为胃肠炎型、神经精神型、溶血型、脏器损害型、呼吸与循环衰竭型、日光性皮炎型等六种类型，其中以脏器损害型最为严重，死亡率极高。

中毒原因：毒蘑菇又叫毒蕈，含有复杂的毒素成分，目前已知有毒蕈碱、阿托品样毒素、溶血毒素、肝毒素、神经毒素等约 150 余种毒性很大的毒素。野生蘑菇是否有毒公众难以识别，常因家庭误食而中毒，中毒多发生在野生毒蘑菇生长的阴雨季节，以散发为主。在高温多雨季节，采集野生蘑菇，易引起误食毒蘑菇中毒。

二、可能患有职业病的患者判定

（一）可能患有职业病的患者识别与判定的方法

1. 职业病的特点：有明确的病因，职业病危害因素和职业病之间有明确的因果关系，病因和临床表现均有特异性。

2. 可能患有职业病的患者识别与判定方法

社区卫生服务中心、乡镇卫生院的初诊医师在接诊患者过程中，如发现就诊者为企业工人，应问以下问题：工作单位和工作场所、工种和工作时间、可能接触的职业病危害因素、发病过程（特别是接触职业病危害因素与发病的时间先后）、同事中是否存在类似症状等，如上述问题回答都是肯定的，则初步考虑其可能患有职业病。

3. 可能患有职业病患者的识别与判定程序：

第一步：患者的疾病是否属于《职业病目录》；

第二步：患者是否为用人单位的劳动者；

第三步：患者的工作场所是否存在可导致此类疾病的职业病危害因素；

第四步：患者所患疾病是否在接触职业病危害因素之后发生。

（二）常见职业病

尘肺、铅及其化合物中毒、汞及其化合物中毒、锰及其化合物中毒、苯中毒、正己烷中毒、二甲基甲酰胺中毒、一氧化碳中毒、硫化氢中毒、氯气中毒、职业性中毒性肝病等。

（三）常见职业病危害因素、行业及临床症状

1. 粉尘：长期吸入粉尘可引起尘肺。尘肺病早期没有明显自觉症状，随着疾病的进展，会出现或轻或重以呼吸系统为主的自觉症状，常见的首发症状是气短。病情严重或有并发症时，会出现胸闷、气短、咳嗽、咳痰、胸痛、呼吸困难，还可以有咯血、无力、消瘦、失眠、食欲减退等。常见于铸造、采矿企业等。

2. 铅及其化合物：以粉尘、烟或蒸气形式，经呼吸道或（和）消化道进入人体而引起铅中毒。工业生产中铅中毒以慢性为主。主要表现有神经、消化和造血系统三方面的症

状。早期有头晕、头痛、全身乏力、肌肉关节酸痛、睡眠障碍以及口内有金属味、食欲减退、腹部隐痛、便秘等症状。较重的中毒病人可能发生腹绞痛,表现为突然发作的脐周围阵发性剧烈疼痛,用手按压可减轻疼痛。有些较重的中毒病人出现伸肌无力,握力减退,形成"腕下垂"。严重病人可发生中毒性脑病,出现惊厥、昏迷等症状。常见于铅酸蓄电池企业等。

3. 汞:为唯一的液态金属,极易挥发,主要以汞蒸气的形态经呼吸道进入人体,可引起急慢性中毒,慢性汞中毒较为常见,典型的慢性汞中毒临床症状和体征有:神经精神症状:出现头昏、头痛、失眠、多梦、记忆力减退、心悸、多汗、情绪明显变化、易兴奋和激动、恐惧、胆怯、害羞、精神和性格改变。口腔症状:口内有金属味,牙齿酸痛松动,牙龈肿胀,典型的患者可在牙龈边缘见到灰黑色的"汞线",口有流涎,带腥臭味。汞毒性震颤:先是从手指开始,以后逐渐发展到舌、脸、唇及上下肢;其中以手指细震颤最典型。这种震颤往往做精细动作困难,震颤随汞接触时间增加而加重。常见于节能灯、温度计企业等。

4. 锰及其化合物:吸入大量新生的氧化锰烟尘后,引起"金属烟热",出现头晕、头痛、恶心、寒战、高热以及咽痛、咳嗽、气喘、数小时后热退、全身大汗、次日遗留乏力感。其发病往往在下班后数小时。其临床表现似感冒,常被误诊,应与上呼吸道感染、咽炎等鉴别。吸入高浓度氯化锰、高锰酸钾和硼酸锰尘,可有呼吸道黏膜刺激症状如咳嗽、呼吸困难。常见于冶金工业中锰矿石的开采加工、制造和使用电焊作业等。

5. 苯:主要以蒸气的形态经呼吸道进入人体。短时间高浓度接触易导致急性中毒,急性中毒主要表现为醉酒样的中枢神经系统抑制症状。低浓度长期接触,易损害造血系统,早期表现为头晕、头痛、乏力、睡眠不佳、记忆力减退等,轻者出现牙龈、皮下、黏膜等处出血,女工月经量增多,经期紊乱。血象早期为白细胞、血小板降低,不及时治疗,后可发展到全血细胞降低、再生障碍性贫血、骨髓增生异常综合征,甚至白血病。常见于制鞋、箱包企业等。

6. 正己烷:主要经呼吸道进入人体。以多发性周围神经损害为主,表现为肢体远端麻木、疼痛,下肢沉重感,可伴有手足发凉多汗、食欲减退、体重减轻、头昏、头痛。常见于电子产业等。

7. 二甲基甲酰胺:可经呼吸道及皮肤吸收引起中毒。二甲基甲酰胺对胃肠道有较强的刺激作用,肝脏毒性明显,急性中毒一般首先表现有恶心、呕吐、腹胀、腹痛等,其中腹痛较突出,重者表现为腹部剧烈灼痛或绞痛,后出现肝功能异常等肝脏损伤临床表现。直接接触可出现皮炎或皮肤灼伤。常见于制革、皮革加工企业等。

8. 一氧化碳:短时间内吸入大量一氧化碳可引起急性中毒。轻度中毒表现为头痛、眩晕、耳鸣、眼花,并有呕吐、恶性、心悸、四肢无力等,脱离现场吸入新鲜空气后即行好转。重度中毒可出现多汗、烦躁、步态不稳、皮肤粘膜樱红,可出现意识模糊,昏迷、四肢抽搐,甚至死亡。长期吸入一定量的一氧化碳可出现神经功能障碍,动脉粥样硬化、冠心病和高血压发病增多。常见于发酵密闭空间、发电厂等。

9. 硫化氢:职业接触硫化氢易发生急性中毒,当接触浓度较低时,可出现畏光、流泪、眼刺痛、流涕、鼻及咽喉灼热感、头晕、头痛、乏力等。浓度较高时可出现头晕、头痛、乏力、恶心、呕吐、共济失调,严重患者可发生心悸、呼吸困难、烦躁、意识模糊和抽搐,迅速陷入昏迷状态,最后可因呼吸麻痹而死亡。常见于造纸企业、污水池等。

10. 氯气:氯气吸入后,主要作用于气管、支气管、细支气管和肺泡,导致相应的病变,主要为呼吸系统损害的表现。起病及病情变化一般均较迅速。可发生咽喉炎、支气管炎、肺炎或肺水肿,表现为咽痛、呛咳、咯少量痰、气急、胸闷或咯粉红色泡沫痰、呼吸困难等症状,肺部可无明显阳性体征或有干、湿性啰音。有时伴有恶心、呕吐等症状。重症者尚可出现成人呼吸窘迫综合征,有进行性呼吸频速和窘迫、心动过速,顽固性低氧血症,用一般氧疗无效。可伴有头晕、头痛、烦躁、嗜睡,严重者可陷入昏迷状态。少数患者有哮喘样发作,出现喘息,肺部有哮喘音。极高浓度时可引起声门痉挛或水肿、支气管痉挛或反射性呼吸中枢抑制而致迅速窒息死亡。氯可引起急性结膜炎,高浓度氯气或液氯可引起眼灼伤。液氯或高浓度氯气可引起皮肤暴露部位急性皮炎或灼伤。常见于冶金、造纸、纺织、制药、橡胶、塑料生产以及制造光气、漂白粉等工序;在液氯的灌注、运输、贮存过程中,以及因钢瓶口密封不严等原因造成氯气大量逸散时常接触高浓度氯。

三、饮用水污染的判定

饮用水污染事件是指有一定数量的饮用水用户、饮用者发现饮用水感官性状异常,饮用后出现身体出现不适反映和症状表现的事件,包括饮用水生物污染事件(介水传染病和藻类污染)、饮用水化学污染事件和饮用水物理污染事件(热、放射性)。

饮用水污染主要源于在取水、制水、输配水、储水等过程中,由于生活污水、工业废水、生活废弃物或工业固体废弃物的乱排放、忽视水源卫生防护和水净化消毒不彻底、输配水和储水环节的卫生管理差等原因造成污染物进入水中使水质理化特性和生物种群特性、组成发生改变,造成水质恶化。

饮用水污染主要途径是经过水源、供水管网、制水储水设备污染。

四、非法行医和非法采供血的判定

(一)非法行医的判定

1. 卫生监督协管中的非法行医,通俗地讲就是未取得合法行医资格的机构或人员从事医疗活动的行为。包括:任何单位和个人未取得《医疗机构执业许可证》擅自开展诊疗活动;未取得或者以非法手段取得医师资格人员从事医疗活动;被依法吊销医师执业证书期间从事医疗活动;未取得乡村医生执业证书从事乡村医疗活动;家庭接生员实施家庭接生以外的医疗行为。

2. "黑诊所",是非法行医表现形式之一,即无证行医。指的是未取得《医疗机构执业许可证》即开展了诊疗活动的行为及场所总称。是相对合法医疗机构而言的。

3. 非法行医的表现形式:"黑诊所"没有规范的机构名称,挂以"××诊所"、"××门诊"或"红十字",或不挂牌招揽病人。诊所内设施简陋,有的行医与生活区(厨房、睡房等)混在一起,空间狭小,卫生条件较差,环境恶劣。且多将药品放在"诊所"外的其他地点,躲避查处。

在早市、集贸市场等人流、物流集散地,摆摊设点、看病、拔牙镶牙等行为。

在药店内使用仪器进行诊断、抽血化验等行为。

一些商家企业受利益驱使,在社区、农村以"义诊"名义,借以推销保健品和药品的行为。

4. 非法行医的危害:从事无证行医的人员多无合法资质,诊疗技术低下,不遵守诊疗规范,经常会造成误诊、漏诊、甚至危及生命;使用的药品来源不明,存在使用假药、劣药危害;使用的医疗设备质量参差不齐,就医环境恶劣,不具备消毒设施,极易造成交叉感染;无证行医租住房屋,居无定所,出了问题一跑了之,难以维权。

可见非法行医扰乱了医疗服务市场秩序,严重地危害人民群众的健康权益,往往造成身体损害,甚至付出生命的代价。

(二)非法采供血的判定

1. 非法采供血,对未经国家主管部门批准或者超过批准的业务范围,采集、供应血液或者制作、供应血液制品的行为。

2. 非法采供血的危害:检测缺失或不准确,采集患有艾滋病、病毒性肝炎、梅毒等经血传播的传染病人员血液供临床或生物制品生产,易造成经血传播传染病传播。产生的医疗废物处理不规范,存在传染病传播隐患。